U0250250

国家出版基金资助项目

中国针灸大成

Zhongguo Zhenjiu Dacheng

Zonghejuan

Compendium of Chinese Acupuncture and Moxibustion

综合卷

琼瑶发明神书

明刻本

徐氏针灸大全

明万历三十年刻本

杨敬斋针灸全书

明万历十九年刊本

总主编／石学敏

执行主编／王旭东　陈丽云　尚　力

湖南科学技术出版社

·长沙·

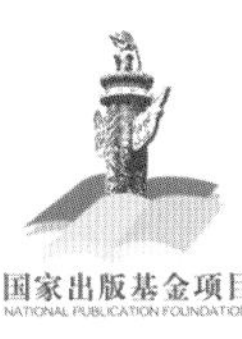

《中国针灸大成》（第二辑）编委会名单

总 主 编： **石学敏**（天津中医药大学第一附属医院）

执行主编： **王旭东**（上海中医药大学）

陈丽云（上海中医药大学）

尚　力（上海中医药大学）

（以下以姓氏笔画为序）

副 主 编： **卞金玲**（天津中医药大学第一附属医院）

杜宇征（天津中医药大学第一附属医院）

杨丽娜（上海中医药大学）

张建斌（南京中医药大学）

张亭立（上海中医药大学）

倪光夏（南京中医药大学）

编　　委： 于莉英　马　泰　马曼华　王旭东　王秋琴　王慕然　卞金玲
卞雅莉　申鹏飞　史慧妍　朱　杰　朱子龙　朱石兵　朱思行
朱蕴菡　庄　艺　衣兰杰　衣兰娟　江杨洋　许　盈　许军峰
孙　增　孙增坤　杜宇征　李　军　李月玮　李星星　杨　杰
杨　涛　杨　萌　杨丽娜　杨艳卓　宋亚芳　张工彧　张卫茜
张建斌　张亭立　陈杞然　陈丽云　陈雨荟　陈昕悦　林怡冰
尚　力　周　围　周　敏　周文娟　赵炜程　赵晓峰　俞欣雨
施庆武　晁　敏　倪光夏　徐松元　奚飞飞　彭娟娟　戴晓矞

学术秘书： 马　泰　宋亚芳　张亭立

序

是书初成，岁在庚子；壬寅将尽，又创续编。华夏天清，神州日朗，国既昌泰，民亦心安。抚胸额首，朋辈相聚酒酣；笑逐颜开，握手道故纵谈。谈古论今，喜看中医盛况；数典读书，深爱针灸文献。针矣砭矣，历史班班可考；焫焉爇焉，成就历历在目。针灸之术，盖吾一生足迹之所跬步蹒跚；集成先贤，乃吾多年夙愿之所魂牵梦绕。湖南科学技术出版社，欲集历代针灸文献于一编，甚合我意，大快我心。吾素好书，老而弥笃，幸喜年将老而体未衰，又得旭东教授鼎力相助，丽云、尚力诸君共同协力，《大成》之作，蒐材博远，体例创新，备而不烦，详而有体。历代针灸著述，美不胜收；各种理论技法，宛在心目。吾深知翰墨之苦，寻书之难；珍本善本，岂能易得？尤其影校对峙，瑕疵不容，若无奉献精神，哪能至此？吾忝列榜首，只是出谋划策；出版社与诸同道，方为编书栋梁。夫万种医书，内外妇儿皆有；针灸虽小，亦医学宝库一脉。《针经》之《问难》，《甲乙》之《明堂》，皇甫谧、王惟一，《标幽赋》《玉龙经》，书集一百一十四种。论、图、歌、文，连类而相继。文献详备，版亦珍奇，法国朝鲜，日本越南，宋版元刻，明清官坊，见善必求，虽远必访。虽专志我针灸，亦合之国策，活我古籍，壮我中华；弘扬国粹，继承发展。故见是书，已无憾。书适成，可以献国家而备采择，供专家而作查考，遗学子而为深耘。吾固知才疏学浅，难为针灸之不刊之梓，尚需方家润色斧削。盼师长悯我诚恳，实乃真心忧，非何求，赐我良教，点我迷津，开我愚钝，正我讹误，使是书趋善近美，助中医药学飞腾世界医学之巅，则善莫大矣！

中国工程院院士
国医大师 石学敏
《中国针灸大成》总主编

穷神极变出针砭　万壑春云一冰台

——代前言

重新认识针灸学

20 世纪初，笔者于欧洲巡医，某国际体育大赛前一日，一体育明星腰伤，四壮汉抬一担架，逶迤辗转，访遍当地名医，毫无起色。万般无奈之下，求针灸一试，作死马活马之想。笔者银针一枚，刺入人中，原本动则锥心、嗷嗷呼痛之世界冠军，当即挺立行走，喜极而泣。随行记者瞠目结舌，医疗团队大惊失色——在西方医生的知识储备里，穷尽所有聪明才智，也想不出鼻唇沟和腰部有什么关系，“结构决定功能”的“真理”被人中沟上的一根银针击碎了！

这在中医行业内最平常的针灸技术，却被欧洲人看成“神操作”，恰恰展示了中国传统医学引以为豪的价值观：“立象尽意”。以人类的智慧发现外象与内象的联系，以功能（疗效）作为理论的本源。笔者以为，这是针灸学在诊治疾病之外，对于人类认知世界的重大贡献。亦即：针灸学远远不只是诊疗疾病，更是人类发现世界真理的另一个重要途径。

2018 年 3 月 28 日，*Science Reports* 杂志发表一篇科学报告，证明了笔者上述观点。国内外媒体宣称美国科学家发现了人体内一个未知的器官，而且是人体中面积最大的一个器官。这一发现能够显著地提高现有医学对癌症以及其他诸多疾病的认知。而这一器官体内的密集结缔组织，实际上是充满流体的间质（interstitium）网络，并发挥着“减震器”的作用。科学家首次建议将该间质组织归为一个完整的器官。也就是说它拥有独立的生理作用和构成部分，并执行着特殊任务，如人体中的心脏、肝脏一样。

基于上述发现是对人体普遍联系方式的一种描述，所以研究中医的学者认为经络就是这样一种结构。人体的十四经脉主要是由组织间隙组成，上连神经和血管，下接局部细胞，直接关系着细胞的生死存亡。经络与间质组织一样无处不在，所有细胞都浸润在组织液中，整体的普遍联系就是通过全身运行的“水”来实现的。事实上，中药就是疏通经络来治病的，这与西药直接杀死病变细胞的药理有着根本的不同。可以这样说，证明了经络的存在，也就间接证明了中药药理的科学性，可以理解为什么癌症在侵袭某些人体部位后更容易蔓延。

笔者认为，中医学者对美国科学家的发现进行相似性印证，或许不那么贴切和完全对应，但是，从整体观念而言，这种发现无疑是西方医学的进步。这也佐证了针灸学知识领域内，古老而晦涩的语言文字里，隐含着朦胧而内涵深远的知识，有待我们深入挖掘研究。

应用现有的科学认知来评价针灸的科学性，我们已经吃尽苦头。“经络研究”进行了几十年，花费无数人力、物力、财力，最终却是一无所获。因为这些研究一直是以西方科学的知识结构、价值观和思维方式来检验古代的成果，犯了本质的错误。“人中”和腰椎、腰肌的关系，任何现代医学知识都是无法证实的，但是我们却硬要在实验室寻找物质基础和有形的联系，终究是没有结果的。古代针刺合谷催产，谁能找到合谷和子宫的关联？若是我们以针灸学的认知为线索，将会获得全新启示，能找到人中与腰部联系通道的人，获得诺贝尔生理学或医学奖将是一件很容易的事。因此，包括中医药学界的学者专家，并未能完全认识到针灸学术的深邃和伟大。我们欠针灸学术一个客观的评价。

不过，尽管科学在不断证实着针灸学的伟大和深奥，但是，在中国传统医学的版图上，无论是古代还是现代，针灸学术的地位，一直处于从属、次要的地位。笔者只有在外国才从事针灸工作，回到中国境内，便重归诊脉开方之途。其中种种隐曲不便展开，但业内视针灸为带有劳作性质的小科的潜意识，却是真实的存在。

再以现存古籍为例，现代中医古籍目录学著作如《中国中医古籍总目》《中医图书联合目录》，收录古籍都在万种以上，但1911年以前的针灸类著作数量却不到200种。郭霭春先生、黄龙祥先生等针灸文献学家都做过类似的统计，如郭先生《现存针灸医籍》129种，黄先生《针灸名著集成》180种（含日本所藏）。且大多是转抄、辑录、类编、汇编、节抄之类，学术含量较高的也就30多种。

如今，“中医走向世界”已成为业内共识，但是，准确的说法应该是“针灸走向世界”，遍布欧美、东南亚，乃至非洲、大洋洲的“TCM”，其实都是针灸诊所。由于用药受到种种限制，中药方剂至今未被世界各国广泛接受。中医对世界人民的贡献，针灸至少占90%以上。因此，全方位审视针灸学的历史地位和医学价值，是中医界必须要做的工作。

此次湖南科学技术出版社策划，针灸学大师石学敏院士领衔，收集现存针灸古籍，编纂一套集成性的针灸文献丛书，为医学界提供相对系统的原生态古典针灸文献，虽然达不到集大成的要求，但至少能满足针灸学者们从事文献研究时看到古籍原貌的愿望，以历史真实的遗存来实现针灸文献的权威性。

历尽坎坷的针灸发展史

从针灸文献的数量和质量上，可以看出针灸学术的地位。其实轻慢针灸技术，这不是现代才有的问题，历史上也曾多次发生类似问题。有高潮也有低谷。

针灸学术最辉煌的时期，莫过于历史的两头：即中医学知识体系的形成阶段和20世纪美国总统尼克松访华至今。

一、高光时刻：春秋战国至两汉

春秋战国到西汉时期，是中医学初步成形的时期，药物和药剂的应用还没有成熟，对药物不良反应的认识也不充分，因此，药物的使用受到极大的限制，即便是医学经典著作，《黄帝内经》中也只有13首方剂。而此时的针灸技术相对成熟得多，《灵枢》中针灸理论和技术的内容占比高达80%，文献记载当时针灸主治的疾病几乎涉及人类的所有病种。从现有文献来看，这一时期应该是针灸技术最为辉煌的时期。

汉代，药物学知识日渐丰富，在《黄帝内经》理论指导下，药物配伍理论也得到长足的发展。东汉末年，医圣张仲景著《伤寒杂病论》，完善了《黄帝内经》六经辨治理论，形成了外感热病诊疗体系。该书也是方剂药物运用比较纯熟的标志。仲景治疗疾病的主要方法是方药、针灸，呈针、药并重的态势。至于魏晋皇甫谧之《针灸甲乙经》，则是对先秦两汉针灸学辉煌盛世的全面总结。

此后，方药的发展突飞猛进，势不可挡。诚如笔者在《中医方剂大辞典》第2版“感言”中所述：“《录验方》《范汪方》《删繁方》《小品方》，追随道家气质；《僧深方》《波罗门》《耆婆药》《经心录》，兼修佛学思想……《抱朴子》《肘后方》，为长寿学先导，传急救学仙方。《肘后备急》，成就诺奖；《巢氏病源》，医道大全。《食经》《产经》《素女经》，《崔公》《徐公》《廪丘公》，录诸医经验，载民间验方，百花齐放，蔚为大观……”方药学术，一片繁荣，逐渐成为治疗疾病的主流技术。到了唐代，孙思邈、王焘等人在强盛国力和社会文明的催促下，对方药治疗的盛况进行了总结，《千金要方》《外台秘要》等大型方书是方药技术成为医学主流的写照。

二、初受重创：中唐以降

方药兴起，一段时间内与针灸并驾齐驱，针灸技术在初唐时期在学术界还具有较高地位。杨上善整理《黄帝明堂经》，著《黄帝内经太素》，孙思邈推崇针灸，《千金要方》《外台秘要》中也载录了不少针灸学著作，但都是沿袭前人，未见新作。不仅没有创新，而且出现了对针灸非常不利的信号：王焘在《外台秘要》卷三十九中对针刺治病提出了质疑，贬低针刺的疗效，“汤药攻其内，以灸攻其外，则病无所逃。知火艾之功，过半于汤药矣。其针法，古来以为深奥，今人卒不可解。经云：针能杀生人，不能起死人。若欲录之，恐伤性命。今并不录《针经》，唯取灸法”。这里，王焘大肆鼓吹艾灸，严重质疑针刺，明确提出：我的《外台秘要》只收灸学著作《黄帝明堂经》，不收《针经》，因为针刺会死人！《外台秘要》这样一部权威著作，竟然提出这样的观点，对社会的负面影响可想而知！以至于中唐之后很长一段时间内，社会上只见艾灸，少见针刺，针灸学文献只有灸学著作而无针学之书。这种现象甚至波及日本，当时的唐朝，在日本人心目中可是神圣般的国度，唐风所及，日本的灸疗蔚然成风。

三、再度辉煌：两宋金元

宋代确是中国历史上文化最为繁荣的时代，人文科技在政府的高度重视下得到全面发展。笔者认为，北宋医学最醒目的成就，除了世人熟知的校正医书局对中医古籍的保存和整理之外，王惟一铸针灸铜人，宋徽宗撰《圣济经》，成为三项标志性的成果。

其一，宋代官方设立校正医书局，宋以前所有医学著作得到收集整理，其中包括《针灸甲乙经》等珍贵针灸著作。同时，政府组织纂修的大型综合性医学著作《太平圣惠方》《圣济总录》等，也保留了大量珍贵针灸典籍。

其二，北宋太医院医官王惟一在官方支持下，设计并主持铸造针灸铜人孔穴模型两具，撰《铜人腧穴针灸图经》与之呼应。该书与铜人模型完成了宋以前针灸理论及临床技术的全面总结，对我国针灸学的发展具有深远而重大的影响。

其三，宋徽宗亲自撰述《圣济经》，将儒家思想、伦理秩序全面注入医学知识体系，促进整体思想和辨证论治法则在中医学理论和临床运用等全方位的贯彻运用。在中国五千年历史中，除了《黄帝内经》托黄帝之名外，这是唯一由帝王亲自撰稿的医学书籍。

宋代是中国历史上商品经济、文化教育、科学创新高度繁荣的时代。陈寅恪言："华夏民族之文化，历数千载之演进，造极于赵宋之世。"民间的富庶与社会经济的繁荣实远超盛唐。虽然重文轻武的治国方略导致外族侵略而亡国，但是这个历史时期为人类文明创造了无数辉煌而不朽的文化遗产，其中就包括针灸技术的中兴。

两宋时期，针灸学术的传承和发展是多方位的，不仅有针灸铜人之创新，具有《太平圣惠方》《圣济总录》之存古，更有《针灸资生经》之集大成。

时至金元，窦默（汉卿）在针灸领域独树一帜，成为针灸史上一位标志性人物。其所著《标幽赋》《通玄指要赋》等，完成了对针刺手法的系统总结，印证了《黄帝内经》对手法论述的正确性。并且采用歌赋的形式把幽冥隐晦、深奥难懂的针灸理论表达出来，文字精练，叙述准确，对后世医家影响很大。

由于金元时期针灸书散佚较多，虽然大多内容被明清针灸著作所引录，但终究不利于后世对这一历史时期针灸学成就的认知。就现有文献的学术水平来看，当时对针灸腧穴、刺灸法的研究程度，已经达到了历史最高水平，腧穴主治的内容都已定型，可以作为针灸临床的规范和标准，且高度成熟，一直影响到现在。

因此，可以毫不夸张地说，两宋金元时期是中国针灸从中兴走向成熟的时代，创造了针灸学术的又一个盛世景象。

四、惯性沿袭：明代

明代，开国皇帝朱元璋出身草莽，颇为亲民，对前朝文化兼收并蓄，故针灸术在窦汉卿的总结和普及下，成为解除战火之余灾病之得力手段，而在民间盛行。在临床技艺、操作手法等方面则越来越纯熟。

例如，明初泉石心在《金针赋》中提出了烧山火、透天凉等复式补泻手法，以及青龙摆尾、白虎摇头、苍龟探穴、赤凤迎源等飞经走气法。此后又有徐凤、高武等针灸名家闻名于世，并有著作传世。尤其是杨继洲、靳贤所撰《针灸大成》，是继《针灸甲乙经》《针灸资生经》以后又一集大成者，内容最为详尽，具有较高的学术价值和实用价值。该书被翻译成德文、日文等文字，在世界范围内受到推崇。

明代的针灸学术具有鲜明的特色，即临床较多，理论较少；文献辑录较多，理论创新较少。明代雕版印刷技术发达，书坊林立，针灸书得以广泛传播，但也因此造成了大量抄袭，或抄中有改，抄后改编，单项辑录，多项类编等以取巧、取利、窃名为目的的书籍。大部分存世针灸书都是抄来抄去。从文献的意义上来说，确实起到了存续及传播的作用，但是，就学术发展而言，却缺乏发皇古义之推演、融会新知之发挥。

五、惨遭废止：清代

时至清代，统治在政权稳固后，对中华传统文化的传承和践行，较之前朝有过之而无不及。针灸学术在清代前期尚可延续，乾隆年间的《医宗金鉴》集中医药学之大成，其中《刺灸心法要诀》等，系统记录了古代针灸医学的主要内容，是对针灸学术的最后一次官方总结。道光二年（1882），皇帝发布禁令：废止针灸科。任锡庚《太医院志职掌》：“针刺火灸，终非奉君之所宜，太医院针灸一科，着永远停止。”这一禁令，将针灸科、祝由科逐出医学门墙。此后，针灸的学术传承被拦腰斩断，伴随着“嘉道中衰”，针灸医生完全没有了社会地位，只是因为疗效和廉价，悄悄地转入民间。

从本书收录的文献来看，情况也确实如此，《医宗金鉴》之后，几乎没有像样的针灸类刻本传世，大多是手录之抄本、辑本、节本，再就是日本的各种传本。清晚期，针灸有再起之象，业界出现了公开出版物，但是，比起明代的普及，清代针灸学术几乎没有发展。针灸医生的社会地位彻底沦为下九流，难登大雅之堂，而正是这些民间针灸医生的存在，才使得传统针灸并没有完全失传。

六、现代复兴：近代以来

晚清至民国时期，针灸学开始复兴，民间的针灸医生崭露头角，医界的名家大力提倡，出版书籍，成立学校，开设专科，编写教材……各种针灸文献如雨后春笋，层出不穷。晚清以前数千年流传下来的针灸古籍只有100多种，而同治以后铅字排版、机器印刷迅速普及，仅几十年时间，到1949年新中国成立前的文献综述已达到400多种。

个人以为，晚清以后的针灸复兴，与西学东渐的时代潮流密切相关，当西方的解剖学、生理学理论，临床诊断、外科手术之类的技术成为社会常态时，针灸操作暴露身体之“不雅”就完全不值一提。加之针灸学术的历史积淀和现实疗效，更因为其简便实用和价格优势，自然成为中西医学家青睐的治疗技术。

综上所述，针灸学术发展并非一帆风顺，而是多灾多难。这与使用药物的中医其他分支有很大区别。金代阎明广注何若愚《流注指微赋》言：“古之治疾，特论针石，《素问》先论刺，后论脉；《难经》先论脉，后论刺。刺之与脉，不可偏废。昔之越人起死，华佗愈躄，非有神哉，皆此法也。离圣久远，后学难精，所以针之玄妙，罕闻于世。今时有疾，多求医命药，用针者寡矣。”反复强调前代的针药并用，夸耀名医针技之神奇，而后世的针灸越来越不景气，以至于患者只能“求医命药”，以药为主。其实，金代的针灸学术氛围并不消沉，还是个不错的历史时期，阎明广尚且如此慨叹，可见其他朝代更加严重。究其原因，不外乎以下三个方面。

医生：针灸的操作性很强，需要工匠精神和手工劳作。在中国古代文化传统的“重文轻技”的观念下，凡是能开方治病的，当然不愿动手操作。俗语“君子动口不动手”就是这种观念的世俗化表述。除了出自民间，且为了提高疗效的大医之外，大多数医生多少是有这样的想法。南宋王执中在《针灸资生经》卷二中言：“世所谓医者，则但知有药而已，针灸则未尝过而问焉。人或诘之，则曰是外科也，业贵精不贵杂也。否则曰富贵之家，未必肯针灸也。皆自文其过尔。”“自文其过”，正是这种心态的真实写照。

患者：畏惧针灸是老百姓的普遍心理。《扁鹊心书·进医书表》：“无如叔世衰离，只知耳食，性喜寒凉，畏恶针灸，稍一谈及，俱摇头咋舌，甘死不受。”说是社会上的人只知道道听途说，只要听说施用针灸，死都不肯。除了怕疼怕苦以外，不愿暴露身体，也是畏惧针灸的原因之一。

官府：道光皇帝废止针灸科，理由只有一个，“非奉君之所宜”。也就是中国传统文化中的“忠君”“奉亲”，儒家理学强调“身体发肤，受之父母，不敢毁伤”，针要穿肤，灸要烂肉，这都有违圣人之道，对自己尚且如此，更不用说用这种技术来治疗“君”“亲”之病。除了“不敢毁伤”外，“男不露脐，女不露皮”，暴露身体也是有违圣训的。所以，不惜用强制手段加以禁绝。

其实，无论是平民百姓，还是士者医官，乃至皇帝朝廷，轻视针灸的根本原因，都是根源于儒家伦理纲常。在“独尊儒术”之前，或者儒术不振之时，针灸术就会昌盛。春秋战国百花齐放，所以是针灸的高光时刻；北宋文化昌盛，包罗万象，儒学并未成为主宰，所以平等对待针灸学术；金元外族主政，儒学偃伏，刀兵之下，医学不继，自然推崇针灸。唯有南宋理学兴起，明代理学当道，孔孟之道统治社会，针灸学就会受到制约。这种情况在清代中期到了无以复加的地步，非禁绝不能平其意。

旧时代的伦理确实对针灸术的发展造成了一定的阻碍，但是正如本文标题所说，这是一门学问，是人类认识世界的丰硕成果，正如魏晋时期皇甫谧在《针灸甲乙经·序》中所总结的，“穷神极变，而针道生焉”。穷神极变并不是绞尽脑汁，而是在“内考五脏六腑，外综经络血气色候，参之天地，验之人物……”种种努力之后，方可达成。此类基于天地本质的生命活动，却不是人力所能阻挡。中国针灸，以其原生态的顽强，一直在延续中为人民服务。

200 多年前，日本人平井庸信在《名家灸选大成》序言中，已经把药物、针刺、艾灸的适应范围说得很清楚了，对针灸在医学领域中的地位，也有中肯的评价：“夫医斡旋造化，燮理阴阳，以赞天地之化育也。盖人之有生，惟天是命，而所以不得尽其命者，疾病职之由。圣人体天地好生之心，阐明斯道，设立斯职，使人得保终乎天年也，岂其医小道乎哉！其治病之法，则有导引、行气、膏摩、灸熨、刺焫、饮药之数者，而毒药攻其中，针、艾治其外，此三者乃其大者已。《内经》之所载，服饵仅一二，而灸者三四，针刺十居其七。盖上古之人，起居有常，寒暑知避，精神内守，虽有贼风虚邪，无能深入，是以惟治其外，病随已。自兹而降，风化愈薄，适情任欲，病多生于内，六淫亦易中也。故方剂盛行，而针灸若存若亡。然三者各有其用，针之所不宜，灸之所宜；灸之所不宜，药之所宜，岂可偏废乎？非针、艾宜于古，而不宜于今，抑不善用而不用也。在昔本邦针灸之传达备，然贵权豪富，或恶热，或恐疼，惟安甘药补汤，是以针灸之法，寖以陵迟。”而文末所述，是针灸之术在当时日本的态势。鉴于日本社会受伦理纲常的约束较少，所以针灸发展中除了患者畏痛外，实在要比中国简单得多，正因为如此，所以如今我们要跑到日本去寻访针灸古籍。

针灸文献概览

回望历史，中医药古籍琳琅满目，人们常以“汗牛充栋”来形容中医宝库之丰富，但是，针灸文献之数量，只能以凋零、寒酸来形容。如前所述，在现存一万多种中医古籍中，针灸学文献占比还不到百分之二。就本书收载的114种古籍而论，大致有以下几种类型。

一、最有价值的针灸文献

最有价值的针灸文献，指原创，或原创性较高，对推进针灸学术发展作用巨大的著作，如《十一脉灸经》《灵枢》《针灸甲乙经》《针灸资生经》《黄帝明堂经》《铜人腧穴针灸图经》《十四经发挥》《针灸大成》等。

（一）《十一脉灸经》

《十一脉灸经》由马王堆出土帛书《足臂十一脉灸经》《阴阳十一脉灸经》组成，是我国现存最早的经络学和灸学专著，反映了汉代以前医学家对人体生理和疾病的认知状态，与后来发达的中医理论比较，《十一脉灸经》呈现的经脉形态非常原始，还没有形成上下纵横联络成网的经络系统，但是却可以明确看出其与后代经络学说之间的渊源关系，是针灸经络学的祖本，为了解《黄帝内经》成书前的经络形态提供了宝贵的资料。

（二）《黄帝明堂经》

《黄帝明堂经》又名《明堂》《明堂经》，约成书于西汉末至东汉初（公元前138年至公元106年），约在唐以后至宋之初即已亡佚。书虽不存，但却在中国针灸学历史上开创了一个完整的学术体系——腧穴学，是腧穴学乃至针灸学的开山鼻祖。

“明堂”，是上古黄帝居所，也是黄帝观测天象地形和举行重要政治经济文化活动的场所，具有中国文化源头的象征性意义，在远古先民心目中的地位极其崇高。随着文明的发展进步，学术日渐繁荣，人们发现了经络、腧穴，形成对人体生理功能的理性认知，建立了针灸学的基础理论：经络和腧穴。黄帝居于明堂，明堂建有十二宫，黄帝每月轮流居住，与十二经循环相类。黄帝于明堂观察天地时令，又与腧穴流注的时令节律类似。基于明堂功用与经络、腧穴的基本特性的相似性，将记载经络、腧穴特性的书籍命名为《明堂经》。沿袭日久，不断演变，但“明堂”作为腧穴学代名词和腧穴学文献的象征符号，却被历史固定了下来。

《黄帝明堂经》的内容，是将汉以前医学著作中有关腧穴的所有知识，如穴位名称、部位、取穴方法、主治病症、刺法灸法等，加以归纳、梳理、分类、总结，形成了独立的、完整的知识体系。因此，该书是针灸学术发展的标志性成果，也是宋以前最权威的针灸学教科书和腧穴学行业标准。晋皇甫谧编撰综合性针灸著作《针灸甲乙经》，其中腧穴部分多来源于该书。

盛唐时期，政府两次重修该书，形成了两个新的版本，一是甄权的《明堂图》，一是杨上善的《黄帝内经明堂》，又名《黄帝内经明堂类成》。后者较好地保留了《黄帝明堂经》三卷的内容。唐末以后，明堂类著作迅速凋零，几乎荡然无存，所幸本书随鉴真东渡时带至日本，然至唐景福年间（893 年前后）亦仅残存一卷，内容为《明堂序》和第一卷全文。目前日本保存多个该残本的抄本，其中永仁抄本、永德抄本为较早期之抄本，藏于日本京都仁和寺，被日本政府定为“国宝”。清末国人黄以周到日本访书时，得永仁抄本，此书得以回归。本书影印校录了仁和寺的两个版本，这两个版本的书影在国内流传不广，故弥足珍贵。

（三）《针经》和《灵枢》

先秦至汉，我国先后流传过多种名为《针经》的著作，如《黄帝针经》九卷、《黄帝针灸经》十二卷、《针经并孔穴虾蟆图》三卷、《杂针经》四卷、《针经》六卷、《偃侧杂针灸经》三卷、《涪翁针经》、《赤乌神针经》……这些著作现在都已经失传了，在现代中医人心目中，凡是说到《针经》，那一定是指《灵枢》。几乎所有的工具书都称《灵枢》为《针经》。如，今人读张仲景《伤寒论·序》“撰用《素问》《九卷》”，注《九卷》为《灵枢》；读孙思邈《千金要方·大医习业》“凡欲为大医，必须谙《甲乙》《素问》《黄帝针经》、明堂流注……”，注《黄帝针经》为《灵枢》……现今已是定规，固化为中医学的思维定式。

回望历史，这里存在一个难解的历史之谜：在现存历史文献中，《灵枢》作为书名，最早出现在王冰注《素问·三部九候论篇第二十》，此时已是中唐，此前再无痕迹。王冰在《素问》两处不同地方引用了同一段文字，一处称“《针经》曰”，另一处却称“《灵枢经》曰”，全元起《新校正》认为这是王冰的意思：《针经》即《灵枢》。北宋校正医书局则据此将《针经》《灵枢》认定为同一本书而名称不同，并大力推崇，到了南宋史崧编订，《灵枢》已与《素问》等同，登上中医经典的顶峰地位。

更加诡异的是，直到宋哲宗元祐八年（1093）高丽献《黄帝针经》，此前中国从未见到《灵枢》或者相同内容书名不同者。1027 年王惟一奉敕修成《铜人腧穴针灸图经》，国家级的纂修而未见到此书，道理上说不过去。而高丽献书之后的《圣济总录》，也不认这部伟大的巅峰之作，“凡针灸腧穴，并根据《铜人经》及《黄帝三部针灸经》参定”。高丽献书后，《宋志》著录既有《黄帝灵枢经》九卷，也有《黄帝针经》九卷，恰好证明此前将《灵枢》《针经》视作同一著作是有疑问的。

后世史论著述和史家评述，均对《灵枢》存疑多多。如晁公武《读书志》、李濂《医史》以及周学海等，或认为是冒名之作，或认为是后人补缀，或认为即使存在其价值也不如《甲乙经》甚至《铜人针灸经》，而更多人则认为王冰以前即便有《灵枢》，也不能将其认作《黄帝针经》。亦有人认为是南宋史崧对《灵枢》进行了大量增改然后冒名顶替《针经》……

最典型的例证，莫过于历代文献学家均不重视《灵枢》。明代《针灸大成》卷一的《针道源流》可谓是针灸历史考源之作，其中对28种重要针灸著作进行了评述，唯独没有《灵枢》。只是在论述《铜人针灸图》三卷时，称该书穴位："比之《灵枢》本输、骨空等篇，颇亦繁杂也。"说明至少在明代针灸学家心目中，《灵枢》地位并不崇高。

以上存疑，尚需我中医学界深入研究。

（四）《针灸甲乙经》

《针灸甲乙经》成书于三国魏甘露元年（256）至晋太康三年（282）之间，是我国现存最早的针灸学经典著作。作者将前代《素问》《针经》《黄帝明堂经》等针灸经典中的文字加以汇辑类编，首次系统记载人体生理、经络、穴位、针灸法，以及临床应用，成为后世历代针灸著作的祖本。

（五）《铜人腧穴针灸图经》

《铜人腧穴针灸图经》可视为官修腧穴学，属针灸名著之一。

（六）《针灸资生经》

《针灸资生经》系综述性针灸临床著述，内容丰富，资料广博，且有腧穴考证和修正。

（七）《十四经发挥》

《十四经发挥》是经络学重要著作。

（八）《针灸大成》

《针灸大成》是明以前针灸著述之集大成者，也是我国针灸学术史上规模较大较全的重要著作。

二、保留已佚原创书的著作

唐《千金要方》《千金翼方》，保留了大量唐代以前已佚针灸书，如已佚之《甄权针经》，又如《小品方》所引《曹氏灸方》，原书、引书均亡（《小品方》仅剩抄本残卷），但书中内容被《千金要方》载录。尤其是《甄权针经》，作者为初唐针灸的大师级人物，临证实验非常丰富，该书即出自甄氏经验，强调刺法且描述明晰，穴位、刺法与主治精准对应，临床价值和学术价值都非常高。可惜早已亡佚，幸得孙思邈《千金翼方》记述了该书主要内容，这对宋以后针灸学术发展意义非常重大。

《外台秘要》保留了已佚崔知悌《骨蒸病灸方》。

《太平圣惠方》卷九十九保留了早已失传的《甄权针经》和已佚的隋唐间重要腧穴书内容，是宋王惟一《铜人腧穴针灸图经》乃至后世所有《针经》之祖本；卷一百则收录唐代失传之《明堂》，其中包括《岐伯明堂经》《扁鹊明堂经》《华佗明堂》《孙思邈明堂经》《秦承祖明堂》和已失传之北宋医官吴复珪《小儿明堂》，后世所有冠以《黄帝明堂灸经》的各种版本，均是从本书录出后冠名印行，故乃存世《明堂》之祖本。可知该两卷实际上是现存针灸典籍之源头。

《圣济总录》引述了已佚之《崔丞相灸劳法》《普济针灸经》。

《医学纲目》转录了大量金元亡佚的针灸书内容。如，完整保存了元代忽泰《金兰循经取穴图解》一书所附的全部四幅“明堂图”。

以上著作多是综合性医著，亦有针灸专门著作中存有失传古籍的，如《针灸集书》中的《小易赋》，可知前代在蒐集资料、保留遗作方面，建有卓越之功。

三、实用性著作

如前所述，针灸学在其发展过程中遭受颇多摧残，学术发展之路并不顺利，多处于民间实用层面，如《针经摘英》内容简要，言简意赅，是一本简易读本；《扁鹊神应针灸玉龙经》为针灸歌诀；《神应经》临床实用价值较大，颇似临床针灸手册。自明代以后直至晚清，针灸学文献多为循经取穴、临床应用、歌赋韵文等内容，基本上与《针灸大成》大同小异。如《针灸逢源》《针方六集》。另外，辑录、类编、抄录前代文献的著作较多，如《针灸聚英》《针灸素难要旨》等。

再如《徐氏针灸大全》《杨敬斋针灸全书》《勉学堂针灸集成》等，虽然内容都是互相转抄，但是却起到了传播和普及针灸学术的作用。

四、值得研究的针灸文献

上述重要针灸文献都是需要后世深入研究的宝库，如前述《灵枢》的形成发展源流和真相。除此之外，还有一些貌似不重要，其实深藏内涵的文献。

《黄帝虾蟆经》，分9章，借“月中有兔与虾蟆”之古训，记述逐日、逐月、逐年、四时等不同阶段虾蟆和兔在月球上所处位置，与之相应，人体不同穴位、不同经络的血气分布亦不同，由此指出针灸禁刺、禁忌图解、补泻方式等与针灸推拿相关的基础知识。其中有较多费解之处，文字难读，术语生涩。虽列入针灸门类，但是与针灸临床的关系，尚需深入考证和研究。

《子午流注针经》，现代人认为子午流注属古代的时间医学、时间针灸学，但该书内容如何应用到临床，以及其客观评价，亦须深入研究。

《存真环中图》《尊生图要》《人体经穴脏腑图》等彩绘针灸图，可以从古代画师的角度，研究历史氛围下的古代身体观及相关文化。

关于灸学文献

本文标题有“万壑春云一冰台”之句，“冰台”，即艾草。《博物志》：“削冰令圆，举而向日，以艾承其影则得火，故艾名冰台。”在相当长的一个历史阶段内，灸学在针灸领域内占据着统治地位。

现存最早的针灸文献《十一脉灸经》，便是以“灸”命名。有学者据此认为灸法早于针法。但这仅仅是灸法、针法两种医疗技术形成过程中的先后次序问题。待到针法成熟，与灸法并行，广泛运用于临床之后，针灸学术史上有过“崇灸、抑针”的历史现象，而此风至晋唐始盛：晋代《小品》，唐代《外台》，均大肆宣传“针能杀人”，贬针经，崇明堂，甚至以“明堂”作为艾灸疗法的专用定语。这一现象存续多年，历史上也留存有相当数量的灸学专著，或仅以“灸”

字命名的著作。最典型的就是《黄帝明堂灸经》，沿袭者如《西方子明堂灸经》，也有临床灸学如《备急灸法》，甚至单穴灸书，如《灸膏肓腧穴法》。此风东传，唐以后日本有专门的灸家和流派，灸学著作众多，如《名家灸选》《灸草考》《灸焫要览》等灸学专著。明清时期，也曾出现过艾灸流行的小高潮，出现了《采艾编》《采艾编翼》《神灸经纶》等著作。

其实，有识之士一直提倡多法并举，根据病人需要而采用不同疗法。约在公元前581年(鲁成公十年)，《左传》记载医缓治晋侯疾，称“疾不可为也，在膏之上，肓之下，攻之不可，达之不及”，据杜预注，此处的“攻”即灸，“达”即针。《灵枢·官能》：“针所不为，灸之所宜”。可见，一个全面的医生，应该针灸并重，各取所长。如果合理使用，效果很好，如《孟子·离娄·桀纣章》：“今之欲王者，尤七年之病，求三年之艾。”

不过，文献记载中的艾灸，尽管有种种神奇疗效的宣传，但却和现代艾灸是完全不同的治疗方法。尽管现代针灸学著作上介绍艾灸有“直接灸”“间接灸”两大类，但如今直接灸几乎绝迹，临床全都是温和舒适的间接灸。

古代多用直接灸、化脓灸，用大艾炷直接烧灼皮肤，结果是皮焦肉烂，感染化脓，然后等待灸疮结痂。灸学著作中还要告诫医患双方：“灸不三分，是谓徒冤。”——烧得不到位，等于白白受罪。因此，此法无异于酷刑加身。为了减轻患者痛苦，古人只得麻醉患者，让他们服用曼陀罗花和火麻花制成的“睡圣散”，麻翻后再灸。

“睡圣散”之类的麻醉药只能减轻当时疼痛，灸后化脓成疮，依旧难熬，因此，到了清代，终于有人加以变革，产生了“太乙神针”之法，此法类似于后世“间接灸”。这种创新，在崇古尊经的时代，容易遭受攻击，被指离经叛道，于是编造出种种神话故事，或称紫霞洞天之异人秘授，或称得之汉阴丛山之壁神授古方……都是时人假托古圣之名，标榜源远流长，以示正宗之惯用套路。尽管此法经过不断渲染，裹上神秘的面纱，但其本质却很简单：药艾条、间接灸而已。此类书籍有《太乙神针心法》《太乙神针》《太乙离火感应神针》等。

古代的直接灸（化脓灸）过于痛苦，现今已不再用，而是采用艾条、温针，更有为方便而设计出温灸器。即便用直接灸的方法，也不会让艾炷烧到皮肉，而是患者感觉热烫，即撤除正在燃烧的艾炷，另换一炷，生怕烫伤，有医院将烫伤起泡都要算作医疗事故。其实，古代的烧灼皮肉虽然痛苦，但真的能够治疗顽疾，诸如寒痹（风湿性关节炎、类风湿关节炎）、顽固性哮喘等，忍受一两次痛苦，可换取顽疾消除。如何取舍？我以为更应以患者意愿为主。

总之，古今艾灸文献中同样蕴含着无数值得探索的秘密，即便是温和的间接灸，也有无穷无尽的待解之谜。笔者常用艾灸治疗子宫内膜异位症所致顽固痛经，仅用足三里、三阴交两个穴位，较之西医的激素、止痛药更为有效，而现今流行的“冬病夏治”三伏药灸，防治“老寒腿”“老寒喘”“老寒泻”，更是另有玄机。

本书编纂概述

2016年，石学敏院士领衔，湖南科学技术出版社组织申报，《中国针灸大成》入选“十三五”国家重点图书出版规划项目，2022年又获国家出版基金资助，自立项始，距今已有7年。笔者在石院士领导下，在三所院校数十位师生的大力协助下，为此书工作了整整6年。至此雏形初现之时，概述梗概，以志备考。

一、本书的体例和版式

石院士、出版社决定采用影印加校录的体例，颇有远见卓识。但凡古籍整理者，最忌讳的就是这种整理方式，因为读者不仅能看到现代简体汉字标点校录的现代文本和相关校注，更能看到古代珍贵版本的书影，只要整理者功力不足，出现任何错漏，读者立马可以通过对照原书书影而发现。上半部分的书影如同照妖镜，要求录写、断句、标点、校勘不能出一点错误。因此，这种出版形式，对校订者要求极高。出版物面世后，一定会招致方家吹毛求疵，因此具有一定的风险。然而，总主编和出版社明知如此，仍然采用影校对照形式，一是要以此体现本书整理者和出版社编校水平，二是从长远计，错误难免，但是可以通过未来的修订增减，终将成为各种针灸古籍的最佳版本。

本书收录历代针灸古籍共114种，上至秦汉，下至清末，基本涵盖中医史上各个朝代的代表性针灸文献，为全面反映古代针灸学的国际传播，还选收了部分日本、朝鲜、越南等国家的针灸古籍。全书兼收并蓄，溯源求本，是历史上最全面的针灸文献大成。

每种古籍由三部分组成：原书书影、简体汉字录写及标点、校勘与注释。在古籍整理领域，这些内容本应分属影印、点校等不同形式的出版方式，本书将其合为一体，于一页之中得窥原貌和整理状况，信息量是普通古籍整理的数倍。

中医古籍中的文字极不规范，通假、古今、繁简、避讳、俗字等异位字比比皆是，较之正统古籍，中医的世俗化、平民化特点则使得刻书、抄书者求简、求便、求速，更是导致文字混杂，诸如：

“文、纹”“掖、腋”“齐、脐”“王、旺”“鬲、膈”“支、肢”“已、以”“指、趾”“旁、傍”“写、泻”“大、太”“宛、脘”“宛、腕”“窌、髎”“腧、俞、输”“虐、疟”“契、瘈”“累历、瘰疬”……

本书所收古籍中，上述文字互用、代用、混用现象十分严重，如果原字照录，则录写出来的文字必定混乱不堪，影响现代读者阅读；若按照一般古籍校注规范，分别予以注释，则因版面所限，注不胜注。因此，本书录写部分遵循通行原则，在不产生歧义的原则上，予以规范化处理，或在首见处标注，以方便现代学者阅读。

二、本书的版本访求和呈现

为体现本书作者发皇针灸古籍的初心，对版本选择精益求精，千方百计获取珍本善本图书。这在当前一些藏书单位自矜珍秘、秘不示人，或者高价待沽、谋求私利的现状下，珍贵版本的访求难上加难。本书收录的114种古籍书影，虽不能尽善尽美，但已经殚精竭虑，尽呈所能，半数以上都是行业内难以见到的古籍。将如此众多珍贵底本展示给读者，凸显了本书的特色。

学术研究到了一定水平，学者最大的心愿便是阅读原书，求索珍本。石院士、出版社倾尽心力，决心以版本取胜，凸显特色。特别是为了方便学者研究，对一些版本的选择独具匠心，如《针灸甲乙经》，校订者在拥有近10种版本的基础上，大胆选用明代蓝格抄本，就是为学界提供珍稀而不普及的资料。

此外，本书首次刊行面世的，有不少是最新发现的孤本或海外珍藏本，有些版本连《中国中医古籍总目》等目录学著作中都未曾收录。现举例如下。

《铜人腧穴针灸图经》三卷：明正统八年（1443）刻本，该版本为明代早期刻本，仅存孤本，藏于法国国家图书馆。而国内现存最早版本为明代天启年间（1621年后）三多斋刻本。

《神农皇帝真传针灸经》与《神农皇帝真传针灸图》合编：著者不详，成书于明代。此二书国内无传本，无著录，仅日本国立公文书馆内阁文库及京都大学图书馆各有一抄本，亦为本书访得。

《十四经穴歌》：未见著录，《中国中医古籍总目》等中医目录学著作亦无著录。本书收载底本为清代精抄本。

《针灸集书》：成书于明正德十年（1515）。书中“小易赋”则是已经失传的珍贵资料。卷下“经络起止腧穴交会图解”，以十四经为单位，介绍循行部位和所属腧穴。此与《针灸资生经》等前代针灸书以身体部位排列腧穴的方式有明显不同。本书国内仅存残本（明刻朝鲜刊本卷下）一册，足本仅有日本国立公文书馆藏江户时期抄本一部，故本书所收实际上就是孤本，弥足珍贵，亦为首发。

《十四经合参》：国内失传，《中医联合目录》《中国中医古籍总目》等目录学著作均未著录，现仅存抄本为当今孤本，藏于日本宫内厅书陵部。此次依照该本影印刊出。

《经络考略》：清抄孤本，《中医联合目录》《中国中医古籍总目》等目录学著作均无著录。原书有多处缺文、缺页、装订错误导致的错简，现均已据相关资料补出或乙正。

《节穴身镜》二卷：张星余撰。张氏生平里籍无考，书成何时亦无考。但该书第一篇序言作者为“娄东李继贞”，李氏乃明万历年间兵部侍郎兼右都御史，其余两篇序言亦多次提及“大中丞李公”，则此书必成于万历崇祯年间无疑。惜世无传承，现仅有孤抄本存世，抄年不详。本书首次整理出版。

《经穴指掌图》：湖南中医药大学图书馆藏有明崇祯十二年（1639）抄本残卷18页。现访得日本国立公文书馆内阁文库藏有明崇祯年华亭施衕啬斋藏板，属全帙。本书即以该版录出并点校刊印。

《凌门传授铜人指穴》：未见文献著录，仅存抄本。本书首次点校。

《治病针法》：是《医学统宗》之一种。《医学统宗》目前国内仅存残本一部。现访得日本京都大学图书馆藏明隆庆三年（1569）刊本，属全帙，今以此本出版。

《针灸法总要》：抄本，越南阮朝明命八年（1827）作品。藏越南国家图书馆。国内无著录，本书首次刊出。

《选针三要集》一卷：日本杉山和一著，约成书于日本明治二十年（1887）。国内仅有1937年东方针灸书局铅印本及《皇汉医学丛书》等排印本。今据富士川家藏本抄本影印。

《针灸捷径》两卷：约成书于明代正统至成化年间（1439—1487）。本书未见于我国古籍著录，亦未见藏本记载。书中有现存最早以病证为纲的针灸图谱，颇具临床价值，亦合乎书名“捷径”之称。此次刊印，以日本宫内厅藏明正德嘉靖间建阳刊本为底本，该藏本为海外孤本，有较高的针灸文献学价值。

《太平圣惠方·针灸》：本书采用宋代刻（配抄）本为底本，该版本极其珍贵，此次是该版本首次以印刷品形式面世。

以上所列书目，或首次面世，或版本宝贵，仅此一项，已无愧于学界，造福读者。

三、针灸文献的学术传承和素质养成

目前中医药领域西化严重，一切上升渠道都要凭借实验研究、临床研究，而文献整理挖掘研究的现状，只能用“惨不忍睹”来形容。俗语有“心不在马”之譬，原本形容不学无术之人，本书编纂之初，文献专业的研究生居然实证了这个俗语：交来的稿子中，所有的“焉”字全都录作“马”字！而且不是个别人！此情此景，看似搞笑，实则心酸。

通过6年多的工作，老师们不断审核，学生们不断修改，目前的书稿，至少在繁体字识读上，参与者的水平与6年前判若两人。实践出真知，实战锻炼人，本书编委会所有成员有共同体会：在当前的学术大环境下，此书并不能带来业绩，然而增长学问，养成素质，却是实验研究和SCI论文中得不到的。

文献、文化研究的学术氛围，目前依然不是很景气。本书编纂一半之时，本人年届退休，因有重大项目在身，必须完成后方可离任，书记因此热情挽留，约谈返聘，然最终还是不了了之，其中因果未明。本书编纂也因此陷入困境。所幸上海中医药大学青睐，礼聘于我，在人力、物力上大力支持，陈丽云、尚力教授亲力亲为，彰显了一流大学重视人才的气度和心胸，也使得本书得以顺利完成。谨此向上海中医药大学致敬、致谢！

成稿之余，颇有感慨，现代人多称“医者仁心”，其实，仅仅靠“仁心”是当不好医生的。明代裴一中在《言医·序》中言：“学不贯古今，识不通天人，才不近仙，心不近佛者，宁耕田织布取衣食耳，断不可作医以误世。”本书所收所有古籍，都可以让我们学贯古今，识通天人，有神仙之能，有慈悲之心，成为一名真正的医者。

上海中医药大学科技人文研究院教授
《中国针灸大成》执行主编　王旭东

目录

琼瑶发明神书

（题）〔宋〕琼瑶真人 撰　朱蕴菡 校订

明刻本

《琼瑶发明神书》三卷，又名《针灸神书大成》《琼瑶神书》《琼瑶捷径灸疾疗病神书》，原题宋代刘真人（即琼瑶真人）撰，成书年代不详。此书是公认的伪书，最明显的证据是本书序言全文抄袭《十四经发挥》吕复序，且序文中有元末明初滑伯仁事迹，序末年号篡为“崇宁初元年闰月六日四明序”，故绝非宋代著述。但书中系统论述了人体腧穴、经络流注，切于临床实用，阐述用针手法及诸病的针灸治疗等；且全书采用歌诀形式，简明扼要，便于记诵。明清年间有数种不同刻本，本次整理以明刻本为底本。该本是现存最早版本，惜乎缺页、错字、脱简过多，削减了本书价值。

大本瓊瑤真人鍼經序

觀文於天者非宿度無以稽七政之行察理於地者非經水無以別九圍之域矧夫人身而不明經脉又焉知榮衛之所統哉此內經靈樞之所由作也竊攷之人與天地爲三才盖一氣也經脉十二以應經水經絡三百六十有五以應周天之數氣血稱是以應周期之日宜乎榮衛之於人身

晝夜循環周轃天之度十四九或謂衛氣不循其經殆以晝夜晝行諸陽夜行諸陰之異未始相從而亦未甞相離也夫日星雖殊所以麗乎天者皆陽輝之照著也河海雖殊所以行乎地中者寔以水之流衍也經絡雖交相貫所以周於人身者一榮氣也噫七政失度則災害見焉經水失道則洚潦作焉經脉失常則病生焉以故用

大本琼瑶真人针经序

观文于天者，非宿度无以稽七政[1]之行；察理于地者，非经水无以别九围之域。矧夫人身而不明经脉，又焉知荣卫之所统哉！此《内经·灵枢》之所由作也，窃考之人与天、地为“三才”，盖一气也。经脉十二以应经水，经络三百六十有五以应周天之数，气血称是以应周期之日。宜乎荣卫之于人身，昼夜环周，轶天旋之度，四十有九[2]。或谓卫气不循其经，殆以昼夜昼行诸阳，夜行诸阴之异，未始相从，而亦未尝相离也。夫日星虽殊，所以丽乎天者，皆阳辉之照著也。河海虽殊，所以行乎地中者，实以水之流衍也。经络虽交相贯，所以周于人身者，一荣气也。噫！七政失度，则灾害见焉；经水失道，则洚潦作焉；经脉失常，则病生焉。以故用

①七政：古天文术语，指日、月、金、木、水、火、土七星曜。

②昼夜环周，轶天旋之度，四十有九：原作“昼夜循环周，轃天之度，十四九”，据元代滑寿《十四经发挥·吕复序》日本庆长元年小濑甫庵刊本（以下简称“《发挥》小濑本”）改。

鍼石者必明腧穴審開圖因以虛實以補瀉之此經本輸之旨尤當究心靈樞是無著本學者病焉許昌滑君伯仁父嘗看經絡專專手足三陰三陽及任督也覩其圖彰訓釋綱舉目張足以為學者出入向方寔醫門之司南也書既成徵予序之手輙書三才一氣之說以歸之若别經絡筋骨之屬則不暇備論也旹

崇寧初元年閏月六日四明序

针石者，必明腧穴，审开阖[①]，因以虚实，以补泻之。此脉[②]经本输之旨，尤当究心，《灵枢》世无注本[③]，学者病焉；许昌滑君伯仁父，尝看经络，专专[④]手足三阴三阳及任督也。观其图彰训释，纲举目张，足以为学者出入向方，实医门之司南也。书既成，征予序之手，辄书“三才一气”之说以归之。若别经络筋骨之属，则不暇备论也。

时 崇宁初元年闰月六日四明序

①阖：原作“图”，据《发挥》小濑本改。
②脉：原脱，据《发挥》小濑本补。
③世无注本：原作“是无著本”，据《发挥》小濑本改。
④看经络，专专：《十四经发挥》明抄本作“著《十四经发挥》，专疏”。

大本瓊瑤發明神書卷上
賜太師劉眞人集
鍼灸三百六十穴
手太陰肺經 十一穴
中府 雲門 天府 俠白 尺澤
孔最 列缺 經渠 大淵 魚際
少商
手陽明大腸經 二十穴
商陽 二間 三間 合谷 陽谿
偏瀝 温溜 上廉 下廉 三里
曲池 肘髎 五里 臂臑 肩顒
巨骨 天鼎 扶突 禾突 迎香
足陽明胃經 四十五穴
頭維 下關 頰車 承泣 四白
巨髎 地倉 大迎 人迎 水突
氣舍 缺盆 氣戶 庫舍 屋翳

大本琼瑶发明神书卷上

赐太师刘真人集

针灸三百六十穴

手太阴肺经 十一穴

中府 云门 天府 侠白 尺泽 孔最 列缺 经渠 太渊 鱼际 少商

手阳明大肠经 二十穴

商阳 二间 三间 合谷 阳溪 偏历 温溜 上廉 下廉 三里 曲池 肘髎 五里 臂臑 肩髃[1] 巨骨 天鼎 扶突 天[2]突 迎香

足阳明胃经 四十五穴

头维 下关 颊车 承泣 四白 巨髎 地仓 大迎 人迎 水突 气舍 缺盆 气户 库房[3] 屋翳

①髃：原作"顒"，据《素问·气穴论》《针灸甲乙经》卷三等经典之通用穴名改。下同。
②天：原作"禾"，据改同上。
③房：原作"舍"，据改同上。

膺牕　乳中　乳根　下容　承滿
梁門　關門　太乙　滑肉門　天樞
外陵　大巨　水道　歸來　氣冲
髀関　伏兎　陰市　梁丘　犢鼻
三里　上巨虛　條口　下巨虛　豐隆
解谿　衝陽　陷谷　內庭　厲兊膝眼

足太陰脾經　二十一穴

隱白　大都　太白　公孫　商丘

三陰交　漏谷　地機　陰陵泉　血海
箕門　衝門　府舍　腹結　大横
腹哀　食竇　天谿　胷鄉　周榮
大包

手少陰心經　九穴

極泉　青靈　少海　靈道　通理
陰郄　神門　少府　少衝

手太陰小腸經　十九穴

膺窗　乳中　乳根　下容　承满　梁门　关门　太乙　滑肉门　天枢　外陵　大巨　水道　归来　气冲　髀关　伏兔　阴市　梁丘　犊鼻　三里　上巨虚　条口　下巨虚　丰隆　解溪　冲阳　陷谷　内庭　历兑膝眼

手太阴脾经　二十一穴

隐白　大都　太白　公孙　商丘　三阴交　漏谷　地机　阴陵泉　血海　箕门　冲门　府舍　腹结　大横　腹哀　食窦　天溪　胸乡　周荣　大包

手少阴心经　九穴

极泉　青灵　少海　灵道　通里　阴郄　神门　少府　少冲

手太阴小肠经　十九穴

少澤　前谷　後谿　腕骨　陽谷
養老　支正　小海　肩貞　臑腧
天宗　秉風　曲垣　肩外腧　肩中腧
天牕　天容　顴髎　聽宫
足太陽膀胱經　六十六穴
睛明　攢竹　曲差　五處　承光
通天　絡却　玉枕　天柱　大杼
風門　肺腧　厥陰腧　心腧　督腧
鬲腧　肝腧　膽腧　脾腧　胃腧
三焦腧　腎腧　氣海腧　大腸腧　關元腧
小腸腧　膀胱腧　中膂肉腧　白環腧　上髎
次髎　中髎　下髎　會陽　附分
魄戶　膏肓　神堂　譩譆　膈關
魂門　陽綱　意舍　胃倉　肓門
志室　胞肓　秩邊　扶承　殷門
浮郄　委陽　委中　合陽　承筋

少泽　前谷　后溪　腕骨　阳谷　养老　支正　小海　肩贞　臑腧　天宗　秉风　曲垣　肩外腧　肩中腧　天窗　天容　颧髎　听宫

足太阳膀胱经　六十六穴

睛明　攒竹　曲差　五处　承光　通天　络却　玉枕　天柱　大杼　风门　肺腧　厥阴腧　心腧　督腧　膈腧　肝腧　胆腧　脾腧　胃腧　三焦腧　肾腧　气海腧　大肠腧　关元腧　小肠腧　膀胱腧　中膂内[①]腧　白环腧　上髎　次髎　中髎　下髎　会阳　附分　魄户　膏肓　神堂　噫嘻　膈关　魄门　阳纲　意舍　胃仓　肓门　志室　胞肓　秩边　扶承　殷门　浮郄　委阳　委中　合阳　承筋

①内：原作“肉”，据改同前。

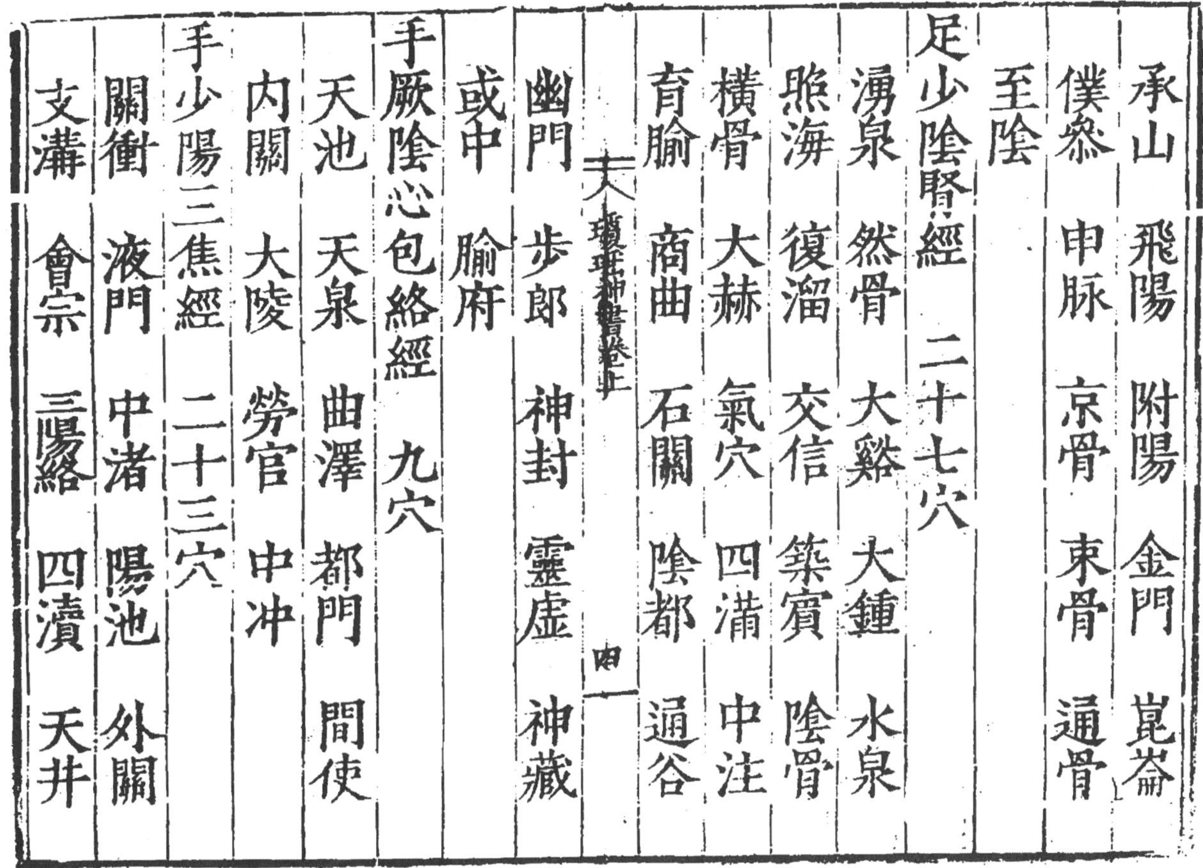
承山　飛陽　附陽　金門　崑崙

僕參　申脉　京骨　束骨　通骨

至陰

足少陰腎經　二十七穴

湧泉　然骨　大谿　大鍾　水泉

照海　復溜　交信　築賓　陰骨

横骨　大赫　氣穴　四滿　中注

肓腧　商曲　石關　陰都　通谷

瓊瑤神書卷上

幽門　步郎　神封　靈虛　神藏

或中　腧府

手厥陰心包絡經　九穴

天池　天泉　曲澤　都門　間使

內關　大陵　勞宮　中冲

手少陽三焦經　二十三穴

關衝　液門　中渚　陽池　外關

支溝　會宗　三陽絡　四瀆　天井

承山　飞扬　跗阳　金门　昆仑　仆参　申脉　京骨　束骨　通谷　至阴

足少阴肾经　二十七穴

涌泉　然谷　太溪　大钟　水泉　照海　复溜　交信　筑宾　阴谷　横骨　大赫　气穴　四满　中注　肓腧　商曲　石关　阴都　通谷　幽门　步廊　神封　灵墟　神藏　彧中　腧府

手厥阴心包络经　九穴

天池　天泉　曲泽　神[1]门　间使　内关　大陵　劳宫　中冲

手少阳三焦经　二十三穴

关冲　液门　中渚　阳池　外关　支沟　会宗　三阳络　四渎　天井

①神：原作“都”，据改同前。

清泠淵　消濼　臑會　肩髎　天髎
天牖　翳風　瘈脉　顱顖　角孫
絲竹空　和髎　耳風
足少陽膽經　四十四穴
瞳髎　聽會　上關　懸釐　懸顱
頷厭　曲鬢　率谷　本神　陽白
臨泣　目窻　正營　承靈　天衝
浮白　竅陰　完骨　腦空　風池

瓊瑤神書卷上　五

肩井　淵液　輙筋　日月　京門
帶脉　五樞　維道　居髎　環跳
風市　中瀆　陽關　陽陵泉　陽交
外丘　光明　陽輔　懸鍾　坵墟
五會　俠谿　竅陰
足厥陰肝經　十四穴
大敦　行間　大衝　中封　蠡溝
中都　膝關　曲泉　陰包　五里

清冷渊　消泺　臑会　肩髎　天髎　天牖　翳风　瘛脉　颅囟　角孙　丝竹空　和髎　耳门[①]

足少阳胆经　四十四穴

瞳子[②]髎　听会　上关　悬厘　悬颅　颔厌　曲鬓　率谷　本神　阳白　头[③]临泣　目窗　正营　承灵　天冲　浮白　头窍阴　完骨　脑空　风池　肩井　渊腋　辄筋　日月　京门　带脉　五枢　维道　居髎　环跳　风市　中渎　阳关　阳陵泉　阳交　外丘　光明　阳辅　悬钟　丘墟　足临泣[④]　五会　侠溪　足[⑤]窍阴

足厥阴肝经　十四穴

大敦　行间　太冲　中封　蠡沟　中都　膝关　曲泉　阴包　五里

①门：原作“风”，据改同前。
②子：原缺，据补同前。
③头：原缺，据补同前。
④足临泣：原缺，据补同前。
⑤足：原缺，据补同前。

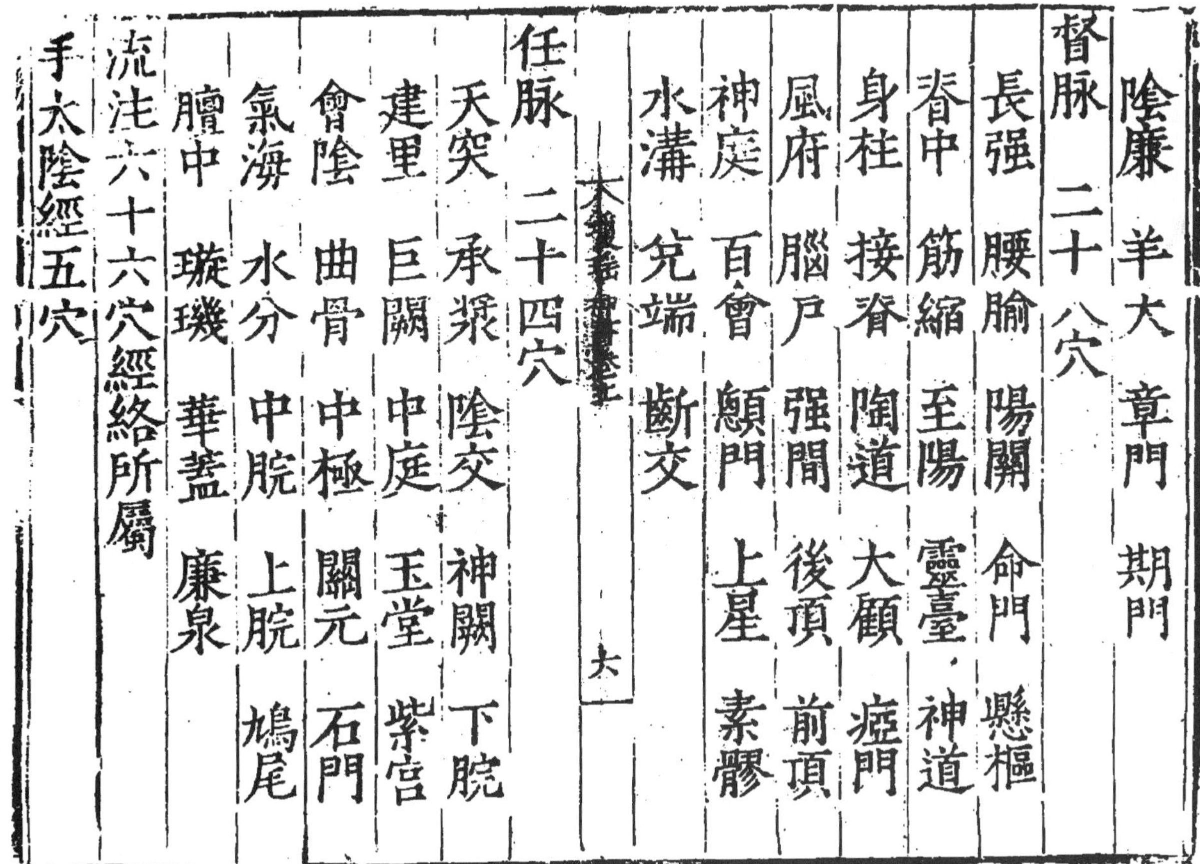
陰廉　羊大　章門　期門
督脉　二十八穴
長强　腰腧　陽關　命門　懸樞
脊中　筋縮　至陽　靈臺　神道
身柱　接脊　陶道　大顀　瘂門
風府　腦戶　强間　後頂　前頂
神庭　百會　顖門　上星　素髎
水溝　兊端　齗交
大
任脉　二十四穴
天突　承漿　陰交　神闕　下脘
建里　巨闕　中庭　玉堂　紫宫
會陰　曲骨　中極　關元　石門
氣海　水分　中脘　上脘　鳩尾
膻中　璇璣　華蓋　廉泉
流注六十六穴經絡所屬
手太陰經五穴

阴廉　羊矢[1]　章门　期门

督脉　二十八穴

长强　腰腧　阳关　命门　悬枢　脊中　筋缩　至阳　灵台　神道　身柱　接脊　陶道　大椎[2]　哑门　风府　脑户　强间　后顶　前顶　神庭　百会　囟门　上星　素髎　水沟　兑端　龈交

任脉　二十四穴

天突　承浆　阴交　神阙　下脘　建里　巨阙　中庭　玉堂　紫宫　会阴　曲骨　中极　关元　石门　气海　水分　中脘　上脘　鸠尾　膻中　璇玑　华盖　廉泉

流注六十六穴经络所属

手太阴经五穴

①矢：应为“大”，据改同前。
②椎：原作“顀”，“椎”之异体字，今律齐。下同。

少商魚際與大淵　經渠尺澤肺相連

手陽明大腸經六穴

商陽二三間合谷　陽谿曲尺大腸源

手少陰心經五穴

少衝少府屬於心　神門靈道少海尋

手太陽小腸經六穴

少澤前谷後谿腕　陽骨小海小腸經

足厥陰肝經五穴

大敦行間大衝看　中封曲泉屬於肝

足少陽膽經六穴

竅陰俠谿臨泣膽　坵墟陽輔陽陵泉

足太陰脾經五穴

隱白大都大白脾　商丘陰陵切要知

足少陰腎經五穴

湧泉然骨大谿穴　復溜陰谷腎之經

足陽明胃經六穴

少商鱼际与太渊，经渠尺泽肺相连。

手阳明大肠经六穴

商阳二三间合谷，阳溪曲池大肠源。

手少阴心经五穴

少冲少府属于心，神门灵道少海寻。

手太阳小肠经六穴

少泽前谷后溪腕，阳谷小海小肠经。

足厥阴肝经五穴

大敦行间太冲看，中封曲泉属于肝。

足少阳胆经六穴

窍阴侠溪临泣胆，丘墟阳辅阳陵泉。

足太阴脾经五穴

隐白大都太白脾，商丘阴陵切要知。

足少阴肾经五穴

涌泉然谷太溪穴，复溜阴谷肾之经。

足阳明胃经六穴

厲兑內庭陷骨胃　衝陽解骨三里隨

足太陽膀胱經六穴

至陰通谷束京骨　崑崙委中是膀胱

手厥陰心包絡經五穴

中衝勞宫心包絡　大陵間使曲澤博

手少陽三焦經六穴

關衝液門并中渚　陽池支溝天井源

八法流注八穴

內關相刺是公孫　外關臨泣此穴同

烈鈌自然連照海　後谿申脉不須論

十二經脉之所起

手太陰肺之脉起於中焦

手陽明大腸之脉起於大指次指之端

足陽明胃之脉起於鼻之交頞中

足太陰脾之脉起於大指之端

手少陰心之脉起於中心

厉兑内庭陷谷胃，冲阳解谷三里随。

足太阳膀胱经六穴

至阴通谷束京骨，昆仑委中是膀胱。

手厥阴心包络经五穴

中冲劳宫心包络，大陵间使曲泽传。

手少阳三焦经六穴

关冲腋门并中渚，阳池支沟天井源。

八法流注八穴

内关相刺是公孙，外关临泣此穴同；

列缺自然连照海，后溪申脉不须论。

十二经脉之所起

手太阴肺之脉起于中焦；

手阳明大肠之脉起于大指、次指之端；

足阳明胃之脉起于鼻之交頞[1]中；

足太阴脾之脉起于大指之端；

手少阴心之脉起于中心；

①頞：鼻梁。

手太陽小腸之脉起於小指之端
足太陽膀胱之脉起於目內眥
足少陰腎之脉起於小指之下
手厥陰心包絡之脉起於胷中
手少陽三焦之脉起於小指次指之端
足少陽膽之脉起於目銳眥
足厥陰肝之脉起於大指葉毛之際
十二經脉外合於十二經水
足太陽外合於清水內屬于膀胱通水焉
足少陽外合於渭水內屬于膽
足陽明外合於海水內屬于胃
足太陰外合於湖水內屬于脾
足少陰外合於汝水內屬于腎
足厥陰外合於澠水內屬于肝
手太陽外合於灌水內屬于小腸水道出焉
手少陽外合於漯水內屬于三焦

手太阳小肠之脉起于小指之端；

足太阳膀胱之脉起于目内眦；

足少阴肾之脉起于小指之下；

手厥阴心包络之脉起于胸中；

手少阳三焦之脉起于小指、次指之端；

足少阳胆之脉起于目锐眦；

足厥阴肝之脉起于大指丛①毛之际。

十二经脉外合于十二经水

足太阳外合于清水，内属于膀胱通水焉；

足少阳外合于渭水，内属于胆；

足阳明外合于海水，内属于胃；

足太阴外合于湖水，内属于脾；

足少阴外合于汝水，内属于肾；

足厥阴外合于渑水，内属于肝。

手太阳外合于灌水，内属于小肠水道出焉；

手少阳外合于漯水，内属于三焦；

①丛：原作“叶”，据《灵枢·经脉》改。

手陽明外合於江水内屬于大腸
手太陰外合於河水内屬于肺
手少陰外合於濟水内屬于心
手厥陰外合於漳水内屬于心包
十二源主治五臓六腑之有疾也
陽中之少陰肺也其源出於大淵 大淵二
陽中之太陰心也其源出於大陵 大陵二
陰中之少陽肝也其源出於大衝 大衝二

陰中之至陰脾也其源出於大白 大白二
陰中之太陰腎也其源出於大谿 大谿二
膏之源出於鳩尾 鳩尾一
肓之源出於脖胦 脖胦一
四根
根於四味也
三結
三陰三陽同結也

手阳明外合于江水，内属于大肠；

手太阴外合于河水，内属于肺；

手少阴外合于济水，内属于心；

手厥阴外合于漳水，内属于心包。

十二源主治五脏六腑之有疾也

阳中之少阴，肺也，其源出于太渊太渊二；

阳中之太阴，心也，其源出于大陵大陵二；

阴中之少阳，肝也，其源出于太冲太冲二；

阴中之至阴，脾也，其源出于太白太白二；

阴中之太阴，肾也，其源出于太溪太溪二。

膏之源出于鸠尾鸠尾一；

肓之源出于脖胦脖胦一。

四根

根于四味也。

三结

三阴三阳同结也。

六根结

太阳根于至阴，结于命门，目也。

阳明根于历兑，结于颡大，钳[①]耳也。

少阳根于窍阴，结于窗笼，耳中也。

太阴根于隐白，结于太仓。

少阴根于涌泉，结于廉泉。

厥阴根于大敦，结于玉英，络于膻中。

五会

一百会　二胸会　三听会　四气会　五臑会

五门

即井荥俞经合也。

八脉

即奇经八脉也。

八会

府会太仓　脏会季胁　筋会阳陵泉

①钳：原作“错”，据《灵枢·根结》改。

髓會絕骨　血會鬲腧　骨會太杼
脉會太淵　氣會三焦
九鍼
鑱鍼長一寸六分　員鍼長一寸六分　鍉鍼長三寸五分
鋒鍼長一寸六分　鈹鍼長四寸廣二分半　員利鍼長一寸六分　毫鍼長三寸六分　長鍼長七寸　燔鍼長四寸
九鍼應天地四時陰陽
一天人皮應天　二地肉應地　三人脉應人　四時筋應時　五音聲應音　六律陰陽合氣應律　七星齒面目應星
八風出入氣應風　九野九竅三百六十五絡應野
九鍼應身形
一皮　二肉　三脉　四筋　五聲音
六陰陽　七齒　八風　九竅
十二經流注法
所出爲井山谷之中泉水所出之處爲井　法木應肝
所流爲滎泉水既出滎透未成大流爲滎　法火應心

髓会绝骨　血会膈腧　骨会大杼　脉会太渊　气会三焦

九针

镵针长一寸一分　圆针长一寸六分　鍉针长三寸五分　锋针长一寸六分　铍针长四寸，广二分半　圆利针长一寸六分　毫针长三寸六分　长针长七寸　燔针长四寸

九针应天地四时阴阳

一天人皮应天　二地肉应地　三人脉应人　四时筋应时　五音声应音　六律阴阳合气应律　七星齿面目应星　八风出入气应风　九野九窍三百六十五络应野

九针应身形

一皮　二肉　三脉　四筋　五声音　六阴阳　七齿　八风　九窍

十二经流注法

所出为井山谷之中，泉水所出之处为井。　法木应肝

所流为荥泉水既出，荥透未成大流为荥。　法火应心

所注爲腧（停風留既深，便有注射之爲腧） 法土應脾
所行爲經（流行經歷而成渠經爲經） 法金應肺
所入爲合（經行既達會合於海爲合） 法水應腎
所過爲原（三焦行於諸陽故署一腧名曰源者元也氣所留止輙以爲源）

手指補法

動 搖 進 退 搓 盤 彈 撚
循 捫 提 按 攝 戰 刮 搜
爪 切 橫 順 逆 走 伸 摩
前 後 撞 隨 迎 升陰 氣下
升陽 氣上

三陰三陽配合補瀉循提歌

太陽膀胱并小腸 少氣多血循補良
多血多氣提循瀉 陽明胃脘大腸傍
血少氣多循補刮 少陽膽至三焦鄉
少血多氣補循提 太陰脾臟肺經臟

所注为俞停风留既深，便有注射之为俞。　　法土应脾

所行为经流行经历，而成渠经为经。　　法金应肺

所入为合经行既达，会合于海为合。　　法水应肾

所过为原三焦行于诸阳，故署一腧名曰源，源[①]者，元也，气所留止辄以为源

手指补法

动 摇 进 退 搓 盘 弹 捻 循 扪 提 按 摄 战 刮 搜

爪 切 横 顺 逆 走 伸 摩 前 后 撞 随 迎 升阴 气下 升阳 气上

三阴三阳配合补泻循提歌

太阳膀胱并小肠，少气多血循补良；
多血多气提循泻，阳明胃脘大肠旁；
血少气多循补刮，少阳胆至三焦乡；
少血多气补循提，太阴脾脏肺经藏[②]。

①源：原缺，据文义补。
②藏：此下底本缺两页。

而痓者死

十四禁刺

新内勿刺　新刺勿内　已醉勿刺　已刺勿醉　新怒勿刺　已刺勿怒　新勞勿刺　已刺勿勞　已飽勿刺　已刺勿飽　已饑勿刺　已刺勿饑　已渴勿刺　已刺勿渴

刺有五節

瓊瑤發明神書卷上　十六

一曰振埃刺外去陽病也　二曰發矇刺腑輸去腑病也　三曰去爪刺關節支絡也　四曰徹衣晝刺諸陽之奇輸也　五曰解惑晝之知調陰陽補瀉有餘不足相傾移也

刺有五禁

甲乙日自乘無刺頭發矇于耳內　丙丁日自乘無刺振埃于肩喉廉泉　戊己日自乘四季無刺腹去爪瀉水　庚辛日自乘無刺關節于股膝　壬癸日自乘無刺足脛

刺有五奪

而痓者死。

十四禁刺

新内勿刺，新刺勿内；已醉勿刺，已刺勿醉；

新怒勿刺，已刺勿怒；新劳勿刺，已刺勿劳；

已饱勿刺，已刺勿饱；已饥勿刺，已刺勿饥；

已渴勿刺，已刺勿渴。

刺有五节

一曰振埃刺外去阳病也，二曰发蒙刺腑腧去腑病也，三曰去爪刺关节支络也，四曰彻衣昼刺诸阳之奇腧也，五曰解惑尽[1]之知调阴阳，补泻有余不足，相倾移也。

刺有五禁

甲乙日，自乘，无刺头，无[2]发蒙于耳内。丙丁日，自乘，无刺振埃于肩喉廉泉。戊己日，自乘，四季无刺腹，去爪泻水。庚辛日，自乘，无刺关节于股膝。壬癸日。自乘，无刺足胫。

刺有五夺

①尽：原作“昼”，据《灵枢·刺节真邪》改。

②无：原脱，据《灵枢·五禁》补。

形肉之奪　大奪血之後　大汗出之後　大泄之後　新產及大血之後

刺有五逆

熱病脉靜汗已出盛一逆也病泄脉洪大二逆也着痺不移䐃肉破身熱脉偏絶三逆也淫而奪形身熱色夭然白及後下血血篤重四逆也寒熱奪形脉堅搏五逆也

禁鍼穴歌

禁鍼腧穴古今留　顖戸神庭腦戸由
神道靈臺腰腧穴　石門神闕水分休
會陰氣衝於五里　陽落清冷臑中收
横骨承筋若有疾　禁鍼用艾即時瘳
姙婦不宜鍼合谷　三陰恐有墮胎憂
關元胎死不能出　子母俱亡慎莫投

禁灸穴歌

形肉之夺，大夺血之后，大汗出之后，大泄之后，新产及大血之后。

刺有五逆

热病脉静，汗已出盛，一逆也；病泄，脉洪大，二逆也；着痹不移，䐃肉破，身热，脉偏绝，三逆也；淫而夺形、身热，色夭然白，及后下血，血笃重，四逆也；寒热夺形，脉坚搏，五逆也。

禁针穴歌

禁针腧穴古今留，囟户神庭脑户由。
神道灵台腰腧穴，石门神阙水分休。
会阴气冲于五里，阳落清冷臑中收。
横骨承筋若有疾，禁针用艾及时瘳。
妊妇不宜针合谷，三阴恐有堕胎忧。
关元胎死不能出，子母俱亡慎莫投。

禁灸穴歌

瘂門風府及承漿　攢竹睛明與少商
天牖頭維下關穴　絲竹天府並迎香
索髎鳩尾陽關足　心腧經渠陰市當
因庯白環并五會　陽池伏兎脊中藏
人迎條口委中穴　乳中關冲脾關鄉
避灸穴中二十九　用鍼補瀉即安康

流注逐日開穴法

甲竅陰　乙太敦　丙少澤　丁少衝
戊厲兊　巳隱白　庚商陽　辛少商
壬至陰　癸湧泉

流注十二經動脉源穴所出法

甲出坵墟乙太衝　丙歸腕骨是源中
丁出太陵源内過　戊胃衝陽氣可通
巳出太白庚合骨　辛緣本出太淵同
壬歸京骨期中過　癸出之後太谿從

十二干臓腑配合日辰

哑门风府及承浆，攒竹睛明与少商。
天牖头维下关穴，丝竹天府并迎香。
索髎鸠尾阳关足，心腧经渠阴市当。
因庯白环并五会，阳池伏兔脊中藏。
人迎条口委中穴，乳中关冲脾关乡。
避灸穴中二十九，用针补泻即安康。

流注逐日开穴法

甲窍阴　乙大敦　丙少泽　丁少冲　戊历兑
己隐白　庚商阳　辛少商　壬至阴　癸涌泉

流注十二经动脉原穴所出法

甲出丘墟以太冲，丙归腕骨是源中。
丁出大陵源内过，戊胃冲阳气可通。
己出太白庚合谷，辛缘本出太渊同。
壬归京骨期中过，癸出之后太溪从。

十二干脏腑配合日辰

甲膽乙肝丙小腸　丁心戊胃己脾鄉
庚屬大腸辛是肺　壬是膀胱癸腎當

金鎖玉璉環

甲己合　乙庚合　丙辛合　丁壬合　戊癸合　甲丙戊庚壬　丙戊庚壬甲　戊庚壬甲丙　庚壬甲丙戊　壬甲丙戊庚　乙丁己辛癸　丁己辛癸乙　己辛癸乙丁　辛癸乙丁己　癸乙丁己辛

十干所屬經穴

甲竅陰前谷陷谷引　所過爲源坵墟準
陽谿爲經委中合　甲甲還還氣化本
乙大敦少府太白腧　經渠陰谷腎臟注
厥陰肝經與經合　乙未血納包絡處
丙丙甲爲井起少澤　內庭三間崑崙別
腕骨本源陽陵泉　丙午氣納三焦穴

甲胆乙肝丙小肠，丁心戊胃己脾乡。

庚属大肠辛是肺，壬是膀胱癸肾当。

金锁玉链环

甲己合，乙庚合，丙辛合，丁壬合，戊癸合，甲丙戊庚壬，丙戊庚壬甲，戊庚壬甲丙，庚壬甲丙戊，壬甲丙戊庚，乙丁己辛癸，丁己辛癸乙，己辛癸乙丁，辛癸乙丁己，癸乙丁己辛。

十干所属经穴

(甲) 窍阴前谷陷谷引，所过为源丘墟准。

阳溪为经委中合，甲甲还还气化本。

(乙) 大敦少府太白腧，经渠阴谷肾脏注。

厥阴肝经与经合，乙未血纳包络处。

(丙) 丙甲为井起少泽，内庭三间昆仑别。

腕骨本源阳陵泉，丙午气纳三焦穴。

㊀丁 少冲为井初大都，太渊复留曲泉属。
少阴心膀丁壬合，丁巳血纳包络述。

戊 历兑二间束骨内，冲阳本源出入位。
阳辅少海合小肠，戊辰气纳三焦处。

己 隐白鱼际太溪肾，中封少海合依定。
甲与己合相配行，己卯血纳包络顺。

庚 商阳通谷相临泣，所过为源合谷及。
阳谷三里属胃经，庚寅气纳三焦随。

辛 辛卯为井手少商，然谷太冲灵道当。
脾属隐白阴陵泉，辛丑血纳包络乡。

壬 至阴侠溪后泣通，所过为源京骨穷。
解溪更后曲池合，壬子气纳三焦中。

癸 涌泉行间神门穴，商丘尺泽相连接。
戊与癸合肾所行，癸丑血入包络彻。通也。

琼瑶论十二经中气血多少

《经》曰：其可[1]

[1] 可：此下底本缺一页。

骨痛熱多則骨消筋緩也

經絡腧穴配合法

五臟六腑各有井滎腧經合腑爲陽臟爲陰陽主表陰主裏故有陰陽榮衛相合其中陰井乙木陽井庚金陰滎丁火陽滎壬水陰腧己土陽腧甲木陰經辛金陽經丙火陰合癸水陽合戊土故陰陽腧滎而各不同有配之法名曰對刺

手之三陰始于癸而絡于乙手之三陽始于庚而終于戊足之三陽始于戊而終于庚足之三陰始于乙而終于癸手之陰陽陰逆而陽順足之陰陽陽逆而陰順此陰陽逆順不可不知也

傍通十二經絡流注孔穴之圖

	肺	心	肝	脾	腎	心包絡
春刺井木	少商	少衝	大敦	隱白	湧泉	中衝

骨痛热多，则骨消筋缓也。

经络腧穴配合法

五脏六腑，各有井荥俞经合。腑为阳，脏为阴，阳主表，阴主里，故有阴阳荣卫相合。其中阴井乙木，阳井庚金；阴荥丁火，阳荥壬水；阴腧己土，阳腧甲木；阴经辛金，阳经丙火；阴合癸水，阳合戊土；故阴阳腧荥而各不同。有配之法，名曰对刺。手之三阴，始于癸而终于乙。手之三阳，始于庚而终于戊。足之三阳，始于戊而终于庚。足之三阴，始于乙而终于癸。手之阴阳，阴逆而阳顺。足之阴阳，阳逆而阴顺。此阴阳逆顺，不可不知也。

旁通十二经络流注孔穴之图

	肺	心	肝	脾	肾	心包络
春刺井（木）	少商	少冲	大敦	隐白	涌泉	中冲

春刺滎火　魚際　少府　行間　大都　然谷　勞宮

仲夏刺腧土　太淵　神門　太衝　太白　太谿　大陵

秋刺經金　經渠　靈道　中封　商丘　復溜　間使

冬刺合水　尺澤　少海　曲泉　陰陵泉　陰谷　曲澤

大腸　小腸　膽　胃　膀胱　三焦

所出爲井金　商陽　少澤　竅陰　厲兌　至陰　關冲

所流爲滎水　二間　前谷　俠谿　内庭　通谷　液門

所注爲腧木　三間　後谿　臨泣　陷谷　束骨　中渚

所過爲源　合谷　腕骨　丘墟　衝陽　京骨　陽池

所行爲經火　陽谿　陽谷　陽輔　解谿　崑崙　支溝

所入爲合土　曲池　少海　陽陵泉　三里　委中　天井

假令鍼肝經病了于本經源穴亦鍼一鍼如補肝經來亦于本經源穴補一鍼如瀉肝經來亦與本經源穴瀉一鍼如餘經有補瀉鍼畢倣此例亦補瀉

各經源穴

夏刺荥（火）	鱼际	少府	行间	大都	然谷	劳宫
仲夏刺俞（土）	太渊	神门	太冲	太白	太溪	大陵
秋刺经（金）	经渠	灵道	中封	商丘	复溜	间使
冬刺合（水）	尺泽	少海	曲泉	阴陵泉	阴谷	曲泽
	大肠	小肠	胆	胃	膀胱	三焦
所出为井（金）	商阳	少泽	窍阴	厉兑	至阴	关冲
所流为荥（水）	二间	前谷	侠溪	内庭	通谷	液门
所注为俞（木）	三间	后溪	临泣	陷谷	束骨	中渚
所过为源	合谷	腕骨	丘墟	冲阳	京骨	阳池
所行为经（火）	阳溪	阳谷	阳辅	解溪	昆仑	支沟
所入为合（土）	曲池	少海	阳陵泉	三里	委中	天井

假令针肝经病了，于本经原穴亦针一针。如补肝经来，亦于本经原穴补一针。如泻肝经来，亦于本经原穴泻一针。如余经有补泻，针毕仿此例，亦补泻。

各经原穴

手太陰之源出於太淵　手少陰之源
出於神門　手厥陰之源出於太陵
手太陽之源出於腕骨　手陽明之源
出於合谷　手少陽之源出於陽池
足太陰之源出於太白　足少陰之源
出於太谿　足厥陰之源出於太衝
足太陽之源出於京骨　足陽明之源
出於衝陽　足少陽之源出於坵墟
子午流注鍼經卷上
凡此十二源穴非瀉補毋之法虛實通
用故五臟六腑有病皆取其源是也
井主心下滿　滎主身熱　腧主體重
骨節痛　經主咳嗽寒熱　合主逆氣
而泄
陽日流注正經活法　六十餘首穴晝夜
周環無窮每一穴分得一刻六十六分六
釐六毫六絲六忽六耖之數

手太阴之原出于太渊　手少阴之原出于神门　手厥阴之原出于大陵
手太阳之原出于腕骨　手阳明之原出于合谷　手少阳之原出于阳池
足太阴之原出于太白　足少阴之原出于太溪　足厥阴之原出于太冲
足太阳之原出于京骨　足阳明之原出于冲阳　足少阳之原出于丘墟

凡此十二原穴，非泻子[①]补母之法，虚实通用。故五脏六腑有病，皆取其原是也。

井主心下满，荥主身热，俞主体重骨节痛，经主咳嗽寒热，合主逆气而泄。

阳日流注正经活法

六十余首穴昼夜周环无穷，每一穴分得一刻六十六分六厘六毫六丝六忽六杪[②]之数。

①子：原脱，据《普济方·针灸》补。
②杪：原作“耖”，据《子午流注针经》卷中改。“杪”，同“秒”。

甲日

甲戌時　竅陰穴井金　前谷穴滎水

陷谷穴腧木　坵墟穴源穴

陽谿穴經火　委中穴合土

乙亥時　大敦穴井木　少府穴滎火

太白穴腧土　經渠穴經金

陰谷穴合水

丙子時　少澤穴井金　內庭穴滎水

三間穴腧木　腕骨穴源穴

崑崙穴經火　陽陵穴合土

丁丑時　少衝穴井木　大都穴滎火

大淵穴腧土　復溜穴經金

曲泉穴合水

戊寅時　厲兌穴井金　二間穴滎水

束骨穴腧木　衝陽穴源穴

陽輔穴經火　少海穴合土

甲日

甲戌时

窍阴穴井金，前谷穴荥水，陷谷穴俞木，丘墟穴原穴，阳溪穴经火，委中穴合土。

乙亥时

大敦穴井木，少府穴荥火，太白穴俞土，经渠穴经金，阴谷穴合水。

丙子时

少泽穴井金，内庭穴荥水，三间穴俞木，腕骨穴原穴，昆仑穴经火，阳陵穴合土。

丁丑时

少冲穴井木，大都穴荥火，太渊穴俞土，复溜穴经金，曲泉穴合水。

戊寅时

历兑穴井金，二间穴荥水，束骨穴俞木，冲阳穴原穴，阳辅穴经火，少海穴合土。

己卯時 隱白穴井木 魚際穴滎火
太谿穴腧土 中封穴經金
少海穴合水
庚辰時 商陽穴井金 通谷穴滎水
臨泣穴腧木 合骨穴源穴
陽谷穴經火 三里穴合土
辛巳時 少商穴井木 然骨穴滎火
太衝穴腧土 靈道穴經金

陽陵穴合水
壬午時 至陰穴井金 俠谿穴滎水
後谿穴腧木 京骨穴源穴
解谿穴經火 曲池穴合土
癸未時 湧泉穴井木 行間穴滎火
神門穴腧土 商丘穴經金
尺澤穴合水
甲申時 關冲穴井金 液門穴滎水

己卯时

隐白穴井木，鱼际穴荥火，太溪穴俞土，中封穴经金，少海穴合水。

庚辰时

商阳穴井金，通谷穴荥水，临泣穴俞木，合谷穴原穴，阳谷穴经火，三里穴合土。

辛巳时

少商穴井木，然谷穴荥火，太冲穴俞土，灵道穴经金，阳陵穴合水。

壬午时

至阴穴井金，侠溪穴荥水，后溪穴俞木，京骨穴原穴，解溪穴经火，曲池穴合土。

癸未时

涌泉穴井木，行间穴荥火，神门穴俞土，商丘穴经金，尺泽穴合水。

甲申时

关冲穴井金，液门穴荥水[1]，

①水：此下原缺一页。

通谷穴滎水　衝陽穴源穴
陽輔穴經火　少海穴合土
己丑時
隱白穴井木　魚際穴滎火
大谿穴腧土　中封穴經金
少海穴合水
庚寅時
商陽穴井金　通谷穴滎水
臨泣穴腧木　合谷穴源穴
陽谷穴經火　三里穴合土
辛卯時
少商穴井木　然骨穴滎火
大衝穴輸土　靈道穴經金
陰陵穴合水
壬辰時
至陰穴井金　俠谿穴滎水
後谿穴腧木　京骨穴源穴
解谿穴經火　曲池穴合土
癸巳時
湧泉穴井木　行間穴滎火
神門穴腧土　商丘穴經金

通谷穴荥水，冲阳穴原穴，阳辅穴经火，少海穴合土。

己丑时

隐白穴井木，鱼际穴荥火，太溪穴俞土，中封穴经金，少海穴合水。

庚寅时

商阳穴井金，通谷穴荥水，临泣穴俞木，合谷穴原穴，阳谷穴经火，三里穴合土。

辛卯时

少商穴井木，然谷穴荥火，太冲穴俞土，灵道穴经金，阴陵穴合水。

壬辰时

至阴穴井金，侠溪穴荥水，后溪穴俞木，京骨穴原穴，解溪穴经火，曲池穴合土。

癸巳时

涌泉穴井木，行间穴荥火，神门穴俞土，商丘穴经金，

尺澤穴合水
甲午時　竅陰穴井金　前谷穴滎水
陷谷穴腧木　坵墟穴源穴
陽谿穴經火　委中穴合土
乙未時　中衝穴井木　勞宮穴滎火
大陵穴腧土　間使穴經金
曲澤穴合水
丙申時　關冲穴井金　液門穴滎水

中渚穴腧木　陽池穴源穴
支溝穴經火　天井穴合土
丙日
丙申時　少澤穴井金　內庭穴滎水
三間穴腧木　腕骨穴源穴
崑崙穴經火　陽陵穴合土
丁酉時　少冲穴井木　大都穴滎火
太淵穴腧土　復溜穴經金

尺泽穴合水。

甲午时

窍阴穴井金，前谷穴荥水，陷谷穴俞木，丘墟穴原穴，阳溪穴经火，委中穴合土。

乙未时

中冲穴井木，劳宫穴荥火，大陵穴俞土，间使穴经金，曲泽穴合水。

丙申时

关冲穴井金，液门穴荥水，中渚穴俞木，阳池穴原穴，支沟穴经火，天井穴合土。

丙日

丙申时

少泽穴井金，内庭穴荥水，三间穴俞木，腕骨穴原穴，昆仑穴经火，阳陵穴合土。

丁酉时

少冲穴井木，大都穴荥火，太渊穴俞土，复溜穴经金，

曲泉穴合水
戊戌時　厲兊穴井金　二間穴滎水
束骨穴腧木　冲陽穴源穴
陽輔穴經火　少海穴合土
巳亥時　隱白穴井木　魚際穴滎火
大谿穴腧土　中封穴經金
少海穴合水
庚子時　商陽穴井金　通谷穴滎水

臨泣穴腧木　合谷穴源穴
陽谷穴經火　三里穴合土
辛丑時　少商穴井木　然骨穴滎火
太衝穴腧土　靈道穴經金
陰陵穴合水
壬寅時　至陰穴井金　俠谿穴滎水
後谿穴腧木　京骨穴源穴
解谿穴經火　曲池穴合土

曲泉穴合水。

戊戌时

历兑穴井金，二间穴荥水，束骨穴俞木，冲阳穴原穴，阳辅穴经火，少海穴合土。

己亥时

隐白穴井木，鱼际穴荥火，太溪穴俞土，中封穴经金，少海穴合水。

庚子时

商阳穴井金，通谷穴荥水，临泣穴俞木，合谷穴原穴，阳谷穴经火，三里穴合土。

辛丑时

少商穴井木，然谷穴荥火，太冲穴俞土，灵道穴经金，阴陵穴合水。

壬寅时

至阴穴井金，侠溪穴荥水，后溪穴俞木，京骨穴原穴，解溪穴经火，曲池穴合土。

癸卯時 湧泉穴井金 行間穴滎火
神門穴腧土 商丘穴經金
尺澤穴合水
甲辰時 竅陰穴井金 前谷穴滎水
陷谷穴腧木 坵墟穴源穴
陽谷穴經火 曲池穴合土
乙巳時 大敦穴井木 少府穴滎火
太白穴腧土 經渠穴經金

陰谷穴合水
丙午時 關冲穴井金 液門穴滎水
中渚穴腧木 陽池穴源穴
支溝穴經火 天井穴合土
丁未時 中冲穴滎火 勞宮穴滎火
大陵穴腧土 間使穴經金
曲澤穴合水
丁日

癸卯时

涌泉穴井木①，行间穴荥火，神门穴俞土，商丘穴经金，尺泽穴合水。

甲辰时

窍阴穴井金，前谷穴荥水，陷谷穴俞木，丘墟穴原穴，阳谷穴经火，曲池穴合土。

乙巳时

大敦穴井木，少府穴荥火，太白穴俞土，经渠穴经金，阴谷穴合水。

丙午时

关冲穴井金，液门穴荥水，中渚穴俞木，阳池穴原穴，支沟穴经火，天井穴合土。

丁未时

中冲穴井木②，劳宫穴荥火，大陵穴俞土，间使穴经金，曲泽穴合水。

丁日

①木：原作“金”，凡癸时均属木，据干支规律改。
②井木：原作“荥火”，中冲为手厥阴经井穴，属木，据干支规律改。

丁未時　少冲穴井木　大都穴滎火
大淵穴腧土　復溜穴經金
曲泉穴合水
戊申時　厲兊穴井金　二間穴滎水
束骨穴腧木　衝陽穴源穴
陽輔穴經火　小海穴合土
巳酉時　隱白穴井木　魚際穴滎火
大谿穴腧土　中封穴經金

少海穴合水
庚戌時　商陽穴井金　通谷穴滎水
臨泣穴腧木　合谷穴源穴
陽谷穴經火　三里穴合土
辛亥時　少商穴井木　然谷穴滎火
太冲穴腧土　靈道穴經金
陰陵穴合水
壬子時　至陰穴井金　俠谿穴滎水

丁未时

少冲穴井木，大都穴荥火，太渊穴俞土，复溜穴经金，曲泉穴合水。

戊申时

历兑穴井金，二间穴荥水，束骨穴俞木，冲阳穴原穴，阳辅穴经火，小海穴合土。

己酉时

隐白穴井木，鱼际穴荥火，太溪穴俞土，中封穴经金，少海穴合水。

庚戌时

商阳穴井金，通谷穴荥水，临泣穴俞木，合谷穴原穴，阳谷穴经火，三里穴合土。

辛亥时

少商穴井木，然谷穴荥火，太冲穴俞土，灵道穴经金，阴陵穴合水。

壬子时

至阴穴井金，侠溪穴荥水，

後谿穴腧木　京谷穴源穴
解谿穴經火　曲池穴合土
癸丑時
湧泉穴井木　行間穴滎火
神門穴腧土　商丘穴經金
尺澤穴合水
甲寅時
竅陰穴井金　前谷穴滎水
陷骨穴腧木　坵墟穴源穴
陽谷穴經火　委中穴合土
乙卯時
大敦穴井木　少府穴滎火
太白穴腧土　經渠穴經金
陰谷穴合水
丙辰時
少澤穴井金　內庭穴滎水
三間穴腧木　腕骨穴源穴
崑崙穴經火　陽陵穴合土
丁巳時
中冲穴井木　勞宮穴滎火
大陵穴腧土　間使穴經金

后溪穴俞木，京骨穴原穴，解溪穴经火，曲池穴合土。

癸丑时

涌泉穴井木，行间穴荥火，神门穴俞土，商丘穴经金，尺泽穴合水。

甲寅时

窍阴穴井金，前谷穴荥水，陷谷穴俞木，丘墟穴原穴，阳谷穴经火，委中穴合土。

乙卯时

大敦穴井木，少府穴荥火，太白穴俞土，经渠穴经金，阴谷穴合水。

丙辰时

少泽穴井金，内庭穴荥水，三间穴俞木，腕骨穴原穴，昆仑穴经火，阳陵穴合土。

丁巳时

中冲穴井木，劳宫穴荥火，大陵穴俞土，间使穴经金[1]，

①金：此下底本缺一页。

丁卯時　少冲穴井木　大都穴滎火
大淵穴腧土　復溜穴經金
曲泉穴合水
戊辰時　關冲穴井金　液門穴滎水
中渚穴腧木　陽池穴源穴
支溝穴經火　天井穴合土
巳巳時　中冲穴井木　勞宫穴滎火
大陵穴腧土　間使穴經金
曲澤穴合水

巳日
巳巳時　隱白穴井木　魚際穴滎火
大谿穴腧土　中封穴經金
少海穴合水
庚午時　商陽穴井金　通谷穴滎水
臨泣穴腧木　合谷穴源穴
陽谷穴經火　三里穴合土

丁卯时

少冲穴井木，大都穴荥火，太渊穴俞土，复溜穴经金，曲泉穴合水。

戊辰时

关冲穴井金，液门穴荥水，中渚穴俞木，阳池穴原穴，支沟穴经火，天井穴合土。

己巳时

中冲穴井木，劳宫穴荥火，大陵穴俞土，间使穴经金，曲泽穴合水。

己日

己巳时

隐白穴井木，鱼际穴荥火，太溪穴俞土，中封穴经金，少海穴合水。

庚午时

商阳穴井金，通谷穴荥水，临泣穴俞木，合谷穴原穴，阳谷穴经火，三里穴合土。

辛未時 少商穴井木 然谷穴滎火
大衝穴腧土 靈道穴經金
陰陵穴合水

壬申時 至陰穴井金 俠谿穴滎水
後谿穴腧木 京骨穴源穴
解谿穴經火 曲池穴合土

癸酉時 湧泉穴井木 行間穴滎火
神門穴腧土 商丘穴經金
尺澤穴合水

甲戌時 竅陰穴井金 前谷穴滎水
陷骨穴腧木 坵墟穴源穴
陽谷穴經火 委中穴合土

乙亥時 大敦穴井木 少府穴滎火
太白穴腧土 經渠穴井金
陰谷穴合水

丙子時 少澤穴井金 内庭穴滎水

辛未时

少商穴井木，然谷穴荥火，太冲穴俞土，灵道穴经金，阴陵穴合水。

壬申时

至阴穴井金，侠溪穴荥水，后溪穴俞木，京骨穴原穴，解溪穴经火，曲池穴合土。

癸酉时

涌泉穴井木，行间穴荥火，神门穴俞土，商丘穴经金，尺泽穴合水。

甲戌时

窍阴穴井金，前谷穴荥水，陷谷穴俞木，丘墟穴原穴，阳谷穴经火，委中穴合土。

乙亥时

大敦穴井木，少府穴荥火，太白穴俞土，经渠穴井金，阴谷穴合水。

丙子时

少泽穴井金，内庭穴荥水，

三間穴腧木　腕骨穴原穴
崑崙穴經火　陽陵穴合土

丁丑時　少冲穴井木　大都穴滎火
大淵穴腧土　復溜穴經金
曲泉穴合水

戊寅時　厲兌穴井金　二間穴滎水
束骨穴腧木　冲陽穴源穴
陽輔穴經火　少海穴合土

巳卯時　中冲穴井木　勞宮穴滎火
大陵穴腧土　間使穴經金
曲澤穴合水

庚辰時　關冲穴井金　液門穴滎水
中渚穴腧木　陽池穴源穴
支溝穴經火　天井穴合土

庚日

庚辰時　商陽穴井金　通谷穴滎水

三间穴腧木，腕骨穴原穴，昆仑穴经火，阳陵穴合土。

丁丑时

少冲穴井木，大都穴荥火，太渊穴俞土，复溜穴经金，曲泉穴合水。

戊寅时

历兑穴井金，二间穴荥水，束骨穴俞木，冲阳穴原穴，阳辅穴经火，少海穴合土。

己卯时

中冲穴井木，劳宫穴荥火，大陵穴俞土，间使穴经金，曲泽穴合水。

庚辰时

关冲穴井金，液门穴荥水，中渚穴俞木，阳池穴原穴，支沟穴经火，天井穴合土。

庚日

庚辰时

商阳穴井金，通谷穴荥水，

臨泣穴腧木 合谷穴源穴

陽谷穴經火 三里穴合土

辛巳時

少商穴井木 然谷穴滎火

大冲穴腧土 陵道穴經金

陰陵穴合水

壬午時

至陰穴井金 俠谿穴滎水

後谿穴腧木 束骨穴源穴

解谿穴經火 曲池穴合土

癸未時

湧泉穴井木 行間穴滎火

神門穴腧土 商丘穴經金

尺澤穴合水

甲申時

竅陰穴井金 前谷穴滎水

陷骨穴腧木 坵墟穴源穴

陽谿穴經火 委中穴合土

乙酉時

大敦穴井木 少府穴滎火

太白穴腧土 經渠穴經金

临泣穴俞木，合谷穴原穴，阳谷穴经火，三里穴合土。

辛巳时

少商穴井木，然谷穴荥火，太冲穴俞土，灵道穴经金，阴陵穴合水。

壬午时

至阴穴井金，侠溪穴荥水，后溪穴俞木，束骨穴原穴，解溪穴经火，曲池穴合土。

癸未时

涌泉穴井木，行间穴荥火，神门穴俞土，商丘穴经金，尺泽穴合水。

甲申时

窍阴穴井金，前谷穴荥水，陷谷穴俞木，丘墟穴原穴，阳溪穴经火，委中穴合土。

乙酉时

大敦穴井木，少府穴荥火，太白穴俞土，经渠穴经金，

陰谷穴合水

丙戌時 少澤穴井金 内庭穴滎水

三間穴腧木 腕骨穴源穴

崑崙穴經火 陽陵穴合土

丁亥時 少衝穴井木 大都穴滎火

大淵穴腧土 復溜穴經金

曲泉穴合水

戊子時 厲兊穴井金 二間穴滎水

束骨穴腧木 冲陽穴源穴

陽輔穴經火 少海穴合土

己丑時 隱白穴井木 魚際穴滎火

大谿穴腧土 中封穴經金

少海穴合水

庚寅時 關冲穴井金 液門穴滎水

中渚穴腧木 陽池穴源穴

支溝穴經火 天井穴合土

阴谷穴合水。

丙戌时

少泽穴井金，内庭穴荥水，三间穴俞木，腕骨穴原穴，昆仑穴经火，阳陵穴合土。

丁亥时

少冲穴井木，大都穴荥火，太渊穴俞土，复溜穴经金，曲泉穴合水。

戊子时

历兑穴井金，二间穴荥水，束骨穴俞木，冲阳穴原穴，阳辅穴经火，少海穴合土。

己丑时

隐白穴井木，鱼际穴荥火，太溪穴俞土，中封穴经金，少海穴合水。

庚寅时

关冲穴井金，液门穴荥水，中渚穴俞木，阳池穴原穴，支沟穴经火，天井穴合土。

辛卯時 中冲穴井木 勞宮穴滎火
大陵穴腧土 間使穴經金
曲澤穴合水

辛日

辛卯時 少商穴井木 然骨穴滎火
太冲穴腧土 陵道穴經金
陰陵穴合水

壬辰時 至陰穴井金 俠谿穴滎水

後谿穴腧木 京骨穴源穴
解谿穴經火 曲池穴合土

癸巳時 湧泉穴井木 行間穴滎火
神門穴腧土 商丘穴經金
尺澤穴合水

甲午時 竅陰穴井金 前谷穴滎水
陷骨穴腧木 圵墟穴源穴
陽谿穴經火 委中穴合土

辛卯时

中冲穴井木，劳宫穴荥火，大陵穴俞土，间使穴经金，曲泽穴合水。

辛日

辛卯时

少商穴井木，然谷穴荥火，太冲穴俞土，灵道穴经金，阴陵穴合水。

壬辰时

至阴穴井金，侠溪穴荥水，后溪穴俞木，京骨穴原穴，解溪穴经火，曲池穴合土。

癸巳时

涌泉穴井木，行间穴荥火，神门穴俞土，商丘穴经金，尺泽穴合水。

甲午时

窍阴穴井金，前谷穴荥水，陷谷穴俞木，丘墟穴原穴，阳溪穴经火，委中穴合土。

乙未時　大敦穴井木　少府穴滎火
太白穴腧土　經渠穴經金
陰谷穴合水
丙申時　少澤穴井金　内庭穴滎水
三間穴腧木　腕谷穴源穴
崑崙穴經火　陽陵穴合土
丁酉時　少冲穴井木　大都穴滎火
大淵穴腧土　復溜穴經金

曲泉穴合水
戊戌時　厲兊穴井金　二間穴滎水
束骨穴腧木　冲陽穴源穴
陽輔穴經火　少海穴合土
巳亥時　隱白穴井木　魚際穴滎火
大谿穴腧土　中封穴經金
少海穴合水
庚子時　商陽穴井金　通谷穴滎水

乙未时

大敦穴井木，少府穴荥火，太白穴俞土，经渠穴经金，阴谷穴合水。

丙申时

少泽穴井金，内庭穴荥水，三间穴俞木，腕骨穴原穴，昆仑穴经火，阳陵穴合土。

丁酉时

少冲穴井木，大都穴荥火，太渊穴俞土，复溜穴经金，曲泉穴合水。

戊戌时

历兑穴井金，二间穴荥水，束骨穴俞水，冲阳穴原穴，阳辅穴经火，少海穴合土。

己亥时

隐白穴井木，鱼际穴荥火，太溪穴俞土，中封穴经金，少海穴合水。

庚子时

商阳穴井金，通谷穴荥水，

臨泣穴腧木 合谷穴源穴
陽谷穴經火 三里穴合土
辛丑時 中冲穴井木 勞宮穴滎火
大陵穴腧土 間使穴經金
曲澤穴合水
壬寅時 關冲穴井金 液門穴滎水
中渚穴腧木 陽池穴源穴
支溝穴經火 天井穴合土

壬日
壬寅時 至陰穴井金 俠谿穴滎水
後谿穴腧木 京骨穴源穴
解谿穴經火 曲池穴合土
癸卯時 湧泉穴井木 行間穴滎火
神門穴腧土 商丘穴經金
尺澤穴合水
甲辰時 竅陰穴井金 前谷穴滎水

临泣穴俞木，合谷穴原穴，阳谷穴经火，三里穴合土。

辛丑时

中冲穴井木，劳宫穴荥火，大陵穴俞土，间使穴经金，曲泽穴合水。

壬寅时

关冲穴井金，液门穴荥水，中渚穴俞木，阳池穴原穴，支沟穴经火，天井穴合土。

壬日

壬寅时

至阴穴井金，侠溪穴荥水，后溪穴俞木，京骨穴原穴，解溪穴经火，曲池穴合土。

癸卯时

涌泉穴井木，行间穴荥火，神门穴俞土，商丘穴经金，尺泽穴合水。

甲辰时

窍阴穴井金，前谷穴荥水，

陷谷穴腧木　坵墟穴源穴
陽谿穴經火　委中穴合土
乙巳時　大敦穴井木　少府穴滎火
太白穴腧土　經渠穴經金
陰谷穴合水
丙午時　少澤穴井金　内庭穴滎水
三間穴腧木　腕骨穴源穴
崑崙穴經火　陽陵穴合土

丁未時　少冲穴井木　大都穴滎火
太淵穴腧土　復溜穴經金
曲泉穴合水
戊申時　厲兊穴井金　二間穴滎水
束骨穴腧木　冲陽穴源穴
陽輔穴經火　少海穴合土
己酉時　隱白穴井木　魚際穴滎火
大谿穴腧土　中封穴經金

陷谷穴俞木，丘墟穴原穴，阳溪穴经火，委中穴合土。

乙巳时

大敦穴井木，少府穴荥火，太白穴俞土，经渠穴经金，阴谷穴合水。

丙午时

少泽穴井金，内庭穴荥水，三间穴俞木，腕骨穴原穴，昆仑穴经火，阳陵穴合土。

丁未时

少冲穴井木，大都穴荥火，太渊穴俞土，复溜穴经金，曲泉穴合水。

戊申时

历兑穴井金，二间穴荥水，束骨穴俞木，冲阳穴原穴，阳辅穴经火，少海穴合土。

己酉时

隐白穴井木，鱼际穴荥火，太溪穴俞土，中封穴经金，

少海穴合水
庚戌時　商陽穴井金　通谷穴滎水
臨泣穴腧木　合谷穴源穴
陽谷穴經火　三里穴合土
辛亥時　少商穴井木　然骨穴滎火
太冲穴腧土　陵道穴經金
陰陵穴合水
壬子時　關冲穴井金　液門穴滎水
中渚穴腧木　陽池穴源穴
支溝穴經火　天井穴合土
癸丑時　中冲穴井木　勞宮穴滎火
大陵穴腧土　間使穴經金
曲澤穴合水
癸日
癸亥時　湧泉穴井木　行間穴滎火
神門穴腧土　商丘穴經金

少海穴合水。

庚戌时

商阳穴井金，通谷穴荥水，临泣穴俞木，合谷穴原穴，阳谷穴经火，三里穴合土。

辛亥时

少商穴井木，然谷穴荥火，太冲穴俞土，灵道穴经金，阴陵穴合水。

壬子时

关冲穴井金，液门穴荥水，中渚穴俞木，阳池穴原穴，支沟穴经火，天井穴合土。

癸丑时

中冲穴井木，劳宫穴荥火，大陵穴俞土，间使穴经金，曲泽穴合水。

癸日

癸亥时

涌泉穴井木，行间穴荥火，神门穴俞土，商丘穴经金，尺泽穴合水。

甲子时

窍阴穴井金，前谷穴荥水，陷谷穴俞木，丘墟穴原穴，阳溪穴经火，委中穴合土。

乙丑时

大敦穴井木，少府穴荥火，太白穴俞土，经渠穴经金，阴谷穴合水。

丙寅时

少泽穴井金，内庭穴荥水，三间穴俞木，腕骨穴原穴，昆仑穴经火，阳陵穴合土。

丁卯时

少冲穴井木，大都穴荥火，太渊穴俞土，复溜穴经金，曲泉穴合水。

戊辰时

历兑穴井金，二间穴荥水，束骨穴俞木，冲阳穴原穴，阳辅穴经火，少海穴合土。

己巳時　隱白穴井木　魚際穴滎火
大泣穴腧土　中封穴經金
少海穴合水
庚午時　商陽穴井金　通谷穴滎水
臨泣穴腧木　合谷穴源穴
陽谷穴經火　三里穴合土
辛未時　少商穴井木　然骨穴滎火
太冲穴腧土　陵道穴經金
陰陵穴合水
壬申時　至陰穴井金　俠谿穴滎水
後谿穴腧木　束骨穴源穴
解谿穴經火　曲池穴合土
癸酉時　中冲穴井木　勞宮穴滎火
大陵穴腧土　間使穴經金
曲澤穴合水
甲戌時　關冲穴井金　液門穴滎水

己巳时

隐白穴井木，鱼际穴荥火，太溪[1]穴俞土，中封穴经金，少海穴合水。

庚午时

商阳穴井金，通谷穴荥水，临泣穴俞木，合谷穴原穴，阳谷穴经火，三里穴合土。

辛未时

少商穴井木，然谷穴荥火，太冲穴俞土，灵道穴经金，阴陵穴合水。

壬申时

至阴穴井金，侠溪穴荥水，后溪穴俞木，束骨穴原穴，解溪穴经火，曲池穴合土。

癸酉时

中冲穴井木，劳宫穴荥火，大陵穴俞土，间使穴经金，曲泽穴合水。

甲戌时

关冲穴井金，液门穴荥水，

①太溪：原作“大泣”，据上下文“己亥时”“己酉时”“己卯时”……之文例改。

中渚穴腧木　陽池穴源
支溝穴經火　天井穴合土

十干所屬治病歌

甲日

脚膝難行刺竅陰　前骨喉痺並腸鳴
腹痛脹滿陷骨愈　腋腫坵墟滿腹疼
顛狂喜笑陽谿取　脾嘔膝痛委中尋

乙日

心痛血崩大敦攻　顛狂言語少府中
嘔逆霍亂大白愈　熱病嘔吐經渠中
脚膝難行陰骨効　小便黃赤建中通

丙日

臂痛咳嗽少澤中　四肢厥逆內庭逢
喉痺膏滿三間刺　熱病汗難脘骨通
腰疼脚腫崑崙取　半身不遂陽陵攻

丁日

中渚穴俞木，阳池穴原穴，支沟穴经火，天井穴合土。

十干所属治病歌

甲日

脚膝难行刺窍阴，前谷喉痹并肠鸣。
腹痛胀满陷谷愈，腋肿丘墟满腹疼。
癫狂嬉笑阳溪取，脾呕膝痛委中寻。

乙日

心痛血崩大敦攻，癫狂言语少府中。
呕逆霍乱太白愈，热病呕吐经渠中。
脚膝难行阴谷效，小便黄赤建中通。

丙日

臂痛咳嗽少泽中，四肢厥逆内庭逢。
喉痹胸满三间刺，热病汗难腕骨通。
腰疼脚肿昆仑取，半身不遂阳陵攻。

丁日

熱病虛則刺少冲 腹滿煩悶大都攻
嘔逆咳嗽大淵取 腸内雷鳴復溜中
曲泉身熱風勞病 足疼洩痢大便濃

戊日

汗病不出厲兊中 喉閉鼻衄二間滎
耳聾項隱束骨愈 寒熱偏風冲陽攻
風痺筋攣陽輔取 四肢無力少海中

己日

隱白鼻衄血山崩 魚際咳嗽又頭疼
足厥心疼大谿取 臍痛中封寒疝尋
嘔逆胷滿少海効 用鍼一刺管驚人

庚日

商陽耳聾目赤紅 鼻衄頭疼通骨中
臨泣月水依此用 痺瘻漏下合谷攻
陽骨熱病狂言語 諸般三里一鍼通

辛日

热病虚则刺少冲，腹满烦闷大都攻。
呕逆咳嗽太渊取，肠内雷鸣复溜中。
曲泉身热风劳病，足疼泄痢大便浓。

戊日

汗病不出历兑中，喉闭鼻衄二间荥。
耳聋项隐束骨愈，寒热偏风冲阳攻。
风痹筋挛阳辅取，四肢无力少海中。

己日

隐白鼻衄血山崩，鱼际咳嗽又头疼。
足厥心疼太溪取，脐痛中封寒疝寻。
呕逆胸满少海效，用针一刺管惊人。

庚日

商阳耳聋目赤红，鼻衄头疼通骨中。
临泣月水依此用，痹瘘漏下合谷攻。
阳谷热病狂言语，诸般三里一针通。

辛日

寒熱咽痛少商中　臍風口噤然谷通
淋證足寒大衝取　暴瘖心痛靈道中
霍亂疝瘕嘔逆喘　陰陵一刺有神功

壬日

日生翳膜至陰強　胷脇脹滿俠谿良
耳聾項強後谿取　寒熱腰疼京骨康
腹脹解谿并面腫　半身肘腫曲池詳

癸日

大便秘結湧泉中　咳嗽吐血行間攻
惡寒身熱神門取　腹脹腸鳴商丘中
手攣風痺尺澤効　五子元建法中通

甲日三焦

臂肘喉閉刺三焦　驚悸癇熱液門調
咽喉翳膜鍼中渚　寒熱身沉陽池高
霍亂吐時支溝効　風腫筋攣天井燒

乙日包絡

寒热咽痛少商中，脐风口噤然谷通。
淋证足寒太冲取，暴暗心痛灵道中。
霍乱疝瘕呕逆喘，阴陵一刺有神功。

壬日

日生翳膜至阴强，胸胁胀满侠溪良。
耳聋项强后溪取，寒热腰疼京骨康。
腹胀解溪并面肿，半身肘肿曲池详。

癸日

大便秘结涌泉中，咳嗽吐血行间攻。
恶寒身热神门取，腹胀肠鸣商丘中。
手挛风痹尺泽效，五子元建法中通。

甲日三焦

臂肘喉闭刺三焦，惊悸痫热液门调。
咽喉翳膜针中渚，寒热身沉阳池高。
霍乱吐时支沟效，风肿筋挛天井烧。

乙日包络

熱病煩燥刺中冲　翻胃吐食灸勞宮
胸膈脹滿大陵効　寒熱間使一鍼攻
肘臂筋攣多嘔血　曲澤心疼總去根
十二經病穴歌
手太陰肺經　辛未
咽喉腫痛少商中　魚際胸中氣不通
太淵促滿胷背悶　經渠咳嗽熱寒攻
瘧疾咽喉乾口燥　熱病無汗一同窮

肘臂疼時尺澤取　効取三分病無蹤
手陽明大腸經　庚卯
耳聾齒痛取商陽　口眼喎邪二間詳
三間喉閉寒瘧疾　合谷頭疼背脾傷
瘧疾肋臂牙齒痛　陽谿諸風効爲良
半身不遂呼吸取　肋臂難擡曲尺强
足陽明胃經　戊酉
口噤腹痛厲兊中　寒熱腹脹内庭攻

热病烦躁刺中冲，翻胃吐食灸劳宫。
胸膈胀满大陵效，寒热间使一针攻。
肘臂筋挛多呕血，曲泽心疼总去根。

十二经病穴歌

手太阴肺经　辛未

咽喉肿痛少商中，鱼际胸中气不通。
太渊促满胸背闷，经渠咳嗽热寒攻。
疟疾咽喉干口燥，热病无汗一同穷。
肘臂疼时尺泽取，效取三分病无踪。

手阳明大肠经　庚卯

耳聋齿痛取商阳，口眼㖞斜二间详。
三间喉闭寒疟疾，合谷头疼背脾伤。
疟疾肋臂牙齿痛，阳溪诸风效为良。
半身不遂呼吸取，肋臂难抬曲尺强。

足阳明胃经　戊酉

口噤腹痛历兑中，寒热腹胀内庭攻。

陷骨浮腫并水氣　衝陽癱瘓及諸風
解谿面目風浮腫　霍亂吐瀉當時通
臓腑腸鳴脾臍冷　三里穴取効如神
足太陰脾經　已丑
腹脹難禁隱白間　月水不止一同看
熱病不汗并嘔吐　取問大都有何難
太白吐瀉腸中病　商丘脾冷胃虛寒
腹脹陰陵并水腫　腰疼喘逆當時安

瓊瑤神書卷二

手少陰心經　丁午
寒熱心疼取少冲　少府心疼及惡風
心煩瘧疾神門取　諸風及効最爲功
靈道失音并心痛　癲風嘔吐在其中
目病頭風牙齒痛　少海穴內細推窮
手太陽小腸經　丙辰
少澤瘧疾寒熱重　口乾舌强更能攻
前谷耳聾疾病熱　瘧疾喉閉上連同

陷谷浮肿并水气，冲阳瘫痪及诸风。
解溪面目风浮肿，霍乱吐泻当时通。
脏腑肠鸣脾脐冷，三里穴取效如神。

足太阴脾经　己丑

腹胀难禁隐白间，月水不止一同看。
热病不汗并呕吐，取问大都有何难。
太白吐泻肠中病，商丘脾冷胃虚寒。
腹胀阴陵并水肿，腰疼喘逆当时安。

手少阴心经　丁午

寒热心疼取少冲，少府心疼及恶风。
心烦疟疾神门取，诸风及效最为功。
灵道失音并心痛，癫风呕吐在其中。
目病头风牙齿痛，少海穴内细推穷。

手太阳小肠经　丙辰

少泽疟疾寒热重，口干舌强更能攻。
前谷耳聋疾病热，疟疾喉闭上连同[1]。

---

①同：此下底本缺一页。

臂背肘節痛難舉　曲澤妙穴有神功
手少陽三焦經　甲寅
胸中氣噎取關冲　驚風喉閉液門同
寒熱瘧疾求中渚　耳聾頭痛更連風
冷熱瘧疾陽池取　肘臂難擡更能攻
手臂癱瘓支溝取　喘嗽胸滿天井窮
足少陽膽經　甲申
耳聾癱瘓及諸風　煩熱無汗竅陰通

腰疼胸滿腸鳴冷　目痛耳聾俠骨中
臨泣月水咽喉痛　寒熱咳嗽坵墟窮
風痺腰疼陽輔取　膝痛冷痺陽陵攻
足厥陰肝經　乙亥
心疼疝氣大敦詳　腰脹腹痛行間强
太衝腰痛小便禁　中封臍痛瘧疾良
婦人血海陰疝痛　小便難禁痛愁腸
膝内輔下曲泉穴　免教病者受恓惶

臂背肘节痛难举，曲泽妙穴有神功。

手少阳三焦经　甲寅

胸中气噎取关冲，惊风喉闭液门同。
寒热疟疾求中渚，耳聋头痛更连风。
冷热疟疾阳池取，肘臂难抬更能攻。
手臂瘫痪支沟取，喘嗽胸满天井穷。

足少阳胆经　甲申

耳聋瘫痪及诸风，烦热无汗窍阴通。
腰疼胸满肠鸣冷，目痛耳聋侠骨中。
临泣月水咽喉痛，寒热咳嗽丘墟穷。
风痹腰疼阳辅取，膝痛冷痹阳陵攻。

足厥阴肝经　乙亥

心疼疝气大敦详，腰胀腹痛行间强。
太冲腰痛小便禁，中封脐痛疟疾良。
妇人血海阴疝痛，小便难禁痛愁肠。
膝内辅下曲泉穴，免教病者受恓惶。

陰日流注正經活法

六十首腧穴循環無窮內有氣血交行陽日有陰經之貫陰日有陽氣之連時間亦有剛柔之配也考究鍼經之圖録出開具

甲日

甲戌時　隱白穴井木　魚際穴滎火　大谿穴腧土　中封穴經金　少海穴合水

乙亥時　商陽穴井金　通谷穴滎水　臨泣穴腧木　合谷穴原穴　陽谷穴經火　三里穴合土

丙子時　少商穴井木　然谷穴滎火　大衝穴腧土　陵道穴經金　陰陵穴合水

丁丑時　至陰穴井金　俠谿穴滎水

阴日流注正经活法

六十首腧穴循环无穷，内有气血交行，阳日有阴经之贯，阴日有阳气之连时，间亦有刚柔之配也。考究针经之图录出开具。

甲日

甲戌时

隐白穴井木，鱼际穴荥火，太溪穴俞土，中封穴经金，少海穴合水。

乙亥时

商阳穴井金，通谷穴荥水，临泣穴俞木，合谷穴原穴，阳谷穴经火，三里穴合土。

丙子时

少商穴井木，然谷穴荥火，太冲穴俞土，灵道穴经金，阴陵穴合水。

丁丑时

至阴穴井金，侠溪穴荥水，

後谿穴腧木　京骨穴原穴
解谿穴經火　曲池穴合土
戊寅時　湧泉穴井木　行間穴滎火
神門穴腧土　商丘穴經金
尺澤穴合水
己卯時　竅陰穴井金　前谷穴滎水
陷谷穴腧木　丘墟穴原穴
陽谷穴經火　委中穴合土

瓊瑤神書卷上

庚辰時　大敦穴井木　少府穴滎火
太白穴腧土　經渠穴經金
陰谷穴合水
辛巳時　少澤穴井金　內庭穴滎水
三間穴腧木　腕骨穴原穴
崑崙穴經火　陽陵穴合土
壬午時　少衝穴井木　大都穴滎火
大淵穴腧土　復溜穴經金

后溪穴俞木，京骨穴原穴，解溪穴经火，曲池穴合土。

戊寅时

涌泉穴井木，行间穴荥火，神门穴俞土，商丘穴经金，尺泽穴合水。

己卯时

窍阴穴井金，前谷穴荥水，陷谷穴俞木，丘墟穴原穴，阳谷穴经火，委中穴合土。

庚辰时

大敦穴经木，少府穴荥火，太白穴俞土，经渠穴经金，阴谷穴合水。

辛巳时

少泽穴井金，内庭穴荥水，三间穴俞木，腕骨穴原穴，昆仑穴经火，阳陵穴合土。

壬午时

少冲穴井木，大都穴荥火，太渊穴俞土，复溜穴经金[1]，

①金：此下底本缺两页。

壬辰時　少冲穴井木　大都穴滎火
大淵穴腧土　復溜穴經金
曲泉穴合水
癸巳時　厲兑穴井金　二間穴滎水
束骨穴腧木　冲陽穴原穴
陽輔穴經火　少海穴合土
甲午時　隱白穴井木　魚際穴滎火
大谿穴腧土　中封穴經金

少海穴合水
乙未時　關冲穴井金　液門穴滎水
中渚穴腧木　陽池穴原穴
支溝穴經火　天井穴合土
丙申時　中冲穴井木　勞宮穴滎火
大陵穴腧土　間使穴經金
曲澤穴合水
丙日

壬辰时

少冲穴井木，大都穴荥火，太渊穴俞土，复溜穴经金，曲泉穴合水。

癸巳时

历兑穴井金，二间穴荥水，束骨穴俞木，冲阳穴原穴，阳辅穴经火，少海穴合土。

甲午时

隐白穴井木，鱼际穴荥火，太溪穴俞土，中封穴经金，少海穴合水。

乙未时

关冲穴井金，液门穴荥水，中渚穴俞木，阳池穴原穴，支沟穴经火，天井穴合土。

丙申时

中冲穴井木，劳宫穴荥火，大陵穴俞土，间使穴经金，曲泽穴合水。

丙日

丙申時 少商穴井木 然谷穴滎火
大冲穴腧土 陵道穴經金
陰陵穴合水
丁酉時 至陰穴井金 俠谿穴滎水
後谿穴腧木 京骨穴原穴
解谿穴經火 曲池穴合土
戊戌時 湧泉穴井木 行間穴滎火
神門穴腧土 商丘穴經金

尺澤穴合水
巳亥時 竅陰穴井金 前谷穴滎水
陷谷穴腧木 丘墟穴原穴
陽谿穴經火 委中穴合土
庚子時 大敦穴井木 少府穴滎火
太白穴腧土 經渠穴經金
陰谷穴合水
辛丑時 少澤穴井金 内庭穴滎水

丙申时

少商穴井木，然谷穴荥火，太冲穴俞土，灵道穴经金，阴陵穴合水。

丁酉时

至阴穴井金，侠溪穴荥水，后溪穴俞木，京骨穴原穴，解溪穴经火，曲池穴合土。

戊戌时

涌泉穴井木，行间穴荥火，神门穴俞土，商丘穴经金，尺泽穴合水。

己亥时

窍阴穴井金，前谷穴荥水，陷谷穴俞木，丘墟穴原穴，阳溪穴经火，委中穴合土。

庚子时

大敦穴井木，少府穴荥火，太白穴俞土，经渠穴经金，阴谷穴合水。

辛丑时

少泽穴井金，内庭穴荥水，

三間穴腧木　腕骨穴原穴
崑崙穴經火　陽陵穴合土
壬寅時
少冲穴井木　大都穴滎火
大淵穴腧土　復溜穴經金
曲泉穴合水
癸卯時
厲兌穴井金　二間穴滎水
束骨穴腧木　冲陽穴原穴
陽輔穴經火　小海穴合土

甲辰時
隱白穴井木　魚際穴滎火
大谿穴腧土　中封穴經金
少海穴合水
乙巳時
商陽穴井金　通谷穴滎水
臨泣穴腧木　合谷穴原穴
陽谷穴經火　三里穴合土
丙午時
中冲穴井木　勞宮穴滎火
大陵穴腧土　間使穴經金

三间穴俞木，腕骨穴原穴，昆仑穴经火，阳陵穴合土。

壬寅时

少冲穴井木，大都穴荥火，太渊穴俞土，复溜穴经金，曲泉穴合水。

癸卯时

历兑穴井金，二间穴荥水，束骨穴俞木，冲阳穴原穴，阳辅穴经火，小海穴合土。

甲辰时

隐白穴井木，鱼际穴荥火，太溪穴俞土，中封穴经金，少海穴合水。

乙巳时

商阳穴井金，通谷穴荥水，临泣穴俞木，合谷穴原穴，阳谷穴经火，三里穴合土。

丙午时

中冲穴井木，劳宫穴荥火，大陵穴俞土，间使穴经金，

曲澤穴合水
丁未時 關沖穴井金 液門穴滎水
中渚穴腧木 陽池穴原穴
支溝穴經火 天井穴合土

丁日
丁未時 至陽穴井金 俠谿穴滎水
後谿穴腧木 京骨穴原穴
解谿穴經火 曲池穴合土

戊申時 湧泉穴井木 行間穴滎火
神門穴腧土 商丘穴井金
尺澤穴合水
巳酉時 竅陰穴井金 前谷穴滎水
陷谷穴腧木 丘墟穴原穴
陽谿穴經火 委中穴合土
庚戌時 大敦穴井木 少府穴滎火
太白穴腧土 經渠穴經金

曲泽穴合水。

丁未时

关冲穴井金，液门穴荥水，中渚穴俞木，阳池穴原穴，支沟穴经火，天井穴合土。

丁日

丁未时

至阳穴井金，侠溪穴荥水，后溪穴俞木，京骨穴原穴，解溪穴经火，曲池穴合土。

戊申时

涌泉穴井木，行间穴荥火，神门穴俞土，商丘穴井金，尺泽穴合水。

己酉时

窍阴穴井金，前谷穴荥水，陷谷穴俞木，丘墟穴原穴，阳溪穴经火，委中穴合土。

庚戌时

大敦穴井木，少府穴荥火，太白穴俞土，经渠穴经金，

陷骨穴合水
辛亥時 少澤穴井金 内庭穴滎水
二間穴腧木 腕骨穴原穴
崑崙穴經火 陽陵穴合土
壬子時 少冲穴井木 大都穴滎火
太淵穴腧土 復溜穴經金
曲泉穴合水
癸丑時 厲兑穴井金 二間穴滎水

束骨穴腧木 衝陽穴原穴
陽輔穴經火 小海穴合土
甲寅時 隱白穴井木 魚際穴滎火
大谿穴腧土 中封穴經金
少海穴合水
乙卯時 商陽穴井金 臨泣穴腧水
臨泣穴腧木 合谷穴原穴
陽谷穴經火 三里穴合土

陷谷穴合水。

辛亥时

少泽穴井金，内庭穴荥水，二间穴俞木，腕骨穴原穴，昆仑穴经火，阳陵穴合土。

壬子时

少冲穴井木，大都穴荥火，太渊穴俞土，复溜穴经金，曲泉穴合水。

癸丑时

历兑穴井金，二间穴荥水，束骨穴俞木，冲阳穴原穴，阳辅穴经火，小海穴合土。

甲寅时

隐白穴井木，鱼际穴荥火，太溪穴俞土，中封穴经金，少海穴合水。

乙卯时

商阳穴井金，通谷穴荥水[1]，临泣穴俞木，合谷穴原穴，阳谷穴经火，三里穴合土。

①通谷穴荥水：原作“临泣穴腧水”，据上文“乙亥时”“乙巳时”，下文“乙丑时”“乙亥时”体例改。

丙辰時　少商穴井木　然谷穴滎火
太冲穴腧土　靈道穴經金
陰陵穴合水
丁巳時　關冲穴井金　液門穴滎水
中渚穴腧木　陽池穴原穴
支溝穴經火　天井穴合土
戊午時　中冲穴井木　勞宮穴滎火
大陵穴腧土　間使穴經金

曲澤穴合水
戊日
戊午時　湧泉穴井木　行門穴滎火
神門穴腧土　商丘穴經金
尺澤穴合水
巳未時　竅陰穴井金　前谷穴滎水
陷谷穴腧木　丘墟穴原穴
陽谿穴經火　委中穴合土

丙辰时

少商穴井木，然谷穴荥火，太冲穴俞土，灵道穴经金，阴陵穴合水。

丁巳时

关冲穴井金，液门穴荥水，中渚穴俞木，阳池穴原穴，支沟穴经火，天井穴合土。

戊午时

中冲穴井木，劳宫穴荥火，大陵穴俞土，间使穴经金，曲泽穴合水。

戊日

戊午时

涌泉穴井木，行间穴荥火，神门穴俞土，商丘穴经金，尺泽穴合水。

己未时

窍阴穴井金，前谷穴荥水，陷谷穴俞木，丘墟穴原穴，阳溪穴经火，委中穴合土。

庚申時 大敦穴井木 少府穴滎火
大白穴腧土 經渠穴經金
陰谷穴合水
辛酉時 少澤穴井金 内庭穴滎水
二間穴腧木 腕骨穴原穴
崑崙穴經火 陽陵穴合土
壬戌時 少冲穴井木 大都穴滎火
太淵穴腧土 復溜穴經金
曲泉穴合水
癸亥時 厲兊穴井金 二間穴滎水
束骨穴腧木 冲陽穴原穴
陽輔穴經火 少海穴合土
甲子時 隱白穴井木 魚際穴滎火
大谿穴腧土 中封穴經金
少海穴合水
乙丑時 商陽穴井金 通谷穴滎水

庚申时

大敦穴井木，少府穴荥火，太白穴俞土，经渠穴经金，阴谷穴合水。

辛酉时

少泽穴井金，内庭穴荥水，二间穴俞木，腕骨穴原穴，昆仑穴经火，阳陵穴合土。

壬戌时

少冲穴井木，大都穴荥火，太渊穴俞土，复溜穴经金，曲泉穴合水。

癸亥时

历兑穴井金，二间穴荥水，束骨穴俞木，冲阳穴原穴，阳辅穴经火，少海穴合土。

甲子时

隐白穴井木，鱼际穴荥火，太溪穴俞土，中封穴经金，少海穴合水。

乙丑时

商阳穴井金，通谷穴荥水，

臨泣穴腧木　合谷穴原穴
陽谷穴經火　三里穴合土
丙寅時　少商穴井木　然骨穴滎火
大冲穴腧土　陵道穴經金
陰陵穴合水
丁卯時　至陰穴井金　俠谿穴滎水
復溜穴腧木　京谷穴原穴
解谿穴經火　曲池穴合土

戊辰時　中冲穴井木　勞宮穴滎火
大陵穴腧土　間使穴經金
曲澤穴合水
己巳時　關冲穴井金　液門穴滎水
中渚穴腧木　陽池穴原穴
支溝穴經火　天井穴合土
己日
己巳時　竅陰穴井金　前谷穴滎水

临泣穴俞木，合谷穴原穴，阳谷穴经火，三里穴合土。

丙寅时

少商穴井木，然谷穴荥火，太冲穴俞土，灵道穴经金，阴陵穴合水。

丁卯时

至阴穴井金，侠溪穴荥水，复溜穴俞木，京骨穴原穴，解溪穴经火，曲池穴合土。

戊辰时

中冲穴井木，劳宫穴荥火，大陵穴俞土，间使穴经金，曲泽穴合水。

己巳时

关冲穴井金，液门穴荥水，中渚穴俞木，阳池穴原穴，支沟穴经火，天井穴合土。

己日

己巳时

窍阴穴井金，前谷穴荥水，

陷谷穴腧木　丘墟穴原穴
陽谿穴經火　委中穴合土
庚午時
大敦穴井木　少府穴滎火
大白穴腧土　經渠穴經金
陰谷穴合水
辛未時
少澤穴井金　内庭穴滎水
三間穴腧木　腕骨穴原穴
崑崙穴經火　陽陵穴合土

壬申時
少冲穴井木　大都穴滎火
大淵穴腧土　復溜穴經金
曲泉穴合水
癸酉時
厲兑穴井金　二間穴滎水
束骨穴腧木　冲陽穴原穴
陽輔穴經火　少海穴合土
甲戌時
隱白穴井木　魚際穴滎火
大谿穴腧土　中封穴經金

陷谷穴俞木，丘墟穴原穴，阳溪穴经火，委中穴合土。

庚午时

大敦穴井木，少府穴荥火，太白穴俞土，经渠穴经金，阴谷穴合水。

辛未时

少泽穴井金，内庭穴荥水，三间穴俞木，腕骨穴原穴，昆仑穴经火，阳陵穴合土。

壬申时

少冲穴井木，大都穴荥火，太渊穴俞土，复溜穴经金，曲泉穴合水。

癸酉时

历兑穴井金，二间穴荥水，束骨穴俞木，冲阳穴原穴，阳辅穴经火，少海穴合土。

甲戌时

隐白穴井木，鱼际穴荥火，太溪穴俞土，中封穴经金，

少海穴合水

乙亥時 商陽穴井金 通谷穴滎水

臨泣穴腧木 合谷穴原穴

陽谷穴經火 三里穴合土

丙子時 少商穴井木 然谷穴滎火

大冲穴腧土 陵道穴經金

陰陵穴合水

丁丑時 至陰穴井金 俠谿穴滎水

後谿穴腧木 京谷穴原穴

解谿穴經火 曲池穴合土

戊寅時 湧泉穴井木 行間穴滎火

神門穴腧土 商丘穴經金

尺澤穴合水

巳卯時 關冲穴井金 液門穴滎水

中渚穴腧木 陽池穴原穴

支溝穴經火 天井穴合土

少海穴合水。

乙亥时

商阳穴井金，通谷穴荥水，临泣穴俞木，合谷穴原穴，阳谷穴经火，三里穴合土。

丙子时

少商穴井木，然谷穴荥火，太冲穴俞土，灵道穴经金，阴陵穴合水。

丁丑时

至阴穴井金，侠溪穴荥水，后溪穴俞木，京骨穴原穴，解溪穴经火，曲池穴合土。

戊寅时

涌泉穴井木，行间穴荥火，神门穴俞土，商丘穴经金，尺泽穴合水。

己卯时

关冲穴井金，液门穴荥水，中渚穴俞木，阳池穴原穴，支沟穴经火，天井穴合土。

庚辰時　中冲穴井木　勞宮穴滎火
大陵穴腧土　間使穴經金
曲澤穴合水

庚日

庚辰時　大敦穴井木　少府穴滎火
大白穴腧土　經渠穴經金
陰谷穴合水

辛巳時　少澤穴井金　内庭穴滎水

三間穴腧木　腕谷穴原穴
崑崙穴經火　陽陵穴合土

壬午時　少冲穴井木　大都穴滎火
大淵穴腧土　復溜穴經金
曲泉穴合水

癸未時　厲兊穴井金　二間穴滎水
束骨穴腧木　冲陽穴原穴
陽輔穴經火　小海穴合土

庚辰时

中冲穴井木，劳宫穴荥火，大陵穴俞土，间使穴经金，曲泽穴合水。

庚日

庚辰时

大敦穴井木，少府穴荥火，太白穴俞土，经渠穴经金，阴谷穴合水。

辛巳时

少泽穴井金，内庭穴荥水，三间穴俞木，腕骨穴原穴，昆仑穴经火，阳陵穴合土。

壬午时

少冲穴井木，大都穴荥火，太渊穴俞土，复溜穴经金，曲泉穴合水。

癸未时

历兑穴井金，二间穴荥水，束骨穴俞木，冲阳穴原穴，阳辅穴经火，小海穴合土。

甲申時 隱白穴井木 魚際穴滎火
大谿穴腧土 中封穴經金
少海穴合水
乙酉時 商陽穴井金 通谷穴滎水
臨泣穴腧木 合谷穴原穴
陽谷穴經火 三里穴合土
丙戌時 少商穴井木 然谷穴滎火
太冲穴腧土 靈道穴經金

陰陵穴合水
丁亥時 至陰穴井金 俠谿穴滎水
後谿穴腧木 京谷穴原穴
解谿穴經火 曲池穴合土
戊子時 湧泉穴井木 行間穴滎火
神門穴腧土 商丘穴經金
尺澤穴合水
巳丑時 竅陰穴井金 前谷穴滎水

甲申时

隐白穴井木，鱼际穴荥火，太溪穴俞土，中封穴经金，少海穴合水。

乙酉时

商阳穴井金，通谷穴荥水，临泣穴俞木，合谷穴原穴，阳谷穴经火，三里穴合土。

丙戌时

少商穴井木，然谷穴荥火，太冲穴俞土，灵道穴经金，阴陵穴合水。

丁亥时

至阴穴井金，侠溪穴荥水，后溪穴俞木，京骨穴原穴，解溪穴经火，曲池穴合土。

戊子时

涌泉穴井木，行间穴荥火，神门穴俞土，商丘穴经金，尺泽穴合水。

己丑时

窍阴穴井金，前谷穴荥水，

陷谷穴腧木　丘墟穴原穴
陽谿穴經火　委中穴合土
庚寅時　中冲穴井木　劳宫穴滎火
大陵穴腧土　間使穴經金
曲澤穴合水
辛卯時　關冲穴井金　液門穴滎水
中渚穴腧木　陽池穴原穴
支溝穴經火　天井穴合土

辛日
辛卯時　少澤穴井金　内庭穴滎水
三間穴腧木　腕骨穴原穴
崑崙穴經火　陽陵穴合土
壬辰時　少冲穴井木　大都穴滎火
大淵穴腧土　復溜穴經金
曲泉穴合水
癸巳時　厲兑穴井金　三間穴滎水

陷谷穴俞木，丘墟穴原穴，阳溪穴经火，委中穴合土。

庚寅时

中冲穴井木，劳宫穴荥火，大陵穴俞土，间使穴经金，曲泽穴合水。

辛卯时

关冲穴井金，液门穴荥水，中渚穴俞木，阳池穴原穴，支沟穴经火，天井穴合土。

辛日

辛卯时

少泽穴井金，内庭穴荥水，三间穴俞木，腕骨穴原穴，昆仑穴经火，阳陵穴合土。

壬辰时

少冲穴井木，大都穴荥火，太渊穴俞土，复溜穴经金，曲泉穴合水。

癸巳时

历兑穴井金，三间穴荥水，

束骨穴腧木　冲陽穴原穴
陽輔穴經火　少海穴合土
甲午時
隱白穴井木　魚際穴滎火
大谿穴腧土　中封穴經金
少海穴合水
乙未時
商陽穴井金　通谷穴滎水
臨泣穴腧木　合谷穴原穴
陽谷穴經火　三里穴合土

丙申時
少商穴井木　然骨穴滎火
大冲穴腧土　陵道穴經金
陰陵穴合水
丁酉時
至陰穴井金　俠谿穴滎水
後谿穴腧木　京骨穴原穴
解泣穴經火　曲池穴合土
戊戌時
湧泉穴井木　行間穴滎火
神門穴腧土　商丘穴經金

束骨穴俞木，冲阳穴原穴，阳辅穴经火，少海穴合土。

甲午时

隐白穴井木，鱼际穴荥火，太溪穴俞土，中封穴经金，少海穴合水。

乙未时

商阳穴井金，通谷穴荥水，临泣穴俞木，合谷穴原穴，阳谷穴经火，三里穴合土。

丙申时

少商穴井木，然谷穴荥火，太冲穴俞土，灵道穴经金，阴陵穴合水。

丁酉时

至阴穴井金，侠溪穴荥水，后溪穴俞木，京骨穴原穴，解溪[1]穴经火，曲池穴合土。

戊戌时

涌泉穴井木，行间穴荥火，神门穴俞土，商丘穴经金[2]，

①解溪：原作"解泣"，据上下文例改。

②金：此下底本缺两页。

戊申時　湧泉穴井木　行間穴滎火
神門穴腧土　商丘穴經金
尺澤穴合水
己酉時　竅陰穴井金　前谷穴滎水
陷谷穴腧木　丘墟穴原穴
陽谿穴經火　委中穴合土
庚戌時　大敦穴井木　少府穴滎火
大白穴腧土　經渠穴經金
陰谷穴合水

辛亥時　少澤穴井金　內庭穴滎水
三間穴腧木　腕骨穴原穴
崑崙穴經火　陽陵穴合土
壬子時　中冲穴井木　勞宮穴滎火
大陵穴腧土　間使穴經金
曲澤穴合水
癸丑時　關冲穴井金　液門穴滎水

戊申时

涌泉穴井木，行间穴荥火，神门穴俞土，商丘穴经金，尺泽穴合水。

己酉时

窍阴穴井金，前谷穴荥水，陷谷穴俞木，丘墟穴原穴，阳溪穴经火，委中穴合土。

庚戌时

大敦穴井木，少府穴荥火，太白穴俞土，经渠穴经金，阴谷穴合水。

辛亥时

少泽穴井金，内庭穴荥水，三间穴俞木，腕骨穴原穴，昆仑穴经火，阳陵穴合土。

壬子时

中冲穴井木，劳宫穴荥火，大陵穴俞土，间使穴经金，曲泽穴合水。

癸丑时

关冲穴井金，液门穴荥水，

中渚穴腧木　陽池穴原穴
支溝穴經火　天井穴合土
癸日
癸亥時　厲兌穴井金　二間穴滎水
束骨穴腧木　冲陽穴原穴
陽輔穴經火　少海穴合土
甲子時　隱白穴井木　魚際穴滎火
太谿穴腧土　中封穴經金
少海穴合水
乙丑時　商陽穴井金　通谷穴滎水
臨泣穴腧木　合谷穴原穴
陽谷穴經火　三里穴合土
丙寅時　少商穴井木　然谷穴滎火
太冲穴腧土　陵道穴經金
陰陵穴合水
丁卯時　至陰穴井金　俠谿穴滎水

中渚穴俞木，阳池穴原穴，支沟穴经火，天井穴合土。

癸日

癸亥时

历兑穴井金，二间穴荥水，束骨穴俞木，冲阳穴原穴，阳辅穴经火，少海穴合土。

甲子时

隐白穴井木，鱼际穴荥火，太溪穴俞土，中封穴经金，少海穴合水。

乙丑时

商阳穴井金，通谷穴荥水，临泣穴俞木，合谷穴原穴，阳谷穴经火，三里穴合土。

丙寅时

少商穴井木，然谷穴荥火，太冲穴俞土，灵道穴经金，阴陵穴合水。

丁卯时

至阴穴井金，侠溪穴荥水，

後谿穴腧木　京骨穴原穴
解谿穴經火　曲池穴合土
戊辰時
湧泉穴井木　行間穴滎火
神門穴腧土　商丘穴經金
尺澤穴合水
己巳時
竅陰穴井金　前谷穴滎水
陷谷穴腧木　丘墟穴原穴
陽谿穴經火　委中穴合土

庚午時
大敦穴井木　少府穴滎火
大白穴腧土　經渠穴經金
陰谷穴合水
辛未時
少澤穴井金　內庭穴滎水
三間穴腧木　腕骨穴原穴
崑崙穴經火　陽陵穴合土
壬申時
少沖穴井木　大都穴滎火
大淵穴腧土　復溜穴經金

后溪穴俞木，京骨穴原穴，解溪穴经火，曲池穴合土。

戊辰时

涌泉穴井木，行间穴荥火，神门穴俞土，商丘穴经金，尺泽穴合水。

己巳时

窍阴穴井金，前谷穴荥水，陷谷穴俞木，丘墟穴原穴，阳溪穴经火，委中穴合土。

庚午时

大敦穴井木，少府穴荥火，太白穴俞土，经渠穴经金，阴谷穴合水。

辛未时

少泽穴井金，内庭穴荥水，三间穴俞木，腕骨穴原穴，昆仑穴经火，阳陵穴合土。

壬申时

少冲穴井木，大都穴荥火，太渊穴俞土，复溜穴经金，

曲泉穴合水

癸酉時　關冲穴井金　液門穴滎水
中渚穴腧木　陽池穴原穴
支溝穴經火　天井穴合土

甲戌時　中冲穴井木　勞宮穴滎火
大陵穴腧土　間使穴經金
曲澤穴合水

又曰

此書晝夜循環已上一百二十首每一時之滎腧經合每一經中各有一穴後有陽經陰配陰經之貫陰時中配陽經之貫此陽經而不息之意　此書的確

又曰

本来天意一何歸　只故醒醒着意疑
疑到情忘心絶處　金烏夜半徹天飛

又曰

曲泉穴合水。

癸酉时

关冲穴井金，液门穴荥水，中渚穴俞木，阳池穴原穴，支沟穴经火，天井穴合土。

甲戌时

中冲穴井木，劳宫穴荥火，大陵穴俞土，间使穴经金，曲泽穴合水。

又曰：

此书昼夜循环，以上一百二十首，每一时之荥俞经合，每一经中各有一穴，后有阳经阴配阴经之贯，阴时中配阳经之贯，此阳经而不息之意。此书的确。

又曰：

本来天意一何归，只故醒醒着意疑。

疑到情忘心绝处，金乌夜半彻天飞。

又曰：

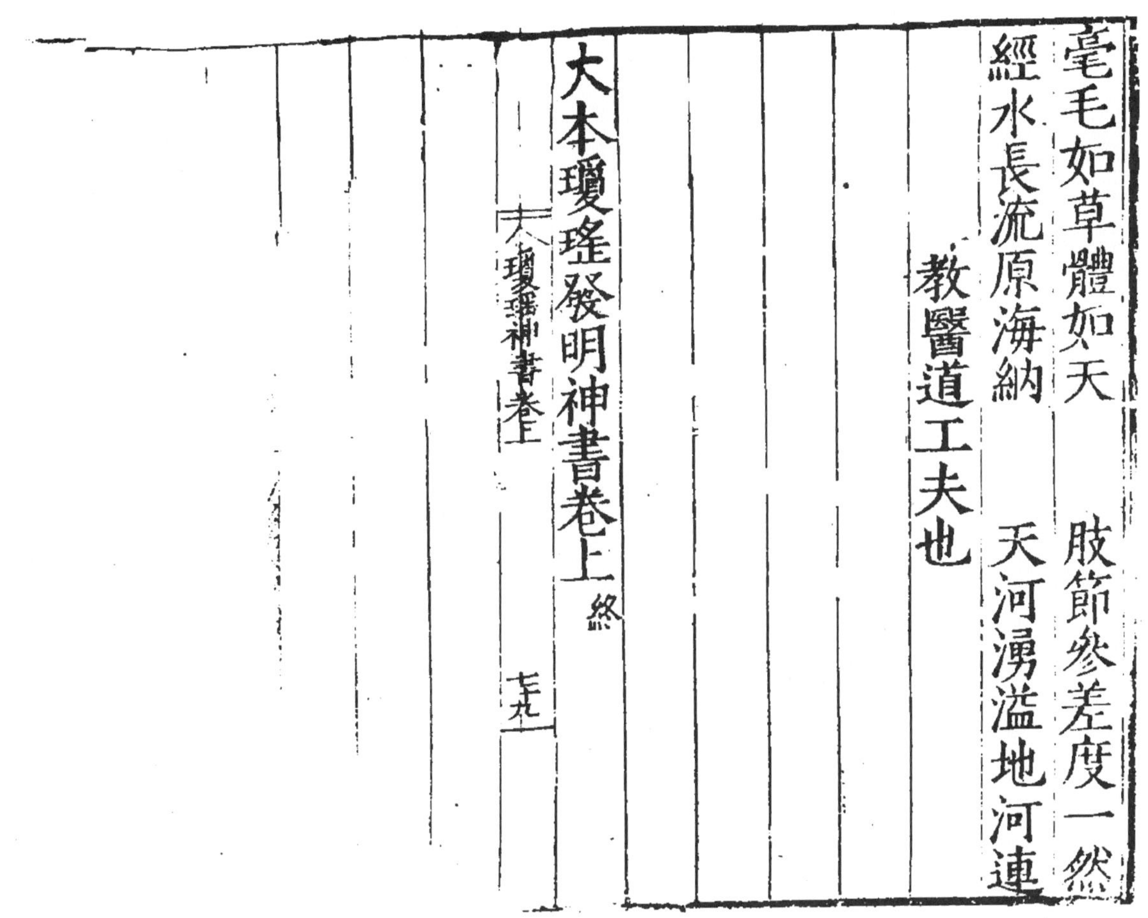
毫毛如草體如天　肢節參差度一然
經水長流原海納　天河湧溢地河連
教醫道工夫也
大本瓊瑶發明神書卷上終
大瓊瑶神書卷上　七十九

毫毛如草体如天，肢节参差度一然。
经水长流原海纳，天河涌溢地河连。

教医道工夫也。

大本琼瑶发明神书卷上终

大本瓊瑤發明神書卷中

賜太師劉真人集

神農皇帝煑鍼法

乳香　沒藥各一錢　細辛　檀香　防風　當歸　石菖蒲　木通　三稜　莪术　川烏　烏藥　蒼术　白芷　川山甲　牽牛　龍骨　虎骨　黃連　黃蓍　黃芩　麝香　陳皮　芍藥以上各三錢　羊腦髓

羊骨髓　無灰好酒一瓶　酥油五兩　無根水五碗　用酒煑乾爲度

右將各味爲片羊骨打破取髓同前藥煑乾埋在土中三宿取出磨揩光滑爲度用猪膏油代之揩磨後用清油或酥油潤過後用　酥油　鹿髓　羊髓　乳香　沒藥　麝香　丁香　磁石　龍骨　虎牙　虎髓

大本琼瑶发明神书卷中

赐太师刘真人集

神农皇帝煮针法

乳香、没药各一钱，细辛、檀香、防风、当归、石菖蒲、木通、三棱、莪术、川乌、乌药、苍术、白芷、川山甲、牵牛、龙骨、虎骨、黄连、黄芪、黄芩、麝香、陈皮、芍药以上各三钱，羊脑髓，羊骨髓，无灰好酒一瓶，酥油五两，无根水五碗，用酒煮干为度。

右将各味为片，羊骨打破，取髓同前药煮干，埋在土中三宿，取出磨揩，光滑为度，用猪膏油代之揩磨后，用清油或酥油润过后用。

酥油，鹿髓，羊髓，乳香，没药，麝香，丁香，磁石，龙骨，虎牙，虎髓，

裝在收鍼一處常帶身邊日暖用之如
神
陰陽天干
甲丙戊庚壬屬陽　乙丁巳辛癸屬陰
十干所屬
甲乙屬木　丙丁屬火　戊巳屬土
庚辛屬金　壬癸屬水
十干相生
甲木生丙火　丙火生戊土　戊土生
庚金　庚金生壬水　壬水生甲木
乙木生丁火　丁火生巳土　巳土生
辛金　癸水生乙木
十二配合十二支
寅肺卯大腸　辰胃巳脾鄉　午心未
小腸　申膀酉腎當　戌與心包配
亥合三焦方　子膽丑肝位　支經配

装在收针一处，常带身边，日暖用之，如神。

阴阳天干

甲丙戊庚壬属阳，乙丁己辛癸属阴。

十干所属

甲乙属木，丙丁属火，戊己属土，庚辛属金，壬癸属水。

十干相生

甲木生丙火，丙火生戊土，戊土生庚金，庚金生壬水，壬水生甲木，乙木生丁火，丁火生己土，己土生辛金，癸水生乙木。

十二配合十二支

寅肺卯大肠，辰胃巳脾乡，午心未小肠，申膀酉肾当，戌与心包配，亥合三焦方，子胆丑肝位，支经配

合強

陽干見前

陰干見前

逐日人神

大指鼻柱小指甲　外踝髮際外踝同

三股牙齒肝及足　四腰胃腕手陽明

五口遍身陽明足　六手胷中及在胷

七內踝氣衝膝上　八腕股內及陰中

九尻兩足并膝脛　十腰內踝足趺同

九宫究神

坤踝震牙端　巽頭口乳邊　中宫肩究上　乾背面耳前　兊宫當手膊

艮位腰項纏　膝肋離當正　腳肘肚坎偏

十二部人神不宜鍼灸

心喉頭肩背　腰腹項足膝　陰股次

合强。

阳干见前

阴干见前

逐日人神

大指鼻柱小指甲，外踝发际外踝同。
三股牙齿肝及足，四腰胃脘手阳明。
五口遍身阳明足，六手胸中及在胸。
七内踝气冲膝上，八腕股内及阴中。
九尻两足并膝胫，十腰内踝足跗同。

九宫究神

坤踝震牙端，巽头口乳边，中宫肩究上，乾背面耳前，
兑宫当手膊，艮位腰项缠，膝肋离当正，脚肘肚坎偏。

十二部人神不宜针灸

心喉头肩背，腰腹项足膝，阴股次

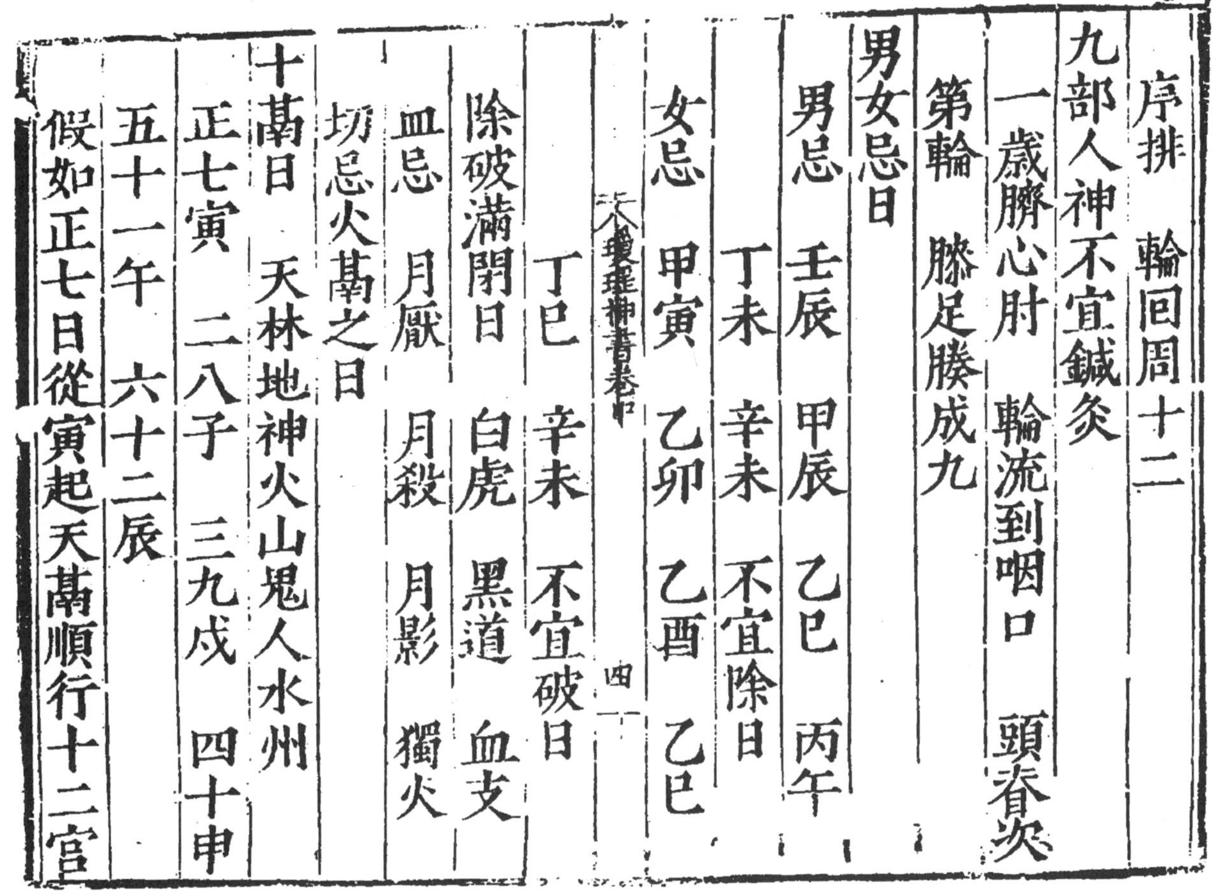
序排　輪回周十二
九部人神不宜鍼灸
一歲臍心肘　輪流到咽口　頭脊次
第輪　膝足膝成九
男女忌日
男忌　壬辰　甲辰　乙巳　丙午
丁未　辛未　不宜除日
女忌　甲寅　乙卯　乙酉　乙巳
瓊瑤神書卷中　四十
丁巳　辛未　不宜破日
除破滿閉日　白虎　黑道　血支
血忌　月厭　月殺　月影　獨火
切忌火鬲之日
十鬲日　天林地神火山鬼人水州
正七寅　二八子　三九戌　四十申
五十一午　六十二辰
假如正七日從寅起天鬲順行十二宮

序排，轮回周十二。

九部人神不宜针灸

一岁脐心肘，轮流到咽口，头脊次第轮，膝足膝成九。

男女忌日

男忌：壬辰、甲辰、乙巳、丙午、丁未、辛未，不宜除日。

女忌：甲寅、乙卯、乙酉、乙巳、丁巳、辛未，不宜破日。

除破满闭日，白虎、黑道、血支、血忌、月厌、月杀、月影、独火，切忌火隔之日。

十隔日：天林地神火，山鬼人水州。

正七寅，二八子，三九戌，四十申，五十一午，六十二辰。

假如正七日从寅起，天隔顺行十二宫，

餘皆倣此

火鬲日	正七	二八	三九	四十	五十一	六十二
火	午	辰	寅	子	戌	申

十干人神

甲頭 乙喉 丙肩 丁心 戊腹

己腹 庚腰 辛膝 壬脛 癸足

十二支人神

子日目時踝	丑日耳時頭	寅日胷時耳	卯日齒時面	辰日腰時項	巳日手時乳
午日心時胷	未日足時腹	申日頭時心	酉日膝時背	戌日陰時腰	亥日脛時股

五

四季人神

春在左脇 秋在右脇 夏在臍 冬在腰

十二日人神

建日在足禁晡時 除日在眼禁日入

滿日在腹禁黃昏 平日在背禁人定

定日在心禁夜半 執日在手禁雞鳴

余皆仿此。

火隔日	正七	二八	三九	四十	五十一	六十二
火	午	辰	寅	子	戌	申

十干人神

甲头　乙喉　丙肩　丁心　戊腹　己腹　庚腰　辛膝　壬胫　癸足

十二支人神

子日目时踝	丑日耳时头	寅日胸时耳	卯日齿时面	辰日腰时项	巳日手时乳
午日心时胸	未日足时腹	申日头时心	酉日膝时背	戌日阴时腰	亥日胫时股

四季人神

春在左胁，秋在右胁，夏在脐，冬在腰。

十二日人神

建日在足禁晡时，除日在眼禁日入。满日在腹禁黄昏，平日在背禁人定。定日在心禁夜半，执日在手禁鸡鸣。

破日在手禁平旦　危日在鼻禁日出
成日在唇禁食時　收日在頭禁日中
開日在耳禁午時　閉日在目禁日晚

鍼灸吉日

丁亥　丁卯　丁丑　甲申　甲辰
甲戌　丙子　丙午　丙申　丙辰
壬午　壬子　壬戌　庚午　戊戌
戊申　已未　已亥

鍼灸凶日

每月　六日　十五　十八　二十三
二十四　二十八 小盡療病令人長病不安

逐月所忌傍通不宜鍼灸

	正月	二月	三月	四月	五月	六月	七月	八月	九月	十月	十一月	十二月
月厭	戌	酉	申	未	午	巳	辰	卯	寅	丑	子	亥
月忌	戌	戌	戌	丑	丑	丑	辰	辰	辰	未	未	未
月煞	丑	戌	未	辰	丑	戌	未	辰	丑	戌	未	辰

破日在手禁平旦，危日在鼻禁日出。成日在唇禁食时，收日在头禁日中。开日在耳禁午时，闭日在目禁日晚。

针灸吉日

丁亥　丁卯　丁丑　甲申　甲辰　甲戌　丙子　丙午　丙申
丙辰　壬午　壬子　壬戌　庚午　戊戌　戊申　己未　己亥

针灸凶日

每月六日、十五、十八、二十三、二十四、二十八。小尽疗病令人长病不安。

逐月所忌旁通，不宜针灸。

	正月	二月	三月	四月	五月	六月	七月	八月	九月	十月	十一月	十二月
月厌	戌	酉	申	未	午	巳	辰	卯	寅	丑	子	亥
月忌	戌	戌	戌	丑	丑	丑	辰	辰	辰	未	未	未
月煞	丑	戌	未	辰	丑	戌	未	辰	丑	戌	未	辰

月刑巳子辰申午丑寅酉未亥卯戌
月害巳辰卯寅丑子亥戌酉申未午
手太陰肺經人形穴道氣血主病本經治
藥
是經外應皮毛大腸合爲表裏爲傳送
之府此臓氣絶則皮毛焦津液涸丙日
篤丁日死肺屬金其脉浮而短濇得洪
大而數謂相得緩而微爲相生本臓其
聲呼其色白其臭腥其味辛其補酸其
瀉辛其液涕其積息奔其斤重三斤三
兩凡六榮相傳之官治節出焉手太陰
之脉起於中焦下絡大腸還脾胃口上
膈屬從肺系橫出液下下循臑內行少
陰心主之前下肘中循臂內上骨下廉
入寸口循魚際出大指之端其支者從
脘行後直出次指內廉出其端是動則

月刑	巳	子	辰	申	午	丑	寅	酉	未	亥	卯	戌
月害	巳	辰	卯	寅	丑	子	亥	戌	酉	申	未	午

手太阴肺经：人形穴道，气血主病，本经治药。

是经外应皮毛大肠，合为表里，为传送之府。此脏气绝则皮毛焦，津液涸。丙日笃，丁日死。肺属金，其脉浮而短涩，得洪大而数谓相得，缓而微为相生。本脏其声呼，其色白，其臭腥，其味辛，其补酸，其泻辛，其液涕，其积息奔，其斤重三斤三两，凡八叶[1]。相傅之官，治节出焉。手太阴之脉，起于中焦，下络大肠，还脾胃口，上膈属肺[2]。从肺系，横出腋下，下循臑内，行少阴、心主之前，下肘中，循臂内上骨下廉，入寸口，循鱼际，出大指之端；其支者，从腕行后，直出次指内廉，出其端。是动则

①八叶：原作“六荣”，据《难经·四十二难》改。
②肺：原缺，据《灵枢·经脉》补。

病所生病者也

中府穴一名膺中腧肺之募雲門下一寸乳上三肋間陷中動脈應手仰取入三分五呼五壯

雲門穴巨骨下俠氣戶旁各二寸陷中動脈應手舉臂取之在人迎下第二骨罅間橫相去二寸三分刺七分五壯深刺令人逆氣

天府穴在腋下三寸臂臑內廉禁不可灸灸之令人氣逆鍼四分三呼

挾白穴在天府下去肘五寸四分三呼五壯

尺澤穴在肘中約上兩筋內三分五壯

瓊瑤神書卷二　八

孔最穴去腕上拆量七寸甲乙經七寸三分自太淵至尺澤一尺一寸之內拆量取七寸三分五壯

列缺穴去腕側上一寸以手交叉頭指末兩筋兩骨罅中三分二分五吸七壯甲乙經三分三呼五壯

經渠穴在寸口陷中三分三呼不可灸灸之傷人神明

大淵穴一名大泉掌後陷中橫文頭二分五壯甲乙經二呼三壯

魚際穴在手大指本節後內側二分留二呼三壯

少商穴在手大指端內側去爪甲如韭葉宜鍼不宜灸鋒鍼出血宣諸臟熱

病所生病者也。

中府穴一名膺中俞，肺之募，云门下一寸，乳上三肋间陷中，动脉应手，仰取。入三分，五呼，五壮。

云门穴巨骨下，挟气户旁各二寸陷中，动脉应手，举臂取之，在人迎下第二骨罅间，横相去二寸三分，刺七分五壮，深刺令人逆气。

天府穴在腋下三寸，臂臑内廉。禁不可灸，灸之令人气逆。针四分，三呼。

侠白穴在天府下，去肘五寸四分，三呼，五壮。

尺泽穴在肘中约上，两筋内，三分，五壮。

孔最穴去腕上折量七寸，《甲乙经》：七寸三分，自太渊至尺泽，一尺一寸之内，折量去七寸三分，五壮。

列缺穴去腕侧上一寸，以手交叉，头指末两筋两骨罅中。三分，二分，五吸，七壮。《甲乙经》：三分，三呼，五壮。

经渠穴在寸口陷中，三分，三呼。不可灸，灸之伤人神明。

太渊穴一名大泉，掌后陷中横纹头，二分，五壮。《甲乙经》：二呼，三壮。

鱼际穴在手大指本节后，内侧，二分，留二呼，三壮。

少商穴在手大指端内侧，去爪甲，如韭叶。宜针不宜灸，锋针出血，宣诸脏热。

湊一分三呼五吸三壯甲乙經留一呼一分三壯

氣主病 腹脹滿膨膨喘咳 缺盆痛

交兩手瞀 臂厥

血主病 臑臂前廉痛 煩心 掌中熱

咯血

有餘外証 肩臂痛 汗出中風 小便

數次 鼠瘻生腋

有餘內証 肺癰 膈消 嗽有黃痰

天 瓊瑤神書卷中 九

夢兵戈競

不足外証 肩臂疼痛 少氣不足 嗽

夜劇有黃痰 面無膏澤

不足內証 嗽有聲無痰 咽中梗梗

夢涉大水

本經藥 桔梗 砂仁 木香 丁香

生薑 沙參

肺熱則用 紫菀 阿膠 陳皮 石膏

湊一分，三呼，五吸，三壮。《甲乙经》：留一呼，一分，三壮。

气主病：腹胀满，膨膨喘咳，缺盆痛，交两手瞀[①]，臂厥。

血主病：臑臂前廉痛，烦心，掌中热，咯血。

有余外证：肩臂痛，汗出中风，小便数次，鼠瘘生腋。

有余内证：肺痈，膈消，嗽有黄痰，梦兵戈竞。

不足外证：肩臂疼痛，少气不足，嗽夜剧有黄痰，面无膏泽。

不足内证：嗽有声无痰，咽中哽哽，梦涉大水。

本经药：桔梗、砂仁、木香、丁香、生姜、沙参。

肺热则用：紫菀、阿胶、陈皮、石膏、

①瞀：原作“脊”，据《灵枢·经脉》改。

藿香　人參
肺寒則用　杏仁　檀香　葶藶　五味
枸杞　欵冬花　烏梅　知毋　黃芩
山梔子　枳殼　木瓜　葱白　山藥
粳米　豆蔻　玄胡索　芍藥　地黃
麥天門冬　伏而草
引經藥　半夏　香附子　木通　貝毋
南星　升麻　桔梗　旋覆花

本經熱浮之藥　欵冬花　生薑　厚朴
砂仁　丁香　豆蔻　木香　檀香
益智
本經濕化之藥　香附子　麝香　杏仁
山藥　白芨　貝毋　阿膠　人參
粳米　旋覆花　陳皮　藿香
本經燥降之藥　芍藥　枳殼　烏梅
木瓜　五味　天門冬　麥門冬　桑

藿香、人参。

肺寒则用：杏仁、檀香、葶苈、五味、枸杞、款冬花、乌梅、知母、黄芩、山栀子、枳壳、木瓜、葱白、山药、粳米、豆蔻、玄胡索、芍药、地黄、麦天门冬、佛耳草。

引经药：半夏、香附子、木通、贝母、南星、升麻、桔梗、旋覆花。

本经热浮之药：款冬花、生姜、厚朴、砂仁、丁香、豆蔻、木香、檀香、益智。

本经湿化之药：香附子、麝香、杏仁、山药、白及、贝母、阿胶、人参、粳米、旋覆花、陈皮、藿香。

本经燥降之药：芍药、枳壳、乌梅、木瓜、五味、天门冬、麦门冬、桑

白皮　葶藶　蘡苓
本經寒沉之藥　山梔子　黄芩　玄胡
索　白芍藥　防已　知母　石膏
砂仁
本經風升之藥　麻黄　防風　升麻
桔梗　牛蒡子　薄苛　前胡　葱白
手陽明大腸經人形穴道氣血主病本經
治藥
是經與肺合爲表裏傳化糟粕之道路
大腸重二斤十二兩長二丈一尺廣四
寸徑一寸當臍右回一十六曲盛水穀
一斗七升傳道之官變化出焉手陽明
之脉起於大指次指之端循指上廉出
合骨兩骨之間上入兩筋之中循臂上
廉入肘外廉循臑外前肩上肩出髃骨
之前廉上出桂骨之會上下入缺盆絡

白皮、葶苈、蘡苓。

本经寒沉之药：山栀子、黄芩、玄胡索、白芍药、防己、知母、石膏、砂仁。

本经风升之药：麻黄、防风、升麻、桔梗、牛蒡子、薄荷、前胡、葱白。

手阳明大肠经：人形穴道，气血主病，本经治药。

是经与肺合为表里，传化糟粕之道路。大肠重二斤十二两，长二丈一尺，广四寸，径一寸，当脐右，回一十六曲，盛水谷一斗七升。传道之官，变化出焉。手阳明之脉，起于大指次指之端，循指上廉，出合谷两骨之间，上入两筋之中，循臂上廉，入肘外廉，循臑外前肩，上肩，出髃骨之前廉，上出柱①骨之会上，下入缺盆，络

①柱：原作“桂”，据《灵枢·经脉》改。

肺，下膈，属大肠；其支别者，从缺盆上颈，贯颊，下入齿缝中，还出挟口，交人中，左之右，右[1]之左，上挟鼻孔。是动则病，所生病者也。

商阳穴一名绝阳，手大指次指内侧，去爪甲角如韭叶。一分，一呼，三壮。

二间穴一名间骨，手大指次指本节前内侧陷中。三分，六呼，三壮。

三间穴

合谷穴一名虎口，大指后指歧骨间陷中。孕妇刺之损胎气。三分，三呼，三壮。

阳溪穴一名中魁，腕中上侧两筋间陷中。三分，七呼，三壮。

偏历穴在腕后三寸，别走太阴。三分，七呼，三壮。

温溜穴一名逆注，一名蛇头，腕后五寸，小士、大士五寸半、六寸。三分，三壮。

上廉穴三里下一寸，独抵阳明之会外，针头向外斜，针五分，五壮。

下廉穴辅骨下兑肉，去上廉一寸。五分，五呼，三壮。

三里穴在曲池三寸，按之肉起兑肉之端。三分，三壮。

曲池穴肘外辅骨，屈肘横纹头，曲骨尖肉陷中，以手拱骨取之。五分，七呼，气壮。

①右：原缺，据《灵枢·经脉》补。

肘髎穴在肘大骨外廉陷中，与天井并肩而相去一寸四分，三壮。

五里穴去肘上三寸，行向里大脉中，禁针，灸三壮。

臂臑穴在肘上穴寸胭内端，肩髃下一尖，两筋两骨缺陷穴中，正手取之，不得握拳。三分，三壮。

肩髃穴一名中肩井，一名偏骨。在髆骨头肩端，两骨间宛宛中，举臂有空，是穴。六分，留六呼，灸三壮，不及针。若偏风不遂，可七壮，百壮。

巨骨穴在肩端上行两叉骨间陷中。入一寸半，灸五壮。

天鼎穴在颈缺盆上，直扶突，后寸半，灸五壮。

扶突穴一名水穴，人迎后寸半，在曲颊尖后向下一寸，循曲纹中，仰取。三分，三壮。

禾髎[1]穴一名长频，一名頔[2]。直鼻孔下，颊水沟旁五分，入二分，五壮。

迎香穴一名冲阳，在禾髎上一寸，鼻下孔旁五分，针缝中是穴。刺入一分，治鼻塞不闻香臭，宜泻；鼻内生息肉，宜泻。禁灸，可三壮。

内迎香穴在鼻孔内是穴，治眼目红肿疼痛，将芦叶做小儿叫搐，血出，神效。

气主病：齿痛，肩前臑痛，大指次指

①髎：原作“突”，据《铜人腧穴针灸图经》卷上改。
②頔：颧骨。

痛不用　腸鳴　賁响
血主病　目黄　衄䶊　下血　頸腫
腸僻
有餘外証　熱腫　口乾　喉閉　紅腫
挾癰臂生疔
有餘内証　腸癰　腸中切痛　下迫
不足外証　寒慄
不足内証　冬感寒泄　飲食不下　下
痢完穀　癥瘕　腸鳴至耀耀有聲
本經藥　白芷　秦艽　厚朴　乾薑
檳榔　威靈仙　赤石脂　三稜　莪
术　大黄　地榆　蒲黄　訶黎勒
槐花　枳實
引經藥　乾漆　黒豆　紫蘇　天麻子
肉豆蔻
本經風升之藥　升麻　白芷　秦艽

痛不用。肠鸣，贲响。

血主病：目黄，衄衄，下血，颈肿，肠癖。

有余外证：热肿，口干，喉闭，红肿，挟痈臂生疔。

有余内证：肠痈，肠中切痛，下迫。

不足外证：寒栗[1]。

不足内证：冬感寒泄，饮食不下，下痢完谷，症瘕，肠鸣至耀耀有声。

本经药：白芷、秦艽、厚朴、干姜、槟榔、威灵仙、赤石脂、三棱、莪术、大黄、地榆、蒲黄、诃黎勒、槐花、枳实。

引经药：干漆、黑豆、紫苏、天麻子、肉豆蔻。

本经风升之药：升麻、白芷、秦艽、

①栗：原作“慄”，据《灵枢·经脉》“大肠手阳明之脉”主病改。

葛根　威靈仙　麻黄
本經熱浮之藥　肉豆蔻　韭白　砂仁
本經濕化之藥　白术
本經燥降之藥　烏梅　連翹　枳殼
秦艽　郁李仁　麻子仁
本經寒沉之藥　黄芩　大黄　地榆
石膏　防已

足陽明胃經人形穴道氣血主病本經治藥

是經與脾合爲表裏胃重二斤十四两紆屈伸長二尺大一尺三寸徑五寸盛水穀三斗五升足陽明之脉起於鼻交頞中旁約太陽之脉下循鼻外入上齒中還出挾口環唇下交承漿却循頤後下廉出大迎循頰車上耳前過客主人循髪際至額顱其支别者從大迎前下

葛根、威灵仙、麻黄。

本经热浮之药：肉豆蔻、薤白、砂仁。

本经湿化之药：白术。

本经燥降之药：乌梅、连翘、枳壳、秦艽、郁李仁、麻子仁。

本经寒沉之药：黄芩、大黄、地榆、石膏、防己。

足阳明胃经：人形穴道，气血主病，本经治药。

是经与脾合为表里，胃重二斤十四两，纡屈伸，长二尺，大一尺三寸，径五寸，盛水谷三斗五升。足阳明之脉起于鼻交頞中，旁约太阳之脉，下循鼻外，入上齿中，还出挟口，环唇，下交承浆，却循颐后下廉，出大迎，循颊车，上耳前，过客主人，循发际至额颅；其支别者，从大迎前下人迎，循喉咙，入缺盆，下膈，属胃，络脾；其直者，从缺盆下乳内廉，下挟脐，入气冲中；其支者，起胃下口，循腹里，下至气冲中而合，以下髀关，抵伏兔，下膝[1]膑中，下循胻外廉，下足跗，入中指内间；其支者，下膝三寸而别，以下入中指外间；其支者，别跗上，入大指间，出其端。是动则病，所生病者也。

头维穴在额角入发际，挟本神两旁各寸半，入一分，沿皮向下寸半，可灸七壮。治偏正头风痛，先补后泻，泻多禁灸。

下关穴在客人下，耳前动脉下廉，合口有空，开口则闭，侧卧闭口，取穴。入三分，七呼。不可久留针，则令人却而不能欠。禁灸，可三壮止。

颊车穴一名机关，在耳坠下三分曲颊端陷中，开口有孔，入一分，沿皮向下透地仓。治口眼歪斜，左补右泻，左㖞斜右补，左泻右，可灸二七壮。

承泣穴在目下七分，直瞳子陷中。禁针，针之令人目乌色。一云入三分，非急务勿针此穴。禁灸，可三壮止[2]。

①膝：原作“脐”，据《灵枢·经脉》改。
②止：此下底本缺两页。

伏兔穴膝盖上六寸，循起肉处[①]，跪坐而取之。治妇人八部诸病症，入五分，禁灸，可三壮止。

阴市穴一名阴鼎，在膝盖三寸伏兔下陷中，膝内辅骨后，大筋下，小筋上，屈膝拜而取之。三分，不可灸。

梁丘穴膝上二寸，两筋间，三分，三壮。

犊鼻穴膝膑下，胻骨上，骨解大筋中。治膝痛，难跪起，膝盖肿，溃不治，不溃者可治。刺[②]膝膑出液，为跛。三分，三壮。

三里穴犊鼻下，在膝下三寸，胻骨外廉，两筋间。诸病皆八分或一寸，七呼，吸，三壮。泻[③]，脚无力，补。余证看虚实补泻，此穴开沟渠也。人三十以上不灸，热气冲眼则可灸百壮。

上巨虚穴一名上廉，在三里下三寸，八分，三壮，七呼。脏气不足，偏风，腰腿手足不仁[④]。

条口穴在下廉上一寸，八分，三壮。上廉下一寸，举足取之，是也。

下巨虚穴下廉与小肠合，在上廉下三寸，三分，三壮。

丰隆穴在踝上八寸，下廉附分外廉陷中，别走太阴，三分，三壮。

解溪穴在冲阳后一寸五分，腕上陷中，五分，三呼，三壮。

①处：底本漫漶，据《针灸大成》卷六补。

②刺：原作“赖”，据《素问·刺禁论》改。

③诸病皆八分或一寸，七呼，吸，三壮。泻：《针灸大成》卷六引《明堂》作“针八分，留十呼，泻七吸，日灸七壮，止百壮”。

④不仁：原脱，据《针灸大成》卷六补。

衝陽穴一名會原在足跗上五寸骨間去陷骨三寸三分十呼三壯

陷谷穴足大指次指之外間本筋後陷中去內庭二寸五分三呼三壯

內庭穴足大指次指外間陷中三分二十呼三壯素問氣火注十呼三壯

厲兌穴足大指次指之端去爪甲角如韮葉一分一呼一壯

膝眼穴膝蓋骨下兩旁獨犢鼻內陷中橫鍼透膝關穴入五分治膝蓋腫痛止瀉穴與陰骨并禁灸七壯止三呼五吸

氣主病　灑灑振寒　腹脹　雷鳴飧泄　身以前皆熱　善申火數　顏黑　胃脘痛妨食　大便難

瓊瑤神書卷中　廿一

血主病　狂瘧　濕淫　鼽衄　頭痛

有餘外証　欲上高而歌　棄衣而走　骭厥　盜汗口喎　唇膠

有餘內証　消穀善饑　胃脘貪　胃中滿　翻胃

不足外証　惡聞人與火　聞木聲則陽然而驚　身以前皆熱

冲阳穴一名会原，在足跗上五寸，骨间，去陷骨三寸。三分，十呼，三壮。

陷谷穴足大指次指之外间本筋后陷中，去内庭二寸。五分，三呼，三壮。

内庭穴足大指次指外间陷中。三分，二十呼，三壮。《素问》气火注：十呼，三壮。

厉兑穴足大指次指之端，去爪甲角如韭叶。一分，一呼，一壮。

膝眼穴膝盖骨下两旁，独犊鼻内陷中，横针透膝关[1]穴，入五分。治膝盖肿痛，止泻；穴与阴谷并禁灸，七壮止。三呼，五吸。

气主病：洒洒振寒，腹胀，雷鸣食泄，身以前皆热，善呻，数欠[2]，颜黑，胃脘痛妨食，大便难。

血主病：狂疟，湿淫，鼽衄，头痛。

有余外证：欲上高而歌，弃衣而走，骭厥，盗汗口㖞，唇胗[3]。

有余内证：消谷善饥，胃脘贪，胃中满，翻胃。

不足外证：恶闻人与火，闻木声则惕[4]然而惊，身以前皆热。

---

①膝关：《扁鹊神应针灸玉龙经》作“膝眼”。
②善呻，数欠：原作“善申火数”，据《灵枢·经脉》改。
③胗：原作“胶”，据《灵枢·经脉》改。
④惕：原作“阳”，据《灵枢·经脉》改。

不足内証　心欲動獨閉戶牖　善食而饑

本經藥　升麻　葛根　砂仁　丁香
草豆蔻　大麥　良薑　乾薑　厚朴
神曲　蒼术　白术　半夏　陳皮
香附子　紫蘇　香薷　旋覆花
石膏　朴硝　三稜　莪术　蘇木
茴香　枳實　大黃　貝母　烏藥
訶子　射干　韭白　瓜蒂　葱白
大棗　甘遂　大戟　牽牛　粳米
甘草　藿香　白芷　前胡　黃耆
人參　檀香

引經藥　檳榔　枳殼　黃芩　黃連
知母　茵陳　艾　酸棗仁

本經風升之藥　防風　升麻　葛根
白芷　葱白

不足内证：心欲动，独闭户牖，善食而饥。

本经药：升麻、葛根、砂仁、丁香、草豆蔻、大麦、良姜、干姜、厚朴、神曲、苍术、白术、半夏、陈皮、香附子、紫苏、香薷、旋覆花、石膏、朴硝、三棱、莪术、苏木、茴香、枳实、大黄、贝母、乌药、诃子、射干、薤白、瓜蒂、葱白、大枣、甘遂、大戟、牵牛、粳米、甘草、藿香、白芷、前胡、黄芪、人参、檀香。

引经药：槟榔、枳壳、黄芩、黄连、知母、茵陈、艾、酸枣仁。

本经风升之药：防风、升麻、葛根、白芷、葱白。

本經熱浮之藥　生薑　砂仁　厚朴
丁香　白檀　神曲　良薑　巴豆
韭白
本經濕化之藥　香附　廣术　蒼术
烏藥　白术　貝母　粳米　半夏
陳皮　三稜　南星　旋覆花
本經燥降之藥　枳實　連翹　枳殼
竹葉　黑豆　竹茹　犀角

本經寒沉之藥　知母　大黃　瓜蒂
石膏　朴硝　防已
足太陰脾經人形穴道氣血主病本經治
藥
是經外應於唇與胃合爲表裏爲水穀
之海此臟氣飽則饑不老澤唇乃反肉
先死甲日篤乙日死脾經屬土其脉緩
而弱得弦而緊謂之相勝得洪大爲相

本经热浮之药：生姜、砂仁、厚朴、丁香、白檀、神曲、良姜、巴豆、薤白。

本经湿化之药：香附、广术、苍术、乌药、白术、贝母、粳米、半夏、陈皮、三棱、南星、旋覆花。

本经燥降之药：枳实、连翘、枳壳、竹叶、黑豆、竹茹、犀角。

本经寒沉之药：知母、大黄、瓜蒂、石膏、朴硝、防己。

足太阴脾经：人形穴道，气血主病，本经治药。

是经外应于唇，与胃合为表里，为水谷之海。此脏气饱则饥不老，泽唇乃反肉先死，甲日笃乙日死。脾经属土，其脉缓而弱，得弦而紧，谓之相胜，得洪大为相生。本脏其声歌，其色黄，其臭香，其味甘，其液涎，其补甘，其泻苦，其积痞气。重二斤三两，扁广三寸，有散膏半斤，主裹血①，温五脏，仓廪之官，五味出焉。足太阴之脉，起于大指之端，循指内侧白肉际，过核②骨后，上内踝前廉，上腨内，循䯒骨后交，交出厥阴之前，上循膝股内前廉，入腹，属脾，络胃，上膈，挟咽，连舌本散舌下；其别者，复从胃，别上膈，注心中。是动则病，所生病者也。

隐白穴足大指端内侧，去爪甲角如韭叶。治女人月事过时不止，刺之立愈。二分，三呼，三壮。

大都穴在足大指本节内侧白肉际。三分，七呼，三壮。

太白穴足大指内侧核骨下陷中。三分，七呼，三壮。

公孙穴足大指本节后一寸陷中。四分，二十呼，三壮。

商丘穴内踝下微前陷中，前有中封，后有照海，其穴居中，内踝下有横纹，如

①主裹血：原作“二十一里血”，据《难经·四十二难》改。

②核：原作“覆”，据《灵枢·经脉》改。

偃口形其间。三分，七呼，三壮。

三阴交穴足内踝上三寸，骨下陷中，入三分，横刺二寸半，可灸二七壮。治妇人经血不调，赤白带下，先泻后补；男子遗精，白浊宜补；小肠疝气偏坠，外肾肿疼痛，小便秘结不通，先补后泻；浑身浮肿，宜针宜泻，孕妇不可针。

漏谷穴内踝上六寸，骨下陷中。三分，七呼，三壮。

地机穴一名脾舍，在膝下五寸，入三分，五壮。

阴陵泉穴在膝下内侧，辅骨下陷中，伸足取。与阳[1]陵泉相对是穴，横刺透阳陵泉，治小便不通泻，膝盖红肿痛，宜泻。入五分，留七呼，三壮。

血海穴膝膑上内廉白肉际，二寸陷中，膝内辅骨上三寸，横入五分或三寸，灸二七壮。治肾脏风，两腿生疮湿痒不可当，先补后泻；女人阴肿内痛，宜泻，即百虫巢穴也。

冲门穴一名慈宫，去大横五寸，在府舍下，横骨端的中动脉是。七分，五壮。

府舍穴在腹结下三寸，关元旁，各五寸。七壮，七分。

腹结穴一名肠窟，大横下三分。入七分，五壮。

箕门穴在血海上，越筋间阴股内廉。三分，六呼，三壮。

大横穴在腹哀下三寸，直脐旁五分。七分，五壮。

①阳：原作“阴”，据《针灸大成》卷六改。

腹哀穴雖曰日月下寸半腋下六寸三分平向裏寸半若是定穴須於食竇下按尋脇縫中是穴入三分不灸灸可一壯止

食竇穴在天谿下一寸六分舉臂取之四分五壯

天谿穴在胷鄉下一寸六分陷中仰取四分五壯

胷鄉穴在周榮下一寸六分陷中仰取以乳中穴上半寸為標四分五壯

周榮穴在中府一寸六分陷中仰取四分五壯

大包穴在淵液下三寸布胷脇中出九肋間季肋端三分三壯

氣主病　腹脹　善噫　四肢煩　體重不能勝長

血主病　黃疸　木舌　重舌

有餘外証　舌木强　瘛瘲

有餘內証　胃脘痛　食前嘔　心不急痛　夢謌樂　口臭

不足外証　體不能動搖　不能卧　强立股　膝內腫痛　風痿四肢不能用

不足內証　食不下　煩心　溏泄　夢

腹哀穴虽曰：日月下寸半，腋下六寸三分，平向里寸半。若是定穴须于食窦下，按寻胁缝中是穴。入三分，不灸，灸可一壮止。

食窦穴在天溪下一寸六分，举臂取之。四分，五壮。

天溪穴在胸乡下一寸六分陷中，仰取。四分，五壮。

胸乡穴在周荣下一寸六分陷中，仰取。以乳中穴上半寸为标，四分，五壮。

周荣穴在中府一寸六分陷中，仰取。四分，五壮。

大包穴在渊腋下三寸，布胸胁中，出九肋间，委肋端。三分，三壮。

气主病：腹胀，善噫，四肢烦，体重不能胜长。

血主病：黄疸，木舌，重舌。

有余外证：舌木强，瘛疭。

有余内证：胃脘痛，食前呕，心不急痛，梦歌乐，口臭。

不足外证：体不能动摇，不能卧，强立股，膝内肿痛，风痿四肢不能用。

不足内证：食不下，烦心，溏泄，梦

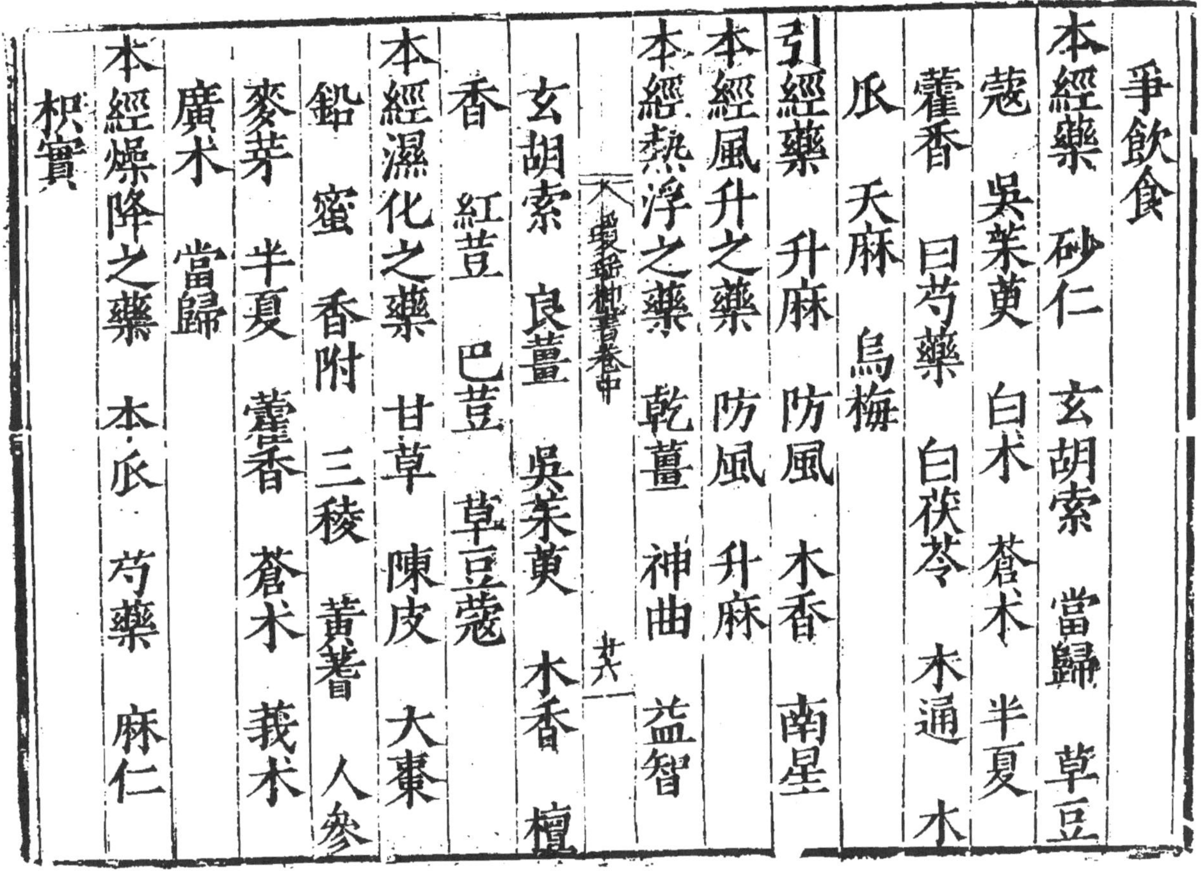

爭飲食

本經藥　砂仁　玄胡索　當歸　草豆蔻　吳茱萸　白朮　蒼朮　半夏　藿香　白芍藥　白茯苓　木通　木瓜　天麻　烏梅

引經藥　升麻　防風　木香　南星

本經風升之藥　防風　升麻

本經熱浮之藥　乾薑　神曲　益智

瓊瑤神書卷中　卅六

玄胡索　良薑　吳茱萸　木香　檀香　紅荳　巴荳　草豆蔻

本經濕化之藥　甘草　陳皮　大棗　鉛　蜜　香附　三稜　黃耆　人參　麥芽　半夏　藿香　蒼朮　莪朮　廣朮　當歸

本經燥降之藥　木瓜　芍藥　麻仁　枳實

争饮食。

本经药：砂仁、玄胡索、当归、草豆蔻、吴茱萸、白术、苍术、半夏、藿香、白芍药、白茯苓、木通、木瓜、天麻、乌梅。

引经药：升麻、防风、木香、南星。

本经风升之药：防风、升麻。

本经热浮之药：干姜、神曲、益智、玄胡索、良姜、吴茱萸、木香、檀香、红豆、巴豆、草豆蔻。

本经湿化之药：甘草、陈皮、大枣、铅、蜜、香附、三棱、黄芪、人参、麦芽、半夏、藿香、苍术、莪术、广术、当归。

本经燥降之药：木瓜、芍药、麻仁、枳实。

本經寒沉之藥　防已　石膏　代赭石
手少陰心經人形穴道氣血主病本經治藥
是經外應於舌與小腸爲表裏爲受盛之府此臟氣絶則血脉不流舌强短壬日篤癸日死心屬火其脉洪大而數得沉而遲謂之相勝得弦而長爲相生本臟其聲言其色赤其臭焦其味若其液汗其補鹹其瀉甘其積聚伏梁其斤重十二兩七孔三毛盛精汁三合君主之官神明出焉手少陰之脉起於心中出屬屬心系下膈絡小腸其支者從心系上挾咽系目其直者復從心系却上肺出腋下下循臑內後廉行太陰心主之後下肘內廉循臂內後廉抵掌後兑骨之端掌內廉循小指之內出其端是動

本经寒沉之药：防己、石膏、代赭石。

手少阴心经：人形穴道，气血主病，本经治药。

是经外应于舌，与小肠为表里，为受盛之府。此脏气绝则血脉不流，舌强短。壬日笃，癸日死。心属火，其脉洪大而数，得沉而迟，谓之相胜，得弦而长为相生。本脏其声言，其色赤，其臭焦，其味苦，其液汗，其补咸，其泻甘，其积聚伏梁。其斤重十二两，七孔三毛，盛精汁三合。君主之官，神明出焉。手少阴之脉起于心中，出属[①]心系，下膈，络小肠；其支者，从心系上挟咽，系目；其直者，复从心系，却上肺，出腋下，下循臑内后廉，行太阴心主之后，下肘内廉，循臂内后廉，抵掌后兑骨之端，掌内后[②]廉，循小指之内，出其端。是动

①属：此下原衍“属”字，据《素问·刺要论》删。
②后：原脱，据《灵枢·经脉》补。

則病所生病者也

極泉穴在臂内腋下筋間動脉入胷二分五壯

青靈穴在肘節上三寸舉臂取之三分七壯

少海穴一名曲節在肘内大骨外去肘端五分肘内横文頭屈肘向頭取五分五呼五吸禁灸可三壯止

靈道穴在掌後寸半三分三壯

通里穴在腕後一寸手側起骨上入三分禁灸治虛煩面赤先補後瀉手背痠疼三分三壯

陰郄穴在掌後脉中去腕五分入三分三壯

神門穴一名兑冲一名中都在掌後兑骨之端陷者中轉手骨開得穴刺一分七壯治惺惺呆癡瀉癲狂不識尊卑宜瀉七呼

少府穴在手小指本節後陷中與勞宫並相直二分三壯

少衝穴在手小指内廉端去爪甲韭葉大刺一分沿皮向後二分治心虛驚怕宜補心火炎上眼赤心血少先瀉後補入一寸留一呼灸五壯一名經始穴

氣主病 心痛 脇痛 煩心 短氣不得卧

则病所生病者也。

极泉穴在臂内腋下筋间，动脉入胸。二分，五壮。

青灵穴在肘节上三寸，举臂取之。三分，七壮。

少海穴一名曲节，在肘内大骨外，去肘端五分，肘内横纹头，屈肘向头取。五分，五呼，五吸，禁灸；可三壮止。

灵道穴在掌后寸半。三分，三壮。

通里穴在腕后一寸手侧起骨上；入三分，禁灸。治虚烦面赤，先补后泻，手背酸疼；三分，三壮。

阴郄穴在掌后脉中，去腕五分。入三分，三壮。

神门穴一名兑冲，一名中都。在掌后兑骨之端陷者中，转手骨开得穴。刺一分，七壮。治惺惺呆痴，泻；癫狂不识尊卑，宜泻，七呼。

少府穴在手小指本节后陷中，与劳宫并相直。二分，三壮。

少冲穴在手小指内廉端，去爪甲韭叶大，刺一分，沿皮向后二分。治心虚惊怕，宜补，心火炎上，眼赤心血少，先泻后补，入一寸，留一呼，灸五壮。一名经始穴。

气主病：心痛，胁痛，烦心，短气不得卧。

血主病　目黄　掌中熱　血液　唾血

有餘外証　咽乾　兩目皆赤　渴而飲水　液癰舌生瘡　諸瘡痒　狂笑不體

有餘内証　喉閉　心中跳動　瘈瘲　夢驚悸　如見鬼狀　大腸中痛

不足外証　目淚出　善噦　瘖耳鳴　癲疾　兩臑臂後廉痛厥

不足内証　心懸若餓　心腸如人將捕　小腸鳴　膈中痛　夢煙火明

本經藥　牛蒡子　當歸　生地黄　熟地黄　青皮　黄連　鬱金　天花粉　竹葉　赤石脂　辰砂

引經藥　獨活

本經風升之藥　獨活　細辛　麻黄　牛蒡子

血主病：目黄，掌中热，血液，唾血。

有余外证：咽干，两目皆赤，渴而饮水，液痈舌生疮，诸疮痒，狂笑不体。

有余内证：喉闭，心中跳动，瘛疭，梦惊悸，如见鬼状，大肠中痛。

不足外证：目泪出，善哕，瘖耳鸣，癫疾，两臑臂后廉痛厥。

不足内证：心悬若饿，心肠如人将捕，小肠鸣，膈中痛，梦烟火明。

本经药：牛蒡子、当归、生地黄、熟地黄、青皮、黄连、郁金、天花粉、竹叶、赤石脂、辰砂。

引经药：独活。

本经风升之药：独活、细辛、麻黄、牛蒡子。

本經熱浮之藥　玄胡索　肉桂　紅花
木香
本經濕化之藥　黄耆　白朮　當歸
甘草　粳米　茯苓
本經燥降之藥　蒲黄　竹葉　紫菀
大腹皮　辰砂　鬱金　犀角
本經寒沉之藥　生地黄　知母　山梔
子　黄芩　黄連　川練子　防已

香豆豉
手太陽小腸經人形穴道氣血主病本經
治藥
是經小腸與心合爲表裏小腸重二斤
十二兩長三丈二寸廣二寸半徑八分
分中之少半左回疊積一十六曲盛水
穀二斗四升水六斤三合之大半受盛
之官化爲出焉手太陽之脉起於小指

本经热浮之药：玄胡索、肉桂、红花、木香。

本经湿化之药：黄芪、白术、当归、甘草、粳米、茯苓。

本经燥降之药：蒲黄、竹叶、紫苑、大腹皮、辰砂、郁金、犀角。

本经寒沉之药：生地黄、知母、山栀子、黄芩、黄连、川楝子、防己、香豆豉。

手太阳小肠经：人形穴道，气血主病，本经治药。

是经小肠与心合为表里，小肠重二斤十二两，长三丈二寸，广二寸半，径八分分中之少半，左回，叠积一十六曲，盛水谷二斗四升、水六斤三合之大半。受盛之官，化为出焉。手太阳之脉，起于小指之端循于外側上腕出踝中直上循臂骨下廉出肘内側兩骨之間循臑外後廉出肩解繞肩髀交肩上入曲盆循頸至目銳眥却入耳中其支者頰上出抵鼻至目内眥是動則病所生病者也

少澤穴名小吉手小指外側端去爪甲角如韭葉大入一分沿皮向後三分治婦人無乳先瀉後補補多立通神効灸一壯

前谷穴在手小指外本節前陷中一分三壯三呼

後谿穴手小指外側本節後陷中横文尖鍼入半寸可灸二壯治癎病宜瀉顛狂不知尊卑宜瀉髀寒灸二七壯立効又去前直入一分三壯

腕骨穴手外側腕前起骨下正當岐骨罅陷中入三分可灸二七壯治渾身發熱先補後瀉肩背冷痛先瀉後補

陽治穴在手外側腕中兊肉之下陷中二分三呼三壯

養老穴手踝骨外側髓尖岐骨縫内陷中去腕後一寸三分三壯

支正穴在腕後五寸別走少陰養老四寸三分七呼三壯

小海穴肘内大骨外去肘端五分陷中屈手向頭取二分七呼三壯

之端，循于外侧上腕，出踝中，直上循臂骨下廉，出肘内侧两骨之间，循臑外后廉，出肩解，绕肩胛[1]，交肩上，入曲盆，循颈，至目锐眦，却入耳中；其支者，颊上出抵鼻，至目内眦。是动则病，所生病者也。

少泽穴名小吉，手小指外侧端，去爪甲角如韭叶大，入一分，沿皮向后三分。治妇人无乳，先泻后补，补多立通，神效。灸一壮。

前谷穴在手小指外本节前陷中。一分，三壮，三呼。

后溪穴手小指外侧本节后陷中，横纹尖；针入半寸，可灸二壮。治痫病，宜泻；癫狂不知尊卑，宜泻；髀寒，灸二七壮，立效。又去前，直入一分，三壮。

腕骨穴手外侧腕前起骨下，正当歧骨[2]罅陷中；入三分，可灸二七壮。治浑身发热，先补后泻，肩背冷痛，先泻后补。

阳谷[3]穴在手外侧腕中兑肉之下陷中。二分，三呼，三壮。

养老穴手踝骨外侧髋尖，歧骨缝内陷中，去腕后一寸。三分，三壮。

支正穴在腕后五寸，别走少阴，养老四寸。三分，七呼，三壮。

小海穴肘内大骨外，去肘端五分陷中，屈手向头取。二分，七呼，三壮。

---

①胛：原作"髀"，据《灵枢·经脉》改。下同。

②歧骨：原作"岐"，据《神应经》改。

③谷：原作"治"，据《素问·气穴论》改。

肩貞穴在肩曲胛下兩骨解間肩顒後陷中五分七壯

臑腧穴在肩髎後大骨下胛上廉陷中舉臂取八分三壯

天宗穴在秉風後大骨下陷中五分六呼三壯

秉風穴在天窌外肩上小髃後舉臂有空五分五壯

曲垣穴在肩中央曲甲陷中按之應手痛九分十壯

肩外腧穴肩甲上廉去脊骨一推旁三寸陷中與大杼並肩相去一寸六分三壯

十六　瓊瑤發明神書卷中　廿一

肩中腧穴肩甲內廉去脊骨大推旁二寸陷中五分七壯止

天窓穴一名窓籠頸大筋前曲頰下扶突後動脈應手陷中三分三壯

天容穴

顴髎穴一名兌骨面頰骨下廉兌骨端當缺內陷中二分三壯

聽宮穴在耳中珠子大如赤豆三分三壯

氣主病　耳聾　小腹痛

血主病　頰腫　頷腫

有餘外証　肩臑肘臂外廉痛　目内眥痛口糜　腰脊控四辛而痛時窘

肩贞穴在肩曲胛下两骨解间，肩髃后陷中。五分，七壮。

臑俞穴在肩髎后大骨下，胛上廉陷中，举臂取。八分，三壮。

天宗穴在秉风后大骨下陷中。五分，六呼，三壮。

秉风穴在天窌，外肩上小髃后，举臂有空。五分，五壮。

曲垣穴在肩中央曲甲陷中，按之应手痛。九分，十壮。

肩外俞穴肩甲上廉，去脊骨大椎旁三寸陷中，与大杼并肩相去一寸。六分，三壮。

肩中俞穴肩甲内廉，去脊骨大椎旁二寸陷中。五分，七壮止。

天窗穴一名窗笼，颈大筋前曲颊下，扶突后，动脉应手陷中。三分，三壮。

天容穴

颧髎穴一名兑骨，面颊骨下廉，兑骨端当缺内陷中。二分，三壮。

听宫穴在耳中，珠子大如赤豆。三分，三壮。

气主病：耳聋，小腹痛。

血主病：颊肿，颔肿。

有余外证：肩臑肘臂外廉痛，目内眦痛，口糜，腰脊控四辛而痛，时窘。

有餘內証　小腹痛　咽痛　膈脹不便
不足外証　肩似板　臑似折　耳中蟬
鳴
不足內証　欬而失氣
本經藥　白朮　赤茯苓　車前　木通
引經藥　滑石　瞿麥　山梔子
本經風升之藥　藁本　羌活　防風
本經熱浮之藥　砂仁　茴香

本經濕化之藥　白朮
本經燥降之藥　茯苓　木通　通草
赤石脂　防已　生地黃
足太陽膀胱經人形穴道氣血主病本經
治藥
是經與腎合爲表裏膀胱重九兩二銖
盛溺九升九合縱廣九寸主不出納州
都之官津液藏焉氣化乃出足太陽之

有余内证：小腹痛，咽痛，膈胀不便。

不足外证：肩似板，臑似拆，耳中蝉鸣。

不足内证：咳而失气。

本经药：白术、赤茯苓、车前、木通。

引经药：滑石、瞿麦、山栀子。

本经风升之药：藁本、羌活、防风。

本经热浮之药：砂仁、茴香。

本经湿化之药：白术。

本经燥降之药：茯苓、木通、通草、赤石脂、防己、生地黄。

足太阳膀胱经：人形穴道，气血主病，本经治药。

是经与肾合为表里，膀胱重九两二铢，盛溺九升九合，纵广九寸。主不出纳，州都之官，津液藏焉，气化乃出。足太阳之脉起於目内眥上額交顛上其支別者從顛至耳上角其直行者從顛入絡腦還出別下項循肩髆内挾脊抵腰中入循膂絡腎屬膀胱其支別者以腰中下會於後陰下貫臂入胭中其支別者以髆内左右別下貫伸挾脊内過髀樞循髀外後廉下合膕中以下貫腨内出外踝之後循京骨至小指外側端是動則

瓊瑤神書卷中　廿四

病所生病者也腰中下貫

睛明穴一名淚孔在目内眥治拏肉攀睛紅腫痛宜瀉睛昏失明先補後瀉同前穴禁灸可三壯留六呼

攢竹穴在兩眉尖少陷中入一分沿皮向外魚腰一寸治目失明睛昏先補後瀉目赤痛瀉宜三稜針出血不灸

曲差穴鼻衝上入髮際神庭旁寸半三分三壯

五處穴在上星旁寸半入三寸七呼三壯

承光穴在五處後寸半直前項禁灸刺三分

脉，起于目内眦，上额交，巅上；其支别者，从巅至耳上角；其直行者，从巅入络脑，还出别下项，循肩髆内，挟脊抵腰中，入循膂，络肾，属膀胱；其支别者，以腰中，下会于后阴，下贯臀①，入腘中；其支别者，以髆内左右，别下，贯胛②，挟脊内，过髀枢，循髀外后廉，下合腘中，以下贯腨内，出外踝之后，循京骨，至小指外侧端。是动则病，所生病者也，腰中，下贯。

睛明穴一名泪孔，在目内眦。治胬肉攀睛，红肿痛，宜泻；睛昏失明，先补后泻，同前穴。禁灸，可三壮，留六呼。

攒竹穴在两眉尖少陷中，入一分，沿皮向外鱼腰一寸。治目失明，睛昏，先补后泻；目赤痛，泻宜；三棱针出血，不灸。

曲差穴鼻冲上，入发际，神庭旁寸半。三分，三壮。

五处穴在上星旁寸半，入三寸。七呼，三壮。

承光穴在五处后寸半，直前项。禁灸，刺三分。

①臀：原作“臂”，据《灵枢·经脉》改。
②胛：原作“伸”，据《灵枢·经脉》改。

通天穴在承光後寸半橫直百會三分七呼三壯

絡却穴一名强陽一名腦盖一名及行在通天一寸半三分五呼三壯

五枕穴在絡却後一寸半起肉枕骨上入髮際三寸三呼入三分三壯

天柱穴柱脛大筋外廉後髮際陷中灸七壯不及針之氣發

大杼穴項後第一推下兩旁相去各寸半陷中治骨病五分七壯

風門穴一名熱府在二推下各寸半頻刺瀉諸陽熱氣背下疽針入一分沿皮向外寸半治腠理不密時或傷風而咳嗽噴涕不巳鼻流清水可灸百壯

肺腧穴在三推下兩旁各寸半刺中肺三日死針一分沿皮向外寸半可灸三五十壯至百壯治一切咳嗽并哮喘氣急等証熱咳瀉冷咳補

厥陰腧穴一名關腧在四推下兩旁各半寸三分七呼三壯

心腧穴在五推下兩旁各寸半刺一分沿皮向外寸半可七壯治一切心虛驚怕宜補夢遺盜汗宜補若中風灸五十壯非此証此穴不可多灸刺中日死

督腧穴一名高盖在六推下兩旁各寸半禁針七壯

鬲腧穴在八推下兩傍各寸半治血病三分七呼三壯

肝腧穴在背九推下兩旁各寸半刺中肝五日死入一分沿皮向外寸半可灸三七壯治目失明肝血少宜補

通天穴在承光后寸半，横直百会。三分，七呼，三壮。

络却穴一名强阳，一名脑盖，一名及行。在通天一寸半。三分，五呼，三壮。

玉[1]枕穴在络却后一寸半，起肉枕骨上，入发际三寸。三呼，入三分，三壮。

天柱穴柱颈大筋外廉后发际陷中。灸七壮，不及针之气发。

大杼穴项后第一椎下两旁，相去各寸半陷中。治骨病，五分，七壮。

风门穴一名热府，在二椎下各寸半。频刺，泻诸阳热气，背下疽。针入一分，沿皮向外寸半，治腠理不密时或伤风而咳嗽喷涕不已，鼻流清水，可灸百壮。

肺俞穴在三椎下两旁各寸半，刺中肺三日死。针一分，沿皮向外寸半，可灸五十壮至百壮。治一切咳嗽并哮喘气急等证。热咳泻，冷咳补。

厥阴俞穴一名关腧，在四椎下两旁各半寸。三分，七呼，三壮。

心俞穴在五椎下两旁各寸半。刺一分，沿皮向外寸半，可七壮。治一切心虚惊怕，宜补；梦遗盗汗，宜补。若中风，灸五十壮，非此证，此穴不可多灸，刺中日死。

督俞穴一名高盖，在六椎下两旁各寸半。禁针，七壮。

膈俞穴在八椎下两旁各寸半。治血病，三分，七呼，三壮。

肝俞穴在背九椎下两旁各寸半，刺中肝，五日死。入一分，沿皮向外寸半，可灸三七壮。治目失明，肝血少，宜补。

①玉：原作“五”，据《素问·刺热篇》改。

膽腧穴在十椎下兩旁各寸半正坐取之刺中膽日半死五分三壯

脾腧穴在十一推下兩旁刺一分沿皮向外寸半可灸五十壯治飜胃吐食先瀉後補補多治食不化腹腸黃疸等証刺中日半死

胃腧穴在十二推下兩旁各寸半入五分七呼三壯各依年壯

三焦腧穴在背十三推下兩旁各寸半入五分三壯七呼

腎腧穴在十四推下兩旁各寸半與臍平刺入一分沿皮向外一寸可灸百壯心虛腰痛補遺精白濁先瀉後補婦人帶下赤白者先瀉後補月經不調補之

氣海腧穴在十五推下兩旁各一寸半入三分六呼三壯

大腸腧穴在十六推下兩旁各一寸半入三分六呼三壯

關元腧穴在十七推下兩旁各一寸半入三分六呼三壯

小腸腧穴在十八推下兩旁各一寸半入三分六呼三壯

膀胱腧穴在十九推下兩旁各一寸半與中膂六分數同三分六呼三壯

中膂內腧穴在二十推下兩旁主腰膂痛上按之應處灸五壯入三分十呼五吸

白環腧穴在二十一推下兩旁各一寸半伏而取之刺一寸先少瀉多補

胆俞穴在十椎下两旁各寸半，正坐取之。刺中胆，日半死。五分，三壮。

脾俞穴在十一椎下两旁，刺一分，沿皮向外寸半，可灸五十壮。治翻胃吐食，先泻后补，补多治食不化，腹肠黄疸等证。刺中，日半死。

胃俞穴在十二椎下两旁各寸半。入五分，七呼，三壮，各依年壮。

三焦俞穴在背十三椎下两旁各寸半。入五分，三壮，七呼。

肾俞穴在十四椎下两旁各寸半，与脐平，刺入一分，沿皮向外一寸，可灸百壮。心虚腰痛，补；遗精白浊，先泻后补；妇人带下赤白者，先泻后补；月经不调，补之。

气海俞穴在十五椎下两旁各一寸半。入三分，六呼，三壮。

大肠俞穴在十六椎下两旁各一寸半。入三分，六呼，三壮。

关元俞穴在十七椎下两旁各一寸半。入三分，六呼，三壮。

小肠俞穴在十八椎下两旁各一寸半。入三分，六呼，三壮。

膀胱俞穴在十九椎下两旁各一寸半。与中膂六分数同。三分，六呼，三壮。

中膂内俞穴在二十椎下两旁，主腰膂痛，上按之应处。灸五壮，入三分，十呼，五吸。

白环俞穴在二十一椎下两旁各一寸半，伏而取之。刺一寸，先少泻多补。

禁灸可三壯治遺精赤白濁等証腎虛腰痛先瀉後補婦人帶下赤白補月經不調宜補

上髎穴第一空挾脊陷中腰踝下直上至白環腧一寸三分七呼三壯

次髎穴第二空挾脊陷中七分七呼三壯甲乙三寸

中髎穴第三空挾脊陷中六分十呼三壯甲乙經二寸

下髎穴第四空挾脊陷中六分十呼三壯甲乙二寸

會陽穴一名利機在尾骨節爲標兩旁各二寸入二分五壯

附分穴第二推下附項內廉兩旁各三寸正坐取之三分五壯

天 瓊瑤神書卷[illegible] 廿七

魄戶穴第三推下兩旁相去各三寸正坐取之三分五壯體熱勞嗽在四推下微多第五推上微少三七分之說兩旁各開三寸是穴

膏肓穴令人正坐曲脊伸兩手以臂着膝前令正坐直手大指與膝頭齊以物支肘勿令臂得搖動也治一切痰飲虛勞等証可百壯無所不治更有取穴法人長大臂案

神堂穴第五推下兩旁各三寸正坐取之三分五壯

譩譆穴在肩膊內廉挾兩旁正坐取之以手案者譩譆下動一分留七呼三壯

禁灸，可三壮。治遗精，赤白浊等证，肾虚腰痛，先泻后补；妇人带下赤白，补；月经不调，宜补。

上髎穴第一空腰髁下[①]挟脊陷中，直上至白环俞一寸。三分，七呼，三壮。

次髎穴第二空挟脊陷中。七分，七呼，三壮。《甲乙》：三寸。

中髎穴第三空挟脊陷中。六分，十呼，三壮。《甲乙经》：二寸。

下髎穴第四空挟脊陷中。六分，十呼，三壮。《甲乙》：二寸。

会阳穴一名利机，在尾骨节为标，两旁各二寸。入二分，五壮。

附分穴第二椎下附项内廉两旁各三寸，正坐取之。三分，五壮。

魄户穴第三椎下两旁相去各三寸，正坐取之。三分，五壮。体热劳嗽，在四椎下，微多，第五椎上，微少，三七分之说，两旁各开三寸，是穴。

膏肓穴令人正坐，曲脊伸两手，以臂着膝前，令正坐直，手大指与膝头齐，以物支肘，勿令臂得摇动也。治一切痰饮，虚劳等证，可百壮，无所不治。更有取穴法，人长大臂案。

神堂穴第五椎下，两旁各三寸，正坐取之。三分，五壮。

譩譆穴在肩膊内廉挟两旁，正坐取之。以手按者，譩譆下动。一分，留七呼，三壮。

---

①腰髁下：此三字原置于“陷中”后，据《千金翼方》卷二十六乙正。又，“髁”原作“踝”，同据改。

膈關穴在第七椎下兩旁各三寸陷中正坐取之五分三壯

䰟門穴在九椎下兩旁各三寸陷中正坐取之五分三壯

陽綱穴在十椎下兩旁各三寸陷中正坐取之五分三壯

意舍穴在十椎下兩旁各三寸陷中正坐取之五分三壯

胃倉穴在十二椎下兩旁各三寸陷中五分三壯

肓門穴在十三椎下兩旁各三寸乂肋間五分三壯

志室穴在十四椎下兩旁各三寸陷中正坐取之五分三壯

胞肓穴在十九椎下兩旁相去各三寸伏而取之五分三壯

秩邊穴在二十椎兩旁相去各三寸陷中伏而取之五分五壯

扶承穴一名肉郄一名陰關一名皮部在尻臀下股陰一橫文中二寸七呼三壯

殷門穴在浮郄下與委陽並肩五分七呼三壯

浮郄穴在委陽上一寸展膝得之五分三壯

委陽穴在扶承下六寸屈身取之太陽後膕中外廉兩筋間七分五呼三壯

委中穴在膕中央爲文中動脈屈啾膝後屈處腕裏膕文針入二寸半但紫脈上皆可鋒針出血禁灸治腰脇疼痛脚足生瘡治脚無力半身不遂

膈关穴在第七椎下两旁各三寸陷中，正坐取之。五分，三壮。

魂门穴在九椎下两旁各三寸陷中，正坐取之。五分，三壮。

阳纲穴在十椎下两旁各三寸陷中，正坐取之。五分，三壮。

意舍穴在十椎下两旁各三寸陷中，正坐取之。五分，三壮。

胃仓穴在十二椎下两旁各三寸陷中，五分，三壮。

肓门穴在十三椎下两旁各三寸叉肋间，五分，三壮。

志室穴在十四椎下两旁各三寸陷中，正坐取之。五分，三壮。

胞肓穴在十九椎下两旁相去各三寸，伏而取之。五分，三壮。

秩边穴在二十椎两旁，相去各三寸陷中，伏而取之。五分，五壮。

扶承穴一名肉郄，一名阴关，一名皮部。在尻臀下股阴一横纹中，二寸。七呼，三壮。

殷门穴在浮郄下，与委阳并肩。五分，七呼，三壮。

浮郄穴在委阳上一寸，展膝得之。五分，三壮。

委阳穴在扶承下六寸，屈身取之。太阳后，腘中外廉两筋间。七分，五呼，三壮。

委中穴在腘中央约[1]纹中动脉，屈脓[2]膝后，屈处腕里腘纹。针入二寸半，但紫脉上，皆可锋针，出血禁灸。治腰胁疼痛，脚足生疮，治脚无力，半身不遂。

①约：原作“为”，据《素问·刺疟篇》改。

②脓：原作“啾”，据《太平圣惠方》卷九十九《针经》改。

合陽穴在膝約中央下三寸貫穿腨内六分五壯

承筋穴一名腨腸一名直腸在腨腸中央陷中禁針灸三壯

承山穴一名魚腹一名肉柱一名傷山在兊腨腸下分肉間陷中七分三壯取法在腿後分肉間用線一條自委中横文至足赤白肉際拆中是穴平針二寸半灸二七壯治臟委便紅脫肛九痔兩腿轉筋

飛陽穴一名厥陽外踝上七寸與承山平向前一寸入三分五壯

附陽穴外踝上除踝三寸陽蹻郄太陽前少陽後前筋間宛中分七呼三壯

金門穴一名關梁在太陽郄一空足外踝下丘墟甲脉前三分七呼三壯

崑崙穴足外踝跟骨上後陷中細脉應手是横刺五分透呂細穴灸五壯治腰尻痛并脇肋疼宜瀉餘証審虛實補瀉治腿脚酸疼重先瀉後補

僕參穴一名安耶跟骨陷中拱足取之三分六呼三壯

申脉穴足外踝下陷中容爪甲白肉際踝骨下一横文如新月形横入半寸灸二壯治脚心踭骨痛脚氣紅腫瀉脚弱無力麻木瀉後補即蹻穴

京骨穴足外側大骨下赤白肉際陷中按而取之三分七呼三壯

束骨穴足小指外側本節後陷中赤白肉際三分三壯

通骨穴足小指外側本節前陷中二分五呼三壯

合阳穴在膝约中央下三寸，贯穿腨内。六分，五壮。

承筋穴一名腨肠，一名直肠。在腨肠中央陷中。禁针，灸三壮。

承山穴一名鱼腹，一名肉柱，一名伤山。在兑腨肠下分肉间陷中；七分，三壮。取法在腿后分肉间，用线一条，自委中横纹至足赤白肉际折中，是穴；平针二寸半，灸二七壮。治脏瘘便红，脱肛久痔，两腿转筋。

飞扬穴一名厥阳，外踝上七寸，与承山平，向前一寸。入三分，五壮。

跗阳穴外踝上，除踝三寸，阳跷郄，太阳前，少阳后，前筋间宛中。分[①]，七呼，三壮。

金门穴一名关梁，在太阳郄一空，足外踝下，丘墟后[②]，申脉前。三分，七呼，三壮。

昆仑穴足外踝跟骨上后陷中，细脉应手，是横刺五分透吕细穴，灸五壮。治腰尻痛并胁肋疼，宜泻，余证审虚实补泻。治腿脚酸疼重，先泻后补。

仆参穴一名安邪，跟骨陷中，拱足取之。三分，六呼，三壮。

申脉穴足外踝下陷中，容爪甲白肉际，踝骨下一横纹，如新月形横。入半寸，灸二壮。治脚心踭骨痛，脚气红肿，泻；脚弱无力麻木，泻后补，即跷穴。

京骨穴足外侧大骨下，赤白肉际陷中，按而取之。三分，七呼，三壮。

束骨穴足小指外侧本节后陷中，赤白肉际。三分，三壮。

通谷穴足小指外侧本节前陷中。二分，五呼，三壮。

①分：此前应有脱文。《类经图翼》卷七作“刺五分”。

②后：原脱，据《神应经》补。

至陰穴足小指外側去爪甲角如韭葉大二分五呼三壯

氣主病 疝氣 腰中痛 男不能便溲 女子轉胞不溲

血主病 兩外踝痛腫 癰疽 痔

有餘外証 頭痛 目似晚 癲疾

有餘內証 膕似黎 臑如拆 溲如血

小便難

不足外証 淚出 偏腫

不足內証 溲便不得 遺溺

本經藥 藁本 羌活 防風 薄荷 小茴香 蔓荊子 澤瀉 猪苓 瞿麥 車前子 通草 葵子 琥珀 茵蔯 扁蓄 防巳 楝子 葶藶 滑石 硝石

引經藥 天麻 木通 黃柏 木瓜 牛膝 栢仁

至阴穴足小指外侧，去爪甲角如韭叶大。二分，五呼，三壮。

气主病：疝气，腰中痛，男不能便溲，女子转胞不溲。

血主病：两外踝痛肿，痈疽，痔。

有余外证：头痛，目似脱[①]，癫疾。

有余内证：腘似黎，臑如拆[②]，溲如血。

不足外证：泪出，偏肿。

不足内证：溲便不得，遗溺。

本经药：藁本、羌活、防风、薄荷、小茴香、蔓荆子、泽泻、猪苓、瞿麦、车前子、通草、葵子、琥珀、茵陈、萹蓄、防己、楝子、葶苈、滑石、硝石。

引经药：天麻、木通、黄柏、木瓜、牛膝、柏仁。

①脱：原作“晚”，据《灵枢·经脉》改。

②腘似黎，臑如拆：《灵枢·经脉》“膀胱足太阳之脉”是动病作“腘如结，腨如裂”。此处有误。

本經風升之藥　羌活　麻黃　藁本
天麻　蔓荊子　威靈仙　防風　荊
芥
本經熱浮之藥　桂枝　小茴香
本經濕化之藥　烏藥　白术
本經燥降之藥　澤瀉　茯苓　琥珀
滑石　瞿麥　車前　猪苓
本經寒沉之藥　茵蔯　黃栢　酒浸大
黃　防巳

足少陰腎經人形穴道氣血主病本經治
藥
是經外應於齒與膀胱合爲表裏爲津
液之府此臟氣絕則骨肉髮不華骨先
死戊日篤巳日死腎屬水其脉沉而滑
得緩而弱謂之相勝浮而嗇爲相生本
臟其聲呻其色黑其臭腐其味酸其液

本经风升之药：羌活、麻黄、藁本、天麻、蔓荆子、威灵仙、防风、荆芥。

本经热浮之药：桂枝、小茴香。

本经湿化之药：乌药、白术。

本经燥降之药：泽泻、茯苓、琥珀、滑石、瞿麦、车前、猪苓。

本经寒沉之药：茵陈、黄柏、酒浸大黄、防己。

足少阴肾经：人形穴道，气血主病，本经治药。

是经外应于齿，与膀胱合为表里，为津液之府，此脏气绝则骨肉发不华，骨先死。戊日笃，己日死。肾属水，其脉沉而滑，得缓而弱，谓之相胜，浮而涩为相生。本脏其声呻，其色黑，其臭腐，其味酸，其液唾其補辛其瀉鹹其積賁豚其斤重一斤一兩作强之官伎巧出焉足少陰之脉起於小指之下針趣足心出然骨之下循内踝之後别入跟中以上腨内出膕内廉上股内後廉貫脊屬腎絡膀胱其直者從腎上貫肝膈入肺中循喉嚨俠舌本其支者從肺出絡心注心中是動則病所生病者也

瓊瑤神書卷中

湧泉穴一名地冲在脚底心陷中屈掌第三縫中是穴有一取法用線於中指頭於後根量折斷當中是穴治脚氣紅腫入三分留三呼三壯宜瀉若治傳尸勞瘵此穴無不可療也

然骨穴一名龍淵在足内踝前大骨下陷中有三絡俱可刺中央正絡也三分少出血血多令人立飢欲食留三呼三壯

大谿穴内踝後跟骨上陷中横刺崑崙穴專治牙疼紅腫宜瀉陰股内濕痒生瘡便毒先補後瀉三分七呼五壯

大鍾穴足踝後冲中在大溪後五寸是三分七呼五壯

唾，其补辛，其泻咸，其积贲豚。其斤重一斤一两，作强之官，伎巧出焉。足少阴之脉，起于小指之下，斜趋[①]足心，出然谷之下，循内踝之后，别入跟中，以上腨内，出腘内廉，上股内后廉，贯脊，属肾，络膀胱；其直者，从肾上贯肝膈，入肺中，循喉咙挟舌本；其支者，从肺出络心，注胸[②]中。是动则病，所生病者也。

涌泉穴一名地冲，在脚底心陷中，屈掌第三缝中是穴。有一取法，用线于中指头，于后跟量，折断，当中是穴。治脚气红肿，入三分，留三呼，三壮，宜泻。若治传尸劳瘵，此穴无不可疗也。

然谷穴一名龙渊，在足内踝前大骨下陷中，有三络俱可，刺中央正络也。三分，少出血，血多令人立饥欲食。留三呼，三壮。

太溪穴内踝后跟骨上陷中，横刺昆仑穴。专治牙疼红肿，宜泻；阴股内湿痒生疮，便毒，先补后泻。三分，七呼，五壮。

大钟穴足踝后踵[③]中，在太溪后五寸是。三分，七呼，五壮。

①斜趋：原作"针趣"，形近之误。据《针灸大成》卷六改。《灵枢·经脉》作"邪走"。
②胸：原作"心"，据《灵枢·经脉》改。
③踵：原作"冲"，据《针灸大成》卷六改。

水泉穴在大谿下一寸內踝下卷云水泉穴入四分五壯

照海穴足內踝下赤白肉際橫刺半四分二七壯留六呼治偏墜木腎腫痛瀉之大便閉結不通瀉之立通但腹中氣痛瀉中

復溜穴一名昌陽一名伏白在足內踝上二寸與大谿相直刺入一分沿皮順下一寸半治傷寒無汗補合谷瀉此穴汗立出傷寒汗多瀉合谷補此穴汗立止大回六脉補益汗不止補六呼三壯

交信穴內踝上二寸少陰前太陰後穴正在中筋骨間膕下四分五呼三壯

築賓穴內踝上腨分中而向平滿骨前一寸入三分五壯素問云刺腰痛

天[illegible]經[illegible]書卷中 [illegible]

陰骨穴膝內輔骨後大筋下小筋上按之應手屈膝取之四分三壯

橫骨穴一名下極在大赫下一寸肓腧下五分入一寸五壯

大赫穴

氣穴一名胞門一名子戶在四滿下一寸關元旁一寸入一寸五壯

四滿穴一名髓府在中注下一寸氣海旁一寸入一寸五壯

中注穴在肓腧下一寸入一寸五壯

肓腧穴在商曲下一寸去臍旁五分入一寸五壯

商曲穴一名高曲在石關下一寸入一分五壯

水泉穴在太溪下一寸，内踝下。入四分[1]，五壮。

照海穴足内踝下赤白肉际，横刺半。四分，二七壮，留六呼。治偏坠，木肾肿痛，泻之；大便闭结不通，泻之立通。但腹中气痛，泻中。

复溜穴一名昌阳，一名伏白。在足内踝上二寸，与太溪相直，刺入一分，沿皮顺下一寸半。治伤寒无汗，补合谷泻此穴，汗立出；伤寒汗多，泻合谷补此穴，汗立止，大回六脉补益，汗不止，补。六呼，三壮。

交信穴内踝上二寸，少阴前，太阴后，穴正在中筋骨间，腘下四分。五呼，三壮。

筑宾穴内踝上腨分中，而向平漏骨前一寸。入三分，五壮。《素问》云：刺腰痛。

阴谷穴膝内辅骨后，大筋下，小筋上，按之应手，屈膝取之。四分，三壮。

横骨穴一名下极，在大赫下一寸，肓腧下五分。入一寸，五壮。

大赫穴

气穴一名胞门，一名子户。在四满下一寸，关元旁一寸。入一寸，五壮。

四满穴一名髓府，在中注下一寸，气海旁一寸。入一寸，五壮。

中注穴在肓腧下一寸。入一寸，五壮。

肓腧穴在商曲下一寸，去脐旁五分。入一寸，五壮。

商曲穴一名高曲，在石关下一寸。入一分，五壮。

---

①入四分：此前原有衍文“卷云水泉穴”，据下文删。

石關穴在陰都下一寸入一寸三壯
陰都穴一名食宮在通谷下一寸入五分三壯
通谷穴在幽門下一寸入五分三壯
幽門穴在巨闕旁相去各一寸陷中五分五壯
步郎穴在神封下一寸五分陷中仰取之自此至腧府六穴皆折量寸其穴在中庭乳根間均平相直入三分五壯
神封穴在靈虛下一寸六分陷中仰取三分五壯
靈虛穴在神藏下一寸六分陷中仰取三分五壯

瓊瑤神書卷中

神藏穴在或中下一寸六分陷中仰取三分五壯
或中穴在腧府下一寸六分陷中仰取三分五壯
腧府穴在巨骨下直璇璣旁各開寸半人身寸大者二寸入一分沿皮向外寸半二七壯治咳嗽氣急哮喘熱咳瀉冷咳補
氣主病　喝喝而喘坐而欲起　木腎腹滿引背脊腰背痛
血主病　咳唾則有血　血疝
有餘外証　口熱　舌乾　脊股內後廉

石关穴在阴都下一寸。入一寸，三壮。

阴都穴一名食宫，在通谷下一寸。入五分，三壮。

通谷穴在幽门下一寸。入五分，三壮。

幽门穴在巨阙旁相去各一寸陷中。五分，五壮。

步廊穴在神封下一寸五分陷中，仰取之。自此至腧府六穴，皆折量寸。其穴在中庭、乳根间，均平相直。入三分，五壮。

神封穴在灵虚下一寸六分陷中，仰取。三分，五壮。

灵虚穴在神藏下一寸六分陷中，仰取。三分，五壮。

神藏穴在彧中下一寸六分陷中，仰取。三分，五壮。

彧中[1]穴在腧府下一寸六分陷中，仰取。三分，五壮。

腧府穴在巨骨下直，璇玑旁，各开寸半，人身寸大者二寸。入一分，沿皮向外寸半，二七壮。治咳嗽，气急，哮喘，热咳，泻；冷咳，补。

气主病：喝喝而喘，坐而欲起，木肾腹满引背脊腰背痛。

血主病：咳唾则有血，血疝。

有余外证：口热，舌干，脊股内后廉

①彧中：原作“或中”，据《素问·气穴论》改。余同。

痛　欬則腰背痛引而痛甚則欬涎
有餘内証　脹澼
不足外証　痿厥嗜卧　腎移熱爲柔痓
不足内証　目荒荒無所見　心惕惕如
人相捕之
本經藥　藿香　細辛　羌活　砂仁
呉茱萸　丁香　玄參　甘草　白术
沉香　檀香　澤瀉　猪苓　茯苓

五味　枸杞　牡丹皮　地骨皮
黄栢　知母　烏藥　秦艽　薤白
桃仁　肉桂　兎絲　牛膝　文蛤
故紙　牡蠣　阿膠　猪膚
引經藥　獨活　小茴香　黄芪　川練
子
本經風升之藥　獨活　桔梗　牛蒡子
本經熱浮之藥　呉茱萸　益智　朴硝

痛，咳则腰背相[①]引而痛，甚则咳涎。

有余内证：肠澼。

不足外证：痿厥嗜卧，肾移热为柔痓。

不足内证：目𥉂𥉂无所见，心惕惕如人相捕之。

本经药：藿香、细辛、羌活、砂仁、吴茱萸、丁香、玄参、甘草、白术、沉香、檀香、泽泻、猪苓、茯苓、五味、枸杞、牡丹皮、地骨皮、黄柏、知母、乌药、秦艽、薤白、桃仁、肉桂、菟丝、牛膝、文蛤、故纸、牡蛎、阿胶、猪肤。

引经药：独活、小茴香、黄芪、川楝子。

本经风升之药：独活、桔梗、牛蒡子。

本经热浮之药：吴茱萸、益智、朴硝、

①相：原作“痛”，据《素问·咳论》改。

砂仁 丁香 檀香 肉桂 附子
本經濕化之藥 人參 黄芪 白术
麥芽 烏藥 地骨皮 牡丹皮 五
味 澤瀉 猪苓 栢仁 麥門冬
蘆芭 山茱萸
本經寒沉之藥 人參 熟地黄 玄參
黄栢 牡蠣 敗醬 地榆 防已
手厥陰心包絡經人形穴道氣血主病本

經治藥
是經包絡者膻中之膜氣之海也布氣
諸經以行血脉臣使之官喜樂出焉手
厥陰之脉起於胷中出於屬心包下膈
歷絡三焦其支者循其出脇下腋三寸
上抵腋下下循臑内行太陰少陰之間
入肘中臂行兩筋之間入掌中循中指
出其端其支别者從掌中循小指次指

砂仁、丁香、檀香、肉桂、附子。

本经湿化之药：人参、黄芪、白术、麦芽、乌药、地骨皮、牡丹皮、五味、泽泻、猪苓、柏仁、麦门冬、芦巴、山茱萸。

本经寒沉之药：人参、熟地黄、玄参、黄柏、牡蛎、败酱、地榆、防己。

手厥阴心包络经：人形穴道，气血主病，本经治药。

是经包络者，膻中之膜气之海也。布气诸经，以行血脉臣使之官，喜乐出焉。手厥阴之脉，起于胸中，出于属心包，下膈，历络三焦；其支者，循其出胁，下腋三寸，上抵腋下，下循臑内，行太阴、少阴之间，入肘中，臂行两筋之间，入掌中，循中指出其端；其支别者，从掌中循小指次指

出其端是動則病所生病者也

天池穴一名天會在腋下乳後一寸着脇直腋肋間入三分五壯止

天泉穴一名天温曲腋下二寸自曲澤循肉分而大筋去臂二寸動脉應手舉臂取之三分七呼三壯

曲澤穴肘内廉下陷中屈肘取在太筋内側横文中三分七呼三壯一切疼痛先補後瀉心胷疼宜瀉即陰准穴也

都門穴掌後去腕五寸入三分三壯

間使穴在掌後横文上三寸兩筋間直透支溝穴治一切脾寒看証虛實補瀉且如寒多先瀉後補熱多先補後瀉

内關穴在掌後横文中兩筋間陷中刺一分灸七壯治心分過

大陵穴掌後横文中兩筋間陷中刺一分灸七壯治心分過二度令人虛治心痛宜瀉手掌生瘡宜灸無名指點到處是穴可五壯多則生息肉刺入二分

勞宮穴一名五里掌中在掌中央横文動脉中屈不能開先補後瀉瀉多三呼灸一壯治中風不省人事先補後瀉

中冲穴手中指端去爪甲如韮葉大陷中刺一分留

氣主病　胷肋支滿　心痛

出其端。是动则病，所生病者也。

天池穴一名天会，在腋下，乳后一寸，着胁直腋肋间。入三分，五壮止。

天泉穴一名天温，曲腋下二寸，自曲泽循肉分而大筋去臂二寸，动脉应手，举臂取之。三分，七呼，三壮。

曲泽穴肘内廉下陷中，屈肘取。在大筋内侧横纹中。三分，七呼，三壮。一切疼痛，先补后泻；心胸疼，宜泻。即阴淮穴也。

郄[①]门穴掌后去腕五寸。入三分，三壮。

间使穴在掌后横纹上三寸，两筋间，直透支沟穴。治一切脾寒，看证虚实补泻。且如寒多，先泻后补；热多，先补后泻。

内关穴在掌后横纹中，两筋间陷中。刺一分，灸七壮，治心分过。

大陵穴掌后横纹中，两筋间陷中。刺一分，灸七壮。治心分过，二度令人虚。治心痛，宜泻；手掌生疮，宜灸。无名指点到处，是穴。可五壮，多则生息肉，刺入二分。

劳宫穴一名五里，掌中。在掌中央横纹动脉中，屈不能开，先补后泻，泻多三呼，灸一壮。治中风不省人事，先补后泻。

中冲穴手中指端，去爪甲如韭叶大，陷中。刺一分，留[②]。

气主病：胸肋肢满，心痛。

---

①郄：原作“都”，据《针灸甲乙经》卷三改。

②留：此后应有脱文。《类经图翼》卷七作“留三呼，灸一壮”。

血主病　面赤　目黄
有餘外証　喜笑不休　手心熱　腋痛
有餘内証　煩心
不足外証　臂肋攣急
不足内証　心中憺憺而動
本經藥　薄苛　熟地黄　桃仁　牡丹皮　連翹　辰砂
引經藥　牛膝

本經風升之藥　薄苛　川芎　柴胡
本經熱浮之藥　麻黄
本經濕化之藥　白朮　桃仁
本經燥降之藥　牡丹皮　茶
本經寒沉之藥　熟地黄　醬　青
手少陽三焦經人形穴道氣血主病本經治藥
是經主上中下故曰三焦上焦膈巳上

血主病：面赤，目黄。

有余外证：喜笑不休，手心热，腋痛。

有余内证：烦心。

不足外证：臂肋挛急。

不足内证：心中憺憺而动。

本经药：薄荷、熟地黄、桃仁、牡丹皮、连翘、辰砂。

引经药：牛膝。

本经风升之药：薄荷、川芎、柴胡。

本经热浮之药：麻黄。

本经湿化之药：白术、桃仁。

本经燥降之药：牡丹皮、茶。

本经寒沉之药：熟地黄、酱、青。

手少阳三焦经：人形穴道，气血主病，本经治药。

是经主上中下，故曰三焦。上焦，膈以上，

心肺間病中焦主臍已上脾胃間病下焦已下腎與膀胱病決瀆之官水道出焉手少陽之脉起於小指次指之端上出次指之間循手表腕出臂外兩骨之間上貫肘循臑外上肩交出足少陽之後入缺盆交膻中散絡心包下膈偏屬三焦其支別者以膻中上出缺盆上項挾耳後直上出耳上角以屈下頰至䪼

大瓊瑤神書卷四　四十九

其支者從耳後入耳中却出至目銳眥是動則病所生病者也

關衝穴手小指次指之端去爪甲角如韭葉上出次指之間一分呼三壯沿皮向後三分沿三焦邪熱口渴唇焦氣口宜瀉出血

液門穴手小指次指本節後陷中入一分沿皮向後透陽池治五指無力宜補手背紅腫痛宜瀉彈針出血爲妙三呼三壯

中渚穴手小指次指本節後陷中循手表腕上二分三呼三壯沿皮向後一寸半治髀脊心痛先補後瀉手背紅腫宜瀉出血

心肺间病；中焦，主脐以上，脾胃间病；下焦，以下肾与膀胱病。决渎之官，水道出焉。手少阳之脉，起于小指次指之端，上出次指之间，循手表腕，出臂外两骨之间，上贯肘，循臑外，上肩，交出足少阳之后，入缺盆，交膻中，散络心包，下膈，偏属三焦；其支别者，以膻中上出缺盆，上项，挟耳后直上，出耳上角，以屈下颊至䪼；其支者，从耳后入耳中，却出至目锐眦。是动则病，所生病者也。

关冲穴手小指次指之端，去爪甲角如韭叶，上出次指之间；一分，呼[①]，三壮。沿皮向后三分，沿三焦。邪热，口渴，唇焦气口，宜泻，出血。

液门穴手小指次指本节后陷中，入一分，沿皮向后，透阳池。治五指无力，宜补；手背红肿痛，宜泻，弹针出血，为妙。三呼，三壮。

中渚穴手小指次指本节后陷中，循手表腕上；二分，三呼，三壮。沿皮向后一寸半。沿髀脊心痛，先补后泻；手背红肿，宜泻，出血。

①呼：此前应有脱文。《素问·气穴论》作“留三呼”。

正營穴在目窗後一寸入二分五壯

承靈穴正營後寸半三分三壯

天衝穴在耳上畧向前直上三分與百會相直三分七壯

浮白穴耳後入髮際一寸入三分七壯

竅陰穴完骨上枕骨下摇動有空三分七壯

完骨穴耳後入髮四分刺二分七呼七壯

腦空穴一名顳顬在承靈後寸半俠五枕骨下陷中三分三壯

風池穴耳後顳顬後髮際大筋外廉陷中橫刺二寸半治偏正頭風先補後瀉治脚軟無力宜補可灸二七百壯云入四分七呼吸艾炷宜小口七壯

肩井穴一名膊井在肩上陷中缺盆上大骨前寸半以三指按取之當中指下陷中是穴与缺盆骨尖相對入二寸半甲乙經分五壯治病髀痛宜瀉腰肋痛亦宜瀉此穴五臟真氣所聚之地不宜補恐令暈刺

淵液穴在腋下三寸宛宛中舉臂取之禁灸灸之令人不幸生腫蝕馬刀傷肉潰者死寒熱生馬瘍可治入三分

輒筋穴在腋下三寸復前行一寸着脇陷中六分三壯

日月穴膽募也一名神光在期門下一寸半素問云在第三肋端横直心蔽

正营穴在目窗后一寸。入二寸，五壮。

承灵穴正营后寸半。三分，三壮。

天冲穴在耳上略向前，直上三分，与百会相直。三分，七壮。

浮白穴耳后入发际一寸。入三分，七壮。

窍阴穴完骨上，枕骨下，摇动有空。三分，七壮。

完骨穴耳后入发四分。刺二分，七呼，七壮。

脑空穴一名颞颥，在承灵后寸半，挟五枕骨下陷中。三分，三壮。

风池穴耳后颞颥①后，发际大筋外廉陷中，横刺二寸半。治偏正头风，先补后泻；治脚软无力，宜补。可灸二七、百壮。云：入四分，七呼吸。艾炷宜小口，七壮。

肩井穴一名膊井，在肩上陷中，缺盆上，大骨前寸半，以三指按取之，当中指下陷中，是穴。与缺盆骨尖相对，入二寸半。《甲乙经》：分五壮。治病髀痛，宜泻；腰肋痛，亦宜泻。此穴五脏真气所聚之地，不宜补，恐令晕刺。

渊腋穴在腋下三寸宛宛中，举臂取之。禁灸，灸之令人不幸，生肿蚀马刀伤，肉溃者死。寒热生马疡，可治，入三分。

辄筋穴在腋下三寸，复前行一寸，着肋陷中。六分，三壮。

日月穴胆募也，一名神光。在期门下一寸半。《素问》云：在第三肋端，横直心蔽。

①颞：原作“颅”，据《针灸甲乙经》卷三第六改。

天牖穴在颈大筋外缺盆上，天窗后，天柱前，完骨下，发际上，挟耳后。入五分，七呼，三吸。不灸，可三壮七止。

翳风穴耳后尖角陷中，按之引耳中痛，取耳法后陷中，开口得之，穴入五分。治耳红肿痛，宜泻；耳内虚鸣，宜补多泻少。

瘈脉穴一名资脉，耳本后鸡足青络脉，刺出血如豆汁，不宜多出血。三壮。

颅囟穴耳后青脉中直上，出耳上角。入一分，向多出血，多杀人。灸七壮。

角孙穴耳郭中间，开口有空。治目生翳肤①，牙肿，不能嚼物。五分，三壮。

和髎穴耳前兑发下横动脉应手是。三分，三壮。

丝竹空穴一名巨窌，在眉后陷中，入发际。治头风痛，入一分，沿皮向耳后一寸半，泻；眼赤肿痛，入一分，沿皮向前寸半，泻，宜出血。头痛可灸，眼痛不可灸。

耳风穴耳前起肉，当耳中缺者。三分，留三呼，三壮。

气主病：膻中气满，咳而气逆。

血主病：手表腕疮。

有余外证：肘挛，耳前痛。

有余内证：咳而腹满不欲食饮，喉闭。

不足外证：四肢不收。咳而面浮，气

①翳肤：原作“肤发”，据《针灸大成》卷七改。

滿皮膚中輕輕而不堅
不足内証　小腹尤堅　不得小便
本經藥　黒附子　沉香　麥門冬　地
骨皮　肉蓯蓉　石膏
引經藥　竹茹　黄連　茯苓　猪苓
本經風升之藥　細辛　川芎　柴胡
本經熱浮之藥　附子
本經濕化之藥　黄芪

本經燥降之藥　地骨皮　連翹
本經寒沉之藥　青皮　石膏　防巳
黄連
足少陽膽經人形穴道氣血主病本經治
藥
是經與肝合爲表裏膽重三兩三錢盛
精汁三合在肝之短葉間中正之官决
斷出焉足少陽之脉起於目銳眥上抵

满皮肤中轻轻而不坚。

不足内证：小腹尤坚，不得小便。

本经药：黑附子、沉香、麦门冬、地骨皮、肉苁蓉、石膏。

引经药：竹茹、黄连、茯苓、猪苓。

本经风升之药：细辛、川芎、柴胡。

本经热浮之药：附子。

本经湿化之药：黄芪。

本经燥降之药：地骨皮、连翘。

本经寒沉之药：青皮、石膏、防己、黄连。

足少阳胆经：人形穴道，气血主病，本经治药。

是经与肝合为表里。胆重三两三钱，盛精汁三合，在肝之短叶间。中正之官，决断出焉。足少阳之脉，起于目锐眦，上抵頭角下耳後循頸行手少陽脉脉前至肩上却出少陽之後入鈌盆其支別者聲中出走耳前至目鋭眥後其支別者眥下大迎合手少陽於頔下加頬車下頸合鈌盆下胷中膈絡肝屬膽循脇裏出氣衝繞毛際横入髀厭中其直者從鈌盆下腋中循胷骨季脇下合髀厭中以下循髀太陽出膝外廉下外輔骨之

前直下抵絶骨之端下出外踝之前循足跗上入小指次指之間其支別者從跗上入大指之間循大指岐骨肉出其端還貫入爪甲出三毛是動則病所生病者也

瞳髎穴一名前間在目眥外五分陷眉尖盡處一分沿皮向内一寸治目腫紅痛宜瀉冷淚出常宜補禁灸

聽會穴一名聽呵在耳微前陷中上關下一寸動脉宛中一云耳珠下陷中開

头角，下耳后，循颈，行手少阳脉[①]前，至肩上，却出少阳之后，入缺盆；其支别者，声中出，走耳前，至目锐眦后；其支别者，眦下大迎，合手少阳于頔下，加颊车，下颈，合缺盆，下胸中，贯[②]膈，络肝，属胆，循胁里，出气冲，绕毛际，横入髀厌中；其直者，从缺盆下腋，中循胸骨，季胁下，合髀厌中，以下循髀[③]阳，出膝外廉，下外辅骨之前，直下抵绝骨之端，下出外踝之前，循足跗上，入小指次指之间；其支别者，从跗上，入大指之间，循大指歧骨内[④]出其端，还贯入爪甲，出三毛。是动则病，所生病者也。

瞳子[⑤]髎穴一名前间，在目眦外五分，陷眉尖尽处一分，沿皮向内一寸。治目肿红痛，宜泻；冷泪出常，宜补。禁灸。

听会穴一名听呵，在耳微前陷中，上关下一寸，动脉宛中，云：耳珠下陷中，开

①脉：此后原衍“脉”字，据《针灸甲乙经》卷二第一上删。
②贯：原缺，据《灵枢·经脉》补。
③髀：此后原衍“太”字，据《针灸甲乙经》卷二第一上删。
④内：原作“肉”，据《针灸甲乙经》卷二第一上改。
⑤子：原缺，据《素问·气府论》补。

口得穴橫刺寸半可七壯治耳閉氣聾先瀉後補耳內紅腫生瘡宜瀉此穴須銜尺方下針

客主人穴一名上關耳前起骨上廉開口有孔動脉宛中入一分莫令深令人無聞七壯

懸釐穴在曲周顳顬下廉三分七呼三壯

懸顱穴在曲周上顳顬中三分三呼五壯

頷厭穴在曲周顳顬上廉若刺深令耳無聞入三分留七呼三壯

曲鬢穴耳上髮際曲隅陷中將耳掩向前正當耳尖上是鼓頷有空是穴灸七壯

率谷穴在耳上入髮際寸半陷中嚼而取之云耳尖上一寸是穴入三分七壯偏正頭宜瀉不宜補

本神穴在曲差旁寸半直耳上入髮際四分入二分七壯

陽白穴眉上一寸直瞳子入二分三壯

臨泣穴目直上入髮際五分陷中三分七呼三壯

臨泣穴足小指次指本節後陷中去挾谿寸半二分三壯

目窗穴臨泣穴後一寸三度刺目大明三分五壯

口得穴，横刺寸半，可七壮。治耳闭气聋，先泻后补；耳内红肿生疮，宜泻。此穴须衔尺方下针。

客主人穴一名上关，耳前起骨上廉，开口有孔，动脉宛中。入一分，莫令深，令人无闻。七壮。

悬厘穴在曲周颞颥下廉。三分，七呼，三壮。

悬颅穴在曲周上，颞颥中。三分，三呼，五壮。

颔厌穴在曲周颞颥上廉，若刺深，令耳无闻。入三分，留七呼，三壮。

曲鬓穴耳上发际曲隅陷中，将耳掩向前，正当耳尖上，是鼓颔有空，是穴。灸七壮。

率谷穴在耳上，入发际寸半陷中，嚼而取之。云：耳尖上一寸，是穴。入三分，七壮。偏正头，宜泻，不宜补。

本神穴在曲差旁寸半，直耳上入发际四分。入二分，七壮。

阳白穴眉上一寸，直瞳子。入二分，三壮。

临泣穴目直上，入发际五分陷中。三分，七呼，三壮。

临泣穴足小指次指本节后陷中，去侠溪寸半。二分，三壮。

目窗穴临泣穴后一寸，三度刺目大明。三分，五壮。

陽池穴一名別陽在手表腕上陷中二分六呼三壯

外關穴正少陽絡在腕後二寸陷中直刺透內關穴禁灸治脇肋痛瀉手背紅腫先補後瀉即陽准穴也留七呼止三壯

支溝穴在腕後三寸兩骨之間陷中直刺透間使大便秘結不通宜瀉大治腰脇腿肢脚股痛先瀉後補腰脚重則先補而後瀉之二分留七呼三壯

會宗穴腕後四寸入二分三壯

三陽絡穴臂上脈支溝上一寸外廉陷中禁針九壯

四瀆穴肘前五寸外廉陷中內並三陽絡外並下廉其穴中央六分七呼二壯

大成針灸卷中　五十三

天井穴肘外大骨尖一寸兩筋間陷中屈脉得之叉手按膝取之五分七呼三壯治小腸冷痛先瀉後補治一切瘰癧瘡腫核宜瀉

清冷淵穴淵在肘上一寸伸肘舉臂取之三分三壯

消濼穴肩下背外間腋針附分下行握拳舉臂取之六分三壯

臑會穴一名臑窌在肩前廉去肩頭三寸宛宛中五分三呼五壯

肩髎穴在肩端臑上斜舉臂取之七分三壯

天髎穴在肩上缺盆中上必比骨之際陷中直肩井後一寸八分三壯

阳池穴一名别阳，在手表腕上陷中。二分，六呼，三壮。

外关穴正少阳络，在腕后二寸陷中，直刺透内关穴，禁灸。治胁肋痛，泻；手背红肿，先补后泻，即阳淮穴也。留七呼止，三壮。

支沟穴在腕后三寸，两骨之间陷中，直刺透间使。大便秘结不通，宜泻；大治腰胁腿肢脚股痛，先泻后补；腰脚重则先补而后泻之。二分，留七呼，三壮。

会宗穴腕后四寸，入二分，三壮。

三阳络穴臂上脉①，支沟上一寸，外廉陷中。禁针，九壮。

四渎穴肘前五寸，外廉陷中，内并三阳络，外并下廉其穴中央。六分，七呼，二壮。

天井穴肘外大骨尖一寸，两筋间陷中，屈脉得之。叉手，按膝取之。五分，七呼，三壮。治小肠冷痛，先泻后补；治一切瘰疬疮肿核，宜泻。

清冷渊穴渊在肘上一寸，伸肘举臂取之。三分，三壮。

消泺穴肩下背外，间腋针附分下行，握拳举臂取之。六分，三壮。

臑会穴一名臑窌，在肩前廉，去肩头三寸宛宛中。五分，三分，五壮。

肩髎穴在肩端臑上，斜举臂取之。七分，三壮。

天髎穴在肩上，缺盆中上，必比骨之际陷中，直肩井后一寸。八分，三壮。

①臂上脉：《针灸甲乙经》卷三第二十八作“在臂上大交脉”。

骨旁名二寸，上直兩乳。七分，五壯。

京門穴一名氣腧，一名氣府，腎之募。在監骨腰中季肋俠脊。三分，七呼，三壯。

帶脉穴在季肋下一寸八分陷中。入六分，七壯。

五樞穴帶脉一三寸。一曰水道旁一寸半，環跳上五寸，入背部白環腧穴相近，直刺三分，五十壯。治腰腿痛不可忍，補瀉；臨時腰脚重，宜瀉。

維道穴一名外樞，在章門下五寸三分。入八分，五壯。

居髎穴在章門下八寸三分，監骨上陷中，在環跳上一寸，刺三寸半。甲乙經：八分，灸二七至五十壯。治腰腿痠疼，先瀉後補；腿股風痛，先補後瀉，瀉多，與環跳同用。

瓊瑤神書卷中　二十六

環跳穴在髀樞中，側卧，伸下足，屈上足，取之。即硯子骨腕中也。一寸，二十呼，五壯，治與居髎同。

風市穴膝上七寸，膝外兩筋間，立垂手着腿，中指點到處，是穴。入半寸，灸五十壯。治腰腿痠疼，起坐艱難，先瀉後補；腿股風疼，先補後瀉，治頭暈脚重。

中瀆穴髀骨外膝上五寸，分肉間陷中。五分，七呼，五壯。

陽關穴一名關陵，一名關陽。陽陵泉直上三寸，犢鼻外陷中。五分，不可灸。

陽陵泉穴膝下一寸，外廉陷中，膝下外，尖骨前筋病。六分，宜留針十呼，三

骨旁名二寸，上直两乳。七分，五壮。

京门穴一名气俞，一名气府，肾之募。在监骨，腰中季肋侠脊。三分，七呼，三壮。

带脉穴在季肋下一寸八分陷中。入六分，七壮。

五枢穴带脉一三寸。一曰水道旁一寸半，环跳上五寸，入背部白环俞穴相近，直刺三分，五十壮。治腰腿痛不可忍，补泻；临时腰脚重，宜泻。

维道穴一名外枢，在章门下五寸三分。入八分，五壮。

居髎穴在章门下八寸三分，监骨上陷中，在环跳上一寸，刺三寸半。《甲乙经》：八分，灸二七至五十壮。治腰腿酸疼，先泻后补；腿股风痛，先补后泻，泻多，与环跳同用。

环跳穴在髀枢中，侧卧，伸下足，屈上足，取之。即砚子骨宛中也。一寸，二十呼，五壮，治与居髎同。

风市穴膝上七寸，膝外两筋间，立垂手着腿，中指点到处，是穴。入半寸，灸五十壮。治腰腿酸疼，起坐艰难，先泻后补；腿股风疼，先补后泻，治头晕脚重。

中渎穴髀骨外膝上五寸，分肉间陷中。五分，七呼，五壮。

阳关穴一名关陵，一名关阳。阳陵泉直上三寸，犊鼻外陷中。五分，不可灸。

阳陵泉穴膝下一寸，外廉陷中，膝下外，尖骨前筋病。六分，宜留针十呼，三

壯

陽交穴一名別陽一名足窌外踝上七寸斜屬三陽分肉間六分七呼

外丘穴足外踝上七寸三分三壯

光明穴外踝上五寸治䯒疼不能久立六分七呼七壯

陽輔穴足外踝四寸輔骨前絕骨端向前三分去丘墟七寸五分七呼三壯

懸鍾穴一名絕骨外踝上三寸須要按尋當骨前動脉中是六分七呼三壯

丘墟穴外踝下如前陷中去臨泣三寸循足跗五分七呼三壯

五會穴足小指次指之本節後陷中去俠谿一寸入三分禁灸令人瘦三年死

俠谿穴足小指次指之岐骨間本節前陷中三分三壯

竅陰穴足小指次指之端去爪甲角如韭葉一分三呼三壯

氣主病 善太息 心肋不可轉側 口中苦

血主病 馬刀 挾癭 缺盆中痛 腋下腫

有餘外証 頭痛 頷腫 寒慄

壮。

阳交穴一名别阳，一名足窌。外踝上七寸，斜属三阳分肉间。六分，七呼。

外丘穴足外踝上七寸。三分，三壮。

光明穴外踝上五寸，治䯒疼，不能久立。六分，七呼，七壮。

阳辅穴足外踝四寸，辅骨前，绝骨端，向前三分，去丘墟七寸。五分，七呼，三壮。

悬钟穴一名绝骨，外踝上三寸，须要按寻，当骨前动脉中是。六分，七呼，三壮。

丘墟穴外踝下，如前陷中，去临泣三寸，循足跗。五分，七呼，三壮。

五会穴足小指次指之本节后陷中，去侠溪一寸。入三分，禁灸，令人瘦，三年死。

侠溪穴足小指次指之歧骨间，本节前陷中。三分，三壮。

窍阴穴足小指次指之端，去爪甲角如韭叶。一分，三呼，三壮。

气主病：善太息，心肋不可转侧，口中苦。

血主病：马刀，侠瘿，缺盆中痛，腋下肿。

有余外证：头痛，颔肿，寒慄。

有餘内証　咳而嘔吐膽汁　膽疸
不足外証　體無膏澤
不足内証　善驚恐
本經藥　柴胡
引經藥　青皮
本經風升之藥　柴胡　川芎
本經濕化之藥　半夏
本經燥降之藥　連翹　茯苓

瓊瑶神書卷十　五十八

本經寒沉之藥　青皮　龍膽草　瓜蔞根
足厥陰肝經人形穴道氣血主病本經治藥
是經外應於爪與膽合爲表裏爲津液之府血之海此臟氣絶則竅縮舌短筋先死庚日篤辛日死肝屬木其脉弦而長得浮而濇謂之相勝得沉遲而緩爲

有余内证：咳而呕吐胆汁，胆疸。

不足外证：体无膏泽。

不足内证：善惊恐。

本经药：柴胡。

引经药：青皮。

本经风升之药：柴胡、川芎。

本经湿化之药：半夏。

本经燥降之药：连翘、茯苓。

本经寒沉之药：青皮、龙胆草、栝楼根。

足厥阴肝经：人形穴道，气血主病，本经治药。

是经外应于爪，与胆合为表里，为津液之府，血之海。此脏气绝则筋[1]缩，舌短筋先死。庚日笃，辛日死。肝属木，其脉弦而长，得浮而涩，谓之相胜，得沉迟而缓为

①筋：原作“窍”，据《针灸甲乙经》卷二第一上改。

相生。本脏其声呼，其色青，其臭臊，其味酸，其液泣，其补辛，其泻酸，其精肥气。其肝重四斤四两，左三叶，右四叶，凡七叶，将军之官，谋虑出焉。足厥阴肝之脉，起于大指，聚毛之，上循足跗上廉，去内踝一寸，上踝八寸，交出太阴之后，上腘内廉，循股，入阴毛中，环阴器，抵少腹，挟胃，属肝，络胆①，上贯膈，布胁肋，循喉咙之后，上入颃颡②，连目系，上出额，与督脉会于巅；其支者，从目系下颊里，环唇内；其支者，复从肝，别贯膈，上注肺。是动则病，所生病者也。

大敦穴足大指端，去爪甲角韭叶大，及三毛③中。针一分，沿皮向后，三分，留十呼，五十壮。治膀胱疝气，偏坠木肾等疾，先补后泻。

行间穴在足大指间，动脉应手，云：虎口两歧骨间，直刺半寸。灸七壮，治脚趺红肿痛，泻，宜出血；脚弱无力，五指麻木，宜补；腹胀，先泻后补；膝盖红肿痛，泻；眼

①胆：底本漫漶，据《灵枢·经脉》补正。

②颃颡：喉咙。原“颃”漫漶，据《灵枢·经脉》补正。

③三毛：原作“毛三”，据《针灸甲乙经》卷三第三十一乙正。

赤痛
瀉

大衝穴在足大指行間上二寸兩筋間陷中直入半寸十呼三壯曰禁灸治脚無力脚趺麻木補脚背紅腫痛瀉行步難先瀉後補

中封穴在足內踝前一寸足腕上大筋陷中直刺半寸或四分或七呼七壯看証虛實補瀉同行間

蠡溝穴在內踝上五寸入三分留三呼三壯

中都穴

膝關穴在膝盖骨下犢鼻下二寸半向裏貼骨節

曲泉穴在膝內輔骨下大筋上小筋下陷中屈膝橫文頭內外兩筋間宛中取之六分留十呼三壯

陰包穴

五里穴氣冲下三寸陰股中動脉治腸中滿熱閉不得溺六分五壯

陰廉穴

羊矢穴氣冲旁一寸內股上按文中按皮肉間有核如羊矢是三分七壯

章門穴大橫外直臍兩旁各六寸季肋端側卧屈上足舉臂取灸五十壯治胸脇痛支滿腰背肋間痛法取積塊入六分

赤痛，泻。

太冲穴在足大指行间上二寸，两筋间陷中，直入半寸；十呼，三壮。曰禁灸，治脚无力，脚跗麻木，补；脚背红肿痛，泻；行步难，先泻后补。

中封穴在足内踝前一寸，足腕上大筋陷中。直刺半寸，或四分，或七呼七壮。看证，虚实补泻，同行间。

蠡沟穴在内踝上五寸。入三分，留三呼，三壮。

中都穴

膝关穴在膝盖骨下，犊鼻下二寸半，向里贴骨节。

曲泉穴在膝内辅骨下，大筋上，小筋下陷中，屈膝横纹头，内外两筋间宛中，取之。六分，留十呼，三壮。

阴包穴

五里穴气冲下三寸，阴股中动脉。治肠中满，热闭不得溺。六分，五壮。

阴廉穴

羊矢穴气冲旁一寸，内股上按纹，中按皮肉间有核，如羊矢是。三分，七壮。

章门穴大横外，直脐两旁各六寸，季肋端，侧卧屈上足，举臂取。灸五十壮。治胸胁痛，支满，腰背肋间痛法，取积块，入六分。

期門穴在乳根下一分即乳中直下寸半各向外第二肋端縫中肝募也入一分沿皮向外一寸半七壯治傷寒氣喘宜瀉胸腹脹滿瀉傷寒多汗補

氣主病　胸滿　肋滿痛引小便

血主病　腰痛　腦疽　吐血

有餘外証　咽乾　嘔逆　狐疝　出惡言　目疼出淚

有餘內証　婦人小腹痛腫　筋緩不能收持　丈夫潰疝　喉嚨痛　陰中痛　內癰　夢山林　欬則兩肋下滿不可轉側

不足外証　面塵脫色　遺溺

不足內証　癃閉　飧泄　陰縮　筋痹　氣攣　夢山林　肋脹　肋滿

本經藥　羌活　天麻　川芎　荆芥　川烏頭　吳茱萸　紅花　當歸　甘草　白朮　龍膽草　薏苡　桃仁

期门穴在乳根下一分，即乳中，直下寸半，各向外第二肋端，缝中，肝募也。入一分，沿皮向外一寸半，七壮。治伤寒气喘，宜泻；胸腹胀满，泻；伤寒多汗，补。

气主病：胸满，肋满痛引小便。

血主病：腰痛，脑疽，吐血。

有余外证：咽干，呕逆，狐疝，出恶言，目疼出泪。

有余内证：妇人小腹痛肿，筋缓不能收持，丈夫溃疝，喉咙痛，阴中痛，内痈，梦山林，咳则两肋下满不可转侧。

不足外证：面尘脱色，遗溺。

不足内证：癃闭，食泄，阴缩，筋痹，气挛，梦山林，肋胀，肋满。

本经药：羌活、天麻、川芎、荆芥、川乌头、吴茱萸、红花、当归、甘草、白术、龙胆草、薏苡、桃仁、

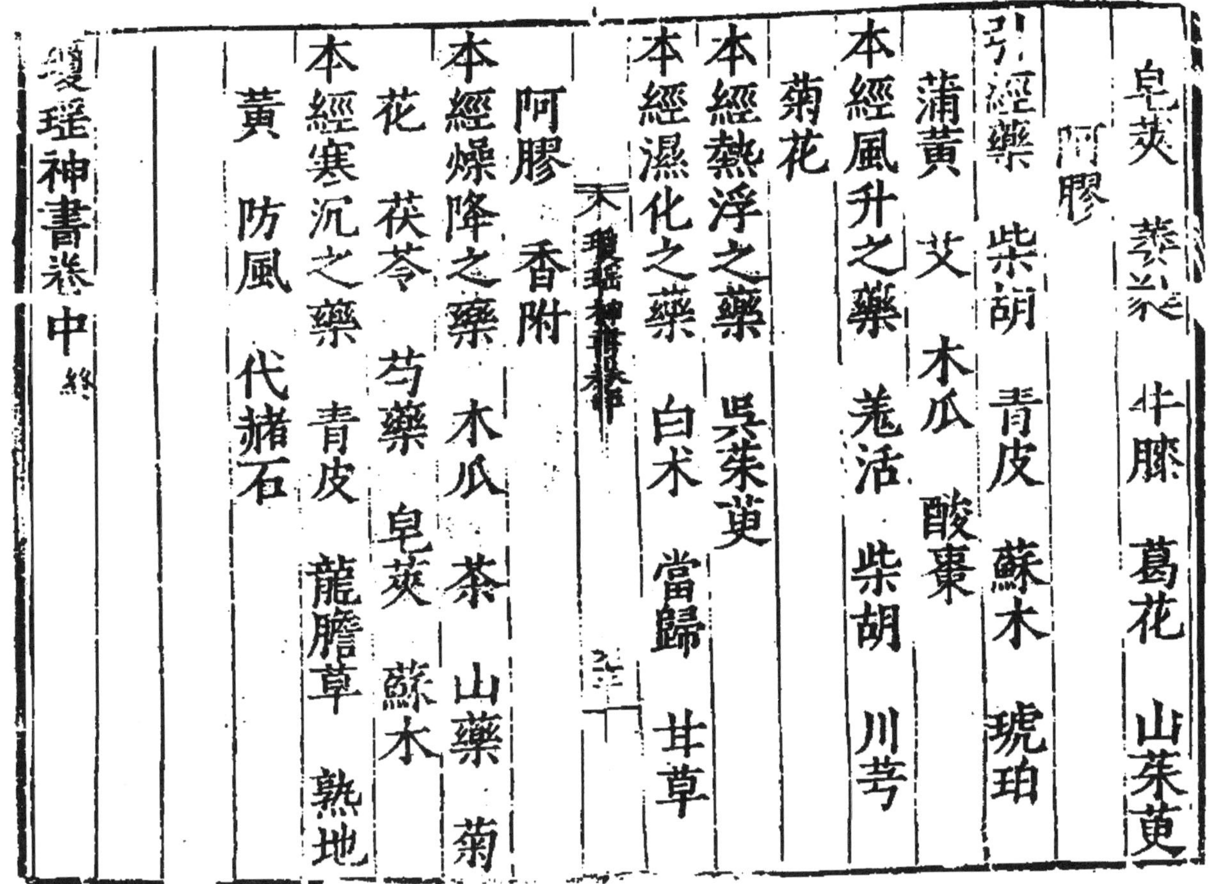

皂荚、萎蕤、牛膝、葛花、山茱萸、阿胶。

引经药：柴胡、青皮、苏木、琥珀、蒲黄、艾、木瓜、酸枣。

本经风升之药：羌活、柴胡、川芎、菊花。

本经热浮之药：吴茱萸。

本经湿化之药：白术、当归、甘草、阿胶、香附。

本经燥降之药：木瓜、茶、山药、菊花、茯苓、芍药、皂荚、苏木。

本经寒沉之药：青皮、龙胆草、熟地黄、防风、代赭石。

琼瑶神书卷中终

瓊瑶神書卷下

督脉人形穴道

督脉者起於下極之腧並於脊裏上至風府入腦上巔循額至鼻柱屬陽脉之海也中行

長強穴在尾閭脊骶骨尖治九痔漏九腫小便二分七呼三壯先補後瀉

腰腧穴一名髓空孔一名腰注在二十一椎節下間宛宛中兩手交額挺復舒身取穴二寸可三分七呼五壯正在背

瓊瑶神書卷下 二

陽關穴在十六椎下伏取可作何是穴在背五分三壯

命門穴在背十四椎下伏取骨尖上三分二七壯治腎虛腰痛補小便立効

懸樞穴在背十三椎節下間伏取之三分三壯

脊中穴在背十三椎節下間取之禁灸之令僂刺五分

筋縮穴在背九椎節下間伏取之五分三壯

至陽穴在背七椎節下骨尖上伏取之入三分七壯渾身發黃黃汗先瀉後補脊骨强痛屈身難宜瀉

靈臺穴在背六椎節下間伏取骨尖上五分七壯

琼瑶神书卷下

督脉人形穴道

督脉者，起于下极之腧，并于脊里，上至风府入脑，上巅，循额至鼻柱，属阳脉之海也，中行。

长强穴在尾闾，脊骶骨尖。治久痔漏，久肿小便。三分，七呼，三壮，先补后泻。

腰俞穴一名髓孔①，一名腰柱。在二十一椎节下间宛宛中，两手交额，挺腹舒身取穴，二寸，可三分，七呼，五壮，正在背。

阳关穴在十六椎下，伏取，可作何是穴，在背。五分，三壮。

命门穴在背十四椎下，伏取，骨尖上。三分，二七壮。治肾虚腰痛，补；小便，立效。

悬枢穴在背十三椎节下间，伏取之。三分，三壮。

脊中穴在背十三椎节下间，取之。禁灸之，令偻，刺五分。

筋缩穴在背九椎节下间，伏取之。五分，三壮。

至阳穴在背七椎节下，骨尖上，伏取之；入三分，七壮。浑身发黄，黄汗，先泻后补；脊骨强痛，屈身难，宜泻。

灵台穴在背六椎节下间，伏取，骨尖上。五分，七壮。

①孔：此前原衍“空”字，据《针灸资生经》卷一删。

神道穴在背五椎下尖，伏取。五分，五呼，七壮。并治小儿风痫，瘛疭，立效。

身柱穴在背三椎下骨上，伏取。入三分，七壮。治咳嗽，先补后泻。

接脊穴一名风门，在背二椎节下骨间，相去各开一寸半。入一分，沿皮向外寸半。治腠理不密，时伤风咳嗽喷涕不已，鼻出水，可百壮。

陶道穴在第一大椎下节骨下间陷中，伏取之。五分，留三呼，五壮。

大椎[①]穴在脊第一椎上陷中；五分，三呼，五壮，五吸。各依年壮，七七壮。

哑门穴一名作瘖，一名横舌，一名舌厌。在风府入发际，项后两筋间宛陷中，仰头取之。入三分，不可深，深令人哑。治证，同前，禁灸。

风府穴一名舌本，入项后发际一寸，两筋间陷中；入三分，三呼。治中风不语，头项强痛，头重如石，先补后泻。禁灸，头重石，泻之。

脑户穴一名匝风，一名会颅。在枕[②]骨上强间后寸半，按寻合缝中是。《素问》：禁针，针头中户，入脑立成五水。灸[③]。《骨空论》云：不可妄灸。

强间穴一名大羽，后项后寸半。入二分，灸五壮。

后顶穴一名交冲，百会后寸半，枕骨上。二分，五壮。

前顶穴在囟会后寸半陷中，前取，发际后百会。二分，五壮。

神庭穴直鼻上，入发际，五分。禁针，针令人癫疾。治头风痛，先补后泻，泻多；治

①椎：原作“颧”，据《素问·气穴论》改。

②枕：原作“腕”，据《素问·骨空论》改。

③灸：此下疑有脱文。《素问·骨空论》作“灸之不幸令人瘖”。

頭暈惡心吐痰後瀉須如此說計分曉可灸七壯

百會穴一名三陽五會一名天滿在頂後寸半項中旋毛中央可容豆有取法用線量前眉間後於項上髮際折斷當中是穴入一分灸二七壯治中風不省人事先補後瀉頭疼瀉

顖門穴在上星後一寸骨間中入歲已下禁針二分三呼七壯

上星穴一穴在神庭後入髮際一寸陷中容豆入三分三壯治鼻不聞香臭先補後瀉瀉多鼻流青涕爛臭先瀉後補補多治目赤痛並頭風等証瀉亦宜三稜針針出血最妙瀉陽熱氣有取法用大陵穴与鼻尖齊中指盡處是穴

素髎穴一名面土在鼻柱上端三分禁灸

水溝穴一名人中在鼻柱下中央水腫唯針此穴刺余穴水盡人死灸不及三壯百壯

兌端穴在唇上端二分三壯

齗交穴在唇內齒上齗縫筋中三分三壯

任脉人形穴道

任脉者起於中極之下以上毛際循復裏上關元至咽喉屬陰脉之海也中行

头晕恶心，吐痰，后泻。须如此说计分晓，可灸七壮。

百会穴一名三阳、五会，一名天满。在顶后寸半，项中旋毛中央，可容豆，有取法用线量前眉间，后于项上发际折断，当中是穴。入一分，灸二七壮。治中风不省人事，先补后泻；头疼，泻。

囟门穴在上星后一寸，骨间中入岁以下。禁针。二分，三呼，七壮。

上星穴一穴在神庭后，入发际一寸陷中，容豆。入三分，三壮。治鼻不闻香臭，先补后泻，泻多；鼻流清涕烂臭，先泻后补，补多；治目赤痛并头风等证，泻，亦宜三棱针针出血，最妙。泻阳热气，有取法用大陵穴与鼻尖齐，中指尽处是穴。

素髎穴一名面土，在鼻柱上端。三分，禁灸。

水沟穴一名人中，在鼻柱下，中央水肿，唯针此穴，刺余穴。水尽人死，灸不及三壮，百壮。

兑端穴在唇上端。二分，三壮。

龈交穴在唇内齿上龈缝筋中。三分，三壮。

任脉人形穴道

任脉者，起于中极之下，以上毛际，循腹里上关元，至咽喉，属阴脉之海也。中行

凡二十四穴

天突穴一名天瞿結喉下其骨如半環穴居環屈中仰取云宛宛中央灸二七壯不及針凡針一寸直橫下不得抵予恐傷五臟之氣則令人矢治哮喘咳嗽熱瀉冷先補後瀉又云五分三呼五壯七止

承漿穴一名懸漿頤下唇五分宛宛中三分七壯治頭項強痛不能回頭先補後瀉下片牙痛先補後瀉

陰交穴一名橫戶一名少關臍下一寸八分五壯

神關穴一名氣戶當臍中是穴禁針百壯

下脘穴建里下一寸八分三呼五吸五七壯

建里穴中脘下一寸入五分十呼五壯

巨闕穴心募也鳩尾下一寸六分七呼七壯

中庭穴膻中下一寸六分陷中三分五壯

玉堂穴一名玉英在紫宮下一寸六分陷中仰頭取之三分七壯

紫宮穴華蓋下一寸六分陷中仰頭取之三分七壯

會陰穴一名屏翳在兩陰間任脈別絡俠督脈衝脈之會男女尿竅皆曰前陰糞門皆曰後陰此穴居二陰之間二寸三呼三壯

凡二十四穴。

天突穴一名天瞿，结喉下。其骨如半环，穴居环屈中，仰取，云：宛宛中央。灸二七壮，不及针，凡针一寸，直横下，不得抵予，恐伤五脏之气，则令人矢。治哮喘咳嗽，热泻冷，先补后泻。又云：五分，三呼，五壮，七止。

承浆穴一名悬浆，颐下，唇五分宛宛中；三分，七壮。治头项强痛，不能回头，先补后泻，下偏牙痛，先补后泻。

阴交穴一名横户，一名少关。脐下一寸。八分，五壮。

神关穴一名气户，当脐中是穴。禁针，百壮。

下脘穴建里下一寸。八分，三呼，五吸，五七壮。

建里穴中脘下一寸。入五分，十呼，五壮。

巨阙穴心募也，鸠尾下一寸。六分，七呼，七壮。

中庭穴膻中下一寸六分陷中。三分，五壮。

玉堂穴一名玉英，在紫宫下一寸六分陷中，仰头取之。三分，七壮。

紫宫穴华盖下一寸六分陷中，仰头取之。三分，七壮。

会阴穴一名屏翳，在两阴间，任脉别络挟督脉、冲脉之会。男女尿窍皆曰前阴，粪门皆曰后阴，此穴居二阴之间。二寸，三呼，三壮。

曲骨穴在横骨上，中极下一寸毛际陷中，脐直下五寸，刺一寸。五分，七呼，三壮。

中极穴一名玉泉，一名气原，膀胱之募。关元下一寸，去脐下四寸，刺二寸半，灸五十壮。治尸厥不省人事，先补后泻；专治妇人下元虚损，血崩，白带等证，宜补；妇人无子，针灸三度，立效。如有子，八分，十呼，七至百壮。

关元穴正丹田也。脐下三寸，小肠募也。入二寸半，灸五十至百壮。男子藏精，女子藏血，治下元虚损，遗精白浊，治膀胱疝气，充心欲死，泻之立效。夜梦鬼交，妇人经水或来不来，宜补；赤白带下，先泻后补。一切虚损，看证补泻。孕妇勿针，针之落胎，胎衣不下，针外昆仑。

石门穴一名利机，一名精露。脐下二寸，入二寸半，灸五十壮。治一切冷气疼，先泻后补；妇人不可针灸，此穴即绝胎。

气海穴一名脖胦，一名下肓，男子生气之海。脐下一寸半，灸五十壮。诸气病，皆先泻后补；妇人气血虚损，补。

水分穴一名中守，下脘下一寸，脐上一寸。水病灸，不必针，针之水尽人死。治腹胀气满，二寸，三呼，五吸，日七壮至百，宜泻。

中脘穴一名太仓，胃募也。上脘下一寸，脐上四寸，入二寸，灸五十壮。心痛，泻；

飜胃吐食補痰飲先補後瀉六腑皆治

上脘穴一名胃脘巨闕下一寸五分臍上五寸入二寸灸五十壯治心痛先補後瀉瀉多風癇熱病先補後瀉立効

鳩尾穴一名尾翳在臆前蔽骨下五分無蔽骨者從岐骨之際下行一寸半中庭骨下五分此穴大難非高手不可針灸刺之取氣多人天五癇等証灸瀉心痛瀉虛怕補

膻中穴一名元兒一名胸堂在玉堂下六分兩乳中間仰臥取穴禁針針之人天灸三七壯治一切氣痰哮喘咳嗽等証看証補瀉又治五噎反胃最妙

璇璣穴天突下一寸陷中仰頭取之直入三分灸二七壯治哮喘咳嗽熱瀉冷先瀉後補

華盖穴璇璣下一寸陷中仰頭取之三分五壯

廉泉穴一名本池結喉上舌本間貼骨大內陷中三分三壯

折量歌

頭部中行穴刮計一十八穴外神聰四穴

頭形北高向南下　先以前後髮際量

折爲一尺有二寸　髮上五分神庭鄉

翻胃吐食，补；痰饮，先补后泻；六腑皆治。

上脘穴一名胃脘，巨阙下一寸五分，脐上五寸。入二寸，灸五十壮。治心痛，先补后泻，泻多；风痫热病，先补后泻，立效。

鸠尾穴一名尾翳，在臆前蔽骨下五分；无蔽骨者从歧骨之际下行一寸半，中庭骨下五分。此穴大难，非高手不可针灸，刺之取气多人天。五痫等证，灸泻；心痛，泻；虚怕，补。

膻中穴一名元儿，一名胸堂。在玉堂下六分，两乳中间，仰卧取穴。禁针，针之人天。灸三七壮，治一切气痰，哮喘，咳嗽等证，看证补泻。又治五噎反胃，最妙。

璇玑穴天突下一寸陷中，仰头取之。直入三分，灸二七壮。治哮喘咳嗽，热，泻；冷，先泻后补。

华盖穴璇玑下一寸陷中，仰头取之。三分，五壮。

廉泉穴一名本池，结喉上舌本间，贴骨大内陷中。三分，三壮。

折量歌

头部中行穴刮计一十八穴，外神聪四穴

头形北高向南下，先以前后发际量。

折为一尺有二寸，发上五分神庭乡。

庭上五分上星位　顖會上星一寸强
上至前頂一寸半　寸半百會頭中央
神聰百會四百取　一寸風癲主後頂
强間腦戶三相去　各各一寸五後取
髮際五分定瘂門　門上五分定風府
此爲頭部最中行　督脉受邪攻即愈
偃伏二行穴刮左右一寸四穴
曲差二穴俠神庭　五處挨排挾上星

承光五處後寸半　通天絡却一匀停
玉枕横俠于腦戶　直上當準銅人經
天柱處項後髮際　大筋外爲陷中是
偃伏三行穴刮左右十四穴
臨泣有穴當兩目　直入髮際五分屬
目窓正營去一寸　承靈腦空寸五録
風池後髮際陷中　治証諸經隨取足
當陽一寸髮之上　直上瞳人兩泓泉

庭上五分上星位，囟会上星一寸强。
上至前顶一寸半，寸半百会头中央。
神聪百会四百取，一寸疯癫主后顶。
强间脑户三相去，各各一寸五后取。
发际五分定哑门，门上五分定风府。
此为头部最中行，督脉受邪攻即愈。

偃伏二行穴刮左右一寸四穴

曲差二穴挟神庭，五处挨排挟上星。
承光五处后寸半，通天络却一匀停。
玉枕横挟于脑户，直上当准《铜人经》。
天柱处项后发际，大筋外为陷中是。

偃伏三行穴刮左右十四穴

临泣有穴当两目，直入发际五分属。
目窗正营去一寸，承灵脑空寸五录。
风池后发际陷中，治证诸经随取足。
当阳一寸发之上，直上瞳人两泓泉[1]。

---

①泉：此下底本缺一页。

面部三行穴刮左右十四穴
上下兩穴直目瞳　眉上一寸陽白宗
目下七分爲承泣　四白三分禁忌同
地倉四分俠口吻　大迎曲頷前陷中
面部四行穴刮左右十穴
本神寸半曲差傍　頭維本神寸五量
眉後陷中絲竹空　瞳髎外眥五分詳
顴髎面頰下廉索　此爲面部第四行

瓊瑤神書卷下　九

側面部穴刮左右十六穴
上關之禁不得深　下關之禁久畱針
上關耳前開口取　下關耳上合口尋
前關耳後寸維半　聽會耳前陷中看
耳前有關是耳門　聽宮耳珠明可按
耳下曲頰名頰車　和窌却與禾髎差
肩髆部穴刮左右二十二穴
肩髆之穴各有名　缺盆之上肩井名

面部三行穴刮左右十四次

上下两穴直目瞳，眉上一寸阳白宗。
目下七分为承泣，四白三分禁忌同。
地仓四分挟口吻，大迎曲颔前陷中。

面部四行穴刮左右十穴

本神寸半曲差旁，头维本神寸五量。
眉后陷中丝竹空，瞳髎外眦五分详。
颧髎面颊下廉索，此为面部第四行。

侧面部穴刮左右十六穴

上关之禁不得深，下关之禁久留针。
上关耳前开口取，下关耳上合口寻。
前关耳后寸维半，听会耳前陷中看。
耳前有关是耳门，听宫耳珠明可按。
耳下曲颊名颊车，和窌却与禾髎差。

肩膊部穴刮左右二十二穴

肩膊之穴各有名，缺盆之上肩井名。

天髎正在必骨際　巨骨肩端叉骨臣
肩之前廉爲臑會　肩顒肩端骨陷端
髎臑上舉臂取顒　上肩真當骨解大
骨陷中也名天宗　天宗之前名秉風
脾之前廉爲臑腧　曲垣正在肩之中
肩廉有腧名肩外　肩中腧在肩廉内

背部　長三尺　計二十一推

上七節連該九寸八分分之七

每推一寸四分

第一推自大推穴量至陶道一寸四分之一　第二推該二寸八分分之二　第三推該四寸二分分之三　第四推該五寸六分分之四　第五推該七寸分之五　第六推該八寸四分分之六　第七推該九寸八分分之七

中七節連上七節總該二尺一寸

天髎正在必骨际，巨骨肩端叉骨臣。
肩之前廉为腨会，肩髃肩端骨陷端。
髎臑上举臂取髃，上肩真当骨解大。
骨陷中也名天宗，天宗之前名秉风。
脾之前廉为臑俞，曲垣正在肩之中。
肩廉有腧名肩外，肩中俞在肩廉内。

背部，长三尺，计二十一椎。

上七节连该九寸八分分之七

每椎一寸四分

第一椎自大椎穴量至陶道一寸四分之一，第二椎该二寸八分分之二，第三椎该四寸二分分之三，第四椎该五寸六分分之四，第五椎该七寸分之五，第六椎该八寸四分分之六，第七椎该九寸八分分之七。

中七节连上七节总该二尺一寸

每推長一寸六分
第八推該一尺一寸四分分之八 第
九推該一尺三寸分之九 第十推該
一尺四寸六分分之十 第十一推該
一尺六寸二分分之十一 第十二推
該一尺七寸八分分之十二 第十三
推該一尺九寸四分分之十三 第十
四推該二尺一寸分之十四

天 瓊瑶神書卷下 十一

下七節連上中節總該三尺
每推一寸三分八鼇有奇
第十五推該二尺二寸八鼇有奇 第
十六推該二尺三寸五分六鼇 第十
七推下三寸七分分之有奇 第十八
推下五寸分之四有奇 第十九推下
六寸三分分之有奇 第二十推下七
寸五分分之六有奇

每椎长一寸六分

第八椎该一尺一寸四分分之八，第九椎该一尺三寸分之九，第十椎该一尺四寸六分分之十，第十一椎该一尺六寸二分分之十一，第十二椎该一尺七寸八分分之十二，第十三椎该一尺九寸四分分之十三，第十四椎该二尺一寸分之十四。

下七节连上中节总该三尺

每椎一寸三分八厘有奇

第十五椎该二尺二寸八厘有奇，第十六椎该二尺三寸五分六厘，第十七椎下三寸七分分之有奇，第十八椎下五寸分之四有奇，第十九椎下六寸三分分之有奇，第二十椎下七寸五分分之六有奇[1]。

①奇：此下底本缺一页。

肺腧三推厥陰四　心腧五推下之論
督腧膈腧相梯級　第六第七次言之
第八推下穴無有　肝腧數推當第九
十推膽腧脾十一　十二胃腧取三焦
腎腧氣海腧十三　十四十五守大腸
關元處要量十六　十七推下在兩傍
十八推下小腸腧　十九推下尋膀胱
中膂内腧推二十　白環二十一推當
上髎次髎中與下　一空俠腰髁並同
俠脊四寸穴載在　載在千金君勿訝
會陽陰尾兩傍分　尺寸前篇以告君
背部三行穴刮計二十一穴
第二推下名附分　俠脊相去古法云
先除脊後量三寸　不爾炎脾能傷筋
魄戸三推神堂五　第六譆譆明可覌
膈關第七魂門九　陽罔意舍依次數

肺俞三椎厥阴四，心俞五椎下之论。
督俞膈俞相梯级，第六第七次言之。
第八椎下穴无有，肝俞数椎当第九。
十椎胆俞脾十一，十二胃俞取三焦。
肾俞气海俞十三，十四十五守大肠。
关元处要量十六，十七椎下在两旁。
十八椎下小肠俞，十九椎下寻膀胱。
中膂内俞椎二十，白环二十一椎当。
上髎次髎中与下，一空挟腰髁并同。
挟脊四寸穴载在，载在千金君勿讶。
会阳阴尾两旁分，尺寸前篇以告君。

背部三行穴刮计二十一穴

第二椎下名附分，侠脊相去古法云。
先除脊后量三寸，不尔炎脾能伤筋。
魂户三椎神堂五，第六噫[1]嘻明可观。
膈关第七魂门九，阳纲意舍依次数。

①噫：原作“嘻”，据理改。

胃倉肓門推要談　推看十二與十三
志室次之爲十四　胞肓十九合詳叅
秩邊二十推下詳　更特爲君問膏肓
第四推下二分剩　第五推上一分量
折法準爲六寸半　脾骨側指分明看
穴真無疾不能除　百壯至七有成筭

側頭項部穴刮左右十八穴

耳上曲頰取天容　鈌盆之上尋天牖

脘骨之下髮際上　天柱之前容後頸
大筋前有有天窓　扶突寸半天鼎雙
扶突寸半後人迎　鈌盆只看肩井横
人迎有脉動應手　結喉之旁仰面取
水突正在人迎下　夾突陷中爲氣合

膺部中行穴刮計七穴

天突結喉腕中央　一寸陷中璇璣藏
又下一寸膽華盖　紫宫次第至玉堂

胃仓肓门椎要谈，椎看十二与十三。
志室次之为十四，胞肓十九合详参。
秩边二十椎下详，更特为君问膏肓。
第四椎下二分剩，第五椎上一分量。
折法准为六寸半，脾骨侧指分明看。
穴真无疾不能除，百壮至七有成算。

侧头项部穴刮左右十八穴

耳上曲颊取天容，缺盆之上寻天牖。
完骨之下发际上，天柱之前容后颈。
大筋前有有天窗，扶突寸半天鼎双。
扶突寸半后人迎，缺盆只看肩井横。
人迎有脉动应手，结喉之旁仰面取。
水突正在人迎下，夹突陷中为气合。

膺部中行穴刮计七穴

天突结喉宛中央，一寸陷中璇玑藏。
又下一寸瞻华盖，紫宫次第至玉堂。

膻中中庭上下經　四穴各寸六分量

膺部二行穴刮左右十二穴

璇璣兩旁二寸許　巨骨之下尋腧府

此去各寸六分除　或中神藏至靈墟

神封步郎依一二　膺腧二行之次第

膺部三行穴刮左右十二次

腧府之旁二寸尋　穴名氣户主胸襟

庫房屋翳膺窓近　乳中正在乳中心

天　瓊瑤神書卷一　三十一

次有乳根出乳下　各一寸六不相侵

膺部四行穴刮左右十二穴

雲門二穴俠氣户　兩旁二寸依經取

雲門之下一寸看　中府分明肺之募

周榮胸鄉暨天谿　食竇欲尋須舉臂

次第各各一十六　横取乳間作憑據

側腋部四行穴刮左右八穴

腋下三寸名淵腋　腹前一寸曰輒筋

膻中中庭上下经，四穴各寸六分量。

膺部二行穴刮左右十二穴

璇玑两旁二寸许，巨骨之下循俞府。
此去各寸六分除，或中神藏至灵虚。
神封步廊依一二，膺俞二行之次第。

膺部三行穴刮左右十二次

俞府之旁二寸寻，穴名气户主胸襟。
库房屋翳膺窗近，乳中正在乳中心。
次有乳根出乳下，各一寸六不相侵。

膺部四行穴刮左右十二次

云门二穴挟气户，两旁二寸依经取。
云门之下一寸看，中府分明肺之募。
周荣胸乡暨天溪，食窦欲寻须举臂。
次第各各一十六，横取乳间作凭据。

侧腋部四行穴刮左右八穴

腋下三寸名渊腋，腹前一寸曰辄筋[1]。

①筋：此下底本缺一页。

寸
穴俠幽門一寸五　是曰不容依法取
其下承滿至梁門　關元太乙從頭舉
次第挨排滑肉門　相去各寸分明數
天樞要在俠臍旁　外陵樞下一寸方
二寸大巨三水道　歸來道下二寸將
氣衝一寸歸來下　動脉應手君休訝
腹部四行穴刮左右十四穴去中行四寸

瓊瑤神書卷下　十七

五分
期門在膺肝之募　不容之旁寸半許
日月期下五分求　腹哀义下寸半取
大横此下三寸半　腹結横下三分斷
府舍三寸下復結　大横之五衝門穴
腹部分寸尚何如　乳門九寸與膺殊
側脇部分穴刮左右十二穴
章門脾募季脇端　監骨腰中京門看

穴[①]挟幽门一寸五，是曰不容依法取。
其下承满至梁门，关元太乙从头举。
次第挨排滑肉门，相去各寸分明数。
天枢要在挟脐旁，外陵枢下一寸方。
二寸大巨三水道，归来道下二寸将。
气冲一寸归来下，动脉应手君休讶。

腹部四行穴刮左右十四穴，去中行四寸五分

期门在膺肝之募，不容之旁寸半许。
日月期下五分求，腹哀穴下寸半取。
大横此下三寸半，腹结横下三分断。
府舍三寸下复结，大横之五冲门穴。
腹部分寸尚何如，乳门九寸与膺殊。

侧胁部分穴刮左右十二穴

章门脾募季肋端，监骨腰中京门看。

①穴：此上原衍一“寸”字，据文体删。

帶脉肋下寸有八　五樞脉下三寸安
五寸二分章門下　維道有穴審補瀉
居髎合取八寸三　脇堂腋下雙骨鋍

十二經折量

手太陰肺經穴刮左右十八穴

爲君試舉手太陰　少商手大指端尋
魚際大指本節後　大淵出掌後中心
經渠寸口陷中是　列缺腕上寸半針

孔最腕上量七寸　尺澤肘中約紋論
俠白出在天府下　去肘五分動脉應
天府腋下寸凡三　刺衂依止功可信

手陽明大腸經穴刮左右二十八穴

食指内側名商陽　手陽明經屬大腸
本節前有二間穴　本節後有三間當
岐骨陷中尋合骨　陽谿宛中上側詳
宛後三寸偏歷走　五六寸間側温溜

带脉肋下寸有八，五枢脉下三寸安。
五寸二分章门下，维道有穴审补泻。
居髎合取八寸三，胁堂腋下双骨鋍。

十二经折量

手太阴肺经穴刮左右十八穴

为君试举手太阴，少商手大指端寻。
鱼际大指本节后，太渊出掌后中心。
经渠寸口陷中是，列缺腕上寸半针。
孔最腕上量七寸，尺泽肘中约纹论。
侠白出在天府下，去肘五分动脉应。
天府腋下寸凡三，刺衄依止功可信。

手阳明大肠经穴刮左右二十八穴

食指内侧名商阳，手阳明经属大肠。
本节前有二间穴，本节后有三间当。
歧骨陷中寻合谷，阳溪宛中上侧详。
宛后三寸偏历走，五六寸间侧温溜。

屈肘曲中求曲池　池下三寸三里有
上廉里下側一寸　下廉此下一寸又
肘髎肘大骨外廉　五里肘上三寸取
臂臑肘上七寸量　肩髃之下索窠臼

手少陰心經穴刮左右十八穴

小指内廉名少冲　少府節後直勞宮
神門掌後鋭骨端　陰郄掌後看脉中
腕後一寸通里各　掌後寸半靈道通

少海肋内節後是　青靈肘後三寸容
更有極泉凡二穴　腋下筋間脉入胸

手太陽小腸經左右十八穴

手小指端爲少澤　前骨外側節前索
節後盡文是後谿　腕骨陷中尋外側
鋭骨之中陽骨討　踝骨上寸爲養老
支正腕後量五寸　少海肘端五分巧

手厥陰心包絡經左右十六穴

屈肘曲中求曲池，池下三寸三里有。
上廉里下侧一寸，下廉此下一寸又。
肘髎肘大骨外廉，五里肘上三寸取。
臂臑肘上七寸量，肩髃之下索窠臼。

手少阴心经穴刮左右十八穴

小指内廉名少冲，少府节后直劳宫。
神门掌后锐骨端，阴郄掌后看脉中。
腕后一寸通里各，掌后寸半灵道通。
少海肋内节后是，青灵肘后三寸容。
更有极泉凡二穴，腋下筋间脉入胸。

手太阳小肠经左右十八穴

手小指端为少泽，前骨外侧节前索。
节后尽文是后溪，腕骨陷中寻外侧。
锐骨之中阳谷讨，踝骨上寸为养老。
支正腕后量五寸，少海肘端五分巧。

手厥阴心包络经左右十六穴

中衝穴在中指端　居指勞宫取掌間
大陵掌後筋間是　去腕二寸尋内關
郄門去腕上五寸　間使三寸兩筋間
内廉陷中看尺澤　天泉腋下三寸索
手少陽三焦經穴刮左右二十二穴
關衝名指外端論　小次指間爲腋門
中渚次指本節後　陽池表腕有穴存
腕後三寸外絡關　支溝腕上三寸約

會宗三寸空中求　消息一寸無令錯
支溝上寸臂大脉　此是三陽經絡穴
四瀆肘前大骨外　天井曲肘外尋側
清冷淵肘上二寸　消爍肩下臂外索
足厥陰肝經穴刮左右二十八穴
大敦大拇看毛聚　行間指間動脉處
節後寸半或二寸　大冲有脉誠堪據
中封一寸内踝前　蠡溝踝上七寸名

中冲穴在中指端，居指劳宫取掌间。
大陵掌后筋间是，去腕二寸寻内关。
郄门去腕上五寸，间使三寸两筋间。
内廉陷中看尺泽，天泉腋下三寸索。

手少阳三焦经穴刮左右二十二穴

关冲名指外端论，小次指间为液门。
中渚次指本节后，阳池表腕有穴存。
腕后三寸外络关，支沟腕上三寸约。
会宗三寸空中求，消息一寸无令错。
支沟上寸臂大脉，此是三阳经络穴。
四渎肘前大骨外，天井曲肘外寻侧。
清冷渊肘上二寸，消泺肩下臂外索。

足厥阴肝经穴刮左右二十八穴

大敦大拇看毛聚，行间指间动脉处。
节后寸半或二寸，太冲有脉诚堪据。
中封一寸内踝前，蠡沟踝上七寸名。

中都膝關鼻下二　寸餘曲泉膝輔內
骨下太上小下索　筋鎛陰包四寸膝
已上內廉筋骨索　其當五里三寸下
氣冲有脉自動陰　股中羊矢下曰陰
廉氣冲相一寸通
足少陽膽經穴刮左右二十八穴
小指次指貼所起　竅陰去爪薤葉是
岐骨節前名俠谿　地五會泣一寸是

六　瓊瑤神書卷下　廿二

俠谿寸半至臨泣　丘墟踝下如前比
懸鍾踝上三寸收　陽輔四寸踝上頭
上踝五寸光明穴　更有七寸名外丘
陽交斜取對一寸　膝外寸半楊陵留
陽關脉上三寸是　中瀆外漆五寸收
風市垂手指盡處　環跳側卧細詳求
足太陽膀胱經穴刮左右二十六穴
至陰爲足膀胱井　小指外側韭葉定

中都膝关鼻下二，寸余曲泉膝辅内。
骨下太上小下索，筋鎛阴包四寸膝。
已上内廉筋骨索，其当五里三寸下。
气冲有脉自动阴，股中羊矢下曰阴。
廉气冲相一寸通。

足少阳胆经穴刮左右二十八穴

小指次指贴所起，窍阴去爪薤叶是。
歧骨节前名侠溪，地五会泣一寸是。
侠溪寸半至临泣，丘墟踝下如前比。
悬钟踝上三寸收，阳辅四寸踝上头。
上踝五寸光明穴，更有七寸名外丘。
阳交斜取对一寸，膝外寸半阳陵留。
阳关脉上三寸是，中渎外膝五寸收。
风市垂手指尽处，环跳侧卧细详求。

足太阳膀胱经穴刮左右二十六穴

至阴为足膀胱井，小指外侧韭叶定。

通骨節前束骨後　大骨之下京骨應
甲脉踝下容爪甲　金門踝下毋指雜
僕叅跟骨之下尋　踝後骨上外崑崙
附陽踝上三寸正　飛陽九寸或七寸
承山腨腸分肉間　承筋腨中針攻禁
約紋之下尋合陽　二寸上接崑崙當
郤有扶承二穴遠　尻臋下骨横紋央
更有五寸浮郄接　六門郤是殷門穴
再有二穴名委陽　三焦下輔均須別
足太陰脾經穴刮左右十三穴
隱白大指端內側　爪甲宛宛如韭葉
本節後陷爲大都　核骨下中尋太白
公孫節後一寸間　商丘踝下微前安
三陰交上踝三寸　骨外陷中仔細看
更有三寸太陰絡　一名滿骨須審約
膝下五寸尋地機　陰陵泉穴宜斟酌

通骨节前束骨后，大骨之下京骨应。
甲脉踝下容爪甲，金门踝下毋指杂。
仆参跟骨之下寻，踝后骨上外昆仑。
跗阳踝下三寸正，飞扬九寸或七寸。
承山腨肠分肉间，承筋腨中针攻禁。
约纹之下循合阳，二寸上接昆仑当。
却有扶承二穴远，尻臀下骨横纹央。
更有五寸浮郄接，六门却是殷门穴。
再有二穴名委阳，三焦下辅均须别。

足太阴脾经穴刮左右十三穴

隐白大指端内侧，爪甲宛宛如韭叶。
本节后陷为大都，核骨下中寻太白。
公孙节后一寸间，商丘踝下微前安。
三阴交上踝三寸，骨外陷中仔细看。
更有三寸太阴络，一名满骨须审约。
膝下五寸寻地机，阴陵泉穴宜斟酌。

血海三寸上膝臏　內廉白肉之際分
魚腹上越越筋處　股內動脉爲箕門
足陽明胃經穴刮左右十四穴
陽明井穴起厲兑　大次指端應屬胃
二指外間是內庭　節後二寸陷骨位
此去三寸或二寸　衝陽有脉還相應
觧谿更後寸半中　踝上八寸豐隆正
三里膝下三寸强　上巨虚兮三寸取
中折寸半條口當　膝臏之下有犢鼻
膝上二寸梁丘的　陰市三寸伏兎六
里從膝盖郤有七　髀關兎後交分中
膝眼四穴又不同　膝頭骨下兩旁取
陷中仔細尋其宗
足少陰腎經穴刮左右十三穴
湧泉起足少陰腎　屈足捲指中心定
然骨叔上內踝前　大骨下陷宜詳正

血海三寸上膝膑，内廉白肉之际分。

鱼腹上越越筋处，股内动脉为箕门。

足阳明胃经穴刮左右十四穴

阳明井穴起历兑，大次指端应属胃。

二指外间是内庭，节后二寸陷骨位。

此去三寸或二寸，冲阳有脉还相应。

解溪更后寸半中，踝上八寸丰隆正。

三里膝下三寸强，上巨虚兮三寸取。

中折寸半条口当，膝膑之下有犊鼻。

膝上二寸梁丘的，阴市三寸伏兔六。

里从膝盖却有七，髀关兔后交分中。

膝眼四穴又不同，膝头骨下两旁取。

陷中仔细寻其宗。

足少阴肾经穴刮左右十三次

涌泉起足少阴肾，屈足卷指中心定。

然谷叔上内踝前，大骨下陷宜详正。

大谿踝後跟有脈　大鍾跟後曲中折
水泉谿後下一寸　踝下即是照海穴
復溜二寸踝上參　交信後廉筋骨間
腨分六寸築賓位　陰骨膝内取未難
輔骨之後大筋下　小筋之上曲膝安

周身折量經穴賦

手太陰肺兮大指側少商魚際大淵穴經渠兮列缺孔最兮尺澤俠白仰天府爲

鍼灸神書卷下

鄰雲門與中府相接

手陽明大腸之經循商陽二三間而行渡合谷陽谿之腧至偏歷温溜之臏下廉上廉低三里之近曲池肘髎合五里之程臂臑肩髃穿於巨骨天鼎扶突於禾髎迎香注於鼻根

足陽明以胃經厲兌接乎内庭過陷谷冲陽之地見解谿豐隆之神下巨虚兮條

太溪踝后跟有脉，大钟跟后曲中折。
水泉溪后下一寸，踝下即是照海穴。
复溜二寸踝上参，交信后廉筋骨间。
腨分六寸筑宾位，阴骨膝内取未难。
辅骨之后大筋下，小筋之上曲膝安。

周身折量经穴赋

手太阴肺兮大指侧，少商、鱼际、太渊穴。经渠兮列缺、孔最兮尺泽，侠白仰天府为邻，云门与中府相接。

手阳明大肠之经，循商阳二三间而行，渡合谷、阳溪之腧，至偏历、温溜之膑，下廉、上廉低三里之近，曲池、肘髎合五里之程，臂臑、肩髃穿于巨骨，天鼎、扶突于禾髎、迎香，注于鼻根。

足阳明以胃经，厉兑接乎内庭。过陷谷、冲阳之地，见解溪、丰隆之神，下巨虚兮条

口陳上巨虛兮三里迎犢鼻斜引於梁
丘陰市之下伏兎上貫於髀關氣衝之
經歸來兮水道大巨兮外陵運天樞於
滑肉禮太乙於關門梁門兮承滿不容
兮乳根乳中之膺窓屋翳庫房之氣戶
缺盆氣舍水突人迎大迎地倉兮巨髎
續四白兮承泣分御頰車於下關上頭
維注額根

足太陰兮脾中州隱白出兮大指頭赴大
都兮膽太白訪公孫兮至商丘越三陰
之交而漏骨地機可即步陰陵之泉而
血海箕門是求衝門入兮腑舍軒豁腹
結解兮大橫優悠腹衰食竇兮接天谿
而同泒胷鄉周榮兮綴大包而如鉤
手少陰心出手小指少衝兮少府神門陰
郄通里兮靈道非遠少海清冷兮極泉

口陈，上巨虚兮三里迎。犊鼻斜引于梁丘、阴市之下，伏兔上贯于髀关、气冲之经。归来兮水道，大巨兮外陵。运天枢于滑肉，礼太乙于关门。梁门兮承满，不容兮乳根。乳中之膺窗、屋翳，库房之气户、缺盆，气舍、水突，人迎、大迎。地仓兮巨髎续，四白兮承泣分。御颊车于下关，上头维注额根。

足太阴兮脾中州，隐白出兮大指头。赴大都兮瞻太白，访公孙兮至商丘。越三阴之交而漏谷、地机可即，步阴陵之泉而血海、箕门是求。冲门入兮腑舍轩豁，腹结解兮大横优悠。腹哀、食窦兮，接天溪而同派，胸乡、周荣兮，缀大包而如钩。

手少阴心出乎小指，少冲兮少府、神门。阴郄、通里兮，灵道非远；少海清冷兮，极泉

何深

手太陽小腸所宗少澤前谷後谿是通尋腕骨陽谷於養老求支正兮少海肩真相從値臑腧而訪天宗乘秉風於曲垣中肩外腧兮肩中腧啓天窓以見天容遂觀顴而造聽宮

足太陽之膀胱貫背部之四行窮至陰於通谷之口尋束骨於京骨之鄉申脉命

僕叅以通道崑崙則金門於外踝骨之傍奮跗陽飛陽之志入承山承筋之行至於合陽委中委陽浮郄殷門遂岐往承扶秩边而胞肓造志室兮肓腧胃倉開意舍兮振彼陽剛魂門出於膈關譩譆乃於神堂膏肓俠四推而斜下魄户次附分而翱會陽上髎次髎中髎白環腧中膂内腧之房膀胱腧兮小腸腧關

何深。

手太阳小肠所宗少泽，前谷、后溪是通寻，腕骨、阳谷于养老。求支正兮少海，肩真相从。值臑俞而访天宗，乘秉风于曲垣中。肩外俞兮肩中俞，启天窗以见天容，遂观髎而造听宫。

足太阳之膀胱，贯背部之四行。穷至阴于通谷之口，寻束骨于京骨之乡。申脉命仆参以通道，昆仑则金门于外踝骨之旁。奋跗阳、飞扬之志，人承山、承筋之行。至于合阳、委中、委阳、浮郄、殷门遂岐往，承扶、秩边而胞肓。造志室兮肓腧、胃仓，开意舍兮振彼阳纲。魂门出于膈关，噫嘻乃于神堂。膏肓挟四椎而斜下，魄户次附分而翱会阳。上髎、次髎、中髎，白环俞、中膂内俞之房。膀胱俞兮小肠俞，关

元腧兮大腸腧氣海腧三焦腧兮腎腧
旁脾腧胃腧肝腧督腧膈腧心當厥陰
腧肺腧之募風門大杼之方天柱折兮
玉枕絡却通天折兮承光自五處曲差
而下攢竹睛明之場
足少陰兮腎所屬湧泉流兮入然谷大谿
大鍾水泉緑照海復溜交信續從築賓
兮上陰谷見横骨兮大赫麓氣海四滿
瓊瑤神書卷三　廿七
兮中注肓腧上通兮商曲守石關兮陰
都寧拒通骨兮幽關肅步郎神封靈墟
而永存神藏或中腧府而充足
手厥陰心包之絡中冲出中指之奇循勞
宮大陵而逐内關間使而馳扣郄門於
尺澤天泉於天地
手少陽三焦之經起小指次指之端關冲
通乎液門中渚從乎陽池外關支溝會

元俞兮大肠俞、气海俞。三焦俞兮肾俞旁，脾俞、胃俞、肝俞、督俞、膈俞心当。厥阴俞、肺俞之募，风门、大杼之方。天柱坚[1]兮玉枕、络却，通天溪[2]兮承光。自五处、曲差而下，攒竹、睛明之场。

足少阴兮肾所属，涌泉流兮人然谷。太溪、大钟水泉绿，照海、复溜交信续。从筑宾兮上阴谷，见横骨兮大赫麓。气海、四满兮中注，肓腧上通兮商曲。守石关兮阴都宁，拒通谷兮幽关肃。步廊、神封、灵墟而永存，神藏、彧中、俞府而充足。

手厥阴心包之络，中冲出中指之奇。循劳宫、大陵而逐内关、间使而驰。叩郄门于尺泽，天泉于天池。

手少阳三焦之经，起小指、次指之端。关冲通乎液门、中渚从乎阳池、外关。支沟、会

①坚：原作“折”，据《针灸大成》卷二改。
②溪：原作“折”，据《针灸大成》卷二改。

宗三陽絡四瀆天井清冷淵消濼臑會肩窌相連天窌處天牖之下翳風讓瘈脉居先顱顖定而角孫近耳絲竹空而和髎倒懸耳門既闢夏蚼聞言

足少陽兮膽經穴出初行於竅陰循俠谿於地五會過臨泣兮丘墟平懸鍾兮陽輔光明外丘兮陽交陽陵西出陽關兮抵中瀆風市之近環跳居髎兮循維道

五樞之名考夫帶脉曲上於京門日月麗兮輒筋榮淵腋泄兮肩井盈臨風池兮腦空鳴上承靈兮正榮目窓兮臨泣陽白兮本神舉浮白放天冲登竅陰完骨澄率骨廻兮曲鬢迎懸釐下兮懸顱承頷厭兮循客主人聽會兮童子髎相迎

足厥陰大敦行通次大冲至中封過蠡溝

宗、三阳络，四渎、天井、清冷渊，消泺、臑会、肩髎相连。天窗处天牖之下，翳风让瘛脉居先。颅囟定而角孙近耳，丝竹空而和髎倒悬。耳门既辟，夏蚼闻言。

足少阳兮胆经，穴出初行于窍阴，循侠溪于地五会，过临泣兮丘墟平。悬钟兮阳辅、光明，外丘兮阳交、阳陵。西出阳关兮，抵中渎、风市之近；环跳、居髎兮，循维道、五枢之名。考夫带脉，曲上于京门。日月丽兮辄筋荣，渊腋泄兮肩井盈。临风池兮脑空鸣，上承灵兮正荣。目窗兮临泣，阳白兮本神。举浮白放天冲，登窍阴完骨澄。率谷回兮曲鬓迎，悬厘下兮悬颅承。颔厌兮循客主人，听会兮瞳子髎相迎。

足厥阴大敦行，通次太冲至中封，过蠡沟

中都之會見膝關曲泉之宮襲陰包於
五里兮則陰廉乃得破羊矢於章門兮
則期門可攻
督部素髎兮印堂居中神庭入髮際上星
瞳朧顖會涉乎前頂百會儼然尊崇後
頂輔兮强間逢腦戶敝兮風府同瘂門
接兮大椎通陶道身柱神道同靈臺至
陽兮筋縮脊中接脊懸樞兮命門重重

瓊瑤神書卷下　廿九

歌陽關兮舞腰腧願長强兮樂無窮
任脉水溝兮兊端齗交宮接承漿泄兮廉
泉同窺天突於璇璣揭華蓋於紫宮登
玉堂兮造膻中立中庭兮鳩尾中羽膽
巨闕兮上脘中脘過建里兮下脘悠同
水分兮神闕漂渺陰交兮氣海鴻濛石
門兮關元中中曲骨兮會陰乃逢
瓊瑤神書卷下　終

中都之会，见膝关、曲泉之宫。袭阴包于五里兮，则阴廉乃得；破羊矢于章门兮，则期门可攻。

督部素髎兮印堂居中，神庭入发际，上星瞳胧。囟会涉乎前顶，百会俨然尊崇。后顶辅兮强间逢，脑户敝兮风府同。哑门接兮大椎通陶道，身柱神道同灵台。至阳兮筋缩脊中，接脊悬枢兮命门重重。歌阳关兮舞腰俞，愿长强兮乐无穷。

任脉水沟兮兑端龈交宫接，承浆泄兮廉泉同。窥天突于璇玑，揭华盖于紫宫。登玉堂兮造膻中，立中庭兮鸠尾中羽。瞻巨阙兮上脘、中脘，过建里兮下脘攸同。水分兮神阙缥缈，阴交兮气海鸿蒙。石门兮关元、中极[1]，曲骨兮会阴乃逢。

琼瑶神书卷下终

①极：原作“中”，据《针灸大成》卷二改。

大本瓊瑤發明神書二卷浙江鄭大節家藏本

舊本題賜太師劉真人撰不著其名前有崇寧元年序則當為宋徽宗時人然序稱許昌滑君伯仁嘗看經絡專專案專專二字疑誤姑仍原本錄之手足三陰三陽及任督也觀其圖彰訓釋案圖彰二字未詳今亦姑仍舊本綱舉目張云云伯仁滑壽字也元人入明明史載之方技傳崇寧中人何自見之其偽可知矣書中所言皆鍼灸之法及方藥蓋庸妄者所托名也

大本琼瑶发明神书二卷

浙江郑大节家藏本

旧本题赐太师刘真人撰，不著其名，前有崇宁元年序，则当为宋徽宗时人。然序称许昌滑君伯仁，尝看经络专专，案：专专二字疑误，姑仍原本录之。手足三阴三阳及任督也。观其图彰训释，案：图彰二字未详，今亦姑仍旧本。纲举目张云云。伯仁，滑寿字也，元人入明，《明史》载之方技传。崇宁中人何自见之，其伪可知矣。书中所言皆针灸之法及方药，盖庸妄者所托名也。

徐氏针灸大全

〔明〕徐凤 编 陈丽云 施庆武 校订

明万历三十年刻本

《徐氏针灸大全》六卷，又名《针灸大全》《针灸捷法大全》。明代徐凤编于明正统四年（1439），是一部以介绍针灸资料为主的著述。卷一包括针灸经穴、针灸宜忌及治疗歌诀22首；卷二为《标幽赋》全文及注释；卷三载周身折量法、取周身寸法及全身各部十二经穴位置七言诗；卷四为窦文真公八法流注、灵龟飞腾八法取穴时日歌及八法主治的各种病证及所用配穴；卷五载徐氏本人之金针赋及子午流注针法；卷六为点穴、艾炷、壮数避忌、灸疮保养、要穴取法及经穴别名等。除收录多种针灸资料外，并附插图。此次出版以明万历三十年（1602）郑继华宗文堂刻本《鼎雕太医院校正徐氏针灸大全》为底本校订刊出。

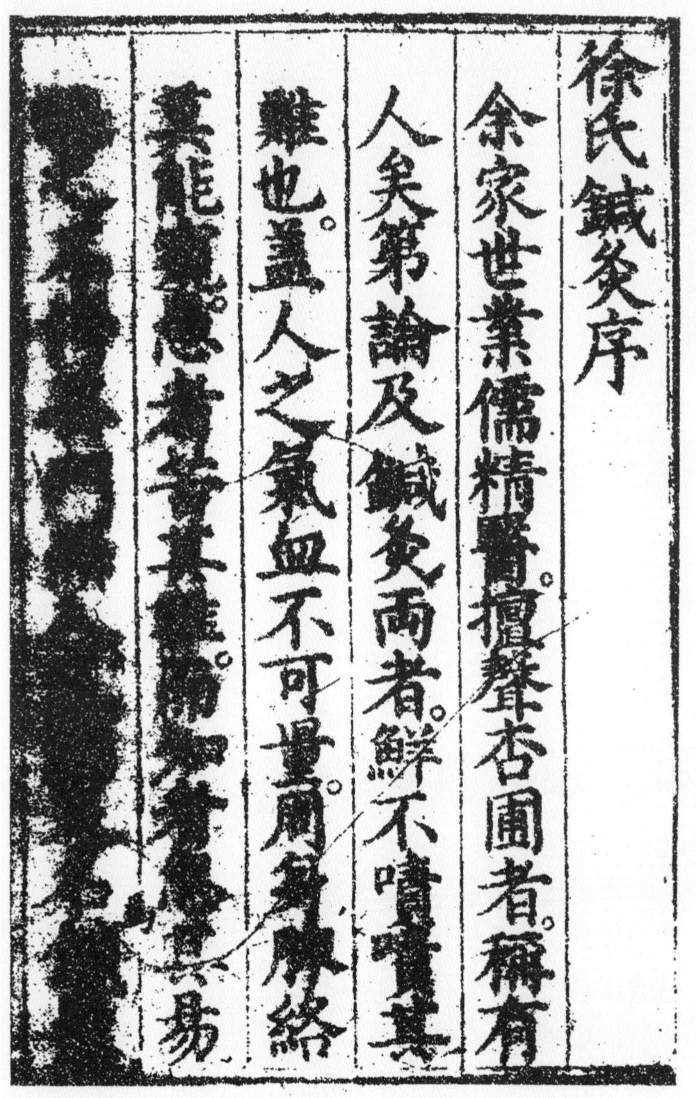

徐氏鍼灸序

余家世業儒精醫。擅聲杏圃者。稱有

人矣第論及鍼灸兩者。鮮不嘖嘖其

難也。蓋人之氣血不可量。周身脉絡

莫能窺。愚者苦其難。而智者忽其易

[illegible]

徐氏针灸序

余家世业儒精医，擅声杏圃者，称有人矣，第论及针、灸两者，鲜不啧啧其难也。盖人之气血不可量，周身脉络莫能窥，愚者苦其难，而智者忽其易，总之不得其门而入，又恶足名为针灸[①]

①周身脉络莫能窥……针灸：该段文字底本漫漶难辨，据明万历三十三年金陵唐翀宇刻本、明刻本校补。以下漫漶莫辨者，均据此补录，不另出注。

士哉。若古塘徐先生，自舞象時，已潛心于軒岐之術，而淂竇太師之真傳，於是著為鍼灸一書，精微奥訣，極深研幾，穴法治療，毫無簡畧。後之學者，得是書而宗之，若揖軒岐之側而考訂，若陟竇太師之堂而授受，固不必

士哉？若古塘徐先生，自舞象时，已潜心于轩岐之术，而得窦太师之真传，于是著为《针灸》一书。精微奥妙，极深研几，穴法治疗，毫无简略。后之学者得是书而宗之，若揖轩岐之侧而考订，若陟窦太师之堂而授受，固不必

执指南而自不惑于岐路矣。因并刻《铜人》《针灸》合为一帙，名曰《合并大全》。俾学者得以互相参考，直探玄微，起万命于迷途，收全功于反掌。由是名为天下士，亦庶几矣。又奚不得其门而人为患哉。遂引其端，考其成，而公

諸天下

昔

萬曆壬寅春月吉旦

太醫院醫官龔雲林書于種杏堂軒右

诸天下。

时 万历壬寅春月吉旦

太医院医官龚云林书于种杏堂轩右

鼎雕太醫院校正徐氏針灸大全卷一

弋陽 古塘 徐鳳 編次

錦城 紹錦 徐三友 重校

書林 繼華 鄭氏 繡梓

周身經穴賦

手太陰肺大指側少商魚際兮大淵穴經渠兮列缺孔最兮尺
澤俠白共天府為鄰雲門與中府相接

手陽明兮大腸之經循商陽二間三間而行歷合谷陽谿之
腧過偏歷溫溜之濱下廉上廉三里而近曲池肘髎五里之程
臂臑上於巨骨天鼎紆乎扶突禾髎脣連迎香鼻近

鼎雕太医院校正徐氏针灸大全卷一

弋阳 古塘 徐凤 编次

锦城 绍锦 徐三友 重校

书林 继华 郑氏 绣梓

周身经穴赋

手太阴肺大指侧，少商鱼际兮太渊穴；经渠兮列缺，孔最兮尺泽；侠白共天府为邻、云门与中府相接。

手阳明兮大肠之经，循商阳、二间、三间而行；历合谷、阳溪之腧，过偏历、温溜之滨；下廉、上廉、三里而近曲池、肘髎、五里之程；臂臑上于巨骨，天鼎纡乎扶突，禾髎唇连迎香鼻近[①]。

①近：明正统己未年三多斋刻本《铜人徐氏针灸合刻》中的《针灸大全》本（以下简称"合刻本"）作"迫"。

胃乃足之陽明厲兌趨乎內庭過陷谷冲陽之分見解谿豐隆之神下巨虛兮條口陳上巨虛兮三里仍犢鼻引入梁丘陰市之下伏兎上貫髀関氣冲之經歸来兮水道大巨兮外陵運天桐兮角肉礼太乙兮関門梁門兮承滿不容兮乳根乳中之膺窓屋翳庫房之氣户缺盆氣舍水突人迎大迎地倉兮巨髎續四白兮承泣分御頰車於下関張頭維於額根

足太陰兮脾中州隱白出兮大指頭赴大都兮瞻太白訪公孫兮至商丘越三陰之交而漏谷地機可即步陰陵之泉而血海箕門是求入冲門兮府舍軒豁解腹結兮大横優游腹哀食竇兮接天溪而同派胸鄉周荣兮綴大包而如鉤

胃乃足之阳明，厉兑趋乎内庭；过陷谷、冲阳之分，见解溪、丰隆之神；下巨虚兮条口陈，上巨虚兮三里仍；犊鼻引入梁丘、阴市之下、伏兔上贯髀关、气冲之经；归来兮水道，大巨兮外陵；运天枢兮滑肉[1]、礼太乙兮关门；梁门兮承满，不容兮乳根；乳中之膺窗屋翳，库房之气户、缺盆；气舍、水突、人迎、大迎；地仓兮巨髎续，四白兮承泣分；御颊车于下关，张头维于额垠。

足太阴兮脾中州，隐白出兮大指头；赴大都兮瞻太白，访公孙兮至商丘；越三阴之交，而漏谷、地机可即；步阴陵之泉，而血海、箕门是求；入冲门兮府舍轩豁，解腹结兮大横优游；腹哀、食窦兮，接天溪而同派；胸乡周荣兮，缀大包而如钩。

①运天枢兮滑肉：原作“运天桐兮角肉”，据《琼瑶发明神书》卷下、《针灸大成》卷二改。

治奥貞心為手少陰少冲出乎小指少府直乎神門陰郄通里兮灵道非遠少海青灵兮極泉何深

手之太陽小腸之荣路從少澤步前谷後谿之隆道遵腕骨覌陽谷養老之崇得支正於少海逐肩貞以相從值臑髃腧兮遇天宗秉秉風兮曲垣中肩外俞兮肩中俞啓天窓兮見天容匪由顴髎曷造聽宫

足膀胱兮太陽交背部之二行窮至陰於通谷之口尋束骨於京骨之鄉申脉命僕參以前導崑崙辟金門於踝傍奮附陽飛揚之志轉承山承筋之行至於合陽委中委陽浮郄殷門次岐往扶承秩邊而胞肓入志室兮肓門胃倉開意舍兮振彼陽綱

迨夫真心[1]为手少阴。少冲出乎小指，少府直乎神门；阴郄、通里兮，灵道非远；少海、青灵兮，极泉何深。

手之太阳，小肠之荥。路从少泽，步前谷、后溪之隆；道遵腕骨，观阳谷、养老之崇；得支正于小海[2]，逐肩贞以相从；值臑腧[3]兮遇天宗；乘秉风兮曲垣中；肩外俞兮肩中俞；启天窗兮见天容；匪由颧髎，曷造听宫。

足膀胱兮太阳，交背部之二行。穷至阴于通谷之口，寻束骨于京骨之乡；申脉命仆参以前导，昆仑辟金门于踝旁，奋附阳、飞扬之志，转承山、承筋之行；至于合阳、委中、委阳；浮郄、殷门以相从[4]，承扶[5]、秩边而胞肓；入志室兮肓门、胃仓，开意舍兮振彼阳纲；

①迨夫真心：原作“治奥贞心”，据《针灸大成》卷二改。

②小海：原作“少海”，据《针灸大成》卷二改。

③臑腧：原作“臑髃腧”，据《针灸大成》卷二改。

④以相从：原作“次岐往”，据合刻本改。

⑤承扶：原作“扶承”，据《针灸大成》卷二乙转。后文出现遽改，不再注明。

出魂門兮膈關廼譩譆乎神堂膏肓兮在四椎之左右魄户兮
隨附分而會陽下中次上之窌白環中膂之房膀胱俞兮小腸
大腸俞兮在傍三焦腎俞兮胃俞接脾膽肝膈兮心俞當厥陰
肺俞之募風門大杼之方天柱竪兮玉枕絡却通天豁兮見彼
承光自五處曲差而下造攢竹睛明之場
足少陰兮腎屬湧泉流於然谷大溪大鍾兮水泉緑照海復溜
兮交信續從築賓兮上陰谷掩横谷兮大赫麓氣穴四滿兮中
注肓俞上通兮商曲守石關兮陰都寧閉通谷兮幽門肅步郎
神封而灵墟存神藏或中而俞府足
手厥陰心包之絡中冲發中指之奇自勞宫大陵而往逐内關

出魂门兮膈关，乃噫嘻乎神堂；膏肓兮在四椎之左右，魄户兮随附分而会阳；下、中、次、上之髎，白环中膂之房；膀胱俞兮小肠，大肠俞兮在旁；三焦肾俞兮胃俞接，脾、胆、肝、膈兮心俞当；厥阴、肺俞之募，风门、大杼之方；天柱竖兮玉枕络却，通天豁兮见彼承光；自五处、曲差而下，造攒竹、睛明之场。

足少阴兮肾属，涌泉流于然谷；太溪、大钟兮水泉缘，照海、复溜兮交信续；从筑宾兮上阴谷，掩横骨兮大赫麓；气穴、四满兮中注，肓俞上通兮商曲；守石关兮阴都宁，闭通谷兮幽门肃；步廊[1]、神封而灵墟存，神藏、或中而俞府足。

手厥阴心包之络，中冲发中指之奇；自劳宫、大陵而往，逐内关、

[1] 步廊：原作“步郎”，据《针灸大成》卷二改。

间使而驰；叩郄门于曲泽，酌天泉于天池。

手少阳三焦之脉，在小指次指之端；关冲开乎液门，中渚、阳池、外关；支沟、会宗、三阳络，四渎、天井、清冷渊，消泺、臑会、肩髎相连；天髎处天牖之下，翳风让瘈脉居先；颅息[①]定而角孙近耳，丝竹空而和髎[②]倒悬；耳门既辟，夏蚋闻焉。

足少阳兮胆经，穴乃出乎窍阴；溯侠溪兮地五会，过临泣兮丘墟平；悬钟兮阳辅、光明，外丘兮阳交、阳陵；西出阳关兮，抵中渎、风市之境；环跳、居髎兮，循维道、五枢之宫[③]；考夫带脉，询至京门；日月丽兮辄筋荣，渊腋泄兮肩井盈；临风池兮脑空鸣，穷窍阴兮完骨明；举浮白于天冲，接承灵于正营，目窗兮临泣，阳白兮

①颅息：原作“颅囟”，据《针灸大成》卷二改。

②和髎：原作“禾髎”，据《针灸大成》卷二改。

③宫：原作“名”，据《针灸大成》卷二改。

本神率谷回兮曲鬢出懸釐降兮懸顱承頷厭兮佳客主人聽
會兮童子窌迎
厥陰在足肝經所終起大敦於行間循太冲於中封蠡溝中都
之會膝關曲泉之宮襲陰包於五里兮陰廉乃發尋羊矢於廉
泉兮期門可攻
至若任脉行乎腹與胸承漿泄兮廉泉通窺天突於璇璣擣華
盖於紫宮登玉堂兮膻中逢集中庭兮鳩尾冲膽巨闕兮上脘
中脘過建里兮下脘攸同水分神闕縹緲陰交兮氣海鴻濛石
門直兮關元中極曲骨横兮會衡乃終
督脉行乎背部中兑端接兮斷交從素膠在鼻兮水溝疏通神

本神；率谷回兮曲鬓出，悬厘降兮悬颅承；颔厌兮佳客主人，听会兮童子髎迎。

厥阴在足，肝经所终。起大敦于行间，循太冲于中封，蠡沟、中都之会，膝关、曲泉之宫；袭阴包于五里兮，阴廉乃发；寻羊矢于章门[①]兮，期门可攻。

至若任脉行乎腹与胸，承浆泄兮廉泉通；窥天突于璇玑，捣华盖于紫宫；登玉堂兮膻中逢，集中庭兮鸠尾冲；胆巨阙兮上脘、中脘，过建里兮下脘攸同；水分兮[②]神阙缥缈，阴交兮气海鸿濛；石门直兮关元、中极，曲骨横兮会阴[③]乃终。

督脉行乎背部中，兑端接兮龈交[④]从。素髎[⑤]在鼻兮，水沟疏通；神

①章门：原作“廉泉”，据《针灸大成》卷二改。

②兮：原脱，据上下文及合刻本补。

③会阴：原作“会衡”，据合刻本及《针灸大成》卷二改。

④龈交：原作“断交”，据合刻本及《针灸大成》卷二改。后文出现遽改，不再注明。

⑤素髎：原作“素膠”，据合刻本及《针灸大成》卷二改。

庭入发兮，上星瞳朦；囟会现兮前顶，百会俨兮尊崇；后顶转兮强间逢，脑户[1]闭兮风府空；哑门通于大椎[2]兮，陶道坦夷；身柱缥于神道兮，灵台穹窿；至阳立下，筋缩脊中；接脊悬枢，命门重重；歌阳关兮舞腰俞，愿长强兮寿无穷。

十二经脉歌

手太阴肺中焦生，下络大肠出贲门，上膈属肺从肺系，系横出腋臑中行，肘臂寸口上鱼际，大指内侧爪甲根。支络还从腕后出，接次指属阳明经。此经多气而少血，是动则病喘与咳，肺胀膨膨缺盆痛，两手交瞀为臂厥；所生病者为气咳，喘喝烦心胸满结，臑臂之内[3]前廉痛，小便频数掌中热。气虚肩背痛而寒，气

①脑户：原作“脑空”，据《针灸大成》卷二改。

②大椎：原作“大杼”，据《针灸大成》卷二改。

③内：原作“外”，据《灵枢·经脉》《针灸大成》卷三改。

盛亦疼風汗出欠伸少氣不足息遺失無度溺変別
陽明之脉手大腸次指內側起商陽循指上連出合谷兩筋歧
骨循臂肣入肘外廉循臑外肩端前廉柱骨傍從肩下入缺盆
內絡肺下膈屬大腸支從缺盆上入頸斜貫頰前下齒當還出
人中交左右上俠鼻孔注迎香此經血盛氣亦盛是動頸腫并
齒痛所生病者為鼻衄目黃口乾喉痹生大指次指難為用肩
臑外側痛相仍
胃足陽明交魚起下循鼻外下入齒還出俠口繞承漿頂後大
迎頰車裏耳前髮際至額顱支下人迎缺盆底下膈入胃絡脾
宮直者缺盆下乳內一支幽門循腹中下行直合氣冲逢遂由

盛亦疼风汗出。欠伸少气不足息，遗矢无度溺变别。

阳明之脉手大肠，次指内侧起商阳，循指上廉[1]出合谷，两筋歧骨循臂肪[2]，入肘外廉循臑外，肩端前廉柱骨旁，从肩下入缺盆内，络肺下膈属大肠。支从缺盆上入颈，斜贯[3]颊前下齿当，还出人中交左右，上挟鼻孔注迎香。此经血盛气亦盛，是动颈肿并齿痛；所生病者为鼽[4]衄，目黄口干喉痹生，大指次指难为用，肩臑外侧痛相仍[5]。

胃足阳明交鼻[6]起，下循鼻外下入齿，还出挟口绕承浆，颐[7]后大迎颊车里，耳前发际至额颅，支下人迎缺盆底，下膈入胃络脾宫。直者缺盆下乳内，一支幽门循腹中，下行直合气冲逢。遂由

①廉：原作“连”，据《灵枢·经脉》及曹炳章《重订徐氏针灸大全》1936年石印本（以下简称“曹本”）改。
②肪：原作“昣”，据《针灸聚英》卷四改。
③贯：原作“贲”，据《针灸大成》卷三改。
④鼽：原作“鼻”，据《针灸大成》卷三改。
⑤仍：《针灸大成》卷三此后尚有“气有余兮脉热肿，虚则寒栗病偏增”十四字。
⑥鼻：原作“鱼”，据《针灸聚英》卷四改。
⑦颐：原作“湏”，据合刻本及曹本改。

髀关抵膝膑，骭跗中指内间同；一支下膝注三里，别出中指外间通；一支别走足跗指，大指之端经尽矣。此经多气复多血，是动欠伸面颜黑，凄凄恶寒畏见人。忽闻木声心振惕①，登高而歌弃衣走，甚则腹胀仍贲②响，凡此诸疾皆骭厥。所生病者为狂疟，湿温汗出鼻流血，口㖞唇裂又喉痹，膝膑疼痛腹胀结，气膺伏兔③骭外廉，足跗中指俱痛彻。有余消谷④溺色黄，不足身前寒振栗，胃房胀满食不消，气盛身前皆有热。

太阴脾起足大指，上循内侧白肉际，核骨之后内踝前，上腨⑤循骭胫膝里，股内前廉入腹中，属脾络胃与膈通，挟喉连舌散舌下，支络从胃注心宫。此经气盛而血衰，是动其⑥病气所为，食入

①惕：原作“慴”，据《灵枢·经脉》及《针灸大成》卷三改。

②仍贲：原作“乃贯”，据合刻本及曹本改。

③兔：原作“户”，据《针灸聚英》卷四改。

④谷：原作“杀”，据合刻本及曹本改。

⑤腨：原作“臑”，据《灵枢·经脉》及曹本改。

⑥其：原作“则”，据《针灸大成》卷三改。

即吐胃脘痛更兼身体痛难移腹脹善噫舌本強得後與氣快
然衰所生病者舌亦痛体重不食亦如之煩心ヒ下仍急痛泄
水溏瘕寒瘧隨不卧強立股膝腫疸發身黃大指痿
手少陰脉起心中。下膈直與小腸通支者還從肺系走直上咽
喉繫目瞳直者上肺出腋下臑後肘內少海從臂內後廉抵掌
中兊骨之端注少冲多氣少血屬此經是動心脾痛難任渴欲
飲水咽乾燥所生脇痛目如金脇臂之內後廉痛掌中有熱向
經尋
手太陽經小腸脉小指之端起少澤循手外廉出踝中。循臂骨
出肘內側上循臑外出後廉直過肩解繞肩甲。交肩下入缺盆

即吐胃脘痛，更兼身体痛难移，腹胀善噫舌本强，得后与气快然衰；所生病者舌亦痛，体重不食亦如之。烦心心下仍急痛，泄水溏瘕寒疟随，不卧强立股膝肿，疸发身黄大指痿。

手少阴脉起心中，下膈直与小肠通。支者还从肺系走，直上咽喉系目瞳。直者上肺出腋下，臑后肘内少海从。臂内后廉抵掌中，锐骨之端注少冲。多气少血属此经，是动心脾痛难任，渴欲饮水咽干燥，所生胁痛目如金，臑[1]臂之内后廉痛，掌中有热向经寻。

手太阳经小肠脉，小指之端起少泽，循手外廉出踝中，循臂骨出肘内侧，上循臑外出后廉，直过肩解绕肩甲，交肩下入缺盆

①臑：原作“胁”，据《灵枢·经脉》改。

内，向腋络心循咽嗌，下膈抵胃属小肠，一支缺盆贯颈颊，至目锐眦却入耳，复从耳前仍上颊，抵鼻升至目内眦，斜络于颧别络接。此经少气还多血，是动则病痛咽嗌，颔[1]下肿兮不可顾，肩如拔兮臑似折。所生病兮主肩臑，耳聋目黄肿腮颊，肘臂之外后廉痛，部分犹当细分别。

足经太阳膀胱脉，目内眦上至额尖。支者巅上至耳角，直者从巅脑后悬。络脑还出别下项，仍循肩膊挟脊边，抵腰膂肾膀胱内，一支下与后阴连，贯臀斜[2]入委中穴，一支膊内左右别，贯胛挟脊过髀枢，髀外[3]后廉腘中合，下贯腨[4]内外踝后，京骨之下指外侧。是经血多气少也，是动头痛不可当，项如拔兮腰似折，髀

---

①颔：原作“额”，据合刻本及曹本改。

②斜：原作“叙”，据合刻本及曹本改。

③髀外：原作“臂内”，据《灵枢·经脉》改。

④腨：原作“喘”，据合刻本及曹本改。下同逕改，不再标明。

枢[1]痛彻脊中央，腘如结兮腨如裂，是为踝厥筋乃伤；所生疟痔小指废，头囟项痛目色黄，腰尻腘脚疼连背，泪流鼻衄及癫狂。

足经肾脉属少阴，小指斜透涌泉心，然骨之下内踝后，别入跟中腨内侵，出腘内廉上股内，贯脊属肾膀胱临。直者属肾贯[2]肝膈，入肺循喉舌本寻。支者从肺络心内，仍至胸中部分深。此经多气而少血，是动病饥不欲[3]食，喘嗽唾血喉中鸣，坐而欲起面如垢，目视䀮䀮气不足，心悬如饥常惕惕。所生病者为舌干，口热咽痛气贲逼，股内后廉并脊疼，心肠烦痛疸而澼，痿厥嗜卧体怠惰，足下热痛皆肾厥[4]。

手厥阴心主起胸，属包下膈三焦宫。支者循胸出胁下，胁下连

①枢：原作"谨"，据《针灸聚英》卷四、《针灸大成》卷三改。

②贯：原作"胃"，据合刻本及曹本改。

③欲：原作"饮"，据合刻本及曹本改。

④厥：原作"积"，据合刻本及曹本改。

腋三寸[①]同。仍上抵腋循臑内，太阴少阴两经中，指透中冲支者别，小指次指络相通。是经少气原多血，是动则病手心热，肘臂挛急腋下肿，甚则胸胁支满结，心中澹澹或大动，善笑目黄面赤色。所生病者为心烦，心痛掌心热病则。

手经少阳三焦脉，起自小指次指端，两指歧骨手腕表，上出臂外两骨间，肘后臑外循肩上，少阳之后交别传，下入缺盆膻中分，散络心包膈里穿[②]。支者膻中缺盆上，上项耳后耳角旋[③]，屈下至颐仍注颊。一支出耳入耳前，却从上关交曲颊，至目外眦[④]乃尽焉。斯经少血还多气，是动耳鸣喉肿痹；所生病者汗自出，耳后痛兼目锐眦，肩臑肘臂外皆痛，小指次指亦如废。

①寸：原作“十”，据合刻本及曹本改。后文遽改，不再标注。

②心包膈里：原作“心膈高里”，据《针灸大成》卷三改。

③旋：原作“施”，据合刻本及曹本改。

④外眦：原作“内背”，据《灵枢·经脉》改。

足脉少阳胆之经，始从两目锐眦生，抵头循角下耳后，脑空风池次第行，手少阳前至肩上，交少阳后[①]上缺盆。支者耳后贯耳内，出走耳前锐眦循；一支锐眦大迎下，合手少阳抵䪼[②]根，下加颊车、缺盆合，入胸贯膈络肝经，属胆仍从胁里过，下入气街毛际萦，横入髀厌环跳内，直者缺盆下腋膺，过季胁下髀厌内，出膝外廉是阳陵，外辅绝骨踝前过[③]，足跗小指次指分；一支别从大指去，三毛之际接肝经。此经多气乃少血，是动口苦善太息，心胁疼痛难转移，面尘足热体无泽，所生头痛连锐眦，缺盆肿痛并两腋，马刀挟瘿生两旁，汗出振寒痎疟疾，胸胁髀膝至胻骨，绝骨踝痛及诸节。

①后：原作“右”，据《灵枢·经脉》改。
②䪼：原作“项”，据《灵枢·经脉》改。
③过：原作“述”，据合刻本及曹本改。

厥阴足脉肝所终，大指之端毛际丛，足跗上廉太冲分，踝前一寸入中封；上踝交出太阴后，循腘内廉阴股充，环绕阴器抵小腹，挟胃属肝络胆逢，上[1]贯膈里布胁肋，挟喉颃颡[2]目系同，脉上巅会督脉出，支者还生目系中，下络颊里还唇内，支者便从膈肺通，是经血多气少焉，是动腰疼俯仰难，男疝女人小腹肿[3]，面尘脱色及咽干。所生病者为胸满，呕吐洞泄小便难，或时遗溺并狐疝，临证还须仔细看。

十二经本一脉歌

中焦肺起脉之宗，出手大指之端冲。大肠即起手次指，上行环口交鼻里。胃经源又下鼻交，出足大指之端毛。脾脉绝[4]起指端

①上：原无，据《针灸大成》卷三补。

②颃颡：原作“项颡”，据《灵枢·经脉》、《针灸大成》卷三改；后有“兮”字，衍，遂去。

③肿：原作“重”，据合刻本及曹本改。

④绝：原作“就”，据《杨敬斋针灸全书》改。

上，注于心中少阴向。心经中之入掌循，手内端出小指行。小肠从手小指起，上斜络颧[1]目内眦[2]。膀胱经从目内生，至足[3]小指外侧行。肾脉动于小指下，起注胸中过腹胯。心包出处又连胸，循手小指次指中。三焦起手次指侧，环走耳前目锐息。胆家接生目锐旁，走足大指三毛上。足肝就起三毛际，注入肺中循不已。

经穴起止歌

手肺少商中府起，大肠商阳迎香二。足胃厉兑头维三，脾部隐白大包四。膀胱睛明至阴间，肾经涌泉俞府位。心包中冲天池随，三焦关冲耳门继。胆家窍阴童子髎，厥肝大敦期门已。手心少冲极泉来，小肠少泽听宫去。十二经穴始终歌，学者铭于肺

①颧：原作"肝"，与经脉循行不符，迳改。
②眦：原作"取"，据《灵枢·经脉》改。
③足：原作"八"，据合刻本及曹本改。

腑記

十五絡脉歌

人身絡脉一十五我今逐一從頭數手太陰絡為列缺手少陰絡即通里手厥陰絡名内関手太陽絡支正是手陽明絡徧歷當手少陽絡外関位足太陽絡號飛揚足陽明絡豐隆係足少陽絡是光明足太陰絡公孫寄足少陰絡為大鍾足厥陰絡蠡溝配陽督之絡號長強陰任之脉絡屏翳脾之大絡大包是十五絡穴君須記

經脉氣血多少歌

多氣多血經須記大腸手經足經胃少血多氣有六經三焦膽

腑记。

十五脉络歌

人身络脉一十五，我今逐一从头数。手太阴络为列缺，手少阴络即通里。手厥阴络名内关，手太阳络支正是。手阳明络偏历当，手少阳络外关位。足太阳络号飞扬，足阳明络丰隆系。足少阳络是光明，足太阴络公孙寄。足少阴络为大钟，足厥阴络蠡沟配。阳督之络号长强，阴任之脉络屏翳。脾之大络大包是，十五络穴君须记。

经脉气血多少歌

多气多血经须记，大肠手经足经胃。少血多气有六经，三焦胆

腎心脾肺多血少氣心包絡膀胱小腸肝膽異

禁針穴歌

禁針穴道要光明腦户顖會及神庭絡却玉枕角孫穴顱顖承泣隨承灵神道灵臺膻中忌水分神闕并會陰横骨氣冲手五里箕門承筋及青灵更加臂上三陽絡二十二穴不可針孕婦不宜針合谷三陰交内亦通倫石門針灸應須忌女子終身無妊娠外有雲門并鳩尾缺盆客主人莫深肩井深時人悶倒三里急補人還平

禁灸穴歌

禁灸之穴四十五承光瘂門及風府天柱素髎臨泣上睛明攢

肾心脾肺。多血少气心包络，膀胱小肠肝胆异。

禁针穴歌

禁针穴道要先[①]明，脑户囟会及神庭。络却玉枕角孙穴，颅囟承泣随承灵。神道灵台膻中忌，水分神阙[②]并会阴。横骨气冲手五里，箕门承筋及青灵。更加臂上三阳络，二十二穴不可针。孕妇不宜针合谷，三阴交内亦通伦。石门针灸应须忌，女子终身无妊娠。外有云门并鸠尾，缺盆客主人莫深[③]。肩井深时人闷倒，三里急补人还平[④]。

禁灸穴歌

禁灸之穴四十五，承光哑门及风府，天柱素髎临泣上，睛明攒

①先：原作“光”，据合刻本及曹本改。
②阙：原作“关”，据《针灸大成》卷四改。
③深：《杨敬斋针灸全书》作“称”。
④此下《针灸大成》卷四尚有“刺中五脏胆皆死，冲阳血出投幽冥，海泉颧髎乳头上，脊间中髓伛偻行。手鱼腹陷阴股内，膝髌筋会及肾经，腋股之下各三寸，目眶关节皆通评”五十六字。

竹迎香数禾窌顴窌絲竹空頭維下関與脊中肩貞心俞白環
俞天牖人迎共乳中周榮淵腋并鳩尾腹哀少商魚際位経渠
天府及中冲陽関陽池地五會隠白漏谷陰陵泉條口犢鼻窮
陰市伏兎髀関委中穴殷門申脉扶承忌

血忌歌

行針須要明血忌正丑三寅二之未四申五卯六酉宮七辰八
戌九居巳十亥十一月午當臘子更加逢日閉

逐日人神歌

初一十一廿一起母拇鼻柱手小指初二十二廿二日外踝髮
[illegible]初三十三二十三[illegible]肝初四十四廿四

竹迎香数。禾髎颧髎丝竹空，头维下关与脊中，肩贞心俞白环俞，天牖人迎共乳中，周荣渊液并鸠尾，腹哀少商鱼际位，经渠天府及中冲，阳关阳池地五会。隐白漏谷阴陵泉，条口犊鼻上[①]阴市，伏兔髀关委中穴，殷门申脉承扶忌。

血忌歌

行针须要明血忌，正丑二[②]寅三[③]之未，四申五卯六酉宫，七辰八戌九居巳，十亥十一月午当，腊子更加逢日闭。

逐日人神歌

初一十一廿一起，足[④]拇鼻柱手小指。初二十二廿二日，外踝发际外踝位。初三十三二十三，股内牙齿足及肝。初四十四廿四

①上：原作“穷”，据《针灸大成》卷四改。
②二：原作“三”，据《针灸聚英》卷四改。
③三：原作“二”，据《针灸聚英》卷四改。
④足：原作“母”，据《针灸聚英》卷四改。

右，腰间胃脘阳明手。初五十五廿五并，口内遍身足阳明。初六十六廿六同，手掌胸前又在胸。初七十七二十七，内踝气冲及在膝。初八十八廿八辰，腕内股内又在阴。初九十九二十九，在尻在膝足[1]胫后。初十二十三十日，腰背内踝足跣觅。

九宫尻神歌

尻神所在足根由，坤内外踝圣人留，震宫牙腨分明记，巽位还居乳口头，中宫肩骨[2]连尻骨，面目背从干上游，手膊兑宫难砭灸，艮宫腰项也须休，离宫膝肋针难下，坎肘还连肚脚求。为医精晓尻神法，万病无干禁忌忧。

尻神之图

①膝足：原作“足膝”，据《针灸聚英》卷四乙转。

②肩骨：原作“肩干”，据《针灸聚英》卷四改。

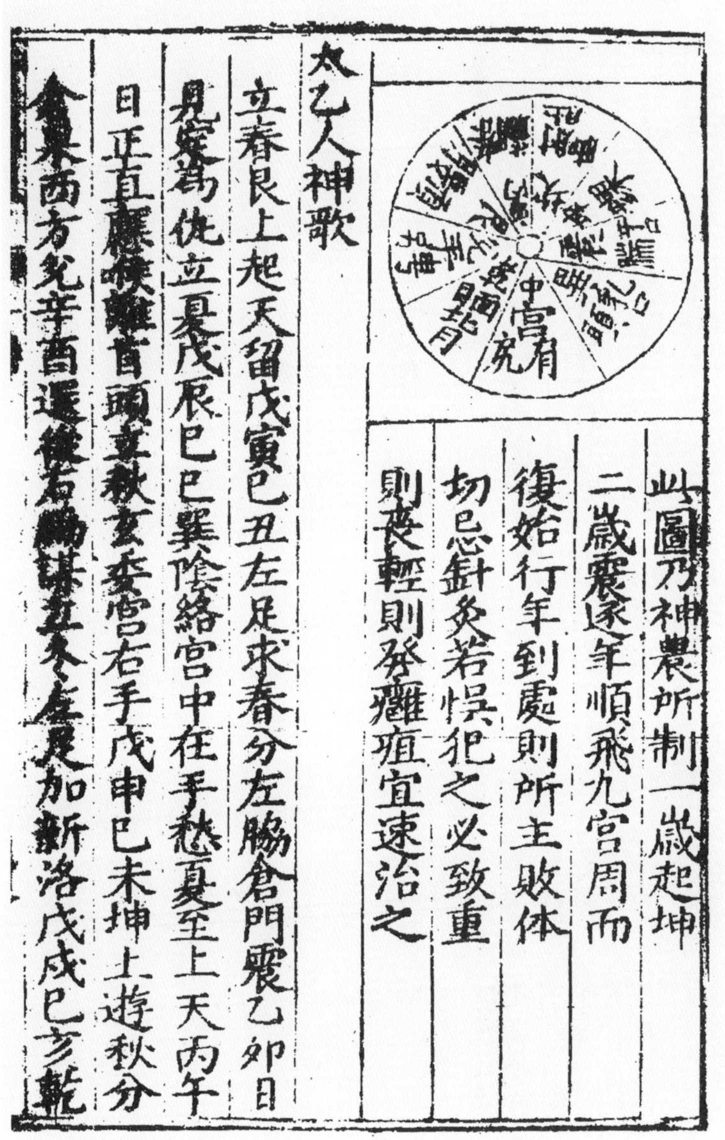
此圖乃神農所制一歲起坤二歲震逐年順飛九宮周而復始行年到處則所主敗体切忌針灸若悞犯之必致重則喪輕則發癰疽宜速治之

太乙人神歌

立春艮上起天留戊寅巳丑左足求春分左脇倉門震乙卯日見定爲仇立夏戊辰巳巳巽陰絡宮中在手愁夏至上天丙午日正直應喉離首頭立秋玄委宮右手戊申巳未坤上遊秋分倉果西方兌辛酉還從右脇謀立冬左足加新洛戊戌巳亥乾

（图见左）

此图乃神农所制。一岁起坤，二岁震，逐年顺飞九宫，周而复始，行年到处，则所生[①]败体，切忌针灸。若误犯之，重则丧命[②]，轻则发痈疽，宜速治之。

太乙人神歌

立春艮上起天留，戊寅己丑左足求。春分左胁仓门震，乙卯日见定为仇。立夏戊辰己巳巽，阴络宫中左[③]手愁。夏至上天丙午日，正直应喉离首头，立秋玄委宫右手，戊申己未坤上游。秋分仓果西方兑，辛酉还从右胁谋。立冬左足加新洛，戊戌己亥干

①生：原作“主”，据《针灸聚英》卷四改。

②重则丧命：原作“必致重则丧”，据《针灸聚英》卷四改。

③左：原作“在”，据《针灸聚英》卷四改。

位收冬至坎方臨叶蟄壬子腰尻下竅流五臟六腑并臍腹招
搖戊巳是中州潰治癰疽須要避犯其天忌疾難瘳
孫思邈先生針十三鬼穴歌
百邪顛狂所為病針有十三穴須認凡針之体先鬼宮坎針鬼
信無不應一一從頭逐一求男從左起女從右一針人中鬼宮
停左邊下針右出針第二手大指甲下名鬼信刺三分深三針
足大指甲下名曰鬼壘入二分四針掌上大陵穴入寸五分為
鬼心五針申脉名鬼路火針三下七鋥鋥第六却尋大杼上入
髮一寸名鬼枕七刺耳垂下五分名曰鬼牀針要溫八針承漿
名鬼市從左出右君須記九針間使鬼路上十針上星名鬼堂

位收。冬至坎方临叶蛰，壬子腰尻下窍流。五脏六腑并脐腹，招摇戊己是中州。溃治痈疽须要避，犯其天忌疾难瘳。

孙思邈先生针十三鬼穴歌

百邪颠狂所为病，针有十三穴须认。凡针之体先鬼宫，次[①]针鬼信无不应。

一一从头逐一求，男从左起女从右。一针人中鬼宫停，左边下针右出针。第二手大指甲下，名鬼信刺三分深。三针足大指甲下，名曰鬼垒入二分。四针掌后[②]大陵穴，入寸五分为鬼心。五针申脉名鬼路，火针三下七锃锃。第六却寻大杼上，入发一寸名鬼枕。七刺耳垂下五分，名曰鬼床针要温。八针承浆名鬼市，从左出右君须记。九针间使鬼路上，十针上星名鬼堂；

①次：原作“坎”，据《针灸聚英》卷四改。
②后：原作“上”，据《针灸聚英》卷四改。

十一陰下縫三壯女玉門頭爲鬼藏十二曲池名鬼臣火針仍
要七鋥鋥十三舌頭當舌中此穴須名是鬼封手足兩邊相對
刺若逢孤穴只單通此是先師真妙訣猖狂惡鬼走無蹤
長桑君天星秘訣歌
天星秘訣少人知此法專分前後施若是胃中停宿食後尋三
里起璇璣脾病血氣先合谷後刺三陰交莫遲如中鬼邪先間
使手臂攣痺取肩髃脚若轉筋并眼花先針承山次内踝脚氣
痠疼肩井先次尋三里陽陵泉如是小腸連臍痛先刺陰陵後
湧泉耳鳴腰痛先五會次針耳門三里内小腸氣痛先長強後
刺大敦不要忙足緩難行先絶骨次尋條口及沖陽牙疼頭痛

十一阴下缝三壮，女玉门头为鬼藏。
十二曲池名鬼臣，火针仍要七锃锃。
十三舌头当舌中，此穴须名是鬼封。
手足两边相对刺，若逢孤穴只单通。
此是先师真妙诀，猖狂恶鬼走无踪。

长桑君天星秘诀歌

天星秘诀少人知，此法专分前后施。若是胃中停宿食，后寻三里起璇玑。脾病血气先合谷，后刺三阴交莫迟。如中鬼邪先间使，手臂挛痹取肩髃。脚若转筋并眼花，先针承山次内踝。脚气酸疼肩井先，次寻三里阳陵泉。如是小肠连脐痛，先刺阴陵后涌泉。耳鸣腰痛先五会，次针耳门三里内。小肠气痛先长强，后刺大敦不要忙。足缓难行先绝骨，次寻条口及冲阳。牙疼头痛兼喉痹先刺二間後三里胸膈痞滿先陰交針到承山飲食喜肚腹浮腫脹膨膨先針水分瀉建里傷寒過經不出汗期門通里先後看寒瘧面腫及腸鳴先取合谷後內庭冷風濕痹針何處先取環跳次陽陵指痛攣急少商好依法施之無不灵此是桑君真口訣時醫莫作等閑輕

馬丹陽天星十二穴并治雜病歌

三里內庭穴　曲池合谷徹　委中配承山　太冲崑崙穴

環跳與陽陵　通里并列缺　合擔用法擔　合截用法截

三百六十穴　不出十二訣　治病如神灵　渾如湯潑雪

北斗降真机　金鎖教開徹　至人可傳受　匪人莫浪說

兼喉痹，先刺二间后三里。胸膈痞满先阴交，针到承山饮食喜。肚腹浮肿胀膨膨，先针水分泄建里。伤寒过经不出汗，期门通里先后看。寒疟面肿及肠鸣，先取合谷后内庭。冷风湿痹针何处，先取环跳次阳陵。指痛挛急少商好，依法施之无不灵。此是桑君真口诀，时医莫作等闲轻。

马丹阳天星十二穴并治杂病歌

三里内庭穴，曲池合谷接[1]。委中配承山，太冲昆仑穴。

环跳与阳陵，通里并列缺。合担用法担，合截用法截。

三百六十穴，不出十二诀。治病如神灵，浑如汤泼雪。

北斗降真机，金锁教开彻。至人可传受，匪人莫浪说。

①接：原作“彻”，据《针灸大成》卷三改。

三里足膝下，三寸两筋间。能除心腹痛，善治胃中寒。肠鸣并泄泻[①]，肿满脚胫[②]酸。伤寒羸瘦损，气蛊及[③]诸般。人过三旬后，针灸眼重观。取穴[④]举足取，去病不为难。

内庭足指内，胃脘属阳明。善疗四肢厥，喜静恶闻声。耳内鸣喉痛，数欠及牙疼。疟疾不思食，针后便惺惺[⑤]。

曲池曲肘里，曲骨陷中求。能治肘中痛，偏风手不收[⑥]。弯弓开不得，臂痪怎梳头。喉闭促欲死，发热更无休。遍身风癣癞[⑦]，针后即时瘳。

合谷在虎口，两指歧骨间。头疼并面肿，疟疾热还寒。体热身出汗，目暗视朦胧[⑧]。牙疼并鼻衄，口噤更难言。

①泄泻：原作“积聚”，据《针灸大成》卷三改。
②胫：原作“腔”，据《针灸大成》卷三改。
③及：原作“治”，据《针灸大成》卷三改。
④穴：原作“法”，据《针灸大成》卷三改。
⑤便惺惺：原作“更醒醒”，据《针灸大成》卷三改。
⑥手不收：原作“半不攸”，据《针灸大成》卷三改。
⑦癣癞：原作“迄瘔”，据《针灸大成》卷三改。
⑧朦胧：原书漫漶，据合刻本及曹本补。

針入看深淺　令人病自安
○委中曲膕裏　動脉正中央　腰重不能舉　沉沉夾脊梁
風癇及筋轉　熱病不能當　膝頭難伸屈　針入即安康
○承山在魚腰　臑腸分肉間　善理腰疼痛　痔疾大便難
脚氣足下腫　兩足盡寒痠　霍亂轉筋急　穴中刺便安
○太冲足大指　節後二寸中　動脉知生死　能醫驚癇風
咽喉并心脹　兩足不能動　七疝偏墜腫　眼目似雲蒙
亦能療腰痛　針下有神功
○崑崙足外踝　後跟微脉尋　轉重腰尻痛　陽踝更連陰
頭疼脊背急　暴喘滿中心　踏地行不得　動足即呻吟

针入看深浅，令人病自安。

委中曲腘里，动脉正中央。腰重不能举，沉沉挟脊梁。风痫及筋转，热病不能当。膝头难伸屈，针入即安康。

承山在鱼腰，腨[1]肠分肉间。善理腰疼痛，痔疾大便难。脚气足下肿，两足尽寒酸。霍乱转筋急，穴中刺便安。

太冲足大指，节后二寸中。动脉知生死，能医惊痫风。咽喉并心胀，两足不能行[2]。七疝偏坠肿，眼目似云朦[3]。亦能疗腰痛，针下有神功。

昆仑足外踝，后跟微脉寻。转筋[4]腰尻痛，阳踝更连阴。头疼脊背急，暴喘满中心。踏地行不得，动足即呻吟。

①腨：原作"臑"，据《针灸大成》卷三改。
②行：原作"动"，据《针灸大成》卷三改。
③朦：原作"蒙"，据《针灸大成》卷三改。
④转筋：原作"转重"，据《针灸大成》卷三改。

若欲求安好　須尋此穴針
○環跳在足髀　側卧不足舒　上足屈乃得　針能廢毒軀
冷風并冷痺　身体似繩拘　腿重腨痛甚　屈伸轉側嘘
有病須針灸　此穴最蘇危
○陽陵泉膝下　外亷一寸中　膝腫并麻木　起坐腰背重
面腫胸中滿　冷痺與偏風　努力坐不得　起卧似衰翁
針入五分後　神功实不同
○通里腕側後　掌後一寸中　欲言[illegible]出　懊憹在心胸
实則四肢重　頭腮面頰紅　平声仍欠数　喉閉氣難通
虚則不能食　咳嗽面無容　毫針微微刺　方信有神功

若欲求安好，须寻此穴针。

环跳在髀枢[①]，侧卧不足舒，上足屈乃得，针能废毒躯。冷风并冷痹，身体似绳拘，腿重腨痛甚，屈伸转侧嘘。有病须针灸，此穴最苏危。

阳陵泉膝下，外廉一寸中。膝肿并麻木，起坐腰背重，面肿胸中满，冷痹与偏风，努力坐不得，起卧似衰翁。针入五分后，神功实不同。

通里腕侧后，掌后一寸中。欲言声不[②]出，懊恼及怔忡[③]。实则四肢重，头腮面颊红，平声仍欠数，喉闭气难通。虚则不能食，咳嗽面无容。毫针微微刺，方信有神功。

①髀枢：原作“足髀”，据《针灸大成》卷三改。

②声不：原书漫漶，据《针灸大成》卷三补。

③及怔忡：原作“在心胸”，据《针灸大成》卷三改。

列缺腕侧上，盐指[1]手交叉。专疗偏头患，偏风肘木麻。痰涎频壅上，口噤不开牙。若能明补泻，应手疾如拿。

四总穴歌

肚腹三里留，腰背委中求。头项寻列缺，面口合谷收。

千金十一穴歌

三里内庭穴，肚腹中妙诀。曲池与合谷，头面[2]病可彻。腰背痛相连，委中昆仑穴。胞项如有痛，后溪并列缺。环跳与阳陵，膝前兼腋胁。可补即留久，当泻即疏泄。三百六十名，十一千金穴。

难治病十一证歌

①盐指：即食指。
②面：原作"疼"，据合刻本及曹本改。

攢竹絲竹主頭疼　偏正皆宜向此中　更去大都徐瀉動
風池宜刺三分深　曲池合谷先針瀉　永與除痾病不侵
依此下針無不應　管教隨手便安寧

頭風頭痛與牙疼　合谷三間兩穴尋　更向大都針眼痛
太淵穴內用行針　牙疼三分針呂細　齒疼依前指上明
更加大都左之右　交互相迎仔細迎

聽會兼之與聽宮　七分針瀉耳中聾　耳門又瀉三分許
更加七壯灸聽宮　大腸經內將針瀉　曲池合谷七分中
醫者若能明此理　針下之時便見功

肩背并和肩膊疼　曲池合谷七分深　未愈尺澤加一寸

攒竹丝竹主头疼，偏正皆宜向此针[①]。更去大都徐[②]泻动，风池针[③]刺三分深。曲池合谷先针泻，永与除痾病不侵。依此下针无不应，管教随手便安宁。

头风头痛与牙疼，合谷三间两穴寻。更向大都针眼痛，太渊穴内用行针。牙痛三分针吕细，齿疼依前指上明。更推[④]大都左之右，交互相迎仔细迎。

听会兼之与听宫，七分针泻耳中聋。耳门又泻三分许，更加七壮灸听宫。大肠经内将针泻，曲池合谷七分中。医者若能明此理，针下之时便见功。

肩背并和肩膊疼，曲池合谷七分深。未愈尺泽加一寸，

---

①针：原作“中”，据《针灸大成》卷三改。

②徐：《针灸聚英》卷四、《针灸大成》卷三俱作“除”。

③针：原作“宜”，据《针灸聚英》卷四、《针灸大成》卷三改。

④推：原作“加”，据《针灸聚英》卷四、《针灸大成》卷三改。

更於三間次第行　各入七分於穴內　少風二府刺心經
穴內淺深依法用　當時蠲疾兩之經
○咽喉以下至於臍　胃脘之中百病危　心氣痛時胸結硬
傷寒嘔噦悶涎隨　列缺下針三分許　三分針瀉到風池
二足三間并三里　中冲三刺五分依
○汗出難來刺腕骨　五分針瀉要君知　魚際經渠并通里
一分針瀉汗淋漓　足指三間及三里　大指各刺五分宜
汗至如若通遍体　有人明此是良醫
○四肢無力中邪風　眼澁難開百病攻　精神昏倦多不語
風池合谷用針通　兩手三間隨後瀉　三里兼之與大中

更于三间次第行。各入七分于穴内，少风二府刺心经。穴内浅深依法用，当时蠲疾两之经[1]。

咽喉以下至于脐，胃脘之中百病危。心气痛时胸结硬，伤寒呕哕闷涎随。列缺下针三分许，三分针泻到风池。二指[2]三间并三里，中冲还[3]刺五分依。

汗出难来刺腕骨，五分针泻要君知。鱼际经渠并通里，一分针泻汗淋漓。二[4]指三间及三里，大指各刺五分宜。汗至如若通遍体，有人明此是良医。

四肢无力中邪风，眼涩难开百病攻。精神昏倦多不语，风池合谷用针通。两手三间随后泻，三里兼之与太冲。

①经：《针灸大成》卷三作“轻”。
②指：原作“足”，据《针灸聚英》卷四、《针灸大成》卷三改。
③还：原作“三”，据《针灸聚英》卷四、《针灸大成》卷三改。
④二：原作“足”，据《针灸大成》卷三改。

各入五分於穴內　迎隨得法有神功

○風池手足指諸間　右瘓偏風左曰癱　各刺五分隨後瀉

更灸七壯便身安　三里陰交行氣瀉　一寸三分量病看

每穴又加三七壯　自然癱瘓即時安

○瘧疾將針刺曲池　經渠合谷共相宜　五分針刺於二穴

瘧病臨身便得離　未愈更加三間刺　五分深刺莫憂疑

又兼氣痛增寒熱　間使行針莫用遲

○腿膝腰疼痞氣攻　髖骨穴內七分窮　更針風市兼三里

一寸三分補瀉同　又去陰交瀉一寸　行間仍刺五分中

剛柔進退隨呼吸　去疾除痾撚指功

各入五分于穴内，迎随得法有神功。

风池手足指诸间，右痪偏风左曰瘫。各刺五分随后泻，更灸七壮便身安。三里阴交行气泻，一寸三分量病看。每穴又加三七壮，自然瘫痪即时安。

肘痛[1]将针刺曲池，经渠合谷共相宜。五分针刺于二穴，疟病缠身[2]便得离。未愈更加三间刺，五分深刺莫忧疑。又兼气痛憎[3]寒热，间使行针莫用迟。

腿膝腰疼痞气攻，髋骨穴内七分穷。更针风市兼三里，一寸三分补泻同。又去阴交泻一寸，行间仍刺五分中。刚柔进退随呼吸，去疾除痾捻指功。

---

①肘痛：原作“疟疾”，据《针灸聚英》卷四、《针灸大成》卷三改。

②缠身：原作“临身”，据《针灸聚英》卷四改。

③憎：原作“增”，据《针灸聚英》卷四、《针灸大成》卷三改。

肘膝疼時刺曲池　進退一寸是相宜　左病針右右針左
依此三分瀉氣奇　膝痛三分針犢鼻　三里陰交要七吹
但能子細尋其理　却病之功在片時

流注指微賦

○疾居榮衛扶救者針觀虛實於瘦肥辯四時之浅深是見取穴之法但分陰陽而谿谷迎隨逆順須曉氣血而星沉

○原夫指微論中賾義成賦知本時之氣開說經絡之流注每披文而条其法篇篇之誓審存覆經而察其言字字之功明諭疑隱皆知虛实總附移疼住痛如有神針下獲安暴疾沉痾至危篤刺之勿悞

肘膝疼时刺曲池，进针一寸是相宜。左病针右右针左，依此三分泻气奇。膝痛三寸[①]针犊鼻，三里阴交要七次[②]。但能仔细寻其理，劫病之功在片时。

流注指微赋

疾居荣卫，扶救者针。观虚实于瘦肥，辨四时之浅深。是见取穴之法，但分阴阳而溪谷；迎随逆顺，须晓气血而升[③]沉。

原夫指微论中，赜义成赋，知本时之气开，说经络之流注。每披文而参其法，篇篇之旨[④]审存，覆经而察其言，字字之功明论。疑隐皆知，虚实总附。移疼住痛如有神，针下获安。暴疾沉疴至危笃，刺之勿误。

①寸：原作“分”，据《针灸大成》卷三改。
②次：原作“吹”，据《针灸聚英》卷四改。
③升：原作“星”，据《针灸四书·子午流注针经》改。
④旨：原作“誓”，据《针灸大成》卷二改。

详夫阴日血引，值阳气流口温针，阳日气引，逢阴血暖牢寒濡[①]。深求诸经十二作数，络脉十五为周；阴俞六十脏主，阳穴七二腑收。刺阳经者，可卧针而取；夺血络者，先俾指而柔。呼为迎而吸作补，逆为鬼而从何忧。淹疾延患，着灸之由。躁烦药饵而难极，必取八会；痈肿奇经而蓄邪，纤犹砭瘳。

况夫甲胆乙肝，丁心壬水，生我者号母，我生者名子。春井[②]夏荥乃邪在，秋经冬合乃刺矣。犯禁忌而病复，用日衰[③]而难已。孙络在于肉分，血行出于支里。闷昏针晕，经虚补络须[④]然；痛实痒虚，泻子随母要指。

想夫先贤迅效，无出于针；今人愈疾，岂离于医。徐文伯泻孕于

①阳日气引，逢阴血暖牢寒濡：原作“暖牢濡”，据《针灸大成》卷二改补。

②井：原作“片”，据《针灸大成》卷二改。

③衰：原作“海”，据《针灸大成》卷二改。

④须：原作“虽”，据《针灸大成》卷二改。

苑內斯由甚速范九思療咽於江夏聞見言希

〔二〕大抵古今遺跡後世皆師用針須協乎深淺又宜察乎久新臟腑寒熱接氣通經勿刺大勞使人氣亂而神隳慎勿呼吸防他針昏而閉血又當常尋古義恐有藏机遇高賢真趣則超然得悟逢達人示教則表我愚衷今詳定疾病之儀神針法式廣搜難素之秘密文辭深考諸家之肘函妙臆故稱庐江流注之指微以為後學之規則

通玄指要賦

必欲治病莫如用針巧運神机之妙功開聖理之深外取砭針能蠲邪而輔正中含水火善回陽而倒陰

苑内，斯由甚速；范九思疗咽于江夏，闻见言稀。

大抵古今遗迹，后世皆师。用针须协乎深浅，又宜察乎久新、脏腑、寒热，接气通经。勿刺大劳，使人气乱而神惰；慎妄[1]呼吸，防他针昏而闭血。又以[2]常寻古义，由[3]有藏机，遇高贤真趣，则超然得悟；逢达人示教，则表我扶危[4]。今详定疾病之仪，神针法式，广搜《难》《素》之秘密文辞，深考诸家之肘函妙臆。故称泸江流注之指微，以为后学之规则。

通玄指要赋

必欲治病，莫如用针。巧运神机之妙，功开圣理之深。外取砭针，能蠲邪而辅正；中含水火，善回阳而倒阴。

①妄：原作“勿”，据《针灸大成》卷二改。
②以：原作“当”，据《针灸大成》卷二改。
③由：原作“恐”，据《针灸大成》卷二改。
④扶危：原作“愚衷”，据《针灸大成》卷二改。

○原夫絡别支殊經交錯綜或溝渠谿谷以岐異或山海丘陵而隙同斯流派以難暌在條綱而有統理繁而昧縱補瀉有何功法捷而明必迎隨而得用

○且如行歩難移太冲是奇人中除脊膂之強痛神門去心性之呆痴風傷項急須求於風府頭暈目眩要覓于風池耳閉須聽會而治也眼痛則合谷以推之胸結身黄瀉湧泉而即可腦昏目赤瀉攢竹以便宜若見兩肘之拘攣仗曲池而平掃牙齒痛吕細堪治頭項強承漿可痊太白宣導于氣冲陰陵開通于水道腹膨而脹奪内庭以休遲筋轉而疼瀉承山而在早

○大抵脚腕痛崑崙可解股膝疼陰市能醫癇發顛狂兮憑後谿

原夫络别支殊，经交错综。或沟渠溪谷以岐异，或山海丘陵而隙共[①]。斯流派以难暌，在条纲而有统。理繁而昧，纵补泻有何功，法捷而明，必迎随而得用。

且如行步难移，太冲最[②]奇。人中除脊膂之强痛，神门去心性之呆痴。伤风项急，始[③]求于风府；头晕目眩，要觅于风池。耳闭须听会而治也，眼痛则合谷以推之。胸结身黄，取[④]涌泉而即可；脑昏目赤，泻攒竹以便宜。若见两肘之拘挛，仗曲池而平扫。牙齿痛吕细堪治，头项强承浆可保[⑤]。太白宣导于气冲，阴陵开通于水道。腹膨而胀，夺内庭以休迟；筋转而疼，泻承山而在早。

大抵脚腕痛，昆仑解愈[⑥]；股膝疼，阴市能医。痫发颠狂兮，凭后溪

①共：原作“同”，据《窦太师流注指要赋》《针灸四书·针经指南》《针灸大成》卷二改。

②最：原作“是”，据《针灸大成》卷二改。

③始：原作“须”，据《针灸大成》卷二改。

④取：原作“泻”，据《针灸大成》卷二改。

⑤保：原作“痊”，据《针灸大成》卷二改。

⑥解愈：原作“可解”，据《针灸大成》卷二改。

而療理瘧生寒熱兮仗問使以扶持期門罷胸滿血膨勞宮退胃翻心痛

○稽夫大敦去七疝之偏墜王公謂此三里去五勞之羸瘦華陀言斯固知腕骨祛黃然谷為腎行間治膝腫目疾尺澤去肘疼筋緊目昏不見二間宜取鼻窒無聞迎香可引肩井除兩臂之難任攢竹療頭疼之不忍咳嗽寒痰列症堪治眵瞞冷淚臨泣堪攻髖骨將腿痛以祛殘腎俞以腰疼而瀉盡又見越人治尸厥于維會隨手而甦文伯瀉死胎於陰交應針而殞

○聖人于是察麻與痛分實與虛實則自外而入也虛則自內而出之是故濟母而裨其不足奪子而平其有餘觀二十七之經

而疗理；疟生寒热兮，仗间使以扶持。期门罢胸满血膨而可已[①]，劳宫退胃翻心痛亦何疑[②]。

嵇夫大敦，去七疝之偏坠，王公谓此，三里去五劳之羸瘦，华佗言斯。固知腕骨祛黄。然谷泻[③]肾，行间治膝肿目疾[④]，尺泽去肘疼筋紧。目昏不见，二间宜取，鼻窒无闻，迎香可引。肩井除两臂之难任，攒竹疗头疼之不忍。咳嗽寒痰，列缺[⑤]堪治；眵瞒冷泪，临泣尤准[⑥]。髋骨将腿痛以祛残，肾俞以腰痛而泻尽。又[⑦]见越人治尸厥于维会，随手而苏；文伯泻死胎于阴交，应针而殒。

圣人于是察麻与痛，分实与虚。实则自外而入也，虚则自内而出之。是故济母而裨其不足，夺子而平其有余。观二十七之经

①而可已：原脱，据《针灸大成》卷二补。

②亦何疑：原脱，据《针灸大成》卷二补。

③泻：原作“为”，据《窦太师流注指要赋》改。

④目疾：《针灸聚英》卷四作“腰疼”。

⑤缺：原作“症”，据《针灸大成》卷二改。

⑥尤准：原作“堪攻”，据《针灸大成》卷二改。

⑦又：《针灸大成》卷二作“以”。

絡一一明辨據四百四之病症件件皆除故得天柱都無蹄斯
民于寿域机微已判彰往古之玄書
○抑又聞心骨病求掌後之大陵肩背疼責肘前之三里冷痺腎
餘取足陽明之土連臍腹痛瀉足少陰之水脊間心後者針中
渚而立痊脇下筋邊者刺陽陵而即止頭項痛擬後谿以安然
腰背疼在委中而頓愈

靈光賦

黄帝岐伯針灸訣　依他經裏分明説　三陰三陽十二經
更有兩經分八脉　靈光典註極幽深　偏正頭疼瀉列缺
睛明治眼努肉攀　耳聾氣閉听會間　兩鼻鼽衄針禾窌

络，一一明辨；据四百四之病症，件件皆除。故得夭枉都无，跻斯民于寿域。机微已判，彰往古之玄书。

抑又闻心胸[①]病，求掌后之大陵；肩背疼，责肘前之三里。冷痹肾余，取足阳明之土。连脐腹痛，泻足少阴之水。脊间心后者，针中渚而立痊；胁下肋[②]边者，刺阳陵而即止。头项痛，拟后溪以安然；腰背疼，在委中而已矣[③]。

灵光赋

黄帝岐伯针灸诀，依他经里分明说。三阴三阳十二经，更有两经分八脉。

灵光典注极幽深，偏正头疼泻列缺。睛明治眼努肉攀，耳聋气闭听会间。

两鼻鼽衄针禾髎，

①胸：原作“骨”，据《针灸聚英》卷四改。
②肋：原作“筋”，据《针灸聚英》卷四改。
③已矣：原作“顿愈”，据《针灸聚英》卷四改。又，此下《针灸聚英》卷四尚有“夫用针之士，于此理苟明者焉。收祛邪之功，而在乎捻指”二十二字。

鼻窒不闻迎香间。治气上壅足三[1]里，天突宛中治喘痰。

心疼手颤针少海，少泽应除心下寒。两足拘挛觅阴市，五般腰痛委中安。

脾俞不动泻丘墟，复溜治肿如神医。犊鼻治疗风邪疼[2]，住喘脚痛昆仑愈。

后跟痛在仆参求，承山筋转并久痔。足掌下去寻涌泉，此法千金莫妄传。

此穴多治妇人疾，男蛊女孕两[3]病痊。百会鸠尾治痢疾，大小肠俞大小便。

气海血海疗五淋[4]，中脘下脘治腹坚。伤寒过经期门应，气刺两乳求太渊。

大敦二穴主偏坠，水沟间使治邪癫。吐血定喘补尺[5]泽，地仓能止口[6]流涎。

劳宫医得身劳倦，水肿水分灸即安。五指不伸[7]中渚取，

---

①三：原作“二”，据《针灸聚英》卷四改。

②疼：原作“痰”，据《针灸聚英》卷四改。

③两：原作“而”，据《针灸聚英》卷四改。

④淋：原作“中”，据《针灸聚英》卷四改。

⑤尺：原作“入”，据《针灸聚英》卷四改。

⑥口：原作“而”，据曹本改。

⑦不伸：原作“五仲”，据《针灸聚英》卷四改。

颊车可针牙齿愈。

阴跷阳跷两踝边，脚气四穴先寻取。阴阳陵泉亦主之，阴跷阳跷与三里。

诸穴一般治脚气，在腰玄机宜正取。膏肓岂止治百病，灸得玄切病须愈。

针灸一穴数病除，学者尤宜加仔细。悟得明师流注法，头目有病针四肢。

针有补泻明呼吸，穴应五行顺四时。悟得人身中造化，此歌依旧是筌蹄。

席弘赋

凡欲行针须审穴，要明补泻迎随诀，胸背左右不相同，呼吸阴阳男女别。

气刺两乳求太渊，未应之时泻列缺；列缺头疼及偏正，重泻太渊无不应。

耳聋气痞听会针，

迎香穴泻功如神。谁知天突治喉风，虚喘须寻三里中。

手连肩脊痛难忍，合谷针时要太冲。曲池两手不如意，合谷下针宜仔细。

心疼手颤少海间，若要除根觅阴市。但患伤寒两耳聋，金门听会疾如风。

五般肘痛寻尺泽，太渊针后却收功。手足上下针[1]三里，食癖气块凭此取。

鸠尾能治五[2]般痫，若下[3]涌泉人不死。胃中有积刺璇玑，三里功多人不知。

阴陵泉治心胸满，针到承山饮食思。大杼若连长强寻，小肠气痛即行迟[4]。

委中专治腰间痛，脚膝肿时寻至阴。气滞腰疼不能立[5]，横骨大都宜救急。

气海专能治五淋，更针三里随呼吸。期门穴主伤寒患，

①针：原作“对”，据《针灸大成》卷二改。
②五：原作“三”，据《针灸大成》卷二改。
③下：原作“不”，据《针灸大成》卷二改。
④迟：《针灸大成》卷二作“针”。
⑤立：原作“五”，据《针灸大成》卷二改。

六日過經猶未汗　但向乳根二筋間　又治婦人坐産難
耳内蟬嗚腰欲折　膝下明存三里穴　若能補瀉五會間
且莫逢人容易說　睛明治眼未效時　合谷光明安可缺
人中治顛功最高　十三鬼穴不須饒　水腫水分兼氣海
皮内隨針氣自消　冷嗽先宜補合谷　却須針瀉三陰交
牙疼腰痛并咽痺　二間陽谿疾怎逃　更有三間腎妙善
主除痛背浮風劳　若針肩井須三里　不刺之時氣未調
最是陽陵泉一穴　膝間疼痛用針燒　委中腰痛脚挛急
取淂其經血自調　脚痛膝腫針三里　懸鍾二陵三陰交
更向太冲須引氣　指頭麻木自輕飄　轉筋目眩針魚際

六日过经尤未汗。

但向乳根二肋[①]间，又治妇人生[②]产难。耳内蝉鸣[③]腰欲折，膝下明存三里穴。

若能补泻五会间，且莫逢人容易说。睛明治眼未效时，合谷光明安可缺。

人中治癫功最高，十三鬼穴不须饶，水肿水分兼气海，皮内随针气自消。

冷嗽先宜补合谷，却须针泻三阴交。牙疼腰痛并咽痹，二间阳溪疾怎逃。

更有三间肾俞妙[④]，主除肩背[⑤]浮风劳。若针肩井须三里，不刺之时气未调。

最是阳陵泉一穴，膝间疼痛用针烧。委中腰痛脚挛急，取得其经血自调。

脚痛膝肿针三里，悬钟二陵三阴交。更向太冲须引气，指头麻木自轻飘。

转筋目眩针鱼腹[⑥]，

①肋：原作“筋”，据《针灸大成》卷二改。
②生：原作“坐”，据《针灸大成》卷二改。
③鸣：原作“嗚”，据《针灸大成》卷二改。
④肾俞妙：原作“肾妙善”，据《针灸大成》卷二改。
⑤肩背：原作“痛背”，据《针灸大成》卷二改。
⑥鱼腹：原作“鱼际”，据《针灸大成》卷二改。

承山昆仑立便消。肚疼须是公孙妙，内关相应必然瘳。

冷风冷痹疾难愈，环跳腰间针与烧。风府风池寻得到，伤寒百病一时消。

阳明二日寻风府，呕吐还须上脘疗。妇人心痛心俞[1]穴，男子痃疼[2]三里高。

小便不禁关元好，大便闭涩大敦烧。髋[3]骨腿疼三里泻，复溜气滞便离腰。

从来风府最难针，却用工夫度浅深，倘若膀胱气未散，更宜三里穴中寻。

若是七疝小腹痛，照海阴交曲泉针。又不应时求气海，关元同泻效如神。

小肠气撮痛连脐，速泻阴交莫在迟。良久涌泉针取气，此中玄妙少人知。

小儿脱肛患多时，先灸百会次鸠尾。久患伤寒肩背痛，

①俞：原作“隆”，据《针灸聚英》卷四、《针灸大成》卷二改。

②疼：《针灸大成》卷二作“癖”。

③髋：原作“脘”，据曹本改。

但針中渚淂其宜　肩上痛連臍不休　手中三里便須求
下針麻重即須瀉　淂氣之時不用畱　腰連胯痛急必大
便於三里攻其隘　下針一瀉三補之　氣上攻噎只管在
噎不住時氣海灸　定瀉一時立便瘥　補自外南轉針高
瀉從外北莫辭勞　逼針瀉氣令須吸　若補隨呼氣自調
左右撚針尋子午　抽針行氣自迢迢　用針補瀉分明說
更用捜窮本與標　咽喉最急先百會　大冲照海及陰交
學者潛心更熟讀　席弘治病最名高
徐氏針灸大全卷一終

但针中渚得其宜。

肩上痛连脐不休，手中三里便须求。下针麻重即须泻，得气之时不用留。

腰连胯痛急必大，便于三里攻其隘。下针一泻三补之，气上攻噎只管在。

噎不住时气海灸，定泻一时立便瘥。补自卯[1]南转针高，泻从卯[2]北莫辞劳。

逼针泻气令须吸，若补随呼气自调。左右捻针寻子午，抽针行气自迢迢。

用针补泻分明说，更用搜穷本与标。咽喉最急先百会，太冲照海及阴交。

学者潜心宜[3]熟读，席弘治病最名高。

徐氏针灸大全卷一终

①卯：原作“外”，据《针灸大成》卷二改。
②卯：与①同。
③宜：原作“更”，据《针灸大成》卷二改。

鼎雕太醫院校正徐氏針灸大全卷二

標由賦

拯救之法妙用者針

夫今人愈疾豈離於醫治劫病之功莫妙於針刺故經云拘於鬼神者不可與言至德惡於鍼石者不可與言至巧正此之謂也

察歲時於天道

夫人身十二經三百六十節以應一歲十二月三百六十日歲時者春暖夏熱秋涼冬寒此四時之正氣苟或春應煖而反寒夏應熱而反涼秋應涼而反熱冬應寒而反煖是故冬傷於寒春必温病春傷於風夏必飧泄夏傷於暑秋必痎瘧秋傷於温

鼎雕太医院校正徐氏针灸大全卷二

标幽[1]赋

拯救之法，妙用者针。

夫今人愈疾，岂离于医治。劫病之功，莫妙于针刺。故经云：拘于鬼神者，不可与言至德；恶于针石者，不可与言至巧。正此之谓也。

察岁时于天道。

夫人身十二经，三百六十节，以应一岁十二月三百六十日。岁时者，春暖、夏热、秋凉、冬寒，此四时之正气。苟或春应暖而反寒，夏应热而反凉，秋应凉而反热，冬应寒而反暖。是故冬伤于寒，春必温病；春伤于风，夏必飧泄；夏伤于暑，秋必痎疟；秋伤于湿，

①幽：原作“由”，据《针灸大成》卷二改，下同。

上逆而咳。岐伯曰：凡刺之法，必候日月星辰，四时八正之气，气定乃刺焉。是故天温月明，则人血淖液而卫气浮，故血易泻，气易行；天寒日阴，则人血凝泣而卫气沉。故血难泻，气难行。月始生，则气血始精[1]，卫气始行；月廓满，则气血实，肌肉坚；月廓空，则气血虚，肌肉减，经络虚，卫气去，形独居[2]。是以因天时而调血气也。天寒无刺，天温无疑[3]；月生无泻，月满无补，月廓空无治，是谓得天时而调之。若日月[4]生而泻，是谓脏虚；月满而补，血气扬[5]溢，络有留血，名曰重实。月廓空而治，是谓乱经。阴阳相错，真邪不别，沉以留止[6]，外虚内乱，淫邪乃起。又曰：天有五运，金水木火土也；地有六气，风寒暑湿燥热也。学者必察斯焉。

---

①精：《针灸大成》卷二作"清。"

②经络虚，卫气去，形独居：原脱，据曹本补。

③疑：《针灸大成》卷二作"炙"。

④月：此下曹本有"始"字。

⑤扬：《针灸大成》卷二作"洋"。

⑥沉以留止：原脱，据曹本补。

定形氣於予心

經云凡用針者必先度其形之肥瘦以調其氣之虛实实則瀉之虛則補之以定其形氣於我心矣形盛脉細少氣不足以息者危形瘦脉大胸中多氣者死形氣相得者生不調者病相失者死是故色脉不順而莫針戒之戒之

春夏瘦而刺浅秋冬肥而刺深

經云病有沉浮刺有浅深無太過不及過之則内傷不及則外壅壅則邪從之浅深不得宜反為大賊内傷五臟後生大病故曰春病在毫毛腠理夏病在皮膚故春夏之人陽氣輕浮肌肉瘦薄血氣未盛宜刺之浅秋病在肌肉冬病在筋骨秋冬則陽

定形气于予心。

经云：凡用针者，必先度其形之肥瘦，以调其气之虚实。实则泻之，虚则补之。以定其形气于我心矣，形盛脉细少气不足以息者，危。形瘦脉大胸中多气者，死。形气相得者生，不调者病，相失者死。是故色脉不顺而莫针，戒之戒之。

春夏瘦而刺浅，秋冬肥而刺深。

经云：病有沉浮，刺有浅深，无太过不及[1]。过之则内伤，不及则外壅，壅则邪从之。浅深不得宜，反为大贼。内伤五脏，后生大病。故曰：春病在毫毛腠理，夏病在皮肤。故春夏之人，阳气轻浮，肌肉瘦薄，血气未盛，宜刺之浅。秋病在肌肉，冬病在筋骨。秋冬则阳

①无太过不及：《针灸大成》卷二作“各至其理，无过其道”。

氣收藏肌肉肥厚血氣充滿刺之宜深又云春刺十二井夏刺
十二榮季夏刺十二俞秋刺十二經冬刺十二合以配木火土
金水理見子午流注
不窮經絡陰陽須宜刺禁
經有十二手太陰肺少陰心厥陰心包絡太陽小腸少陽三焦
陽明大腸足太陰脾少陰腎厥陰肝太陽膀胱少陽膽陽明胃
也絡有十五肺絡列缺心絡通里心包絡内關小腸絡支正三
焦絡外關大腸絡偏歴脾絡公孫腎絡大鍾肝絡蠡溝膀胱絡
飛揚膽絡　陽明胃絡豐隆陰蹻絡照海陽蹻絡申脉脾之
絡大包督脉絡長強任脉絡屏翳也陰陽者天之陰陽平旦至

气收藏，肌肉肥厚，血气充满，刺之宜深。又云：春刺十二井，夏刺十二荥，季夏刺十二俞，秋刺十二经，冬刺十二合，以配木火土金水。理见子午流注。

不穷经络阴阳，须宜禁刺[①]。

经有十二：手太阴肺，少阴心，厥阴心包络，太阳小肠，少阳三焦，阳明大肠；足太阴脾，少阴肾，厥阴肝，太阳膀胱，少阳胆，阳明胃也。络有十五：肺络列缺，心络通里，心包络内关，小肠络支正，三焦络外关，大肠络偏历，脾络公孙，肾络大钟，肝络蠡沟，膀胱络飞扬，胆络光明[②]，胃络丰隆，阴跷络照海，阳跷络申脉。脾之络大包，督脉络长强，任脉络屏翳也。阴阳者，天之阴阳，平旦至

①须宜禁刺：《针灸大成》卷二作“多逢禁刺”。

②光明：原作“阳明”，据曹本改。

日中天之陽又中之陽也日中至黄昏天之陽又中之陰也合夜至雞鳴天之陰又中之陰也雞鳴至平旦天之陰又中之陽也故人亦應之夫言人之陰陽則外為陽内為陰言身之陰陽則背為陽腹為陰手足皆以赤白肉分之言臓腑之陰陽則五臓為陰六腑為陽是以春夏之病在陽秋冬之病在陰皆視其所在與施針石也又言背為陽陽中之陽心也陽中之陰肺也腹為陰陰中之陰腎也陰中之陽肝也陰中之至陰脾也此皆陰陽表裏内外雌雄相輸應也是以應天之陰陽學者苟不明此經絡陰陽升降左右不同之理如病在陽明反攻厥陰病在太陽反和太陰遂致賊邪未除本氣受弊則有勞無功禁刺之

日中，天之阳，阳中之阳也。日中至黄昏，天之阳，阳中之阴也。合夜至鸡鸣，天之阴，阴中之阴也。鸡鸣至平旦，天之阴，阴中之阳也。故人亦应之。夫言人之阴阳，则外为阳，内为阴。言身之阴阳，则背为阳，腹为阴。手足皆以赤白肉分之。言脏腑之阴阳，则五脏为阴，六腑为阳。是以春夏之病在阳，秋冬之病在阴，皆视其所在，与施针石也。又言背为阳，阳中之阳，心也；阳中之阴，肺也。腹为阴，阴中之阴，肾也；阴中之阳，肝也；阴中之至阴，脾也。此皆阴阳、表里、内外、雌雄相输应也，是以应天之阴阳。学者苟不明此经络、阴阳升降，左右不同之理，如病在阳明，反攻厥阴，病在太阳，反和太阴，遂致贼邪未除，本气受弊，则有劳无功，禁刺之

犯可不勉哉

既論臟腑虛实須向經尋

臟者心肝脾肺腎也腑者膽胃大小腸三焦膀胱也虛者痒麻也实者腫痛也臟腑居在内經絡行乎外虛則補其母实則瀉其子如心病虛則補肝木实則瀉脾土又且本經亦有子母如心之虛取少海穴以補之实則取少府穴以瀉之諸經皆然並不離乎五行相生之理

原夫起自中焦水初下漏太陰為始至厥陰而方終穴出雲門抵期門而最後

此言平人氣象氣脉行於十二經一周為身除任督之外計三

犯，可不免哉。

既论脏腑虚实，须向经寻。

脏者，心、肝、脾、肺、肾也。腑者，胆、胃、大小肠、三焦、膀胱也。虚者痒麻也，实者肿痛也。脏腑居在内，经络行乎外。虚则补其母，实则泻其子。如心病虚，则补肝木，实则泻脾土。又且本经亦有子母，如心之虚，取少海穴[①]以补之，实则取少府穴[②]以泻之。诸经皆然，并不离乎五行相生之理。

原夫起自中焦，水初下漏，太阴为始，至厥阴而方终。穴出云门[③]，抵期门而最后。

此言平人气象气脉，行于十二经，一周为身，除任督之外，计三

①少海：《针灸大成》卷二作“少冲”。

②少府：《针灸大成》卷二作“神门”、曹本作“大陵”。

③云门：据理应作“中府”。

百九十三穴一日一夜有百刻分於十二時每一時有八刻二分每一刻計六十分一時共計五百分每日寅時太陰肺脉生自中焦府穴出於雲門起至少商穴止卯時陽明大腸經自商陽穴至迎香穴辰時陽明胃經自頭維至厲兑巳時太陰脾經自隱白至大包午時少陰心經自極泉至少冲未時太陽小腸經自少澤至聽宫申時太陽膀胱經自睛明至至陰酉時少陰腎經自湧泉至俞府戌時心包絡自天池至中冲亥時少陽三焦經自關冲至禾窌子時少陽膽經自童子窌至竅陰丑時厥陰肝經自大敦至期門而終

經有十二别絡走三百餘支

百九十三穴。一日一夜有百刻，分于十二时，每一时有八刻二分，每一刻计六十分，一时共计五百分。每日寅时，太阴肺脉生自中焦府穴，出于云门起，至少商穴止。卯时阳明大肠经，自商阳穴至迎香穴。辰时阳明胃经，自头维至厉兑。巳时太阴脾经，自隐白至大包。午时少阴心经，自极泉至少冲。未时太阳小肠经，自少泽至听宫。申时太阳膀胱经，自睛明至至阴。酉时少阴肾经，自涌泉至俞府。戌时心包络，自天池至中冲。亥时少阳三焦经，自关冲至禾髎。子时少阳胆经，自童子髎至窍阴。丑时厥阴肝经，自大敦至期门而终。

经有十二，别络走三百余支。

十二經者即手足三陰三陽之正經也別絡者除十五絡又有横絡絲絡不知其紀散走於三百餘支脉

正側偃伏氣血有六百餘候

此言經絡或正或側或仰或伏而氣血循行孔穴一周于身榮行脉中三百餘候衛行脉外三百餘候

手足三陽手走頭而頭走足手足三陰足走腹而胸走手

此言經絡陰升陽降氣血出入之机男女無以異

要識迎隨須明逆順

迎隨者要知榮衛之流注經脉之往来也明其陰陽之經逆順而取之迎者以針頭朝其源而逆之隨者以針頭從其流而順

十二经者，即手足三阴三阳之正经也。别络者，除十五络，又有横络、丝络、孙络[1]，不知其纪，散走于三百余支脉。

正侧偃伏，气血有六百余候。

此言经络或正或侧，或仰或伏，而气血循行孔穴，一周于身，荣行脉中，三百余候，卫行脉外，三百余候。

手足三阳，手走头而头走足；手足三阴，足走腹而胸走手。

此言经络阴升阳降气血出入之机，男女无以异。

要识迎随，须明顺逆。

迎随者，要知荣卫之流注，经脉之往来也。明其阴阳之经，逆顺而取之。迎者，以针头朝其源而逆之；随者，以针头从其流而顺

①孙络：原脱，据《针灸大成》卷二补。

之是故逆之者為瀉為迎順之者為補為隨若能知迎知隨令
氣必和和氣之方必通陰陽升降上下源流往來逆順之道矣
況夫陰陽氣血多少為最厥陰太陽少氣多血太陰少陰少血多
氣而又氣多血少者少陽之分氣盛血多者陽明之位
此言三陰三陽氣血多少之不同取之必記為最要也
先詳多少之宜次察應至之氣
言用針者先明正文氣血之多少次觀針氣之來應也
輕滑慢而未來沉澀緊而已至
輕浮滑虛慢遲也入針之後值此三者乃真氣之未到也沉重
澀滯緊實也入針之後值此三者是正氣之已來也

之。是故逆之者为泻、为迎，顺之者为补、为随。若能知迎知随，令气必和，和气之方，必通阴阳升降上下，源流往来，逆顺之道矣。

况夫阴阳气血，多少为最。厥阴太阳，少气多血；太阴少阴，少血多气；而又气多血少者，少阳之分；气盛血多者，阳明之位。

此言三阴三阳，气血多少之不同，取之必记为最要也。

先详多少之宜，次察应至之气。

言用针者，先明正文气血之多少，次观针气之来应也。

轻滑慢而未来，沉涩紧而已至。

轻浮、滑虚、慢迟也。入针之后，值此三者，乃真气之未到也。沉重、涩滞、紧实也。入针之后，值此三者，是正气之已来也。

既至也量寒熱而留疾

留住也疾速也此言正氣既至必審寒熱而施之故經云刺熱須至寒者必留針陰氣隆至乃呼之去徐其穴不閉刺寒須至熱者陽氣隆至針氣必熱乃吸之去疾其穴急捫

未至也據虛實而痏氣

此言針氣之未來也經云虛則推內進搓以補其氣實則循捫弹怒以引其氣

氣之至也如魚吞鈎餌之沉浮氣未至也如閑處幽室之深邃

氣既至則針有澀緊似魚吞鈎或沉或浮而動其氣不来針自輕滑如閑居靜室之中寂然無所聞也

既至也，量寒热而留疾。

留，住也；疾，速也。此言正气既至，必审寒热而施之。故经云：刺热须至寒者，必留针。阴气隆至，乃呼之去徐，其穴不闭，刺寒须至热者，阳气隆至，针气必热，乃吸之去疾，其穴急扪。

未至也，据虚实而痏气。

此言针气之未来也。经云：虚则推内进搓，以补其气。实则循扪弹怒，以引其气。

气之至也，如鱼吞钩饵之沉浮；气未至也，如闲处幽室之深邃。

气既至，则针有涩紧，似鱼吞钩，或沉或浮而动。其气不来，针自轻滑，如闲居静室之中，寂然无所闻也。

氣至速而效速氣至遲而不治

言下針若得氣來速則病易痊而效亦速也氣若來遲則病難愈而有不治之憂故賦云氣速效速氣遲效遲候之不至必死無疑矣

觀夫九針之法毫針最微七星可應衆穴主持

昔黄帝製九針者上應天地下應陰陽四時九針之名各不同形一曰鑱針以應天長一寸六分頭大末銳去瀉陽氣二曰員針以應地長一寸六分針如卵形揩摩分肉間不得傷肌肉以瀉分氣三曰鍉針以應人長三寸半鋒如黍粟之銳主脉如陷以致其氣四曰鋒針以應四時長一寸六分兩三隅以發痼疾

气至速而效速，气至迟而不治。

言下针若得气来速，则病易痊，而效亦速也。气若来迟则病难愈，而有不治之忧。故赋云：气速效速，气迟效迟，候之不至，必死无疑矣。

观夫九针之法，毫针最微，七星可应，众穴主持。

昔黄帝制九针者，上应天地，下应阴阳四时。九针之名，各不同形。一曰镵针以应天，长一寸六分，头大[1]末锐，去泻阳气。二曰圆针以应地，长一寸六分，针如卵形，楷磨分肉间，不得伤肌肉，以泻分气。三曰鍉针以应人，长三寸半，锋如黍粟之锐，主脉如陷，以致其气。四曰锋针，以应四时，长一寸六分，两刃[2]三隅，以发痼疾。

①大：曹本作“尖”。
②刃：原脱，据曹本补。

五曰鍼針以應五音長四寸廣二分半末如劍鋒以取大膿六曰員利針以應六律長一寸六分六厘且員且銳中身微大以取暴氣七曰毫針以應七星長三寸六分尖如蚊虻喙靜以徐往微以久留之而痒以取痛痺八曰長針以應八風長七寸鋒利身薄可以取遠痺九曰大針以應九野長四寸其鋒微員尖如挺以瀉机關之水九針畢矣此言九針之妙毫針最精能應七星又為三百六十穴之主持也

本形金也有蠲邪扶正之道

本形言針也針本出於金古人以砭石今人以鐵代之蠲除也邪氣盛針能除之扶輔也正氣衰針能輔之

五曰铍针[1]，以应五音，长四寸，广二分半，末如剑锋，以取大脓。六曰圆利针，以应六律，长一寸六分六厘，且圆且锐，中身微大，以取暴气。七曰毫针，以应七星，长三寸六分，尖如蚊虻喙，静以徐往，微以久留之而痒[2]，以取痛痹。八曰长针，以应八风，长七寸，锋利身薄，可以取远痹。九曰大针，以应九野，长四寸，其锋微员，尖如挺，以泻机关之水。九针毕矣。此言九针之妙，毫针最精，能应七星，又为三百六十穴之主持也。

本形金也，有蠲邪扶正之道。

本形，言针也，针本出于金。古人以砭石，今人以铁代之。蠲，除也。邪气盛，针能除之。扶，辅也。正气衰，针能辅之。

①铍针：原作“鑱针”，据《灵枢·九针论》改。

②痒：《灵枢·九针十二原》作“养”。

短长水也，有决凝[1]开滞之机。

此言针有长短，犹水之长短。人之气血凝滞而不通，犹水之凝滞而不通也。水之不通，决之使流于湖海。气血不通，针之使周于经脉，故言针应水也。

定刺象木，或斜或正。

此言木有斜正，而用针亦有或斜或正之不同，刺阳经者，必斜卧其针，毋伤[2]其卫；刺阴分者，必正立其针，毋伤其荣。故言针应木也。

口藏比火，进阳补羸。

口藏，以针含于口也。气之温，如火之温也。羸，瘦也。凡欲下针之

①凝：原作“疑”，据曹本改。

②伤：原作“中”，据《针灸大成》卷二改。

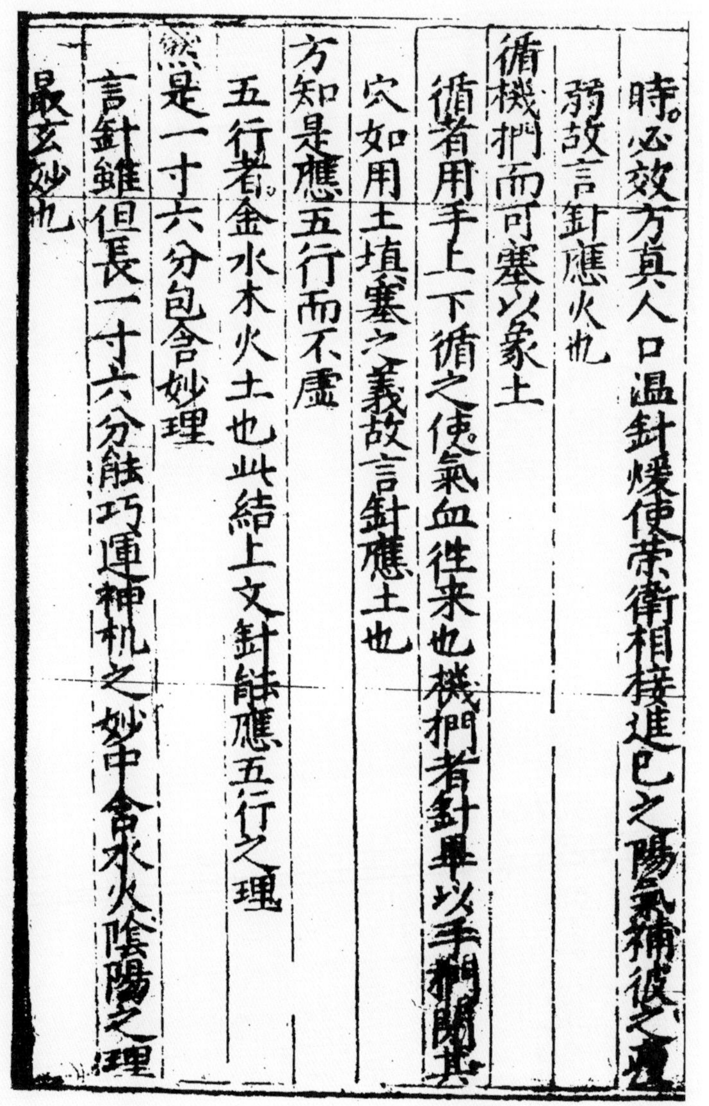
時。必效方真人口温針煖使榮衛相接進己之陽氣補彼之瘦
弱故言針應火也
循機捫而可塞以象土
循者用手上下循之使氣血往来也機捫者針畢以手捫閉其
穴如用土填塞之義故言針應土也
方知是應五行而不虛
五行者金水木火土也此結上文針能應五行之理
然是一寸六分包含妙理
言針雖但長一寸六分能巧運神机之妙中含水火陰陽之理
最玄妙也

时，必效仿真人，口温针暖，使荣卫相接。进己之阳气，补彼之瘦弱。故言针应火也。

循机扪而可塞以象土。

循者，用手上下循之，使气血往来也。机扪者，针毕以手扪闭其穴，如用土填塞之义。故言针应土也。

方知是应五行而不虚①。

五行者，金水木火土也。此结上文，针能应五行之理。

然是一寸六分，包含妙理。

言针虽但长一寸六分，能巧运神机之妙，中含水火阴阳之理，回倒阴阳，其理②最玄妙也。

---

①方知是应五行而不虚：《针灸大成》卷二作“实应五行而可知”。

②回倒阴阳，其理：原脱，据曹本及《针灸大成》卷二补。

虽细桢于毫发，同贯多岐。

桢，针之干也。岐，气血往来之路也。言针之干虽如毫发之微小，能贯通诸经血气之道路也。

可平五脏之寒热，能调六腑之虚实。

平，治也；调，理也。言针能调治脏腑之疾。有寒则温[①]之，有热则清之。虚则补之，实则泻之。

拘挛闭塞，遣八邪而去矣。

拘挛者，筋脉之拘束也；闭塞者，气血不通也。八邪者，所以候八风之虚邪也。言疾有挛闭者，必驱散八风之邪也。

寒热痛痹，开四关而已之。

①温：原作“泄”，据曹本改。

寒者身作顫而發寒也熱者身作潮而發熱也痛疼痛也痺麻木也四関者五臟有六腑六腑有十二原十二原出於四関太冲合谷是也

凡刺者使本神朝而後入既刺也使本神定而氣隨神不朝而勿刺神已定而可施

凡用針者必使患者精神已朝而後方可入針既刺之必使患者精神纔定而後施針行氣若氣不朝其針為輕滑不知疼痛如插豆腐者莫與進之必使之候如神氣既至針自緊澁可與依法察虛實而針之

定脚處取氣血為上意

寒者，身作颤而发寒也；热者，身作潮而发热也。痛，疼痛也；痹，麻木也。四关者，五脏有六腑，六腑有十二原，十二原出于四关，太冲、合谷是也。

凡刺者，使本神朝而后入。既刺也，使本神定而气随。神不朝而勿刺，神已定而可施。

凡用针者，必使患者精神已朝，而后方可入针。既刺之，必使患者精神才定，而后施针行气。若气不朝，其针为轻滑，不知疼痛，如插豆腐者，莫与进之，必使之候。如神气既至，针自紧涩，可与依法察虚实而针之。

定脚处，取气血为主[1]意。

---

①主：原作“上”，据《针灸大成》卷二及曹本改。

言欲下針之時必取陰陽氣血多少為主詳見上文

下手處認水木是根基

下手亦言用針也水者母也木者子也是水能生木也是故濟母裨其不足奪子平其有餘此言用針必先認子母相生之義舉水木而不及土金火者省文也

天地人三才也湧泉同璇璣百會

百會一穴在頭以應乎天璇璣一穴在胸以應乎人湧泉一穴在足掌心以應乎地是謂三才也

上中下三部也大包與天樞地機

大包二穴在乳後為上部天樞二穴在臍傍為中部地機二穴

言欲下针之时，必取阴阳气血多少为主，详见上文。

下手处，认水木是根基。

下手，亦言用针也。水者，母也。木者，子也。是水能生木也。是故济母裨其不足，夺子平其有余。此言用针必先认子母相生之义。举水木而不及土金火者，省文也。

天、地、人三才也，涌泉同璇玑、百会。

百会一穴在头，以应乎天；璇玑一穴在胸，以应乎人；涌泉二[1]穴在足掌心，以应乎地，是谓三才也。

上、中、下三部也，大包与天枢、地机。

大包二穴在乳后，为上部。天枢二穴在脐旁，为中部。地机二穴

①二：原作“一”，据上下文及曹本改。

在足跗為下部。是謂三部也

陽蹻陽維幷督脉。主肩背腰腿在表之病

陽蹻脉起於足跟中。循外踝上入風池。陽維脉維持諸陽之會。如腑會大倉之類。督脉起自下極之俞。並與脊裏上行風府。過腦額鼻。入齗交穴也。言此奇經三脉屬陽。主治肩背腰腿在表之疾也

陰蹻陰維任衝帶主心腹脇肋在表之疑

陰蹻脉亦起於足跟循内踝上行至咽喉交貫衝脉陰維脉維持諸陰之交如足太陽之脉交出厥陰之前任脉起於中極之下。循腹上至咽喉而終。衝脉起於氣衝中。幷足陽明之經夾臍上

在足跗，为下部。是谓三部也。

阳跷、阳维并督脉[1]，主肩、背、腰、腿在表之病。

阳跷脉起于足跟中，循外踝，上入风池。阳维脉维持诸阳之会。如腑会太仓之类。督脉起自下极之俞，并与脊里上行风府，过脑、额、鼻，入龈交穴也。言此奇经三脉属阳，主治肩、背、腰、腿在表之疾也。

阴跷、阴维、任、冲、带，去[2]心、腹、胁、肋在里[3]之凝。

阴跷脉亦起于足跟，循内踝上行至咽喉，交贯冲脉。阴维脉，维持诸阴之交，如足太阴[4]之脉，交出厥阴之前。任脉，起于中极之下，循腹上至咽喉而终。冲脉，起于气冲，并足少阴[5]之经，夹脐上

①脉：《针灸大成》卷二作“带”。

②去：原作“主”，据《针灸大成》卷二改。

③里：原作“表”，据《针灸大成》卷二改。

④阴：原作“阳”，据曹本改。

⑤少阴：原作“阳明”，据《针灸大成》卷二改。

行至胸中而散也帶脉起於季脇回身一周如繫帶也言此奇經三脉屬陰能治心腹脇肋在裏之疾也

二陵二蹻二交似續而交五代

二陵者陰陵泉陽陵泉也二蹻者陰蹻陽蹻也二交者陰交陽交也續接續也五大者五体也言此六穴遞相交接於兩手兩足幷頭也

兩間兩商兩井相依而列兩支

兩間者二間三間也兩商者少商商陽也兩井者天井肩井也言六穴相依而分列於手之兩支也

是見取穴之法必有分寸先審自意次觀肉分

行，至胸中而散也。带脉，起于季胁，回身一周，如系带也。言此奇经三[1]脉属阴，能治心腹、胁、肋在里之疾也。

二陵、二跷、二交，似续而交五大[2]。

二陵者，阴陵泉、阳陵泉也。二跷者，阴跷、阳跷也。二交者，阴交、阳交也。续，接续也。五大者，五体也。言此六穴，递相交接于两手两足并头也。

两间、两商、两井，相依而列两支。

两间者，二间、三间也。两商者，少商、商阳也。两井者，天井、肩井也。言六穴相依，而分列于手之两支也。

是见取穴之法，必有分寸，先审自意，次观肉分。

①三：曹本作"五"，《针灸大成》卷二作"四"。

②大：原作"代"，据《针灸大成》卷二改。

此言取量穴法，必以男左女右，中指与大指相屈如环，取内侧纹两角为一寸，各随[①]长短大小取之，此乃同身之寸。先审病者，是何病，属何经，用何穴，审[②]于我意。次察病者，瘦肥长短，大小肉分，骨节发际之间，量度以取之。

或伸屈而得之，或平直而安之[③]。

伸屈者，如取环跳之穴，必须伸下足，屈上足以取之，乃得其[④]穴。平直者，或平卧而取之，或正坐而取之，或直立而取之。自然安定，如承浆在唇下，宛宛中之类也。

在阳部筋骨之侧，陷下为真。在阴分郄腘之间，动脉相应。

阳部者，诸阳之经也。如合谷、三[⑤]里、阳陵泉等穴，必取挟骨侧指

①随：原作“取”，据《针灸大成》卷二改。
②审：原阙，据《针灸大成》卷二补。
③之：《针灸大成》卷二作“定”。
④其：原作“真”，据《针灸大成》卷二改。
⑤谷、三：原脱，据曹本补。

陷中為真也陰分者諸經之陰也如箕門五里太冲等穴在屈
心之間必以動脉應指乃始為真穴也
取五穴用一穴而必端取三經用一經而可正
此言取穴之法必須點取五穴之中。而用一穴則可為端的矣
若用一經必須取三經而正一經之是非也
頭部與肩部詳分督脉與任脉易定
頭部與肩部則穴繁多但醫者以自意詳審大小肥瘦而分之
督任二脉值乎背腹中行而有分寸則易定也
明標與本論刺深刺浅之經
標本者非止一端也有六經之標本有天地陰陽之標本有傳

陷中为真也。阴分者，诸阴之经[1]也，如箕门、五里、太冲等穴，在屈心之间，必以动脉应指，乃始为真穴也。

取五穴用一穴而必端，取三经用一经而可正。

此言取穴之法，必须点取五穴之中而用一穴，则可为端的矣。若用一经，必须取三经而正一经之是非也。

头部与肩部详分，督脉与任脉易定。

头部与肩部，则穴繁多，但医者以自意详审大小、肥瘦而分之；督、任二脉、值[2]乎背腹中行，而有分寸则易定也。

明标与本，论刺深刺浅之经[3]。

标本者，非止一端也，有六经之标本，有天地阴阳之标本，有传

①诸阴之经：原作"诸经之阴"，据《针灸大成》卷二乙正。
②值：《针灸大成》卷二作"直"。
③经：曹本作"理"。

病之标本。夫六经之标本者，足太阳之本，在足跟上五寸，标在目也。足少阳之本在窍阴，标在耳也。足阳明之本在厉兑，标在人迎、颊挟、颃[1]颡也。足太阴之本在中封前上四寸，标在背脾俞与舌本也。足少阴之本在内踝上三寸中，标在背肾俞与[2]舌下两脉也。足厥阴之本在行间上五寸中，标在背肝俞也。手太阳[3]之本在手外踝后，标在命门之上一寸也。手少阳之本在小指、次指之间上一寸，标在耳后上角下外眦[4]也。手阳明之本，在肘骨中上别阳，标在颔下合钳上也。手太阴之本在寸口之中，标在腋内动脉也。手太阴之本在锐骨之端，标在背心俞也。手厥阴之本在掌后两筋之间二寸中，标在胁[5]下三寸也。此乃十二经

①颃：原作“项”，据《灵枢·卫气》改。
②与：原脱，据曹本补。
③阳：原作“阴”，据曹本改。
④眦：原作“背”，据《灵枢·卫气》改。
⑤胁：按理应为“腋”。

之标本。

经云：病有标本，刺有逆从浅深之理。凡刺之方，必别阴阳，前后相应，逆从得施，标本相移。故曰有其在标而求之于标，有其在本而求之于本，有其在本而求之于标，有其在标而求之于本。故治有取标而得者，有取本而得者，有逆取而得者，有从取而得者[①]。故明知标本者，万举万当；不知标本者，是谓妄行。夫阴阳标本，逆从之道也[②]。以浅而知深，察近而知远，标本易言，而世人识见无能及也。治反为逆，治得为从。先病而后逆者，先逆而后病者，先病而后生寒者，先热而后生病者，此五者俱治其本也。先热而后中满者，治其标。先病而后泄者，治其本。先泄而后

①者：曹本此后尚有“故知逆从正行无间”八字。

②也：曹本此后尚有“小而言大，一而知百病之害。少而多，浅而博，可以言一而知百也”二十五字。

生他病者治其本必且調之乃治其他病先病而後中滿者治其標先中滿而後煩心者治其本大小便不利治其標大小便利治其本大小便不利而後生病者治其本病發而有餘本而標之先治其本後治其標病發而不足標而本之先治其標後治其本又云得病日為本傳病為標也淺深者刺陽經必中榮須淺而卧針無傷於衛也刺陰分必中衛須深而立針無損於榮也此謂陰陽標本深淺之道也

住痛移疼取相交相貫之逕

此言用針之法有住痛移疼之功者先以針左行左轉而得九數復以針右行右轉而得六數此乃陰陽交貫之道也經脈亦

生他病者，治其本，必且调之，乃治其他病。先病而后中满者，治其标；先中满而后烦心者，治其本。大小便不利，治其标；大小便利，治其本。大小便不利而生病者，治其本。病发而有余，本而标之，先治其本，后治其标。病发而不足，标而本之，先治其标，后治其本。又云：得病日为本，传病为标也。浅深者，刺阳经必中荣，须浅而卧针，无伤于卫也。刺阴分必中卫，须深而立针，无损于荣也。此谓阴阳标本浅深之道也。

住痛移疼，取相交相贯之经。

此言用针之法，有住痛移疼之功者，先以针左行左转而得九数，复以针右行右转而得六数，此乃阴阳交贯之道也。经脉亦有交贯，如太阴肺之列缺，交于阳明大肠之路，阳明胃[1]之丰隆别走于太阴脾[2]经，此之类也。

岂不闻脏腑病而求门、海、俞、募之微。

门海者，如章门，气海之类。俞者，五脏六腑之俞也，俱在背部二行中。募者，脏腑之募。肺募[3]中府，心募巨阙，胃募中脘，肝募期门，胆募日月，脾募章门，肾募京门，大肠募天枢，小肠募关元，但三焦、包络、膀胱而无募矣[4]。此言五脏六腑之有病，必取此门、海、俞、募之微妙也。

经络滞而求原、别、交、会之道。

原者，十二经之原也。别，阳别也。交，阴交也。会，八会也。夫十二原

①胃：原作“肺”，据《针灸大成》卷二改。
②太阴脾：原作“少阳之”，据曹本改。
③肺募：原脱，据《针灸大成》卷二补。
④但三焦……无募矣：《针灸大成》卷二作“三焦募石门，膀胱募中枢”。

者膽原坵墟肝原太冲小腸原腕骨心原神門胃原冲陽脾原太白大腸原合谷肺原太淵膀胱原京骨腎原太谿三焦原陽池包絡原大陵八會者血會膈俞氣會膻中脉會太淵筋會陽陵泉骨會大杼髓會絕骨臟會章門腑會中脘也此言經絡血氣凝結不通者必取此原別交會之穴而刺之

更窮四根三結依標本而刺無不痊

根結者十二經之根結也靈樞經云太陰根于隱白結于九愈也少陰根于湧泉結于廉泉也厥陰根于大敦結于玉堂也太陽根于至陰結于目也陽明根于厲兑結于鉗耳也少陽根于竅陰結于耳也手太陽根于少泽結于天窗支正也手少陽根

者，胆原丘墟，肝原太冲，小肠原腕骨，心原神门，胃原冲阳，脾原太白，大肠原合谷，肺原太渊，膀胱原京骨，肾原太溪，三焦原阳池，包络原大陵。八会者，血会膈俞，气会膻中，脉会太渊，筋会阳陵泉，骨会大杼，髓会①绝骨，脏会章门，腑会中脘也。此言经络血气凝结不通者，必取此原别交会之穴而刺之。

更穷四根三结，依标本而刺无不痊。

根结者，十二经之根结也。《灵枢经》云：足②太阴根于隐白，结于九愈③也。足少阴根于涌泉，结于廉泉也。足厥阴根于大敦，结于玉堂也。足太阳根于至阴，结于目也。足阳明根于厉兑，结于钳耳也。足少阳根于窍阴，结于耳也。手太阳根于少泽，结于天窗、支正也。手少阳根

①会：原作“骨”，据《针灸大成》卷二改。
②足：原阙，据曹本补，以下六处“足”同。
③九愈：人民卫生出版社 1958 年据明三多斋刻本排印（简称“人卫本”）作“大包”，《灵枢·根结篇》作“太仓”。

于關冲結于大牖外關也手陽明根于商陽結于扶突偏歷也
手三陰之經不載不敢強註又云四根者耳根鼻根乳根脚根
也三結者胸結肢結便結也此言能究根結之理依上文標本
之法刺之則疾無不愈也
但用八法五門分主客而針無不效
八法者奇經八脉也公孫冲脉胃心胸内關陰維下總同臨泣
膽經連帶脉陽維目銳外關逢後谿督脉内眥頸申脉陽蹻絡
亦通列缺肺任行肺系陰蹻照海隔喉嚨五門者天干配合分
於五也甲與己合乙與庚合丙與辛合丁與壬合戊與癸合也
主客者公孫主内關客臨泣主外關客後谿主申脉客列缺主

于关冲，结于天牖、外关也。手阳明根于商阳，结于扶突、偏历也。手三阴之经不载，不敢强注。又云：四根者，耳根、鼻根、乳根、脚根也。三结者，胸结、肢结、便结也。此言能究根结之理，依上文标本之法刺之，则疾无不愈也。

但用八法五门，分主客而刺无不效。

八法者，奇经八脉也。公孙冲脉胃心胸，内关阴维下总同，临泣胆经连带脉，阳维目锐外关逢。后溪督脉内眦颈，申脉阳跷络亦通，列缺肺任行肺系，阴跷照海隔喉咙。五门者，天干配合，分于五也。甲与己合，乙与庚合，丙与辛合，丁与壬合，戊与癸合也。主客者，公孙主内关客，临泣主外关客，后溪主申脉客，列缺主

照海客也此言若用八法必以五門推時取穴先主後客而無不效也詳載四卷之中

八脉始終連八會本是紀綱

八脉者即奇經也註見上文八會者氣血脉筋骨髓臟腑之八會也亦注見前紀綱者如綱之有綱也言此奇經八脉起止連及八會本是人身經脉之綱領也

十二經絡十二原是謂樞要

十二經十五絡十二原穴俱註見前此言十二原者乃十二經絡出入門戶之樞紐也

一日取六十六穴之法方見幽微

照海客也。此言若用八法，必以五门，推时取穴，先主后客，而无不效也。详载四卷之中。

八脉始终连八会，本是纪纲。

八脉者，即奇经也，注见上文。八会者，气、血、脉、筋、骨、髓、脏、腑之八会也，亦注见前。纪纲者，如纲之有纲也。言此奇经八脉起止，连及八会，本是人身经脉之纲领也。

十二经络十二原，是谓枢要。

十二经、十五络、十二原穴，俱注见前。此言十二原者，乃十二经络出入门户之枢纽也。

一日取六十六穴之法，方见幽微。

六十六穴者即子午流注井滎俞原經合也陽干註腑三十六穴陰干注臟三十穴共成六十六穴具載後子午流注圖中此言經絡一日一周于身歷行十二經穴當此之時的取流注之中一穴用之則幽微之理可見矣

一時取一十二經之原始知要妙

十二經原注見于前此言一時之中當審此日是何經所主當此之時該取本日此經之原穴而刺之則流注之法玄妙始可知矣

原夫補瀉之法非呼吸而在手指

此言補瀉之法非但呼吸而在乎手之指法也法分十四者循

六十六穴者，即子午流注，井荥俞原经合也。阳干注腑三十六穴，阴干注脏三十穴，共成六十六穴，俱载于[1]后子午流注图中。此言经络一日一周于身，历行十二经穴。当此之时酌[2]取流注之中一穴用之，则幽微之理可见矣。

一时取一十二经之原，始知要妙。

十二经原，注见于前。此言一时之中，当审此日是何经所主，当此之时该取本日此经之原穴而刺之，则流注之法玄妙始可知矣。

原夫补泻之法，非呼吸而在手指。

此言补泻之法，非但呼吸，而在乎手之指法也。法分十四者，循[3]

①于：原脱，据曹本补。
②酌：原作"的"，据曹本补。
③循：原书漫漶，据曹本补。

捫提按彈撚搓盤推內動搖爪切進退出攝者是也法則如斯
巧拙在人之活法備詳金針賦內
速效之功要交正而識本經
交正者如大腸與肺為傳送之府心與小腸為受盛之官脾與
胃為消化之宮肝與膽為清淨之位膀胱與腎陰陽相通表裡
相應也本經者受病之經如心之病必取小腸之穴兼之餘倣
此言能識本經之病又要認交經正經之理則針之功必速矣
交經繆刺左有病而右畔取
繆刺者刺絡脉也右痛而刺左左痛而刺右此乃交經繆刺之
理也

扪提按，弹捻搓盘，推内动摇，爪切进退出摄者是也。法则如斯，巧拙在人之活法，备详金针赋内。

速效之功，要交正而识本经。

交正者，如大肠与肺为传送之府，心与小肠为受盛之官，脾与胃为消化之宫[①]，肝与胆为清净之位，膀胱与肾为津液之官[②]，阴阳相通，表里相应也。本经者，受病之经。如心之病，必取小肠之穴兼之，余仿此。言能识本经之病，又要认交经正经之理，则针之功必速矣[③]。

交经缪刺，左有病而右畔取。

缪刺者，刺络脉也。右痛而刺左，左痛而刺右，此乃交经缪刺之理也。

---

①宫：合刻本作“官”，曹本作“宰”。

②为津液之官：原脱，据曹本补。

③矣：此下《针灸大成》卷二尚有“故曰：宁失其穴，勿失其经；宁失其时，勿失其气”一十八字。

瀉絡遠針頭有病而脚上針

三陽之經從頭下足故言頭有病必取足穴而刺之

巨刺與繆刺各異

巨刺者刺經脉也痛在左而右脉病者則巨刺之左痛刺右右痛刺左中其經也繆刺者刺絡脉也身形有痛九候無病則繆刺之右痛刺左左痛刺右中其絡也經云左盛則右病右盛則左病亦有移易者右痛未已而左脉先病如此者必巨刺之中其經非絡脉也故絡病其痛與經脉繆處故曰繆刺此刺法之相同但一中經一中絡之異耳

微針與妙刺相通

泻络远针，头有病而脚上针。

三阳之经，从头下足，故言头有病，必取足穴而刺之。

巨刺与缪刺各异。

巨刺者，刺经脉也。痛在左而右脉病者，则巨刺之，左痛刺右，右痛刺左，中其经也。缪刺者，刺络脉也，身形有痛，九候无病，则缪刺之，右痛刺左，左痛刺右，中其络也。经云：左盛则右病，右盛则左病。亦有移易者，右痛未已而左脉先病。如此者，必巨刺之，中其经，非络脉也。故络病，其痛与经脉缪处，故曰缪刺。此刺法之相同，但一中经，一中络之异耳。

微针与妙刺相通。

微針者刺之巧也妙刺者針之妙也言二者之相通也
觀部分而知經絡之虛實
言針入肉分則以天地人三部而進必察其得氣則內外虛實
而可知矣又云察脉之三部則知何經虛何經實也
視沉浮而辨臟腑之寒溫
言下針之後看針氣緩急可决臟腑之寒熱也
且夫先令針耀而慮針損次藏口內而欲針溫
言欲下針之時必先令針光耀看針莫有損壞次將針含於口
內令針溫煖與榮衛相接無相觸犯也
目無外視手如握虎心無內慕如待貴人

微针者，刺之巧也；妙刺者，针之妙也。言二者之相通也。

观部分而知经络之虚实。

言针入肉分，则以天、地、人三部而进，必察其得气，则内外虚实而可知矣。又云：察脉之三部，则知何经虚，何经实也。

视沉浮而辨脏腑之寒温。

言下针之后，看针气缓急，可决脏腑之寒热也。

且夫先令针耀，而虑针损；次藏口内，而欲针温。

言欲下针之时，必先令针光耀，看针莫有损坏，次将针含于口内，令针温暖，与荣卫相接，无相触犯也。

目无外视，手如握虎，心无内慕，如待贵人。

此戒用针之士，贵乎专心诚意而自重也。令目无他视，手[1]如握虎，恐有伤也。心无他想，如待贵人，恐有责也。经云：凡刺之道，必观其部，心无别慕，手如擒虎，犹待贵人，不知日暮，着意留心，不失其所，此之谓也。

左手重而多按，欲令气散。右手轻而徐入，不痛之因。

言欲下针之时，必先以左手大指爪甲于穴上切之，则令其气散，以右手持针，轻轻徐入，此乃不痛之因也。

空心恐怯，直立侧而多晕。

空心者，未食之前。此言无刺饥人，其气血未定，则令人恐惧，有怕怯之心，或直立或侧卧，必有眩晕之咎也。

此戒用針之士貴乎專心誠意而自重也令目無他視如握虎恐有傷也心無他想如待貴人恐有責也經云凡刺之道必觀其部心無別慕手如擒虎猶待貴人不知日暮着意留心不失其所此之謂也

左手重而多按欲令氣散右手輕而徐入不痛之因

言欲下針之時必先以左手大指爪甲於穴上切之則令其氣散以右手持針輕輕徐入此乃不痛之因也

空心恐怯直立側而多暈

空心者未食之前此言無刺飢人其氣血未定則令人恐懼有怕怯之心或直立或側臥必有眩暈之咎也

①手：原脱，据曹本补。

背目沉掐坐卧平而沒昏
此言欲下針之時必令患人莫視所針之處以手爪甲重切其穴或卧或坐而無昏悶之患也
推於十干十变知孔穴之開闔
十干者甲乙丙丁戊己庚辛壬癸也十変者逐日臨時之変也備載四巻根亀八法之中故得時謂之開失時謂之闔苟能明此則知孔穴之得失也
論其五行五臟察日時之旺衰
五行五臟俱註見前此言病於本日時之下得五行生者旺受五行尅者衰知心之病得甲乙之日時者生旺遇壬癸之日時

背目沉掐，坐卧平而没昏。

此言欲下针之时，必令患人莫视所针之处。以手爪甲重切其穴，或卧或坐，而无昏闷之患也。

推于十干十变，知孔穴之开阖。

十干者，甲、乙、丙、丁、戊、己、庚、辛、壬、癸也。十变者，逐日临时之变也。备载于①四卷《灵②龟八法》之中。故得时谓之开，失时谓之阖。苟能明此，则知孔穴之得失也。

论其五行、五脏，察日时之旺衰。

五行、五脏俱注见前。此言病于本日时之下，得五行生者旺，受五行克者衰。知心之病，得甲乙之日时者，生旺；遇壬癸之日时

①于：原脱，据曹本补。
②灵：原作“根”，据曹本及合刻本改。

者尅衰餘皆倣此

捷如横弩應若發機

此言用針之捷效如射之發中也

陰交陽別而定血暈陰蹻陽維而下胎衣

陰交穴有二一在臍下一寸一在足内踝上三寸名三陰之交也言此二穴能定婦人之血暈又言照海内關二穴能下産婦之胎衣也

痺厥偏枯迎隨俾經絡接續

痺厥者四肢厥冷麻痺偏枯者中風半身不遂言治此症必須接氣通經更以迎隨之法使血氣貫通經絡接續也

者，克衰。余皆仿此。

伏[1]如横弩，应若发机。

此言用针之捷效，如射之发中也。

阴交、阳[2]别而定血晕，阴跷、阳[3]维而下胎衣。

阴交穴有二，一在脐下一寸，一在足内踝上三寸，名三阴之交也。言此二穴能定妇人之血晕，又言照海、内关二穴，能下产妇之胎衣也。

痹厥偏枯，迎随俾经络接续。

痹厥者，四肢厥冷麻痹。偏枯者，中风半身不遂。言治此证，必须接气通经，更以迎随之法，使血气贯通，经络接续也。

①伏：原作“捷”，据《针灸大成》卷二改。
②阳：曹本作“阴”。
③阳：曹本作“阴”。

漏崩帶下溫補使氣血依歸
漏崩帶下者女子之疾也言有此症必須溫針待煖以補之使
榮衛調和而歸依也
靜以久留停針待之
此言下針之後必須靜而久停之
必准者取照海治喉中之閉塞端的處用大鍾治心內之呆痴
照海等穴俱載五卷折量法中故不重錄
大抵疼痛實瀉痒麻虛補
此言疼痛者熱宜瀉之以涼痒麻者冷宜補之以煖
體重節痛而俞居心下痞滿而井主

漏崩带下，温补使气血依归。

漏崩带下者，女子之疾也。言有此证，必须温针待暖以补之，使荣卫调和而归依也。

静以久留，停针待之。

此言下针之后，必须静而久停之。

必准者，取照海治喉中之闭塞；端的处，用大钟治心内之呆痴。

照海等穴，俱载五卷折量法中，故不重录。

大抵疼痛实泻，痒麻虚补。

此言疼痛者热，宜泻之以凉；痒麻者冷，宜补之以暖。

体重节痛而俞居，心下痞满而井主。

俞者十二經中之俞穴井者十二經中之井也
心脹咽痛針太冲而必除脾冷胃疼瀉公孫而立愈胸滿腹痛刺
關內脇疼肋痛針飛虎
太冲等穴俱載后圖但飛虎穴即章門穴也又云是支溝穴以
手於虎口一飛中指盡处是穴也
筋攣骨痛而補魂門體熱勞嗽而瀉魄戶頭風頭痛刺申脈與金
門眼痒眼疼瀉光明於地五瀉陰都止盜汗治小兒骨蒸刺偏歷
利小便医大人水蠱中風環跳而宜刺上虛天樞而可取
地五者即地五會也
由是午前卯後太陰生而疾溫離左酉南月死期而速冷

俞者，十二经中之俞穴。井者，十二经中之井也。

心胀咽痛，针太冲而必除；脾冷胃疼，泻公孙而立愈。胸满腹痛，刺内关；胁疼肋痛，针飞虎。

太冲等穴，俱载后图。但飞虎穴即章门穴也。又云是支沟穴，以手于虎口一飞，中指尽处是穴也。

筋挛骨痛而补魂门，体热劳嗽而泻魄户。头风头痛，刺申脉与金门；眼痒眼疼，泻光明于地五，泻阴郄[1]止盗汗，治小儿骨蒸；刺偏历利小便，医大人水蛊，中风环跳而宜刺，上虚[2]天枢而可取。

地五者，即地五会也。

由是午前卯后，太阴生而疾温；离左酉南，月死期[3]而速冷。

①阴郄：原作"阴都"，据曹本及《针灸大成》卷二改。
②上虚：《针灸大成》卷二作"虚损"。
③死期：曹本作"死朔"，《针灸大成》卷二作"朔死"。

此以月生死為期午前卯後者辰巳二時也當此之時太陰月之生也是故月廓空無瀉宜疾温之離左酉南者未申二時也當此時分太陰月之死也是故月廓盈無補宜速冷之將一月而比一日也經云月生一日一痏二日二痏至十五日十五痏十六日十四痏十七日十三痏漸退至三十日二痏月望巳前謂之生月望巳後謂之死午前謂之生午後謂之死也

循捫彈弩留吸母而堅長

循者用針之後以手上下循之使血氣往來而巳捫者出針之後以手捫閉其穴使氣不泄也彈弩者以手輕彈而補虛也留吸母者虛則補其母須待熱之至後留吸而堅長也

此以月生死为期，午前卯后者，辰、巳二时也。当此之时，太阴月之生也，是故月廓空无泻，宜疾温之。离左酉南者，未、申二时也，当此时分，太阴月之死也。是故月廓盈无补，宜速冷之。将一月而比一日也。经云：月生一日一痏，二日二痏，至十五日十五痏，十六日十四痏，十七日十三痏，渐退至三十日二痏。月望巳前谓之生，月望巳后谓之死。午前谓之生，午后谓之死也。

循扪弹弩，留吸母而坚长。

循者，用针之后，以手上下循之，使血气往来也[1]。扪者，出针之后，以手扪闭其穴，使气不泻也。弹弩者，以手轻弹而补虚也。留吸母者，虚则补其母，须待热之至后，留吸而坚长也。

---

①也：原作“而已”，据《针灸大成》卷二改。

爪下伸提，疾呼子而嘘短。

爪下者，切而下针也。伸提者，施针轻浮豆许曰提。疾呼子者，实则泻其子，务待寒至之后，去之速，而嘘且短矣。

动退空歇，迎夺右而泻凉。

动退者[①]，以针摇动而退也[②]。如气不行，将针伸提而已。空歇者[③]，撤手而停针也[④]。迎以针逆而迎之[⑤]，夺即泻其子也。如心之病，必泻脾胃之子。此言欲泻必施此法也。

推内进搓，随济左而补暖。

推内进者，用针推内而入也。搓者，犹如搓线之状，慢慢转[⑥]针，勿令太紧也[⑦]。随，以针顺而随之。济，则济其母也，如心之病，必补肝之

①者：原脱，据曹本补。
②也：原脱，据曹本补。
③者：原脱，据曹本补。
④也：原脱，据曹本补。
⑤之：原脱，据曹本补。
⑥转：原作“导”，据《针灸大成》卷二改。
⑦也：原脱，据曹本补。

母此言欲補必用此法也
慎之大凡危疾色脉不順而莫針
慎之者戒之也此言有危篤之疾必观其形色更察其脉若相反者莫與用針恐劳而無功反獲罪也
寒熱風陰飢飽醉劳而切忌
此言針不可輕用大寒大熱大風大陰雨大飢大飽大醉大劳凡此之類决不可用針实大忌也
望不補而晦不瀉弦不奪而朔不濟
望每月十五日也晦每月三十日也弦有上下弦上弦或初七或初八下弦或廿二廿三也朔每月初一日也凡值此日不可

母。此言欲补必用此法也。

慎之，大凡危疾色脉不顺而莫针。

慎之者，戒之也。此言有危笃之疾，必观其形色，更察其脉，若相反者，莫与用针。恐劳而无功，反获罪也。

寒热风阴，饥饱醉劳而切忌。

此言针不可轻用，大寒、大热、大风、大阴雨、大饥、大饱、大醉、大劳，凡此之类，决不可用针，实大忌也。

望不补而晦不泻，弦不夺而朔不济。

望，每月十五日也。晦，每月三十日也。弦，有上、下弦。上弦，或初七或初八。下弦，或廿二廿三也。朔，每月初一日也。凡值此日，不可用针施法也。暴急之疾，则亦不可拘此。

精其心而穷其法，无灸艾而坏其身[①]。

此言灸也，勉医者宜专心究其穴法，无误于着艾之功，庶不犯于禁忌，而坏人之皮肉矣。

正其理而求其原，免投针而失其位。

此言针也，勉学者明其针道之理，察病之原，则用针不失其所也。

避灸处而和四肢，四十有九；禁刺处而除六腧，二十有二。

禁灸之穴四十五，更和四肢之井，共四十九也。禁针之穴二十二，外除六腑之腧也，俱载于前。

抑又闻高皇抱疾未瘥，李氏刺巨阙而复苏，太子暴[②]死为厥，越人

①身：《针灸大成》卷二作“皮”。

②暴：原作“抱”，据《针灸大成》卷二改。

針維會而復醒肩井曲池甄權刺臂痛而復射懸鍾環跳華佗刺躄足而立行秋大針腰俞而鬼免沉疴王纂針交俞而妖精立出取肝俞與命門使瞽士視秋毫之末刺少陽與交別俾聾夫听夏蚋之声

此引先師用針有此立效之功以励学者用心之誠耳

嗟夫去聖逾遠此道漸墜或不得意而散其学或忩其能而犯禁忌愚庸智浅難契於玄言至道渊深得之者有幾偶述斯言不敢示諸明達毋嫌鄙句庶幾開乎童蒙

此先師嘆聖賢之古遠針道之漸衰理法幽深難造其極復以謙遜之言以結之

徐氏針灸大全卷二終

针维会而复醒。肩井、曲池，甄权刺臂痛而复射。悬钟、环跳、华佗刺躄足而立行。秋大针腰俞而鬼免沉疴，王纂针交俞而妖精立出。取肝俞与命门，使瞽士视秋毫之末。刺少阳与交别，俾聋夫听夏蚋之声。

此引先师用针，有此立效之功，以励学者用心之诚耳。

嗟夫去圣逾远，此道渐坠，或不得意而散其学，或愆其能而犯禁忌。愚庸智浅，难契于玄言。至道渊深，得之者有几，偶述斯言，不敢示诸明达。毋嫌鄙句，庶几开乎童蒙[1]。

此先师叹圣贤之古远，针道之渐衰。理法幽深，难造其极，复以谦逊之言以结之[2]。

徐氏针灸大全卷二终

①庶几开乎童蒙：《针灸大成》卷二作"庶几乎童蒙之心启"。

②之：此后曹本尚有"吁，实太师乃万世之师，穷道契玄，尚且谦言以示后学。世之徒知一二，而自矜自乏者，岂不愧哉"数句。

鼎雕太醫院校正徐氏針灸大全卷三

此金針賦乃先師秘傳之要法得之者每每私藏而不以示人必待價之千金乃可得也予今以活人為心更不珍藏載於卷中與同志之士共為學者慎勿輕視若能熟讀玩味則用針之法盡於此矣後学廷瑞識

金針賦序

大明洪武庚辰仲春予学針法初学於洞玄先生孟仲倪公明年父没過維陽又学於康隱先生九思彭公深得二先生發明竇太師針道之書梓岐風谷飛經走氣補瀉之法遊江湖間以之參問他師皆不過能談其槩及求精微之妙百不一二間有

鼎雕太医院校正徐氏针灸大全卷三

此金针赋，乃先师秘传之要法。得之者，每每私藏而不以示人，必待价之千金乃可得也。予今以活人为心，更不珍藏，载于卷中，与同志之士共为[1]。学者慎勿轻视。若能熟读玩味[2]，则用针之法，尽于此矣。后学廷瑞识。

金针赋序

大明洪武庚辰仲春，予学针法。初学于洞玄先生，孟仲倪公。明年父没过维阳，又学于康隐先生、九思彭公，深得二先生发明窦太师针道之书，梓岐风谷、飞经走气补泻之法。游江湖间，以之参问他师，皆不过能谈其概，及求精微之妙，百无[3]一二，间有

①同志之士共为：《杨敬斋针灸全书》作"同智之士共知"；曹本作"同志之士共知"。

②熟读玩味：《杨敬斋针灸全书》作"熟读详味"，此下另有"久当见之"四字。

③无：原作"不"，据曹本改。

知者，亦莫尽知其奥。予于是甚悦于心，则知世所得者鲜矣。固深胸臆，宝而重之。数年间用之[1]而百发百中，无不臻效。永乐己丑，惜予遭诬，徙居于民乐耕锄之内，故退寓西河，立其堂曰“资深”，其号曰“泉石”。心以遁守自娱，过者皆曰此读书耕者之所也。凡有疾者求治，不用于针，多用于灸，自是梓岐风谷之法荒废，而名不闻。非不以济人之心为心，盖不欲取誉于时耳。今也，予年向暮，髭鬓皆霜，恐久失传，拳拳在念，正统己未春末，养疾之暇，阅其所传针法之书，繁而无统，于是撮其简要，不愧疏庸，编集成文，名曰“金针赋”。金乃世之宝也，非富贵不能得之，岂贫贱所能有也。名其金，称其贵也。贵能劫疾于顷刻之间，故以观夫发

[1] 之：原阙，据曹本补。

端而嗟夫結意則深嘆美其法而有收效之捷耳篇中首論頭病取足左病取右男女早晚之氣手足經絡逆順之理次論補瀉下針調氣出針之法末論治病驅運氣血通接至微之妙而又叮嚀勉其學者務必盡其精誠則可以起沉痾之疾言雖鄙直義則詳明尤且貫穿次第有序使後之學者易為記誦其傳不泯俟他日有竇漢卿復出而攻之孰造之深得於心而應於目顯用光大必念乎今之刪繁撮簡成文者誰歟是亦遺言於後也必學者敬之哉敬之哉

時

正統四年己未歲八月既望泉石心謹識

端，而嗟夫结意，则深叹美其法，而有收效之捷耳。篇中首论头病取足，左病取右，男女早晚之气，手足经络顺逆之理；次论补泻下针，调气出针之法；末论治病驱运气血，通接至微之妙，而又叮咛勉其学者，务必尽其精诚，则可以起沉痾之疾。言虽鄙直[1]，义则详明，尤且贯穿次第有序，使后之学者易为记诵，其传不泯。俟他日有窦汉卿复出，而攻之熟，造之深，得于心而应于手[2]，显用光大，必念乎今之删繁撮简成文者谁欤？是亦遗言于后也，必学者敬之哉，敬之哉。

时　正统四年己未岁八月既望

泉石心谨识

①鄙直：曹本作“直简”。

②手：原作“目”，据曹本改。

梓岐風谷飛經走氣撮要金針賦

观夫針道提法最奇湏要明於補瀉方可起於傾危先分病之上下次定局之高低頭有病而足取之左有病而右取之男子之氣早在上而晚在下取之必明其理女子之氣早在下而晚在上用之必識其時午前為早屬陽午後為晚屬陰男女上下憑何分之手足三陽手走頭而頭走足手足三陰足走腹而腹走手陰升陽降出入之機迎之者為瀉為迎順之者為補為隨春夏刺浅者以瘦秋冬刺深者以肥更观原氣厚薄浅深之刺尤宜

原夫補瀉之法妙在呼吸手指男子者大指進前左轉呼之為

梓岐风谷飞经走气撮要金针赋

观夫针道，《捷法》[1]最奇。须要明于补泻，方可起于倾危。先分病之上下，次定穴[2]之高低。头有病而足取之，左有病而右取之。男子之气早在上而晚在下，取之必明其理；女子之气，早在下而晚在上，用之必识其时。午前为早属阳，午后为晚属阴。男女上下，凭腰[3]分之。手足三阳，手走头而头走足；手足三阴，足走腹而腹走手。阴升阳降，出入之机。逆[4]之者，为泻为迎；顺之者，为补为随。春夏刺浅者以瘦，秋冬刺深者以肥。更观原气厚薄，浅深之刺尤宜。

原夫补泻之法，妙在呼吸手指。男子者，大指进前左转，呼之为

①捷法：原作“提法”，据《杨敬斋针灸全书》改。《捷法》即本书。
②穴：原作“局”，据《针灸大成》卷二改。
③腰：原作“何”，据《针灸大成》卷二改。
④逆：原作“迎”，据《针灸大成》卷二改。

補退後右轉吸之為瀉提針為熱插針為寒女子者大指退後右轉吸之為補進前左轉呼之為瀉插針為熱插針為寒左與右有異胸與背不同午前者如此午後者反之是故爪而切之下針之法搖而退之出針之法動而進之催針之法循而攝之行氣之法搓而去病彈則補虛肚腹盤旋捫為穴閉重沉豆許曰按輕浮豆許曰提一十四法針要所備補者一退三飛真氣自歸瀉者一飛三退邪氣自避補則補其不足瀉則瀉其有餘有餘者為腫為痛曰實不足者為痒為麻曰虛氣速效速氣遲效遲死生貴賤針下皆知賤者硬而貴者脆生者澁而死者虛候之不至必死無疑

补，退后右转，吸之为泻，提针为热，插针为寒；女子者，大指退后右转，吸之为补，进前左转，呼之为泻。插针为热，提[1]针为寒。左与右有[2]异，胸与背不同。午前者如此，午后者反之。是故爪而切之，下针之法；摇而退之，出针之法；动而进之，催针之法；循而摄之，行气之法。搓而去病，弹则补虚。肚腹盘旋，扪为穴闭。重沉豆许曰按，轻浮豆许曰提。一十四法，针要所备。补者一退三飞，真气自归；泻者一飞三退，邪气自避。补则补其不足，泻则泻其有余。有余者为肿为痛，曰实；不足者为痒为麻，曰虚。气速效速，气迟效迟。死生贵贱，针下皆知。贱者硬而贵者脆，生者涩而死者虚。候之不至，必死无疑。

①提：原作“插”，据《针灸大成》卷二改。
②有：《针灸大成》卷二作“各”。

且夫下针之先，须爪按，重而切之，次令咳嗽一声，随咳下针。凡补者呼气，初针刺至皮内，乃曰天才；少停进针，刺至肉内，是曰人才；又停进针，刺至筋骨之间，名曰地才。此为极处，就当补之。再停良久，却须退针至人之分，待气沉紧，倒针朝病。进退往来，飞经走气，尽在其中矣。凡泻者吸气，初针至天，少停进针，直至于地，得气泻之。再停良久，却须退针，复至于人，得[1]气沉紧，倒针朝病，法同前矣。其或晕针者，神气虚也，以针补之，口鼻气回，热汤与之，略停少顷，依前再施。

及夫调气之法，下针至地之后，复人之分。欲气上行，将针右捻，欲气下行，将针左捻。欲补先呼后吸，欲泻先吸后呼。气不至者，

①得：《针灸大成》卷二作“待”。

以手循攝以爪隨㨖以針搖動進撚搓彈直待氣至以龍虎升騰之法按之在前使氣在後按之在後使氣在前運氣走至疼痛之所以納氣之法扶針直插復向下納使氣不回若關節阻澁氣不過者以龍虎龜鳳通經接氣大段之法驅而運之仍以循攝爪切無不應矣此通仙之妙

况夫出針之法病勢既退針氣微鬆病未退者針氣始根推之不動轉之不移此爲邪氣吸拔其針乃至氣真至不可出出之者其病即復再須補瀉停以待之直候微鬆方可出針豆許搖而停之補者吸之去疾其穴急捫瀉者呼之去徐其穴不閉欲令凑密然後吸氣故曰下針貴遲太急傷血出針貴緩太急傷

以手循摄，以爪随[1]掐，以针摇动，进捻搓弹，直待气至。以龙虎升腾之法，按之在前，使气在后；按之在后，使气在前，运气走至疼痛之所，以纳气之法，扶针直插，复向下纳，使气不回。若关节阻涩，气不过者，以龙虎龟凤通经接气。大段之法，驱而运之，仍以循摄爪切，无不应矣。此通仙之妙。

况夫出针之法，病势既退，针气微松；病未退者，针气始根，推之不动，转之不移，此为邪气吸拔其针，乃真气未至[2]，不可出，出之者其病即复，再须补泻，停以待之，直候微松，方可出针豆许，摇而停之。补者吸之去疾，其穴急扪；泻者呼之去徐，其穴不闭。欲令腠密，然后吸气，故曰下针贵迟，太急伤血；出针贵缓，太急伤

①随：《针灸大成》卷二作“切”。

②真气未至：原作“至气真至”，据《针灸聚英》卷四改。

氣已上總要於斯盡矣
考夫治病其法有八一曰燒山火治頑麻冷痹先淺後深用九
陽而三進三退慢提緊按熱至緊閉插針除寒之有準二曰滿
天凉治肌熱骨蒸先深後淺用六陰而二出三入緊提慢按徐
徐舉針退熱可憑細細搓之去病準繩三曰陽中之陰先寒後
熱淺而深以六九之法則先補後瀉也四曰陰中之陽先熱後
寒深而淺以六九之方則先瀉後補也補者直須熱至瀉者務
待寒侵猶如搓線慢慢轉針法其淺則用淺法其深則用深二
者不可兼而紊之也五曰子午搗臼水蠱膈氣落穴之後調氣
均勻針行上下九入六出左右轉之千遭自平六曰進氣之訣

气。以上总要，于斯尽矣。

考夫治病，其法有八：一曰烧山火，治顽麻冷痹，先浅后深，用九阳而三进三退，慢提紧按，热至紧闭，插针除寒之有准。二曰透[1]天凉，治肌热骨蒸，先深后浅，用六阴而三[2]出三入，紧提慢按，徐徐举针，退热可凭，细细搓之，去病准绳。三曰阳中之阴，先寒后热，浅而深，以九六[3]之法，则先补后泻也。四曰阴中之阳，先热后寒，深而浅，以六九之方，则先泻后补也。补者直须热至，泻者务待寒侵，犹如搓线，慢慢转针。法其浅则用浅，法在深则用深，二者不可兼而紊之也。五曰子午捣臼，水蛊膈气，落穴之后，调气均匀，针行上下，九入六出，左右转之，十遭自平。六曰进气之诀，

①透：原作“满”，据《针灸大成》卷二改。
②三：原作“二”，据《针灸大成》卷二改。
③九六：原倒作“六九”，据《针灸大成》卷二乙正。

腰背肘膝痛，浑身走注疼，刺九分，行九补，卧针五七吸，待气[1]上行。亦可龙虎交战，左捻九而右捻六，是亦住痛之针。七曰留气之诀[2]，痃癖症瘕，刺七分，用纯阳，然后乃直插针，气来深刺[3]，提针再停。八曰抽添之诀，瘫痪疮癞，取其要穴，使九阳得气，提按搜寻，大要运气周遍。扶针直插，复向下纳，回阳倒阴。指下玄微，胸中活法，一有未应，反复再施。

若夫过关过节，催运气血[4]，以飞经走气，其法有四：一曰青龙摆尾，如扶舡舵，不进不退，一左一右，慢慢拨动。二曰白虎摇头，似手摇铃龟，退方进圆，兼之左右，摇而振之。三曰苍龟探穴，如入土之象，一退三进，钻剔四方。四曰赤凤迎源，展翅之仪，入针至地，提

①气：原阙，据曹本补。
②诀：原作“交”，据《针灸聚英》卷四改。
③刺：原作“亲”，据《针灸大成》卷二改。
④血：原阙，据曹本补。

針至天候針自搖復進其元上下左右四圍飛旋病在上吸而退之病在下呼而進之

至夫久患偏枯通經接氣之法有定息寸數手足三陽上九而下十四過經四寸手足三陰上七而下十二過經五寸在乎搖動出納呼吸同法驅運氣血頃刻周流上下通接可使寒者暖而熱者凉痛者止而脹者消若開渠之决水立見時功何傾危之不起哉雖然病有三因皆從氣血針分八法不離陰陽蓋經脉晝夜之循環呼吸往來之不息和則身體康健否則疾病競生譬如天下國家地方山海田園江河溪谷值歲時風雨均調則水道疏利民物安阜其或一方一所風雨不均遭以旱澇使

针至天，候针自摇，复进其元，上下左右，四围飞旋。病在上，吸而退之；病在下，呼而进之。

至夫久患偏枯，通经接气之法有定息寸数。手足三阳，上九而下十四，过经四寸；手足三阴，上七而下十二，过经五寸，在乎摇动出纳，呼吸同法，驱运气血，顷刻周流，上下通接，可使寒者暖而热者凉，痛者止而胀者消，若开渠之决水，立时见功[①]，何倾危之不起哉？虽然病有三因，皆从气血；针分八法，不离阴阳。盖经络昼夜之循环，呼吸往来之不息。和则身体康健，否则疾病竞生，譬如天下国家地方，山海田园，江河溪谷，值岁时风雨均调，则水道疏利，民安物阜[②]。其或一方一所，风雨不均，遭以旱涝，使

①立时见功：原作“立见时功”，据《针灸大成》卷二乙转。

②民安物阜：原作“民物安阜”，据《针灸聚英》卷四乙转。

水道湧竭不同災憂遂至人之氣血受病三因亦猶方所之於旱澇也蓋針砭所以通經脉均氣血蠲邪扶正故曰捷法最奇者哉

嗟夫軒岐古遠盧扁久亡此道幽深非一言而可盡斯文細密在久習而能通豈世上之常辭庸流之泛術得之者若科之及第而悅於心用之者如射之發中而應於目述自先聖傳之後學用針之士有志於斯果能洞造玄微而盡其精妙則世之伏枕之痾有緣者遇針到病除隨手而愈

金針賦終

論子午流注之法

夫子午流注者剛柔相配陰陽相合氣血循環時穴開闔也何

水道涌竭不通[1]，灾忧遂至。人之气血，受病三因，亦犹方所之于旱涝也。盖针砭所以通经脉，均气血，蠲邪扶正，故曰捷法最奇者哉。

嗟夫轩岐古远，卢扁久亡，此道幽深，非一言而可尽。斯文细密，在久习而能通。岂世上之常辞，庸流之泛术，得之者若科之及第，而悦于心。用之者如射之发中，而应于目。述自先圣，传之后学，用针之士，有志于斯。果能洞造玄微，而尽其精妙，则世之伏枕之痾，有缘者遇针到病除，随手而愈。

金针赋终

论子午流注之法

夫子午流注者，刚柔相配，阴阳相合，气血循环，时穴开阖也。何

①通：原作“同”，据《针灸大成》卷二改。

以子午言之？曰：子时一刻，乃一阳之生，至午时一刻，乃一阴之生。故以子午分之，而得乎中也。流者，往也；注者，住也。天干有十，经有十二，甲胆、乙肝、丙小肠、丁心、戊胃、己脾、庚大肠、辛肺、壬膀胱、癸肾，余两经者，乃三焦、包络也。三焦乃阳气之父，包络乃阴血之母，此二经虽寄于壬癸，亦分派于十干。且每经之中，有井、荥、俞、经、合，以配金、水、木、火、土。是故阴井木而阳井金，阴荥火而阳荥水，阴俞土而阳俞木，阴经金而阳经火，阴合水而阳合土也。经中[①]必有返本还原者，乃十二经出入之门户也。阳经有原，遇俞穴并过之，阴经无原，以俞穴即代之。是以甲出丘墟乙太冲之例。又按《千金》云：六阴经亦有原穴，乙中都、丁通里、己公孙、

①中：原作“有”，据《针灸大成》卷五改。

辛列缺、癸水泉包絡內關也故陽日氣先行而血後隨也陰日血先行而氣後隨也得時為之開失時為之闔陽干注腑甲丙戊庚壬而重見者氣納於三焦陰支注臟乙丁己辛癸而重見者血納包絡如甲日甲戌時以開膽井至戊寅時正當胃俞而又并過膽原重見甲申時氣納三焦滎穴屬水甲屬木是以水生木謂甲合還元化本又如乙酉時以開肝井至己丑時當脾之俞并過肝原重見乙未時血納包絡滎穴屬火乙屬木是以木生火謂乙合還元化本此俱以子午相生陰陽相濟也陽日無陰時陰日無陽時故甲與己合乙與庚合丙與辛合丁與壬合戊與癸合也何以甲與己合曰中央戊己屬土畏東方甲乙

辛列缺、癸水泉，包络内关也。故阳日气先行而血后随也，阴日血先行而气后随也。得时为之开，失时为之阖。阳干注腑，甲丙戊庚壬而重见者，气纳于三焦。阴干[①]注脏，乙丁己辛癸而重见者，血纳包络。如甲日甲戌时，以开胆井，至戊寅时，正当胃俞，而又并过胆原，重见甲申时，气纳三焦荥穴，属水，甲属木，是以水生木，谓甲合还元化本。又如乙日[②]乙酉时，以开肝井，至己丑时，当脾之俞，并过肝原，重见乙未时，血纳包络荥穴，属火，乙属木，是以木生火。余皆依此[③]。谓乙合还元化本，此俱以子午相生，阴阳相济也。阳日无阴时，阴日无阳时。故甲与己合，乙与庚合，丙与辛合，丁与壬合，戊与癸合也。何以甲与己合？曰：中央戊己属土，畏东方甲乙

①干：原作“支”，据《针灸大成》卷五改。
②乙日：原阙，据《针灸大成》卷五补。
③余皆依此：原阙，据曹本补。

之木所克，戊乃阳为兄，己属阴为妹，戊兄遂将己妹嫁与木家，与①甲为妻，庶得阴阳和合而不相伤。所以甲与己合，余皆然。子午之法，尽于此矣。

五虎建元日时歌

甲己之日丙寅起，乙庚之辰戊寅头。丙辛便从庚寅起，丁壬壬寅顺行求。戊癸甲寅定时候，六十首法助医流。

十二经纳天干歌

甲胆乙肝丙小肠，丁心戊胃己脾乡，庚属大肠辛属肺，

壬属膀胱癸肾藏，三焦亦向壬中寄，包络同归入癸方。

十二经纳地支歌

①与：原作"于"，据《针灸大成》卷二改。

肺寅大卯胃辰宫，脾巳心午小未中，申胱酉肾心包戌，亥三子胆丑肝通。

十二经之原歌

甲出丘墟乙太冲，丙居腕骨是原中。丁[①]出神门原内过，戊胃冲阳气可通。

己出太白庚合谷，辛原本出太渊同。壬归京骨阳池穴，癸出太溪大陵中。

子午流注十二经井荥俞原经合歌

手大指内太阴肺，少商为井荥鱼际，太渊之穴号俞原，行[②]入经渠尺泽类。

盐指阳明曰大肠，商阳二间三间详。合谷阳溪依穴取，

①丁：原作“一”，据曹本改。
②行：原作“荷”，据曹本改。

曲池為合正相當
○中指厥陰心包絡　中冲掌中勞宮索　大陵為俞本是原
間使從容求曲澤
○無名指外是三焦　関冲尋至液門頭　俞原中渚陽池取
經合支溝天井求
○手小指內少陰心　少冲少府井滎尋　神門俞穴為原穴
灵道仍須少海真
○手小指外屬小腸　少澤流於前谷內　後谿腕骨之俞原
陽谷為經合少海
○足大指內太陰脾　井滎隱白大都推　太白俞原商丘穴

曲池为合正相当。

中指厥阴心包络，中冲掌中劳宫索，大陵为俞本是原，间使从容求曲泽。

无名指外是三焦，关冲寻至液门头，俞原中渚阳池取，经合支沟天井求。

手小指内少阴心，少冲少府井荥寻，神门俞穴为原穴，灵道仍须少海真。

手小指外属小肠，少泽流于前谷内，后溪腕骨之俞原，阳谷为经合少海。

足大指内太阴脾，井荥隐白大都推，太白俞原商丘穴，

陰陵泉合要須知
○足大指端厥陰肝　大敦為井滎行間　太冲為俞原神是
經在中封合曲泉
○足第二指陽明胃　厲兌內庭須要會　陷谷冲陽經解谿
三至膝下三寸是
○足掌心中少陰腎　湧泉然谷天然定　大谿腎俞又為原
復溜陰谷能醫病
○足第四指少陽經　竅陰為井俠谿滎　俞原臨泣坵墟穴
陽輔陽陵泉認真
○足小指外屬膀胱　至陰通谷井滎當　束骨次尋京骨穴

阴陵泉合要须知。

足大指端厥阴肝，大敦为井荥行间，太冲为俞原都[1]是，经在中封合曲泉。

足第二指阳明胃，厉兑内庭须要会，陷谷冲阳经解溪，三里[2]膝下三寸是。

足掌心中少阴肾，涌泉然谷天然定，太溪肾俞又为原，复溜阴谷能医病。

足第四指少阳经，窍阴为井挟溪荥，俞原临泣丘墟穴，阳辅阳陵泉认真。

足小指外属膀胱，至阴通谷井荥当，束骨次寻京骨穴，

①都：原作“神”，据曹本改。
②里：原作“至”，据曹本改。

崑崙經合委中央

子午流注逐日按時定穴歌

○甲日戌時膽竅陰　丙子時中前谷滎　戊寅陷谷陽明俞

返本坵墟木在寅　庚辰經注陽谿穴　壬午膀胱委中尋

甲申時納三焦水　滎合天干取液門

○乙日酉時肝大敦　丁亥時滎少府心　己丑太白太冲穴

辛卯經渠是肺經　癸巳腎宮陰谷合　乙未滎宮水穴滎

○丙日申時少澤當　戊戌內庭治脹康　庚子時在三間俞

本原腕骨可祛黄　壬寅經水崑崙上　甲辰陽陵泉合長

丙午時受三焦水　中渚之中子細詳

昆仑经合委中央。

子午流注逐日按时定穴歌

甲日戌时胆窍阴，丙子时中前谷荥，戊寅陷谷阳明俞，返本丘墟木在寅，庚辰经注阳溪穴，壬午膀胱委中寻，甲申时纳三焦水，荥合天干取液门。

乙日酉时肝大敦，丁亥时荥少府心，己丑太白太冲穴，辛卯经渠是肺经，癸巳肾宫阴谷合，乙未劳[1]宫水穴荥。

丙日申时少泽当，戊戌内庭治胀康，庚子时在三间俞，本原腕骨可祛黄。壬寅经火[2]昆仑上，甲辰阳陵泉合长，丙午时受三焦木[3]，中渚之中子细详。

①劳：原作“荥”，据曹本改。
②火：原作“水”，据《针灸大成》卷五改。
③木：原作“水”，据《针灸大成》卷五改。

○丁日未時心少冲　巳酉大都脾土逢　辛亥大淵神門穴
癸丑復溜腎水通　乙卯肝經曲泉合　丁巳包絡大陵中
○戊日午時厲兌先　庚申滎穴二間遷　壬戌膀胱尋束骨
冲陽土穴必還元　甲子膽經陽輔是　丙寅少海穴安然
戊辰氣納三焦脉　經火支溝刺必痊
○巳日巳時隱白始　辛未時中魚際取　癸酉大溪太白原
乙亥中封内踝比　丁丑時合少海心　巳卯間使包終止
○庚日辰時商陽居　壬午膀胱通谷之　申申臨泣為俞木
合谷金原返本歸　丙戌小腸陽谷火　戊子時居三里宜
庚寅氣納三焦合　天井之中不用疑

丁日未时心少冲，己酉大都脾土逢，辛亥太渊神门穴，癸丑复溜肾水通，乙卯肝经曲泉合，丁巳包络大陵中。

戊日午时厉兑先，庚申荥穴二间迁，壬戌膀胱寻束骨，冲阳土穴必还原[1]，甲子胆经阳辅是，丙寅小海[2]穴安然，戊辰气纳三焦脉，经穴[3]支沟刺必痊。

己日巳时隐白始，辛未时中鱼际取，癸酉太溪太白原，乙亥中封内踝比，丁丑时合少海心，己卯间使包络[4]止。

庚日辰时商阳居，壬午膀胱通谷之，甲申[5]临泣为俞木，合谷金原返本归，丙戌小肠阳谷火，戊子时居三里宜，庚寅气纳三焦合，天井之中不用疑。

①原：原作“元”，据《针灸大成》卷五改。
②小海：原作“少海”，据《针灸大成》卷五改。
③穴：原作“火”，据《针灸大成》卷五改。
④络：原作“终”，据《针灸大成》卷五改。
⑤甲申：原作“甲中”，据曹本改。

○辛日卯時少商本　癸巳然谷何須付　乙未太冲原大淵
丁酉心經靈道引　已亥脾合陰陵泉　辛丑曲澤句包準
○壬日寅時起至陰　甲辰膽脉俠谿滎　丙午小腸後谿俞
返求京骨本原尋　三焦寄有陽池穴　返本返原似的親
戊申時注解谿胃　大腸庚戌曲池真　壬子氣納三焦寄
井穴關冲一片金　關冲屬金壬屬水　子母相生恩義深
○癸日亥時井湧泉　乙丑行間穴必然　丁卯俞穴神門是
本尋腎水大谿原　包緒大陵原并過　已巳商丘內踝邊
辛未肺經合尺泽　癸酉中冲包絡連　子午截時安定穴
留傳後學莫忘言

辛日卯时少商本，癸巳然谷何须付，乙未太冲原太渊，丁酉心经灵道引，己亥脾合阴陵泉，辛丑曲泽包络[1]准。

壬日寅时起至阴，甲辰胆脉挟溪荥，丙午小肠后溪俞，返求京骨本原寻，三焦寄有阳池穴，返本返原似的亲。戊申时注解溪胃，大肠庚戌曲池真，壬子气纳三焦寄，井穴关冲一片金，关冲属金壬属水，子母相生恩义深。

癸日亥时井涌泉，乙丑行间穴必然，丁卯俞穴神门是，本寻肾水太溪原，包络[2]大陵原并过，己巳商丘内踝边，辛未肺经合尺泽，癸酉中冲包络连，子午截时安定穴，留传后学莫忘言。

①包络：原作“句包”，据《针灸大成》卷五改。

②包络：原作“包绪”，据《针灸大成》卷五改。

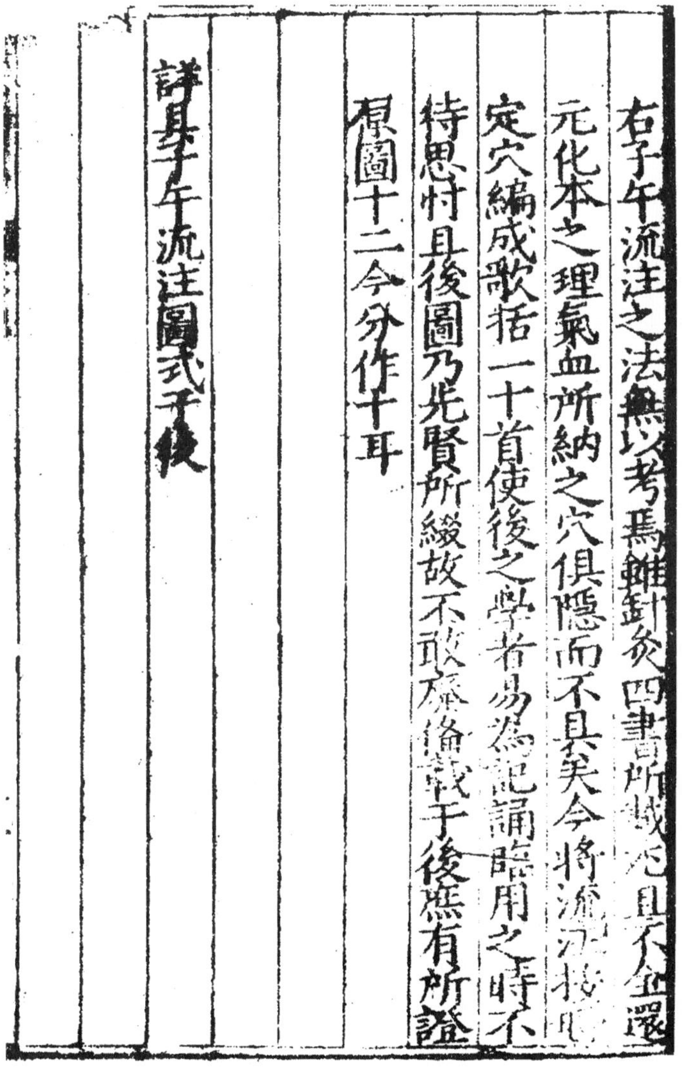

右子午流注之法無以考焉雖針灸四書所載尤且不全還元化本之理氣血所納之穴俱隱而不具矣今將流注按時定穴編成歌括一十首使後之學者易為記誦臨用之時不待思忖且後圖乃先賢所綴故不敢棄備載于後庶有所證原圖十二今分作十耳

詳具子午流注圖式于後

上子午流注之法，无以考焉。虽《针灸四书》所载，尤且不全。还元返[1]本之理，气血所纳之穴，俱隐而不具矣。今将流注按时定穴，编成歌括一十首，使后之学者，易为记诵，临用之时，不待思忖。且后图乃先贤所缀，故不敢废，备载于后，庶有所证。原图十二，今分作十耳。

详具子午流注图示于后。

①返：原作“化”，据曹本改。

足少阳胆之经（图见左）

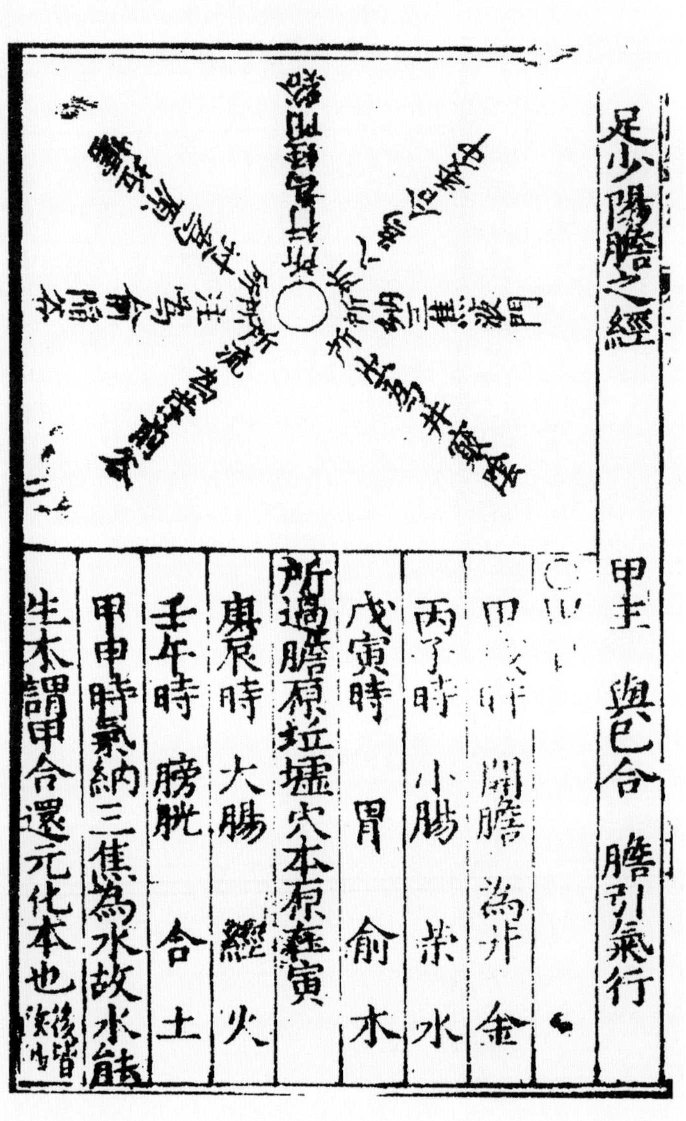

甲主　与己合　胆引气行

〇甲日

甲戌时　开胆　为井　金

丙子时　小肠　荥　水

戊寅时　胃　俞　木

所过胆原坵墟穴本原在寅

庚辰时　大肠　经　火

壬午时　膀胱　合　土

甲申时，气纳三焦为水，故水能生木，谓甲合还元化本也，后皆做此。

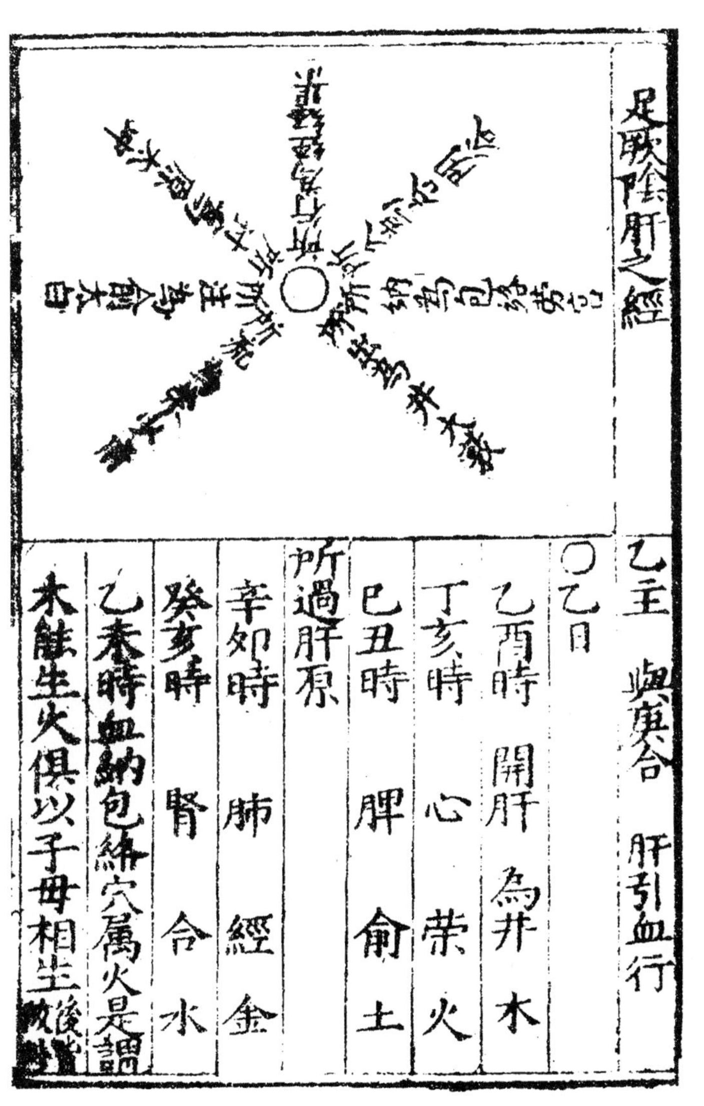
足厥陰肝之經

乙主 與庚合 肝引血行

○乙日

乙酉時 開肝 為井 木

丁亥時 心 滎 火

巳丑時 脾 俞 土

所過肝原

辛卯時 肺 經 金

癸亥時 腎 合 水

乙未時血納包絡穴屬火是謂木能生火俱以子母相生後皆倣此

足厥阴肝之经（图见左）

乙主　与庚合　肝引血行

○乙日

乙酉时　开肝　为井　木

丁亥时　心　　荥　　火

己丑时　脾　　俞　　土

所过肝原

辛卯时　肺　　经　　金

癸亥时　肾　　合　　水

乙未时，血纳包络穴属火，是谓木能生火，俱以子母相生，后皆仿此。

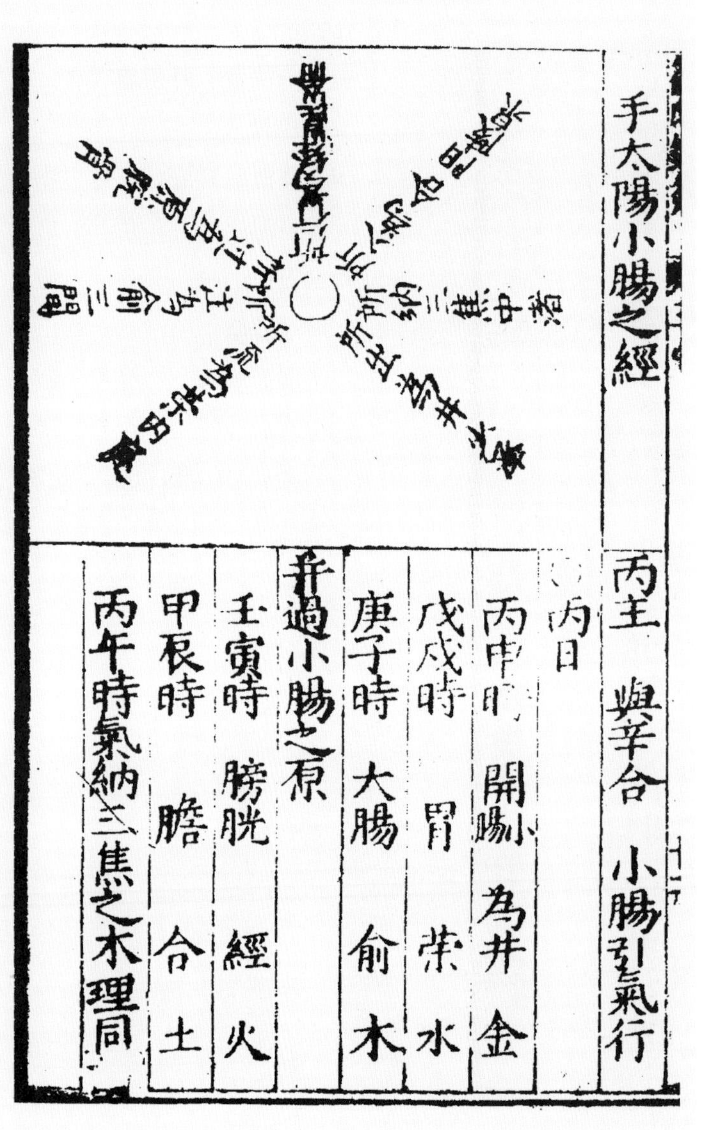

手太阳小肠之经（图见左）

丙主　与辛合　小肠引气行

〇丙日

丙申时　开小肠　为井　金

戊戌时　胃　荥　水

庚子时　大肠　俞　木

并过小肠之原

壬寅时　膀胱　经　火

甲辰时　胆　合　土

丙午时，气纳三焦之木，理同前。

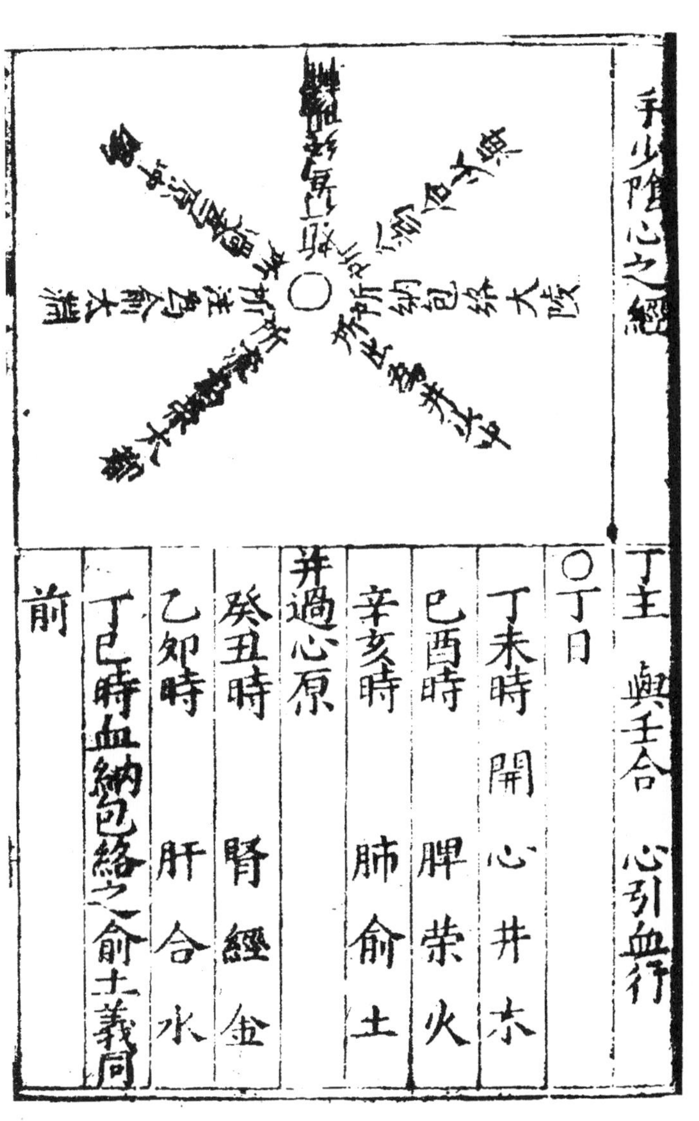

手少阴心之经（图见左）

丁主　与任合　心引血行

〇丁日

丁未时　开　心　井　木

己酉时　　　脾　荥　火

辛亥时　　　肺　俞　土

并过心原

癸丑时　　　肾　经　金

乙卯时　　　肝　合　水

丁巳时血纳包络之俞土，义同前。

足阳明胃之经（图见左）

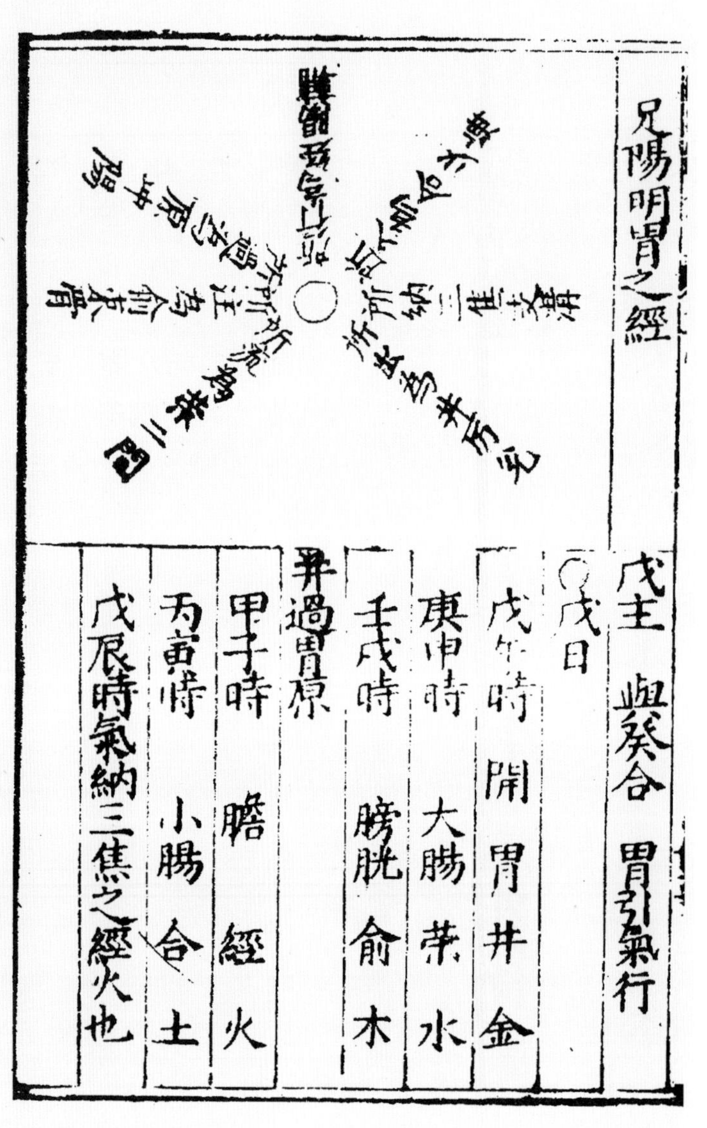

戊主　与癸合　胃引行气

〇戊日

戊午时　开　胃　井　金

庚申时　大肠　荥　水

壬戌时　膀胱　俞　木

并过胃原

甲子时　胆　经　火

丙寅时　小肠　合　土

戊辰时，气纳三焦之经，火也。

足太阴脾之经（图见左）

巳主　与甲合　脾引血行

○己日

己巳时　开　胃　井　木

辛未时　　　肺　荥　火

癸酉时　　　肾　俞　土

并过脾原

乙亥时　　　肝　经　金

丁丑时　　　心　合　水

己卯时，血纳包络之经，金也。

足太陰脾之經

巳主　與甲合　脾引血行

○巳日

巳巳時　開　胃　井　木

辛未時　　　肺　荣　火

癸酉時　　　腎　俞　土

并過脾原

乙亥時　　　肝　經　金

丁丑時　　　心　合　水

巳夘時血納包絡之經金也

手阳明大肠之经（图见左）

庚主　与乙合　大肠引气行

〇庚日

庚辰时	开	大肠	井	金
壬午时		膀胱	荥	水
甲申时		胆	俞	木

并过大肠之原

丙戌时		小肠	经	火
戊子时		胃	合	土

庚寅时，气纳三焦之合，土也。

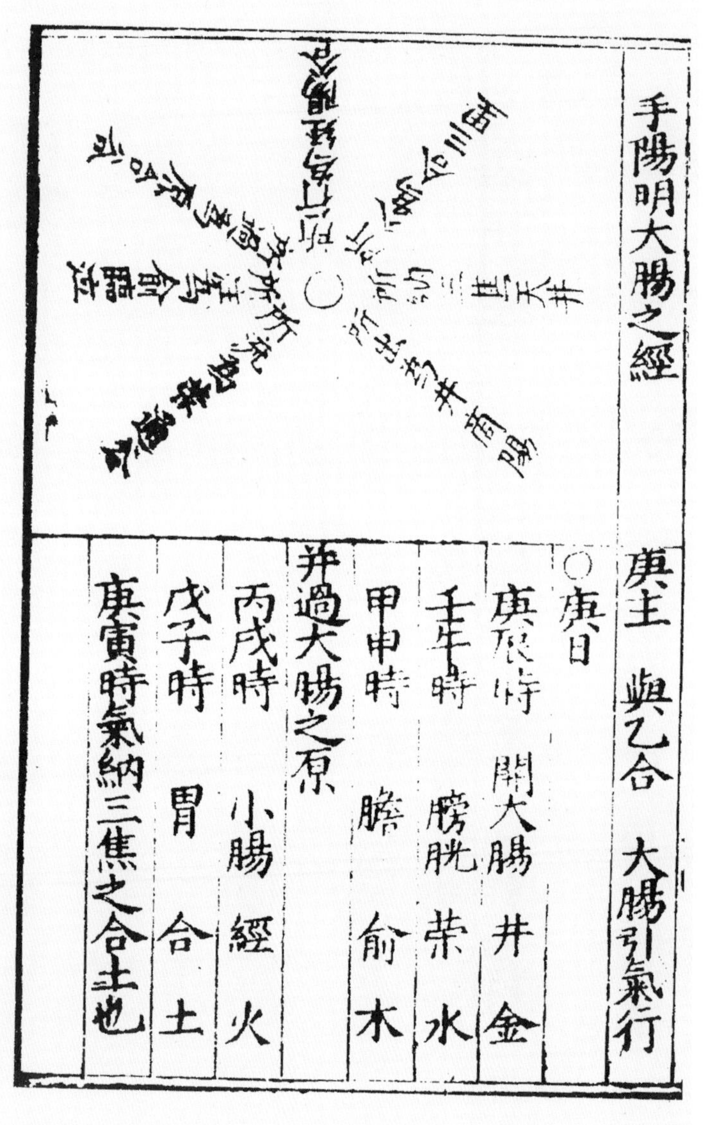
手陽明大腸之經

庚主　與乙合　大腸引氣行

〇庚日

庚辰時　開大腸　井　金

壬午時　膀胱　荥　水

甲申時　膽　俞　木

并過大腸之原

丙戌時　小腸　經　火

戊子時　胃　合　土

庚寅時氣納三焦之合土也

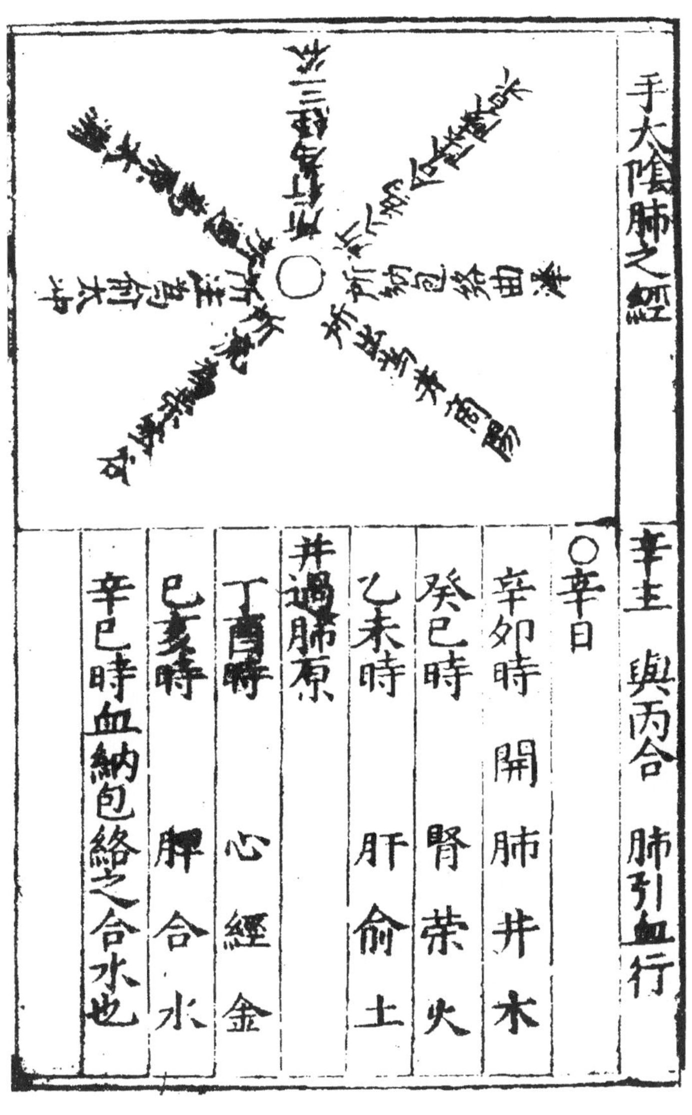

手太陰肺之經

辛主 與丙合 肺引血行

○辛日

辛卯時 開 肺井木

癸巳時 腎滎火

乙未時 肝俞土

并過肺原

丁酉時 心經金

己亥時 脾合水

辛巳時血納包絡之合水也

手太阴肺之经（图见左）

辛主 与丙合 肺引血行

○辛日

辛卯时 开 肺 井 木

癸巳时 肾 荥 火

乙未时 肝 俞 土

并过肺原

丁酉时 心 经 金

己亥时 脾 合 水

辛丑[1]时，血纳包络之合，水也。

①辛丑：原作“辛巳”，据《针灸大成》卷五改。

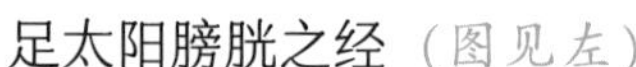

足太阳膀胱之经（图见左）

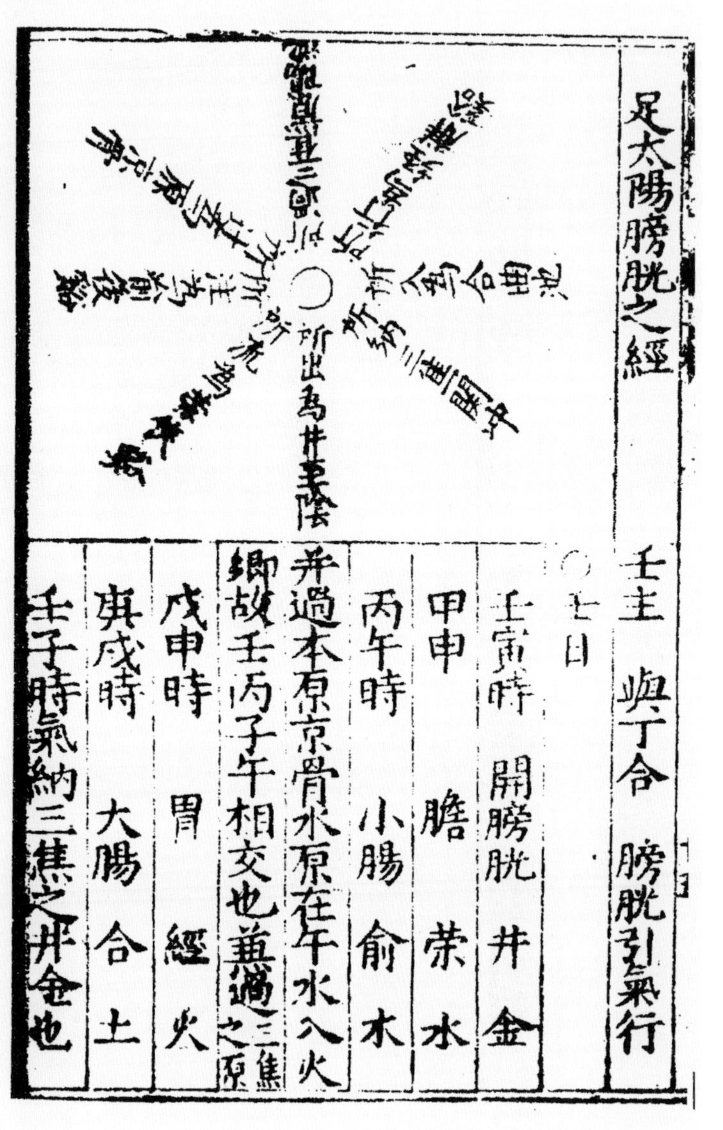

足太陽膀胱之經

壬主 與丁合 膀胱引氣行

〇壬日

壬寅時 開膀胱井金

甲申 膽滎水

丙午時 小腸俞木

并過本原京骨水原在午水入火鄉故壬丙子午相交也兼過三焦之原

戊申時 胃經火

庚戌時 大腸合土

壬子時氣納三焦之井金也

壬主　与丁合　膀胱引气行

〇壬日

壬寅时　开　膀胱　井　金

甲辰[1]　　胆　荥　水

丙午时　　小肠　俞　木

并过本原京骨水原，在午水入火乡，故壬丙子午相交也，兼过三焦之原。

戊申时　　胃　经　火

庚戌时　　大肠　合　土

壬子时，气纳三焦之井，金。

①甲辰：原作“甲申”，据《针灸大成》卷五改。

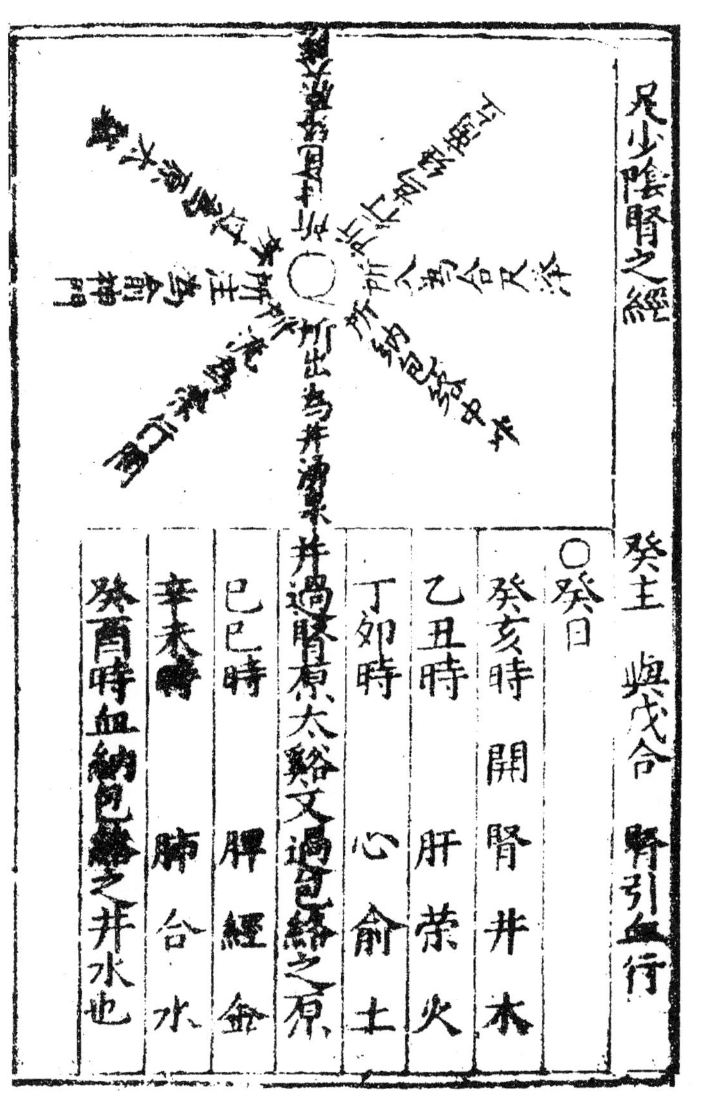

足少阴肾之经（图见左）

癸主　与戊合　肾引血行

〇癸日

癸亥时　开　肾　井　木

乙丑时　　　肝　荥　火

丁卯时　　　心　俞　土

并过肾原太溪，又过包络之原。

己巳时　　　脾　经　金

辛未时　　　肺　合　水

癸酉时，血纳包络之井，水也。

手太阴肺经流注图（图见左）

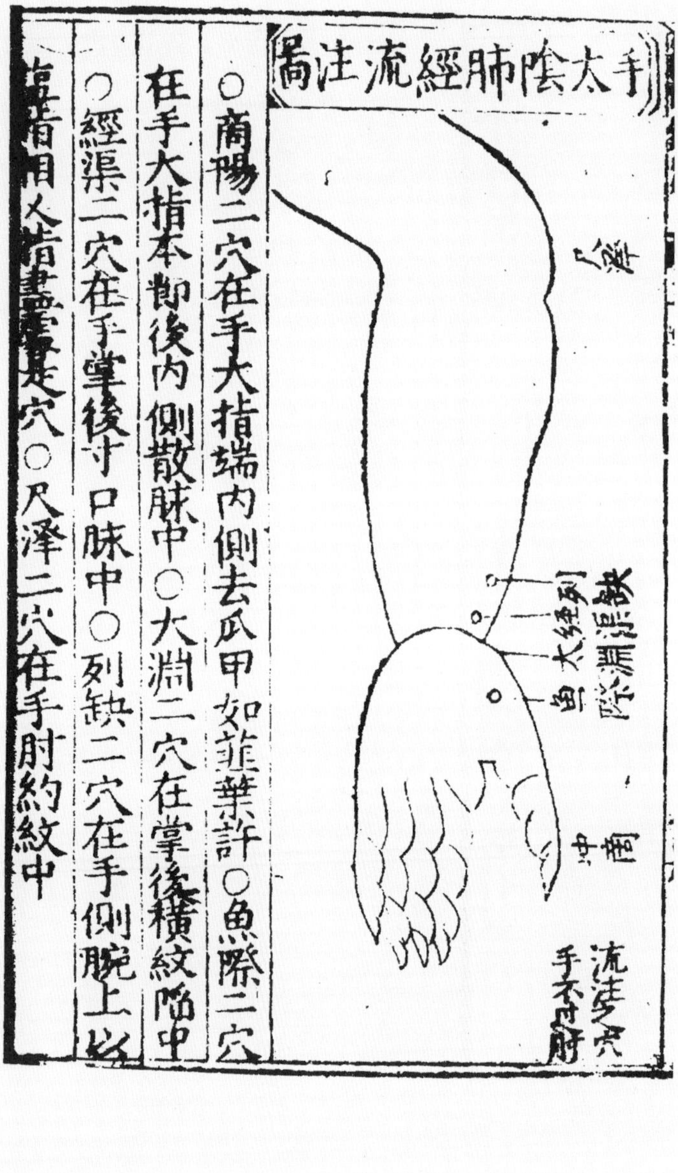

少商[①]二穴在手大指端内侧，去爪甲如韭叶许。

鱼际二穴，在手大指本节后，内侧散脉中。

太渊二穴，在掌后横纹陷中。

经渠二穴在手掌后寸口脉中。

列缺二穴，在手侧腕上，以临指相交叉，尽处是穴。

尺泽二穴，在手肘约纹中。

①少商：原作“商阳”，据理改。

手阳明大肠经流注图（图见左）

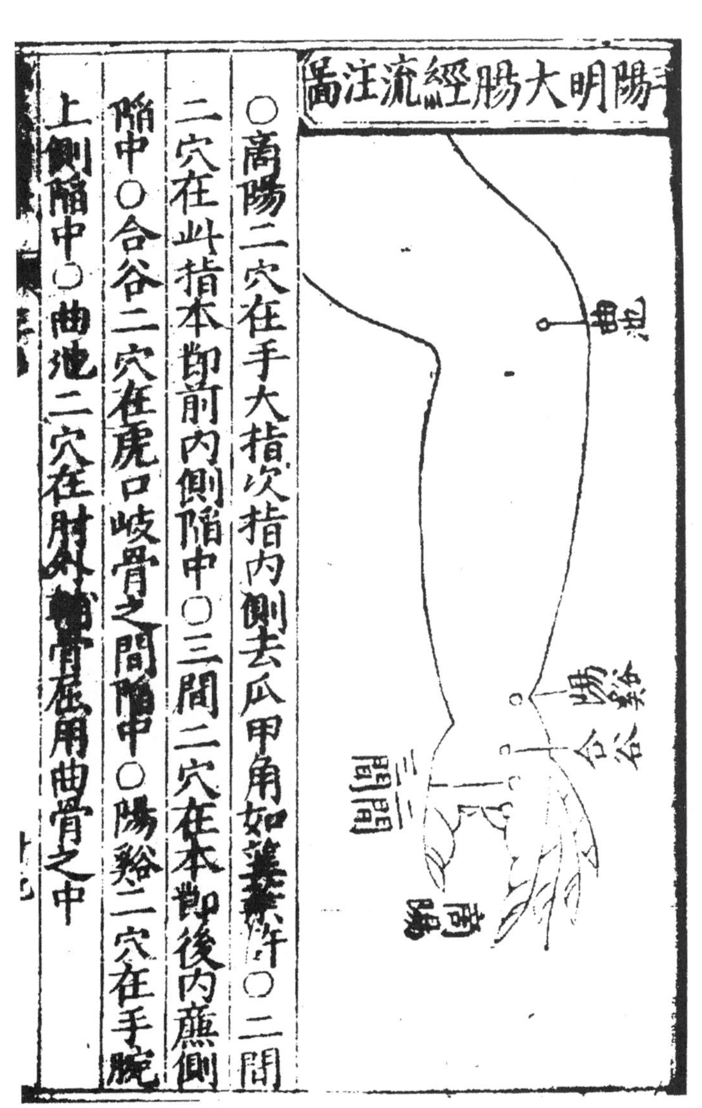
陽明大腸經流注圖

○商陽二穴在手大指次指內側去爪甲角如韮葉許○二間二穴在此指本節前內側陷中○三間二穴在本節後內廉側陷中○合谷二穴在虎口岐骨之間陷中○陽谿二穴在手腕上側陷中○曲池二穴在肘外輔骨屈用曲骨之中

商阳二穴，在手大指次指内侧，去爪甲角如韭叶许。

二间二穴，在此指本节前内侧陷中。

三间二穴，在本节后内廉侧陷中。

合谷二穴，在虎口歧骨之间陷中。

阳溪二穴，在手腕上侧陷中。

曲池二穴，在肘外辅骨，屈肘[1]曲骨之中。

①肘：原作“用”，据曹本改。

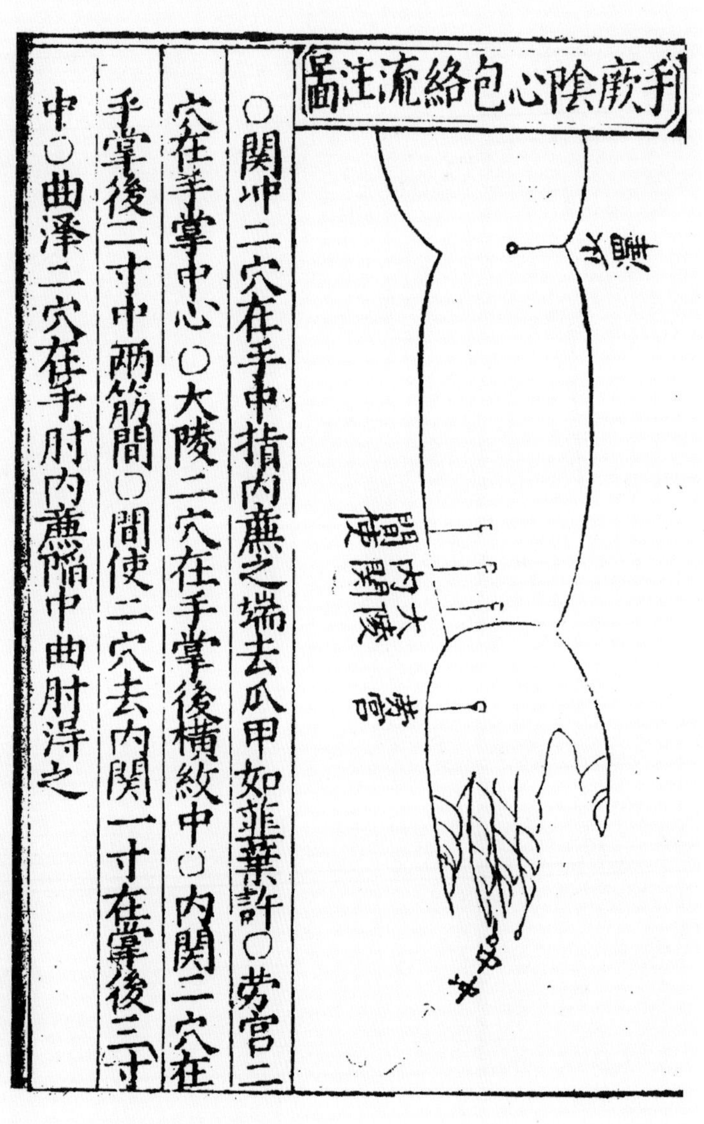

手厥陰心包絡流注圖

○関冲二穴在手中指内廉之端去爪甲如韭葉許○劳宫二穴在手掌中心○大陵二穴在手掌後横紋中○内関二穴在手掌後二寸中两筋間○間使二穴去内関一寸在掌後三寸中○曲澤二穴在手肘内廉陥中曲肘得之

手厥阴心包络流注图（图见左）

中冲[①]二穴，在手中指内廉之端，去爪甲如韭叶。

劳宫二穴，在手掌中心。

大陵二穴，在手掌后横纹中。

内关二穴，在手掌后二寸中，两筋间。

间使二穴，去内关一寸，在掌后三寸中。

曲泽二穴，在手肘内廉陷中，曲肘得之。

①中冲：原作“关冲”，据理改。

手少阳三焦经流注图（图见左）

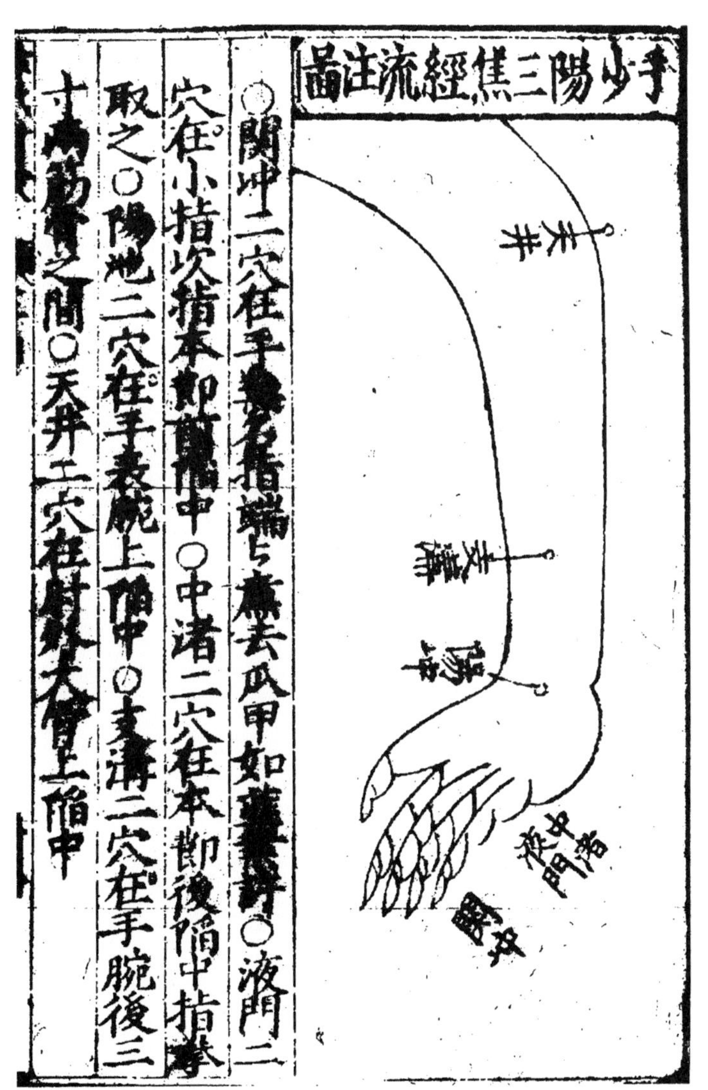
手少陽三焦經流注圖

○關冲二穴在手無名指端內廉去爪甲如韭葉許○液門二穴在小指次指本節前陷中○中渚二穴在本節後陷中指拳取之○陽池二穴在手表腕上陷中○支溝二穴在手腕後三寸兩筋骨之間○天井二穴在肘外大骨上陷中

关冲二穴，在手无名指端内廉，去爪甲如韭叶许。

液门二穴，在小指次指本节前陷中。

中渚二穴，在本节后陷中，握[1]拳取之。

阳池二穴，在手表腕上陷中。

支沟二穴，在手腕后三寸，两筋骨之间。

天井二穴，在肘外大骨[2]上陷中。

①握：原作“指”，据曹本改。

②大骨：此后，曹本尚有“后肘”二字。

手少阴心经流注图（图见左）

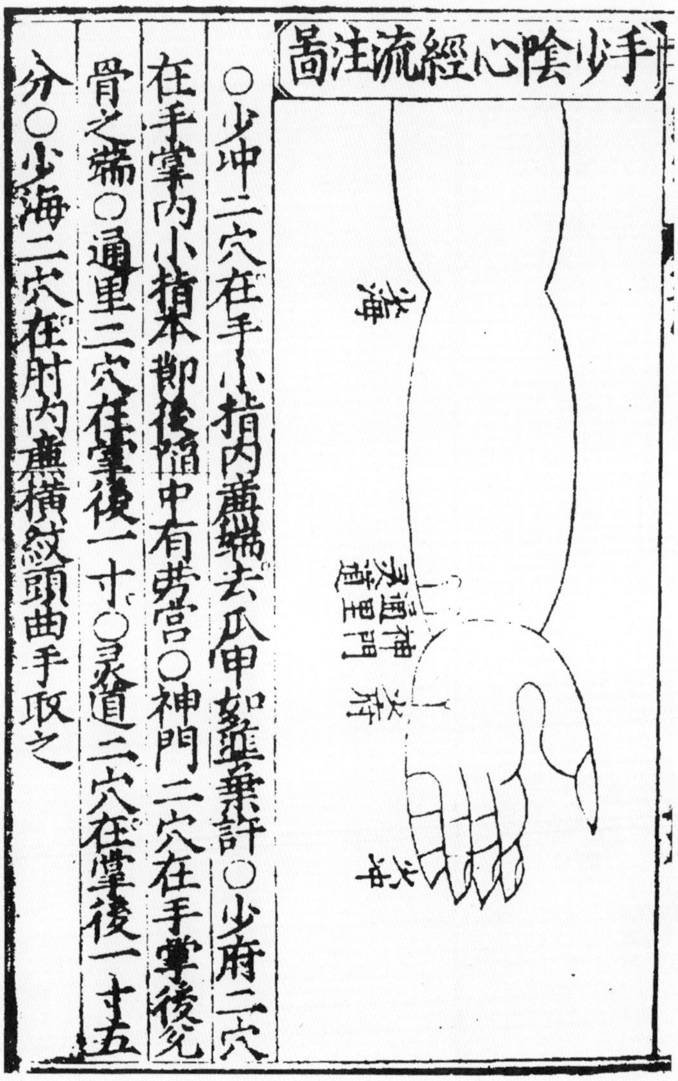

少冲二穴，在手小指内廉端，去爪甲如韭叶许。

少府二穴，在手掌内小指本节后陷中，有[①]劳宫。

神门二穴，在手掌后锐骨之端。

通里二穴，在掌后一寸。

灵道二穴，在掌后一寸五分。

少海二穴，在肘内廉横纹头，曲手取之。

手少陰心經流注圖

○少中二穴在手小指內廉端去瓜甲如韭葉許○少府二穴在手掌內小指本節後陷中有勞宫○神門二穴在手掌後兑骨之端○通里二穴在掌後一寸○灵道二穴在掌後一寸五分○少海二穴在肘內廉横紋頭曲手取之

①有：曹本作“直”。

手太阳[1]小肠经流注图（图见左）

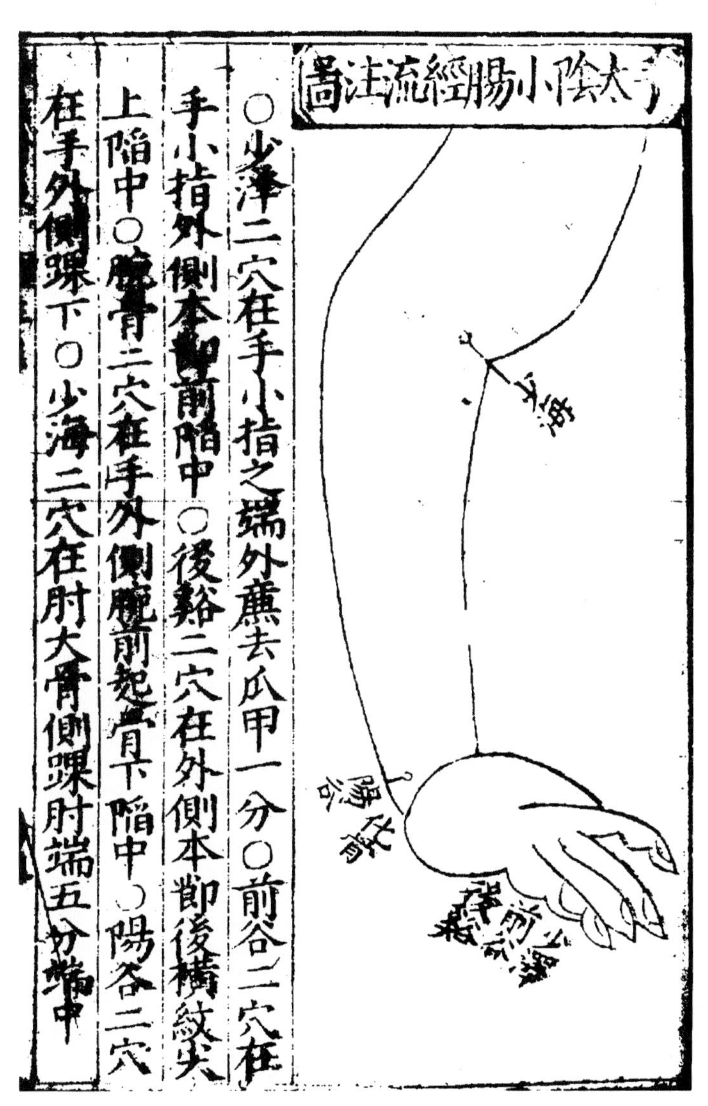

少泽二穴，在手小指之端外廉去爪甲一分。

前谷二穴，在手小指外侧本节前陷中。

后溪二穴，在外侧本节后横纹尖上陷中。

腕骨二穴，在手外侧腕前起骨下陷中。

阳谷二穴，在手外侧踝下。

小[2]海二穴，在肘内[3]大骨外廉去[4]肘端五分陷[5]中。

---

①阳：原作“阴”，据曹本改。
②小：原作“少”，据曹本改。
③内：原阙，据曹本补。
④外廉去：原作“侧踝”，据曹本改。
⑤陷：原作“端”，据曹本改。

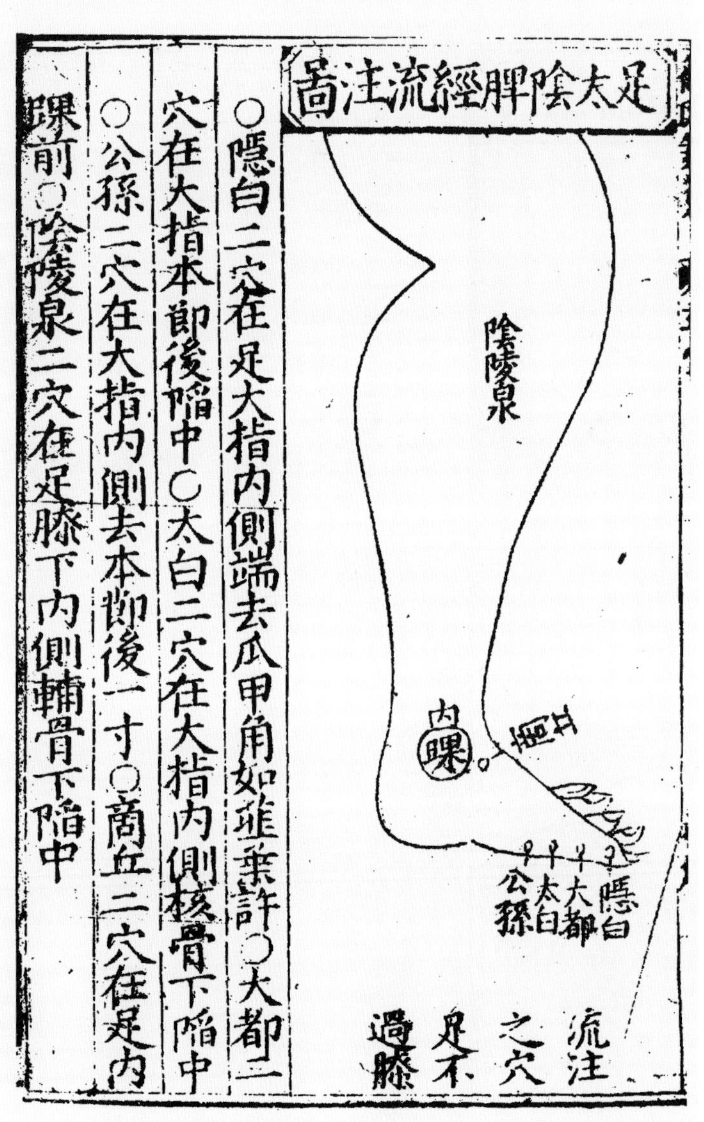

足太阴脾经流注图（图见左）

隐白二穴，在足大指内侧端，去爪甲角如韭叶许。

大都二穴，在大指本节后陷中。

太白二穴，在大指内侧核骨下陷中。

公孙二穴，在大指内侧，去本节后一寸。

商丘二穴，在足内踝前。

阴陵泉二穴，在足膝下内侧，辅骨下陷中。

足厥阴肝经流注图（图见左）

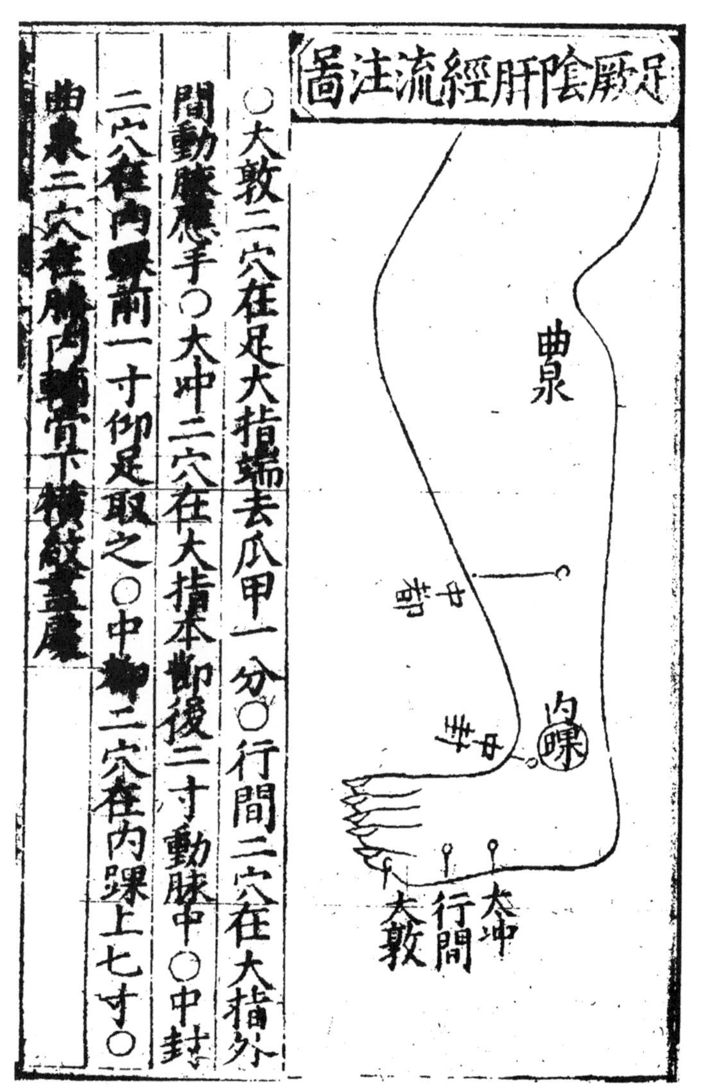

大敦二穴，在足大指端，去爪甲一分。

行间二穴，在大指外间，动脉应手。

太冲二穴，在大指本节后二寸动脉中。

中封二穴，在内踝前一寸，仰足取之。

中都二穴，在内踝上七寸。

曲泉二穴，在膝内辅骨下横纹尽处。

足阳明胃经流注图（图见左）

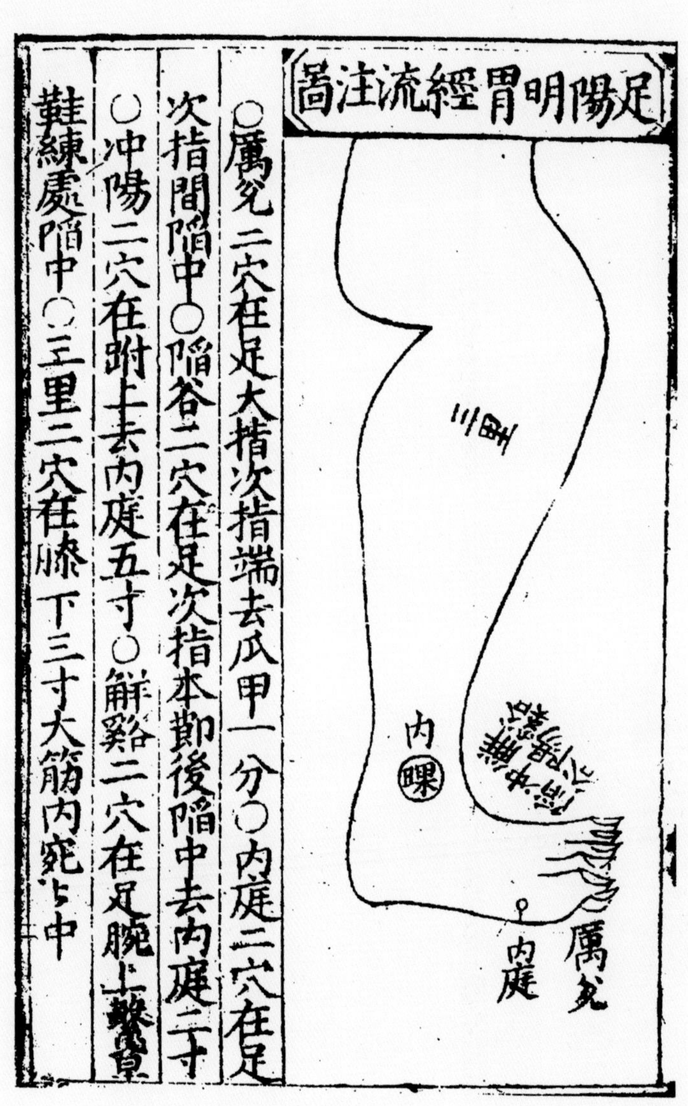

厉兑二穴，在足大指次指端，去爪甲一分。

内庭二穴，在足次指外[①]间陷中。

陷谷二穴，在足次指本节后陷中，去内庭二寸。

冲阳二穴，在足[②]跗上，去内庭五寸。

解溪二穴，在足腕上系草鞋练处陷中。

三里二穴，在膝下三寸，大筋内宛宛中。

①外：原阙，据曹本补。
②足：原阙，据曹本补。

足少阴肾经流注图（图见左）

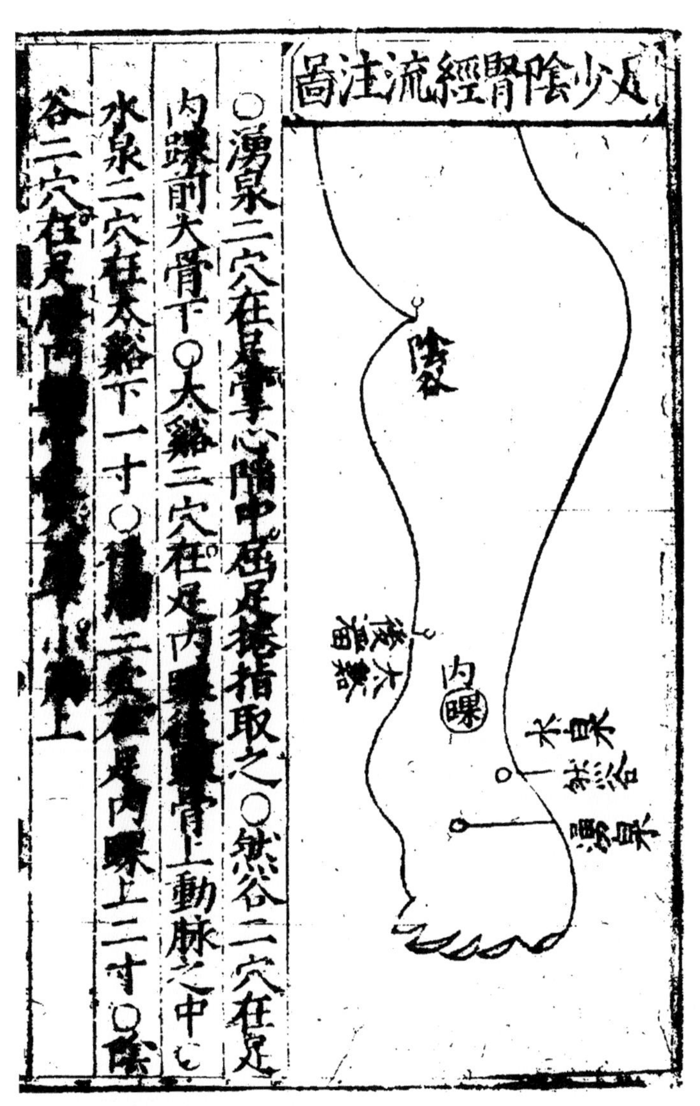

涌泉二穴，在足掌心陷中，屈足卷指取之。

然谷二穴，在足内踝前大骨下。

太溪二穴，在足内踝后踝骨[1]上动脉之中。

水泉二穴，在太溪下一寸。

复溜二穴，在足内踝上二寸。

阴谷二穴，在足膝内辅骨后，大筋下小筋上。

①后踝骨：曹本作“跟骨”。

足少阳胆经流注图（图见左）

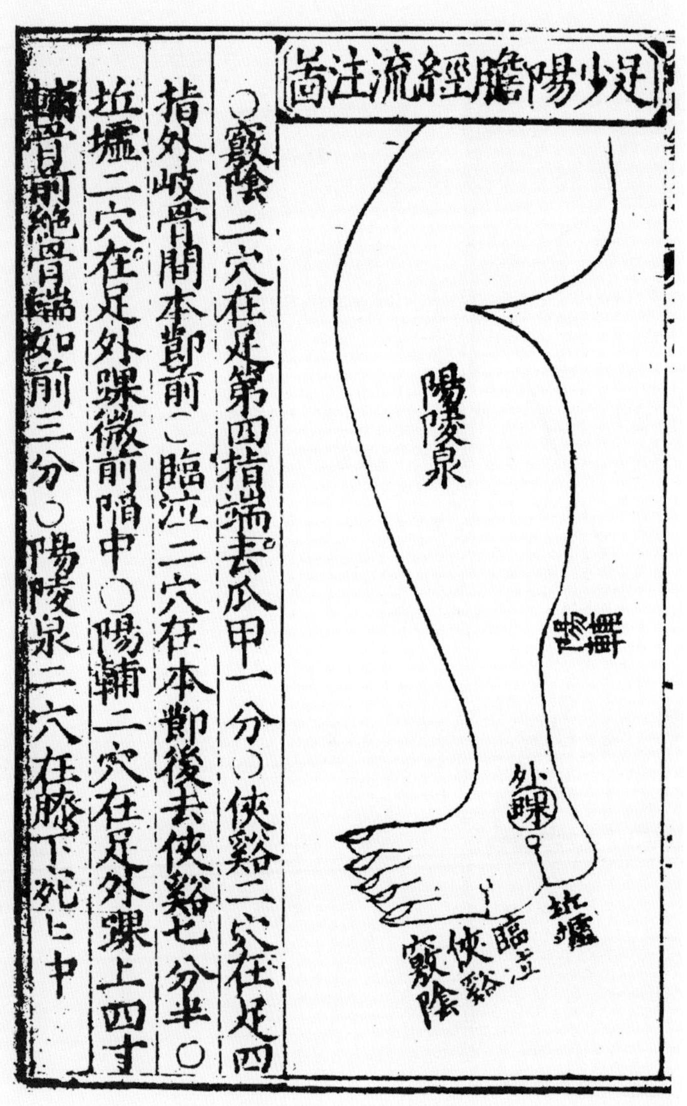

足少陽膽經流注圖

○竅陰二穴在足第四指端去爪甲一分○俠谿二穴在足四指外岐骨間本節前○臨泣二穴在本節後去俠谿七分半○坵墟二穴在足外踝微前陷中○陽輔二穴在足外踝上四寸輔骨前絶骨端如前三分○陽陵泉二穴在膝下宛宛中

窍阴二穴，在足第四指端，去爪甲一分。

侠溪二穴，在足四指外歧骨间本节前。

临泣二穴，在本节后，去侠溪一寸五分[①]。

丘墟二穴，在足外踝微前陷中。

阳辅二穴，在足外踝上四寸，辅骨前绝骨端如前三分。

阳陵泉二穴，在膝下宛宛中。

①一寸五分：原作“七分半”，据曹本改。

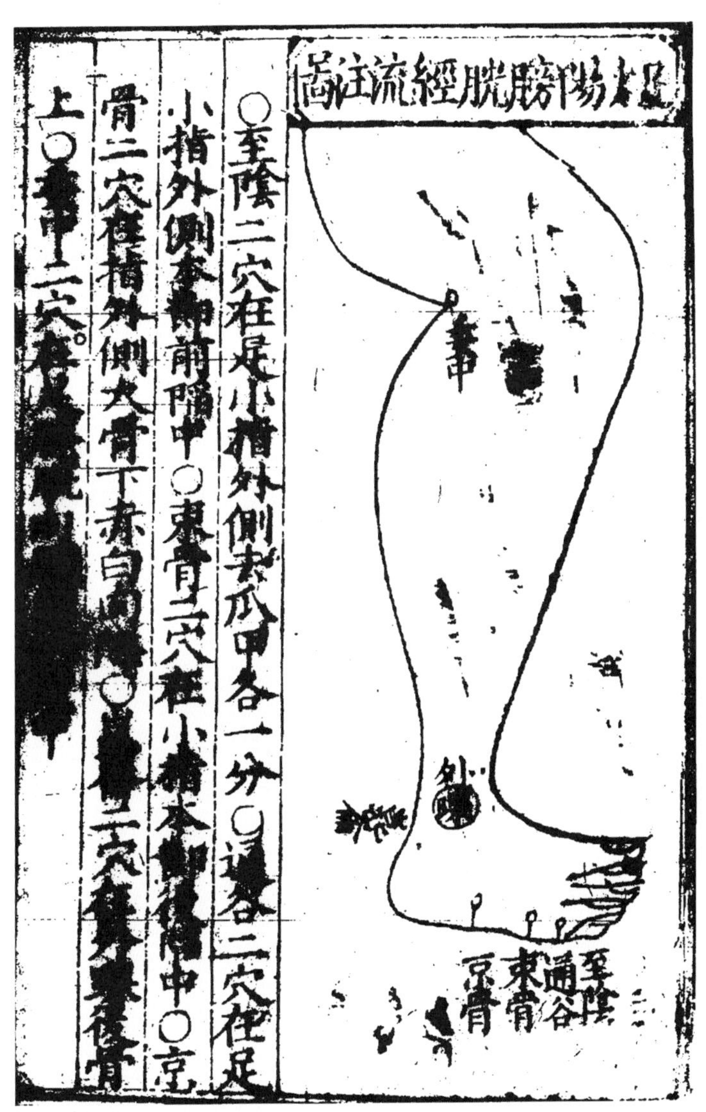

足太阳膀胱经流注图（图见左）

至阴二穴，在足小指外侧，去爪甲各一分。

通谷二穴，在足小指外侧本节前陷中。

束骨二穴，在小指本节后陷中。

京骨二穴，在指外侧大骨下赤白肉际。

昆仑二穴，在外踝后跟[1]骨上。

委中二穴，在足膝腕内腘内约纹中[2]。

①跟：原本无，据曹本补。

②在足膝腕内腘内约纹中：原书漫漶，据曹本补。

徐氏针灸大全卷三终

鼎雕太醫院校正徐氏針灸大全卷四

竇文真公八法流注

論經脉有奇經八脉

難經云脉有奇經八脉者不拘於十二經何謂也然有陽維有陰維有陽蹻有陰蹻有衝有任有督有帶之脉凡此八脉皆不拘於經故曰奇經八脉也經有十二絡有十五凡二十七氣相隨上下何獨不拘於經也然聖人圖設溝渠通利水道以備不然天雨降下溝渠溢滿當此之時雰霈妄行聖人不能復圖也此絡脉滿溢諸經不能復拘也既不拘於十二經絡皆從何起何繼詳見下文

鼎雕太医院校正徐氏针灸大全卷四

窦文真公八法流注

论经脉有奇经八脉

《难经》云：脉有奇经八脉者，不拘于十二经，何谓也？然，有阳维，有阴维，有阳跷，有阴跷，有冲，有任，有督，有带之脉。凡此八脉，皆不拘于经，故曰奇经八脉也。经有十二，络有十五。凡二十七气相随上下，何独不拘于经也？然，圣人图设沟渠，通利水道，以备不然。天雨降下，沟渠溢满，当此之时，雱霈妄行，圣人不能复图也。此络脉满溢，诸经不能复拘也。既不拘于十二经络，皆从何起何继，详见下文。

奇經八脉周身交會歌

督脉起自下極腧並與脊裏上風府過腦額鼻入齗交為陽脉海都綱要任脉起于中極[illegible]腹循喉承漿裏陰脉之海任所為衝脉出胞至胸止從腹會咽絡口唇女人成經為血室脉並少陰之腎經與任督本於陰會三脉並起而異行陽蹻起足跟之底循外踝上入風池陰蹻內踝循喉嗌本是陰陽脉別支諸陰會起陰維脉發足少陰築賓郄諸陽會起陽維脉太陽之郄金門是帶脉周回季脇間會于維道足少陽所謂奇經之八脉

八脉交會八穴歌

公孫衝脉胃心胸內關陰維下總同臨泣膽經連帶脉陽維目

奇经八脉周身交会歌

督脉起自下极腧，并与脊里上风府，过脑额鼻入龈交，为阳脉海都纲要。

任脉起于中极底，上腹[1]循喉承浆里，阴脉之海任所为。冲脉出胞至胸[2]止，从腹会咽络口唇。女人成经为血室，脉并少阴之肾经，与任督本于会阴[3]，三脉并起而异行。阳跷起足跟之底，循外踝上入风池。阴跷内踝循喉嗌，本是阴阳脉别支。诸阴会[4]起阴维脉，发足少阴筑宾郄。诸阳会起阳维脉，太阳之郄金门是。带脉周回季胁间，会于维道足少阳。所谓奇经之八脉，维系诸经乃顺常[5]。

八脉交会八穴歌

公孙冲脉胃心胸，内关阴维下总同。临泣胆经连带脉，阳维目

①腹：原作“复”，据《针灸大成》卷七及曹本改。

②至胸：《针灸大成》卷七作“循脊”。

③会阴：原作“阴会”，据曹本乙转。

④会：《针灸大成》卷七作“交”。

⑤维系诸经乃顺常：原阙，据《针灸大成》卷七及曹本补。

锐外关逢。后溪督脉内眦颈，申脉阳跷络亦通。列缺任脉[1]行肺系，阴跷照海膈喉咙。

八脉配八卦歌

干属公孙艮内关，巽临震位外关还。离居列缺坤照海，后溪兑坎申脉间。

补泻浮沉分逆顺，定时呼吸不为难。祖传秘诀神针法，万病如拈立便安。

八穴相配合歌

公孙偏与内关合，列缺能消照海疴。临泣外关分主客，后溪申脉正相和。左针右病知高下，以意通经广按摩。补泻迎随分逆顺[2]，五门八法是真科。

①任脉：原作“肺任”，据《针灸大成》卷五改。

②顺：原作“头”，据《针灸大成》卷五改。

八法五虎建元日時歌

甲巳之辰起丙寅乙庚之日戊寅行丙辛便起庚寅始丁壬壬寅一順尋戊癸甲寅定時侯五門得合是元因

八法逐日支干歌

甲巳辰戌丑未十乙庚申酉九為期丁壬寅卯八成數戊癸巳午七裁衣丙辛亥子亦七數逐日支干即得知

八法臨時支干歌

甲巳子午九宜用乙庚丑未八無疑丙辛寅申七作数丁壬卯酉六順知戊癸辰戌各有五巳亥单加四共齊陽日除九陰除六不及零餘穴下推

八法五虎建元日时歌

甲己之辰起丙寅，乙庚之日戊寅行。丙辛便起庚寅始，丁壬壬寅一顺寻。戊癸甲寅定时候，五门得合是元因。

八法逐日干支[1]歌

甲己辰戌丑未十，乙庚申酉九为期。丁壬寅卯八成数，戊癸巳午七相宜[2]。丙辛亥子亦七数，逐日干支即得知。

八法临时干支[3]歌

甲己子午九宜用，乙庚丑未八无疑。丙辛寅申七作数，丁壬卯酉六顺知。戊癸辰戌各有五，巳亥单加四共齐。阳日除九阴除六，不及零余穴下推。

①干支：原作“支干”，据《针灸大成》卷五及曹本乙转。

②相宜：原作“裁衣”，据《针灸大成》卷五改。

③干支：原作“支干”，据《针灸大成》卷五及曹本乙转。

按灵龟飞腾图有二，人莫适从，今取其效验者录之耳[1]。

灵龟八法之图（图见左）

戴九履一，左三右七，二四为肩，六八为足，五十居中[2]，寄于坤局。阳日寄艮，阴日寄坤。坎一申脉主，照海坤二五，震三属外关，巽四临泣数。乾六是公孙，兑七后溪府，艮八主内关，离九列缺位。

假如甲子日，戊辰时，就数逐日支干内。甲得十数，子得七数。又算临时支干内，戊得五数，辰得五数，共成二十七数。此是阳日，该除二九一十八数，余有九数，离九列缺穴也。

①按灵龟飞腾图……效验者录之耳：原无，据《针灸大成》卷五补。

②五十居中：原作“五木居申”，据《针灸大成》卷三改。又，《类经图翼》卷一作“五居中央”，义长。

假如乙丑日壬午時就筭逐日支干内乙得九數丑得十數又筭臨時支干内壬得六數午得九數共成五十四數此是陰日該除五六方三十數零有四數是巽四臨泣也餘倣此

飛騰八法歌

壬申公孫即是乾丙居艮上内關然戊午臨泣生坎水庚屬外關震相連辛上後谿裝巽卦乙癸申脉到坤傳己土列缺南離上丁居照海兑金全

其法只以本日天干為例假如甲己日戊辰時即取戊干臨泣穴也己巳時即列缺庚戌時即外關餘倣此

愚謂奇經八脉之法各不相同前靈龜八法有陽九陰六十

假如乙丑日，壬午时，就算逐日支干内。乙得九数，丑得十数。又算临时支干内，壬得六数，午得九数，共成五十四数。此是阴日，该除五六方三十数，零有四数，是巽四临泣也，余仿此。

飞腾八法歌

壬申[①]公孙即是乾，丙居艮上内关然。戊午临泣生坎水，庚属外关震相连。

辛上后溪装巽卦，乙癸申脉到坤传。己土列缺南离上，丁居照海兑金全。

其法只以取本时[②]天干为例，假如甲己日戊辰时，即取戊干临泣穴也，己巳时，即列缺；庚戌[③]时，即外关。余仿此。

愚谓奇经八脉之法，各有不相同。前灵龟八法，有阳九阴六、十

①申：合刻本及曹本作“甲”。
②时：原作“日”，据曹本改。
③戌：合刻本及曹本作“午”。

正[1]十变开阖之理，用之得时，无不捷效。后飞腾八法，亦明师所授，故不敢弃，亦载于此，以示后之学者。

八法交会八脉

穴	通	脉	合
公孙二穴父通		冲脉	合于心、胸、胃
内关二穴母通		阴维脉	
后溪二穴夫通		督脉	合于目内眦、颈项、耳、眉[2]、膊、小肠、膀胱
申脉二穴妻通		阳跷脉	
临泣二穴男通		带脉	合于目锐眦、耳后、颊、颈肩
外关二穴女通		阳维脉	
列缺二穴主通		任脉	合于肺系、咽喉、胸膈
照海二穴客通		阴跷脉[3]	

①正：曹本作“干”。
②眉：曹本作“肩”。
③阴跷脉：原作“阳跷脉”，据《针灸大成》卷五改。

八法主治病症

公孙二穴通冲脉，脾之经，在足大指内侧本节后一寸陷中。令病人坐合两掌相对取之，主治三十一症。凡治后症，必先取公孙为主，次取各穴应之。

〇九种心疼，一切冷气。大陵二穴　中脘一穴[①]　隐白二穴

〇痰膈涎闷，胸中隐痛。劳宫二穴　膻中一穴　间使二穴

〇脐腹胀满，气不消化。天枢二穴　水分一穴　内庭二穴

①中脘一穴：原作“中脘二穴”，据曹本改。

○胁肋下痛，起止艰难。支沟二穴　章门二穴　阳陵泉二穴

○泄泻不止，里急后重。下脘一穴　天枢二穴　照海二穴

○胸中刺痛，隐隐不乐。内关二穴　大陵二穴　彧中二穴

○两胁胀满，气攻疼痛。阳陵泉二穴　章门二穴　绝骨二穴一名悬钟

○中满不快，翻胃吐食。中脘一穴　太白二穴　中魁二穴一名阳溪

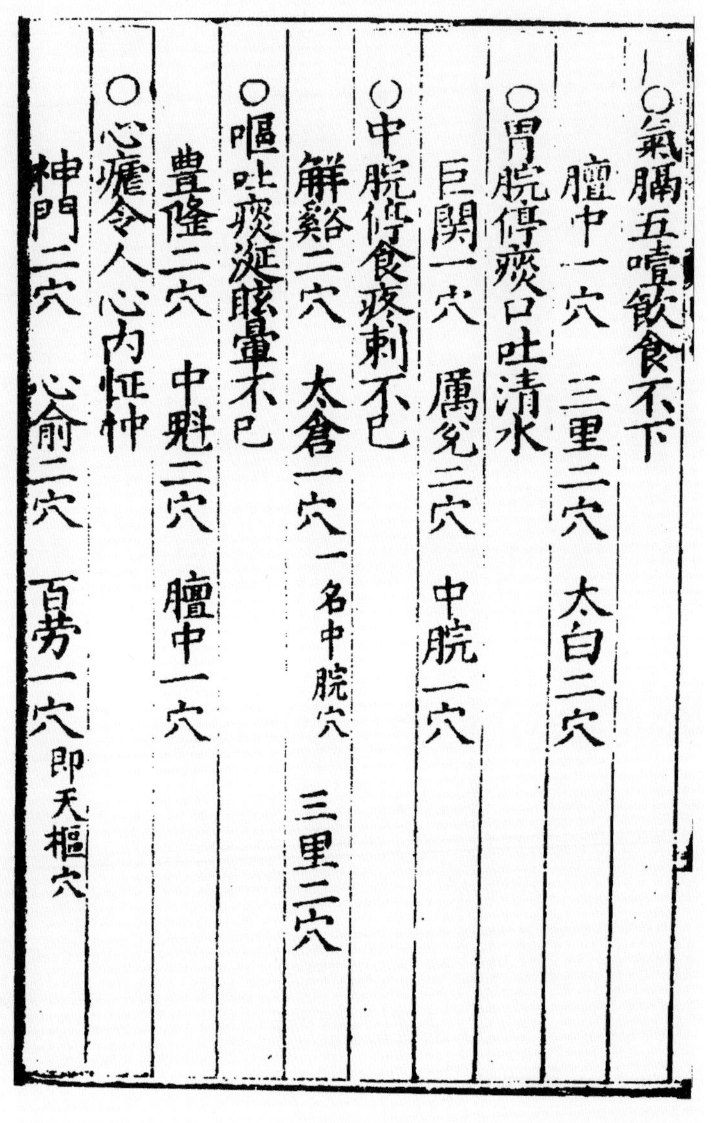

〇气膈五噎，饮食不下。膻中一穴　三里二穴　太白二穴

〇胃脘停痰，口吐清水。巨阙一穴　厉兑二穴　中脘一穴

〇中[1]脘停食，疼刺不已。解溪二穴　太仓一穴一名中脘穴　三里二穴

〇呕吐痰涎，眩晕不已。丰隆二穴　中魁二穴　膻中一穴

〇心疟，令人心内怔忡。神门二穴　心俞二穴　百劳一穴即大椎[2]穴

①中：《针灸大成》卷五作“胃”。

②大椎：原作“天枢”，误，迳改。

○脾瘧令人怕寒腹中痛

商丘二穴　脾俞二穴　三里二穴

○肝瘧令人氣色蒼蒼惡寒發熱

中封二穴　肝俞二穴　絶骨二穴

○肺瘧令人心寒怕驚

列缺二穴　肺俞二穴　合骨二穴

○腎瘧令人洒熱腰脊強痛

大鍾二穴　腎俞二穴　申脉二穴

○瘧疾大熱不退

間使二穴　百勞一穴　絶骨二穴

○脾疟，令人怕寒，腹中痛。商丘二穴　脾俞二穴　三里二穴

○肝疟，令人气色苍苍，恶寒发热。中封二穴　肝俞二穴　绝骨二穴

○肺疟，令人心寒怕惊。列缺二穴　肺俞二穴　合谷二穴

○肾疟，令人洒热，腰脊强痛。大钟二穴　肾俞二穴　申脉二穴

○疟疾大热不退。间使二穴　百劳一穴　绝骨二穴

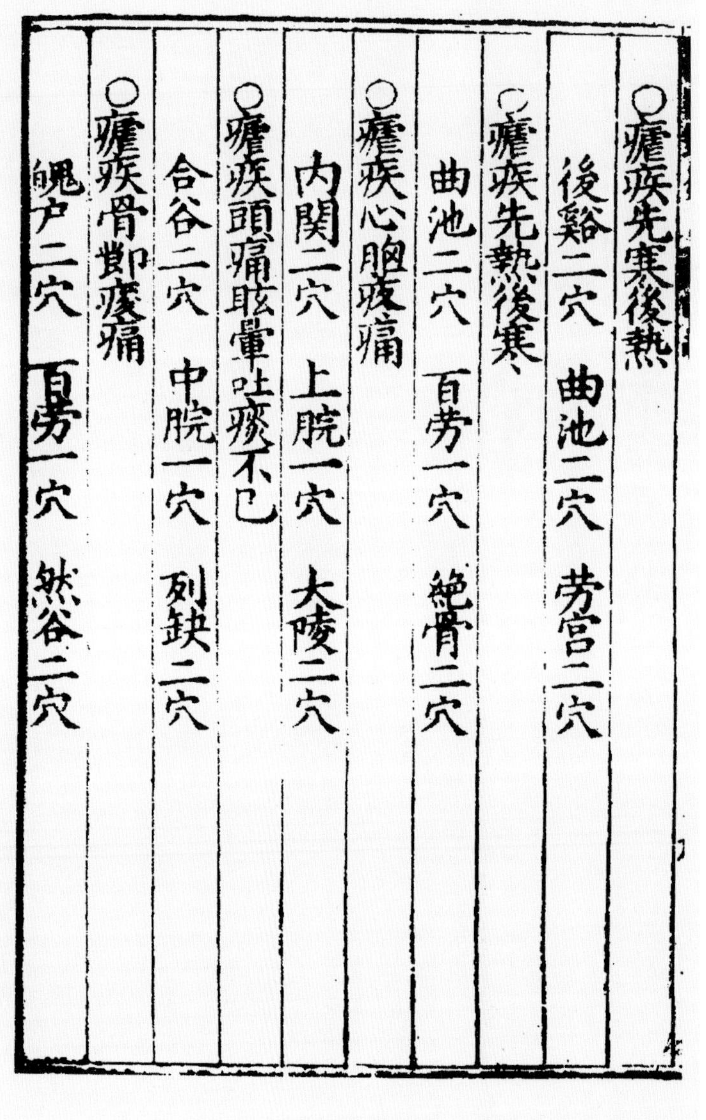
○瘧疾先寒後熱
後谿二穴　曲池二穴　劳宫二穴
○瘧疾先熱後寒
曲池二穴　百劳一穴　絶骨二穴
○瘧疾心胸疼痛
内関二穴　上脘一穴　大陵二穴
○瘧疾頭痛眩暈吐痰不已
合谷二穴　中脘一穴　列缺二穴
○瘧疾骨節痠痛
魄户二穴　百劳一穴　然谷二穴

○疟疾先寒后热。后溪二穴　曲池二穴　劳宫二穴

○疟疾先热后寒。曲池二穴　百劳一穴　绝骨二穴

○疟疾心胸疼痛。内关二穴　上脘一穴　大陵二穴

○疟疾头痛眩晕，吐痰不已。合谷二穴　中脘一穴　列缺二穴

○疟疾骨节酸痛。魄户二穴　百劳一穴　然谷二穴

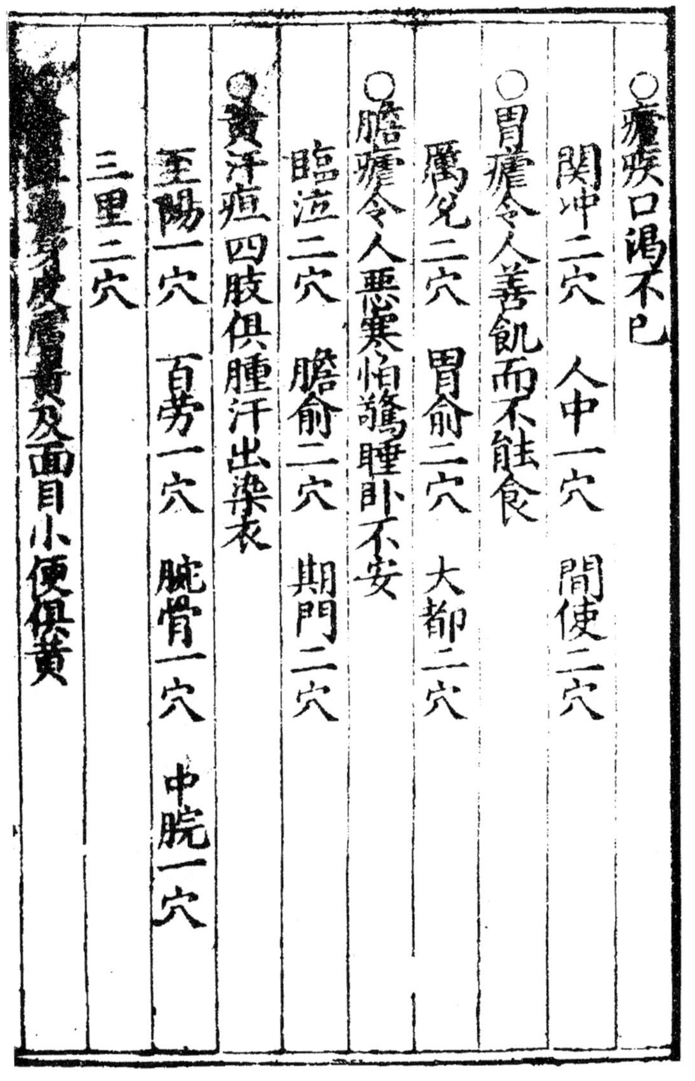
○瘧疾口渴不已
関冲二穴　人中一穴　間使二穴
○胃瘧令人善飢而不能食
厲兑二穴　胃俞二穴　大都二穴
○膽瘧令人惡寒怕驚睡卧不安
臨泣二穴　膽俞二穴　期門二穴
○黄汗疸四肢俱腫汗出染衣
至陽一穴　百労一穴　腕骨一穴　中脘一穴
三里二穴
○[illegible]身皮膚黄及面目小便俱黄

○疟疾口渴不已。关冲二穴　人中一穴　间使二穴

○胃疟，令人善饥而不能食。厉兑二穴　胃俞二穴　大都二穴

○胆疟，令人恶寒怕惊，睡卧不安。临泣二穴　胆俞二穴　期门二穴

○黄[1]疸，四肢俱肿，汗出染衣。至阳一穴　百劳一穴　腕骨二[2]穴　中脘一穴　三里二穴

○黄疸[3]，遍身皮肤[4]及面目、小便俱黄。

①黄：此下原有“汗”字，据《针灸大成》卷五删。

②二：原作“一”，据曹本改。

③黄疸：原书漫漶，据曹本补。

④肤：此下原有“黄”字，据《针灸大成》卷五删。

脾俞二穴　隐白二穴　百劳一穴　至阳一穴　三里二穴　腕骨二穴

〇谷疸，食毕则头眩，心中拂郁，遍体发黄。胃俞二穴　内庭二穴　至阳一穴　三里二穴　腕骨二穴　阴谷二穴

〇酒疸，身目俱黄，心中俱痛，面发赤斑，小便赤黄。胆俞二穴　至阳一穴　委中二[1]穴　腕骨二穴

〇女痨疸，身目俱黄，发热恶寒，小便不利。关元一穴　肾俞二穴　然骨二穴　至阳一穴　内关二穴

阴维脉，心包络之经，在掌后二寸两筋之间陷中，令患

①二：原作“一”，据曹本改。

人稳坐仰手取之，主治二十三[1]证。

○中满不快，胃脘伤寒。中脘一穴　大陵二穴　三里二穴

○中焦痞满，两胁刺痛。支沟二穴　章门二穴　膻中一穴

○脾胃虚冷，呕吐不已。内庭二穴　中脘一穴　气海一穴　公孙二穴

○脾胃气虚，心腹胀满。太白二穴　三里二穴　气海一穴　水分一穴

○胁肋下疼，心脘刺痛。

[1] 三：曹本作“五”。

氣海一穴　行間二穴　陽陵泉二穴
○痞塊不散心中悶痛
大陵二穴　中脘一穴　三陰交二穴
○食癥不散人漸羸瘦
腕骨二穴　脾俞二穴　公孫二穴
○食積血瘕腹中隱痛
胃俞二穴　行間二穴　氣海一穴
○五積氣塊血積血癖
膈俞二穴　肝俞二穴　大敦二穴　照海二穴
○臟腑虛冷兩脇痛疼

气海一穴　行间二穴　阳陵泉二穴

○痞块不散，心中闷痛。大陵二穴　中脘一穴　三阴交二穴

○食癥不散，人渐羸瘦。腕骨二穴　脾俞二穴　公孙二穴

○食积血瘕，腹中隐痛。胃俞二穴　行间二穴　气海一穴

○五积气块，血积血癖。膈俞二穴　肝俞二穴　大敦二穴　照海二穴

○脏腑虚冷，两胁痛疼。

支沟二穴　建里[1]一穴　章门二穴　阳陵泉二穴

○风壅气滞，心腹刺痛。风门二穴　膻中一穴　劳官二穴　三里二穴

○大肠[2]虚冷，脱肛不收。百会一穴　命门一穴　长强一穴　承山二穴

○大便艰难，用力脱肛。照海二穴　百会一穴　支沟二穴

○脏毒肿痛，便血不止。承山二穴　肝俞二穴　肠俞二穴　长强一穴

○五种痔疾，攻痛不已。

支溝二穴　建里一穴　章門二穴　陽陵泉二穴

○風壅氣滯心腹刺痛

風門二穴　膻中一穴　劳宫二穴　三里二穴

○大腹虚冷脱肛不收

百會一穴　命門一穴　長強一穴　承山二穴

○大便艱難用力脱肛

照海二穴　百會一穴　支溝二穴

○臟毒腫痛便血不止

承山二穴　肝俞二穴　腸俞二穴　長強一穴

○五種痔疾攻痛不已

①建里：《针灸大成》卷五作“通里”。

②大肠：原作“大腹”，据《针灸大成》卷五改。

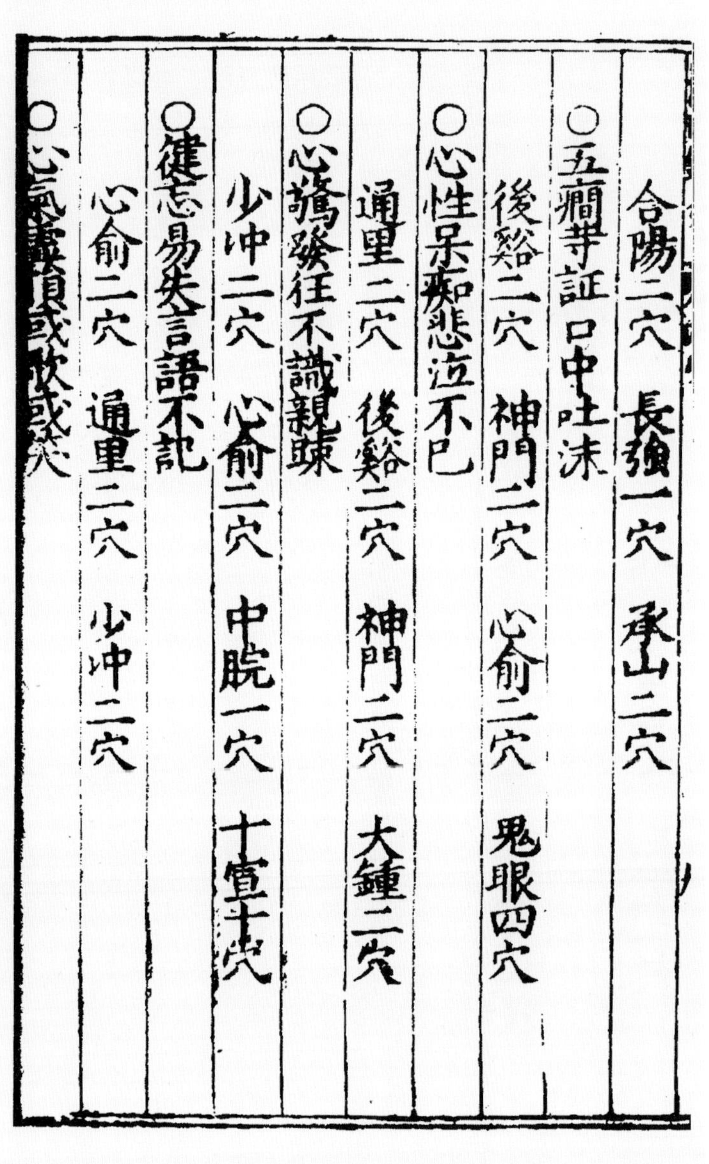
合陽二穴　長強一穴　承山二穴
○五癇等證口中吐沫
後谿二穴　神門二穴　心俞二穴　鬼眼四穴
○心性呆痴悲泣不已
通里二穴　後谿二穴　神門二穴　大鍾二穴
○心驚發狂不識親疎
少冲二穴　心俞二穴　中脘一穴　十宣十穴
○健忘易失言語不記
心俞二穴　通里二穴　少冲二穴
○心氣虛損或歌或笑

合阳二穴　长强一穴　承山二穴

〇五痫等证，口中吐沫。后溪二穴　神门二穴　心俞二穴　鬼眼四穴

〇心性呆痴，悲泣不已。通里二穴　后溪二穴　神门二穴　大钟二穴

〇心惊发狂，不识亲疏。少冲二穴　心俞二穴　中脘一穴　十宣十穴

〇健忘易失，言语不记。心俞二穴　通里二穴　少冲二穴

〇心气虚损，或歌或笑。

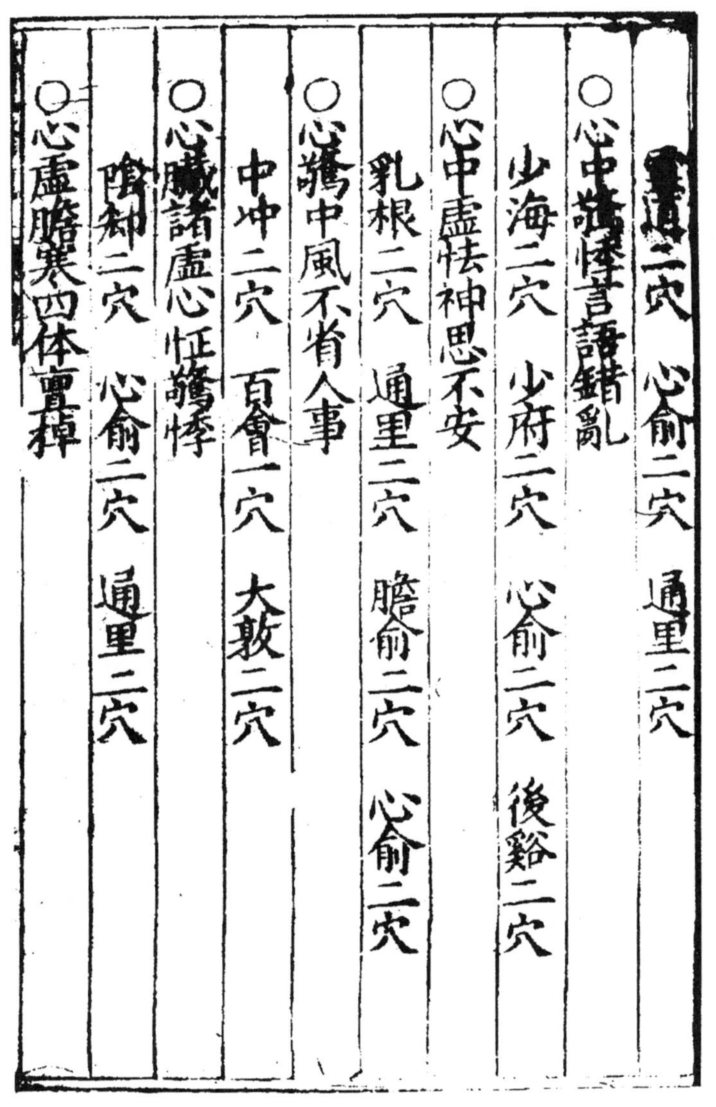

靈道二穴　心俞二穴　通里二穴

○心中驚悸言語錯亂

少海二穴　少府二穴　心俞二穴　後谿二穴

○心中虛怯神思不安

乳根二穴　通里二穴　膽俞二穴　心俞二穴

○心驚中風不省人事

中冲二穴　百會一穴　大敦二穴

○心臟諸虛心怔驚悸

陰郄二穴　心俞二穴　通里二穴

○心虛膽寒四体顫掉

灵道二穴　心俞二穴　通里二穴

○心中惊悸，言语错乱。少海二穴　少府二穴　心俞二穴　后溪二穴

○心中虚怯[1]，神思不安。乳根二穴　通里二穴　胆俞二穴　心俞二穴

○心惊中风，不省人事。中冲二穴　百会一穴　大敦二穴

○心脏诸虚，心怔惊悸。阴郄二穴　心俞二穴　通里二穴

○心虚胆寒，四体颤掉。

①怯：《针灸大成》卷五作“惕”。

腹俞二穴　通里二穴　臨泣二穴

臨泣二穴通帶脉膽之經在足小指次指間去俠谿一寸五分令患者垂足取之主治二十五証

○足趺腫痛久不能消

行間二穴　申脉二穴

○手足麻痺不知痒痛

太中二穴　曲池二穴　大陵二穴　合谷二穴

三里二穴　中渚二穴

○兩足顫掉不能移步

太中二穴　崑崙二穴　陽陵泉二穴

胆[①]俞二穴　通里二穴　临泣二穴

临泣二穴，通带脉、胆之经，在足小指次指间，去侠溪一寸五分。令患者垂足取之。主治二十五[②]证。

〇足跗肿痛，久不能消。行间二穴　申脉二穴

〇手足麻痹，不知痒痛。太冲二穴　曲池二穴　大陵二穴　合谷二穴　三里二穴　中渚二穴

〇两足颤掉，不能移步。太冲二穴　昆仑二穴　阳陵泉二穴

①胆：原作“腹”，据曹本改。

②五：曹本作“四”。

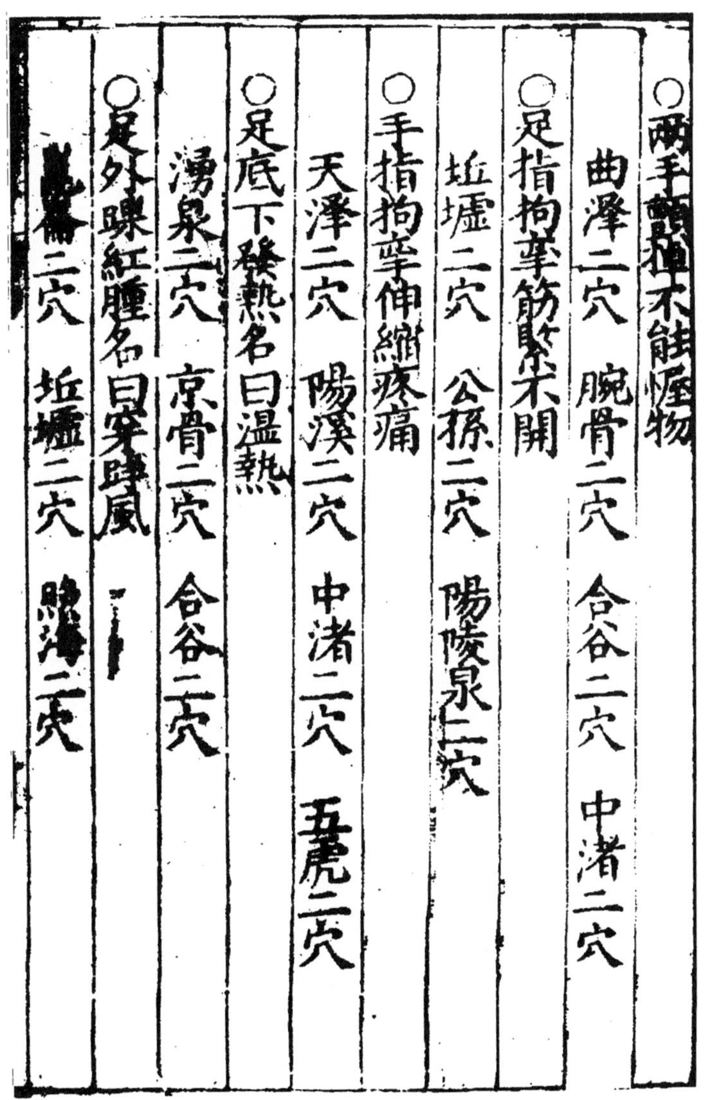

〇两手颤掉，不能握物。曲泽二穴　腕骨二穴　合谷二穴　中渚二穴

〇足指拘挛，筋紧不开。丘墟二穴　公孙二穴　阳陵泉二穴

〇手指拘挛，伸缩疼痛。尺泽二穴　阳溪二穴　中渚二穴　五处二穴

〇足底下发热，名曰湿热。涌泉二穴　京骨二穴　合谷二穴

〇足外踝红肿，名曰穿踝[1]风。昆仑二穴　丘墟二穴　照海二穴

①踝：原作“踭”，据《针灸大成》卷五改。

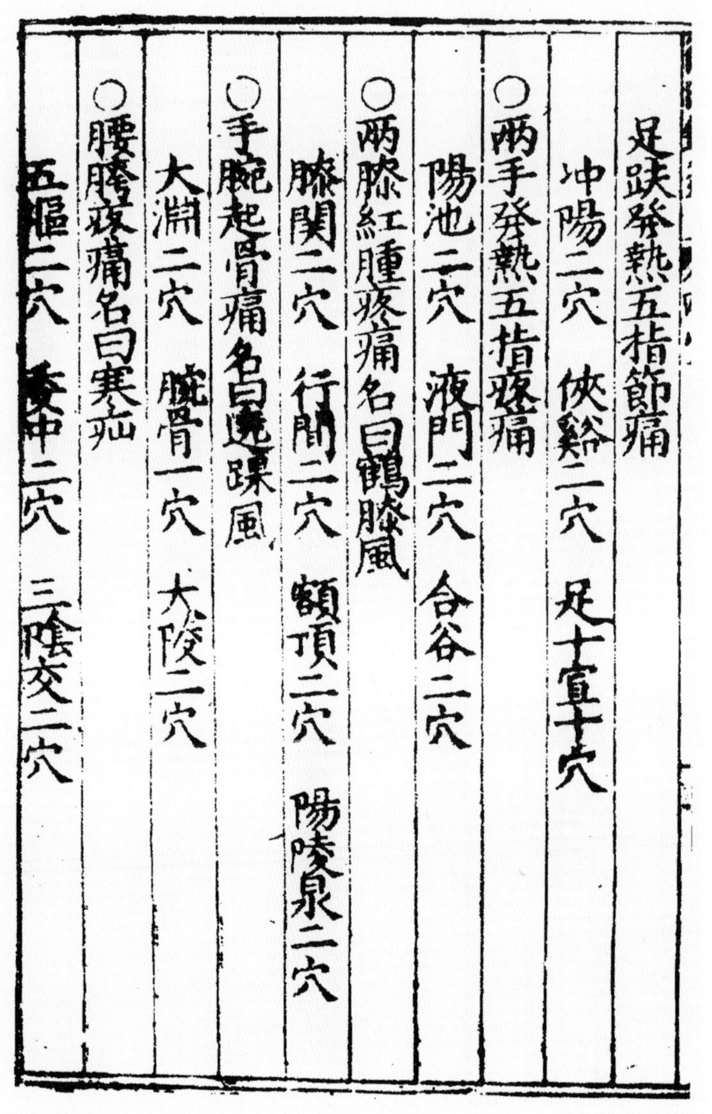
足趺發熱五指節痛
冲陽二穴　俠谿二穴　足十宣十穴
○兩手發熱五指疼痛
陽池二穴　液門二穴　合谷二穴
○兩膝紅腫疼痛名曰鶴膝風
膝關二穴　行間二穴　額頂二穴　陽陵泉二穴
○手腕起骨痛名曰遶踝風
大淵二穴　腕骨一穴　大陵二穴
○腰胯疼痛名曰寒疝
五樞二穴　委中二穴　三陰交二穴

〇足跗发热，五指节痛。冲阳二穴　侠溪二穴　足十宣十穴

〇两手发热，五指疼痛。阳池二穴　液门二穴　合谷二穴

〇两膝红肿疼痛，名曰鹤膝风。膝关二穴　行间二穴　鹤顶[1]二穴　阳陵泉二穴

〇手腕起骨痛，名曰绕踝风。太渊二穴　腕骨二穴　大陵二穴

〇腰胯疼痛，名曰寒疝。五枢二穴　委中二穴　三阴交二穴

①鹤顶：原作“额顶”，据理改。

○臂膊痛連肩背
肩井二穴　曲池二穴　中渚二穴
○腿胯疼痛名曰腿股風
環跳二穴　委中二穴　陽陵泉二穴
○白虎歷節風疼痛
肩井二穴　三里二穴　曲池二穴　委中二穴
合谷二穴　行間二穴　天應一穴遇痛處針強針出血
○走注風遊走四肢疼痛
天應一穴　曲池二穴　三里二穴　委中二穴
○浮風渾身搔癢

○臂膊痛连肩背。肩井二穴　曲池二穴　中渚二穴

○腿胯疼痛，名曰腿股风。环跳二穴　委中二穴　阳陵泉二穴

○白虎历节风疼痛。肩井二穴　三里二穴　曲池二穴　委中二穴　合谷二穴　行间二穴　天应一穴遇痛处针，强针出血

○走注风，游走四肢疼痛。天应一穴　曲池二穴　三里二穴　委中二穴

○浮风，浑身搔痒。

百會一穴　太陽紫脉　百劳一穴　命門一穴
風市二穴　絶骨二穴　水分二穴　氣海一穴
血海二穴　委中二穴　曲池二穴
○頭項紅腫強痛
承漿一穴　風池二穴　肩井二穴　風府一穴
○腎虛腰痛舉動艱難
腎俞二穴　脊中一穴　委中二穴
○閃挫腰痛起止艱難
脊中一穴　腰俞二穴　腎俞二穴　委中二穴
○虛損濕滯腰痛行動無力

百会一穴　太阳紫脉　百劳一穴　命门一穴　风市二穴　绝骨二穴　水分一穴　气海一穴　血海二穴　委中二穴　曲池二穴

○头项红肿强痛。承浆一穴　风池二穴　肩井二穴　风府一穴

○肾虚腰痛，举动艰难。肾俞二穴　脊中一穴　委中二穴

○闪挫腰痛，起止艰难。脊中一穴　腰俞二穴　肾俞二穴　委中二穴

○虚损湿滞，腰痛，行动无力。

脊中一穴　腰俞二穴　腎俞二穴　委中二穴
○諸虛百損四肢無力
百勞一穴　心俞二穴　三里二穴　關元一穴
膏肓俞二穴
○脇下肝積氣塊刺痛
章門二穴　支溝二穴　中脘一穴　陽陵泉二穴
中脘一穴大陵二穴
外關二穴陽維脉三焦之經在手背腕後二寸陷中令患人穩坐
覆手取之主治二十七證
○臂膊紅腫肢節疼痛

脊中一穴　腰俞二穴　肾俞二穴　委中二穴

○诸虚百损，四肢无力。百劳一穴　心俞二穴　三里二穴　关元一穴　膏肓俞二穴

○胁下肝积，气块刺痛。章门二穴　支沟二穴　中脘一穴　阳陵泉二穴　大陵二穴

外关二穴，阳维脉、三焦之经。在手背腕后二寸陷中。令患人稳坐，覆手取之。主治三十六[1]证。

○臂膊红肿，肢节疼痛。

①三十六：原作“二十七”，据理改。

肘髎二穴　肩髃二穴　腕骨二穴

○足內踝骨紅腫痛名曰遶踝風

大谿二穴　坵墟二穴　臨泣二穴　崑崙二穴

○手指節痛不能伸屈

陽谷二穴　五處二穴　腕骨二穴　合谷二穴

○足指節痛不能行步

內庭二穴　太冲二穴　崑崙二穴

○五臟結熱吐血不已取五臟俞穴并血會治之

心俞二穴　肝俞二穴　脾俞二穴　肺俞二穴

腎俞二穴　膈俞二穴

肘髎二穴　肩髃二穴　腕骨二穴

〇足内踝骨红肿痛，名曰绕踝风。太溪二穴　丘墟二穴　临泣二穴　昆仑二穴

〇手指节痛，不能伸屈。阳谷二穴　五处二穴　腕骨二穴　合谷二穴

〇足指节痛，不能行步。内庭二穴　太冲二穴　昆仑二穴

〇五脏结热，吐血不已。取五脏俞穴，并血会治之。心俞二穴　肝俞二穴　脾俞二穴　肺俞二穴　肾俞二穴　膈俞二穴

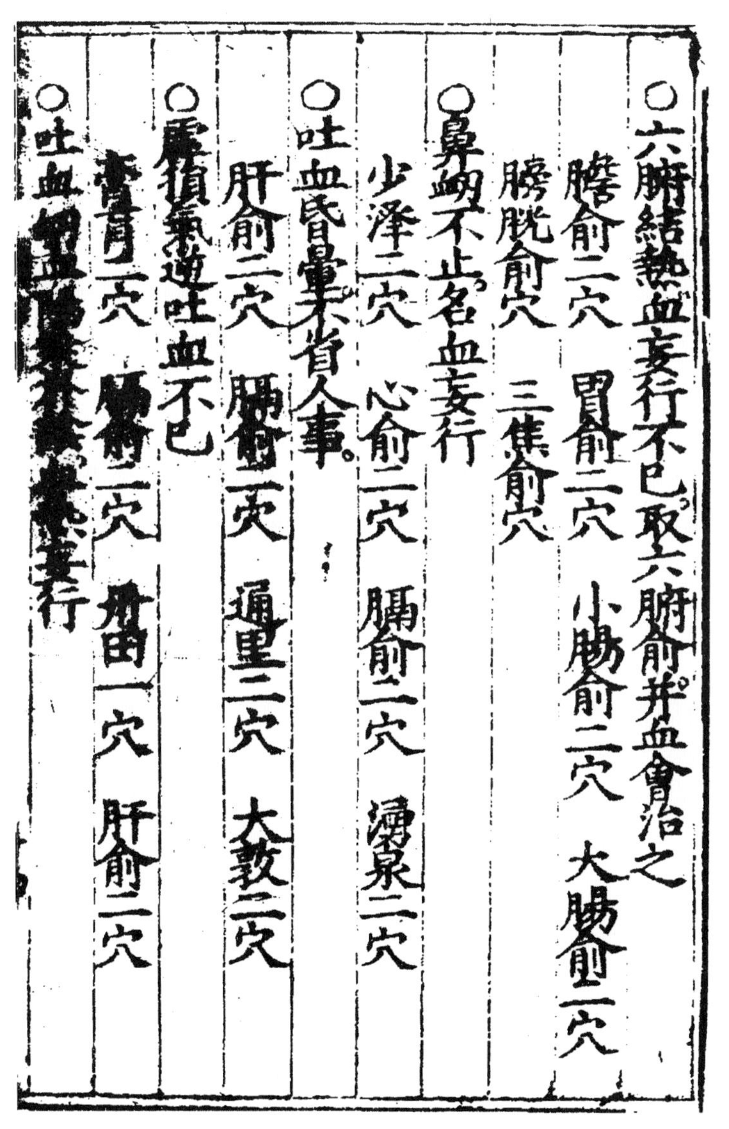

〇六腑结热，血妄行不已。取六腑俞，并血会治之。胆俞二穴　胃俞二穴　小肠俞二穴　大肠俞二穴　膀胱俞穴　三焦俞穴　膈俞二穴①

〇鼻衄不止，名血妄行。少泽二穴　心俞二穴　膈俞二穴　涌泉二穴

〇吐血昏晕，不省人事。肝俞二穴　膈俞二穴　通里二穴　大敦二穴

〇虚损气逆，吐血不已。膏肓二穴　膈俞二穴　丹田一穴　肝俞二穴

〇吐血衄血，阳乘于阴，血热妄行。

①膈俞二穴：原脱，据《针灸大成》卷五补。

中冲二穴　肝俞二穴　膈俞二穴　三里二穴
三陰交二穴
○血寒亦吐陰乘於陽名心肺二經嘔血
少商二穴　心俞二穴　神門二穴　肺俞二穴
膈俞二穴　三陰交二穴
○舌強難言及生白胎
關冲二穴　中冲二穴　承漿一穴　聚泉一穴
○重舌腫脹熱極難言
十宣十穴　海泉一穴在舌理中　金津一穴在舌下左邊
玉液一穴在舌下右邊

中冲二穴　肝俞二穴　膈俞二穴　三里二穴　三阴交二穴

○血寒亦吐，阴乘于阳，名心肺二经呕血。少商二穴　心俞二穴　神门二穴　肺俞二穴　膈俞二穴　三阴交二穴

○舌强难言，及生白苔。关冲二穴　中冲二穴　承浆一穴　聚泉一穴

○重舌肿胀，热极难言。十宣十穴　海泉一穴在舌理中　金津一穴在舌下左边　玉液一穴在舌下右边

〇口内生疮，名曰枯曹风。兑端一[1]穴　支沟二穴　承浆一[2]穴　十宣十穴

〇舌吐不收，名曰阳强。涌泉二穴　兑端一[3]穴　少冲二穴　神门二穴

〇舌缩不能言，名曰阴强[4]。心俞二穴　膻中一穴　海泉一穴

〇唇吻裂破，血出干痛。承浆一穴　少商二穴　关冲二穴

〇项生瘰疬，绕颈起核，名曰蟠蛇疬。天井二穴　风池二穴　肘尖二穴　缺盆二穴

①一：原作"二"，据曹本改。
②一：原作"二"，据曹本改。
③一：原作"二"，据曹本改。
④强：原作"弱"，据《针灸大成》卷五改。

十宣十穴

○瘰癧延生胸前連腋下者名曰瓜藤癧　肩井二穴　膻中一穴　大陵二穴　支溝二穴　陽陵泉二穴

○左耳根腫核者名曰惠袋癧　翳風二穴　後谿二穴　肘尖二穴

○右耳根腫核者名曰蜂巢癧　翳風二穴　頰車二穴　後谿二穴　合谷二穴

○耳根紅腫痛　合谷二穴　翳風二穴　頰車二穴

十宣十穴

○瘰疬，延生胸前连腋下者，名曰瓜藤疬。肩井二穴　膻中一穴　大陵二穴　支沟二穴　阳陵泉二穴

○左耳根肿核者，名曰惠袋疬。翳风二穴　后溪二穴　肘尖二穴

○右耳根肿核者，名曰蜂巢疬。翳风二穴　颊车二穴　后溪二穴　合谷二穴

○耳根红肿痛。合谷二穴　翳风二穴　颊车二穴

〇颈项红肿不消，名曰项疽。风府一穴　肩井二穴　承浆一穴

〇目生翳膜，隐涩难开。睛明二穴　合谷二穴　肝俞二穴　鱼尾二穴在眉外头

〇风沿烂眼，迎风冷泪。攒竹二穴　丝竹空穴　二间二穴　小骨空穴在手小指二节尖上

〇目风肿痛，努肉攀睛。和髎二穴　睛明二穴　攒竹二穴　肝俞二穴　委中二穴　合谷二穴　肘尖二穴　照海二穴　列缺二穴　十宣十穴[1]

①十宣十穴：原作“十宫一穴”，据《针灸大成》卷五改。

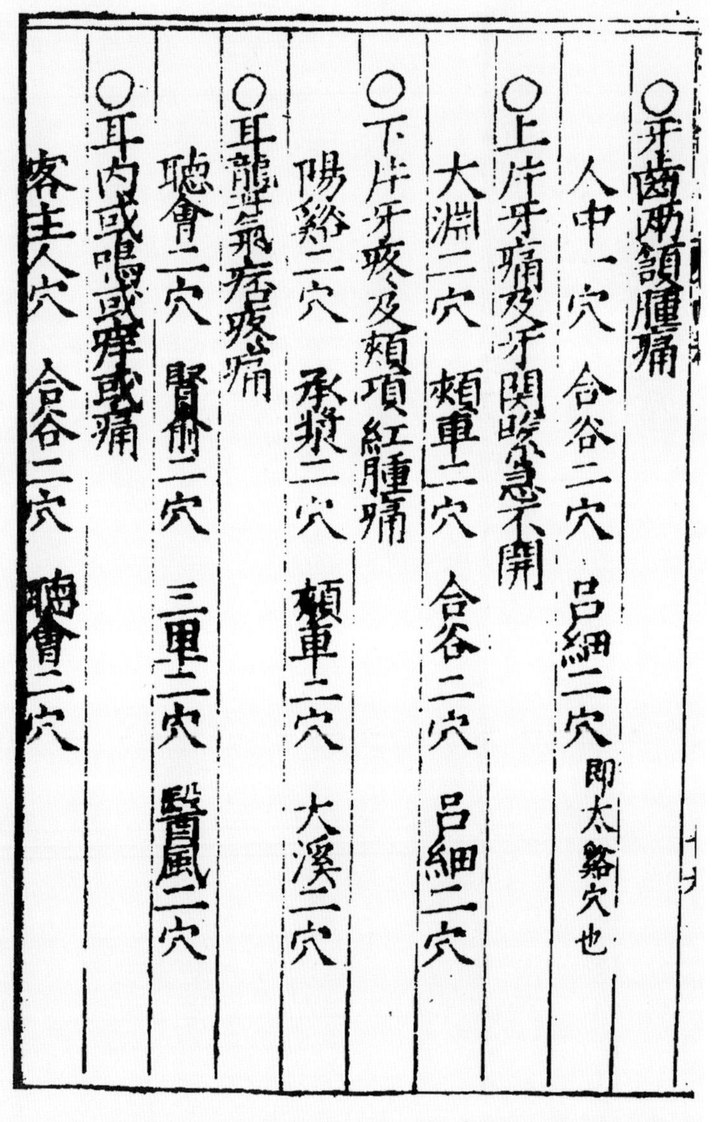

○牙齿两颔肿痛。人中一穴　合谷二穴　吕细二穴即太溪穴也

○上片牙痛及牙关紧急不开。太渊二穴　颊车二穴　合谷二穴　吕细二穴

○下片牙疼及颊项红肿痛。阳溪二穴　承浆一[1]穴　颊车二穴　太溪二穴

○耳聋气痞疼痛。听会二穴　肾俞二穴　三里二穴　翳风二穴

○耳内或鸣或痒或痛。客主人穴　合谷二穴　听会二穴

①一：原作"二"，据曹本改。

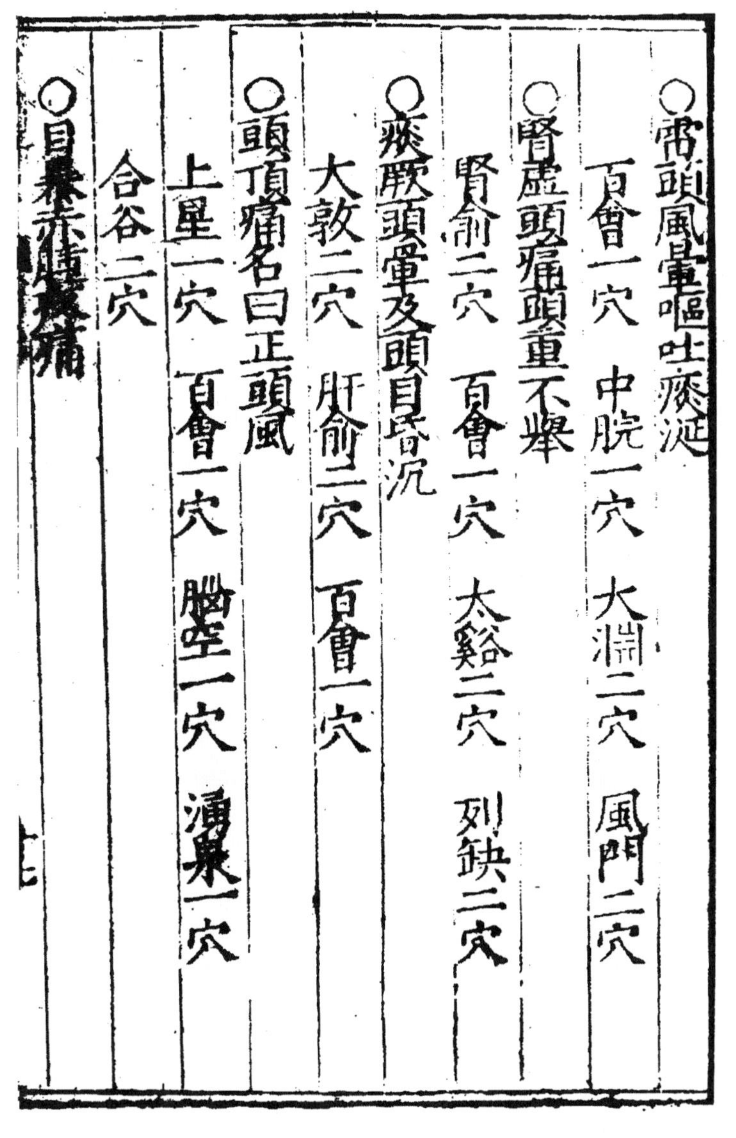

○雷头风晕，呕吐痰涎。百会一穴　中脘一穴　太渊二穴　风门二穴

○肾虚头痛，头重不举。肾俞二穴　百会一穴　太溪二穴　列缺二穴

○痰[1]厥头晕，及头目昏沉。大敦二穴　肝俞二穴　百会一穴

○头顶痛，名曰正头风。上星一穴　百会一穴　脑空二[2]穴　涌泉二[3]穴　合谷二穴

○目暴赤肿疼痛。

①痰：曹本作“肝”。
②二：原作“一”，据曹本改。
③二：原作“一”，据曹本改。

攢竹二穴　合谷二穴　迎香二穴

後谿二穴通督脉小腸之經在手小指本節後握拳尖上令患人手握拳取之主治三十三證

○手足攣急屈伸艱難

三里二穴　曲池二穴　尺澤二穴　合谷二穴

行間二穴　陽陵泉二穴

○手足俱顫不能行步握物

陽谿二穴　曲池二穴　腕骨二穴　陽陵泉二穴

絶骨二穴　公孫二穴　太中二穴

○頸項強痛不能回顧

攒竹二穴　合谷二穴　迎香二穴

后溪二穴，通督脉、小肠之经，在手小指本节后，握拳尖上，令患人手握拳取之。主治三十三[1]证。

〇手足挛急，屈伸艰难。三里二穴　曲池二穴　尺泽二穴　合谷二穴　行间二穴　阳陵泉二穴

〇手足俱颤，不能行步握物。阳溪二穴　曲池二穴　腕骨二穴　阳陵泉二穴　绝骨二穴　公孙二穴　太冲二穴

〇颈项强痛，不能回顾。

①三十三：曹本作“一十四”。

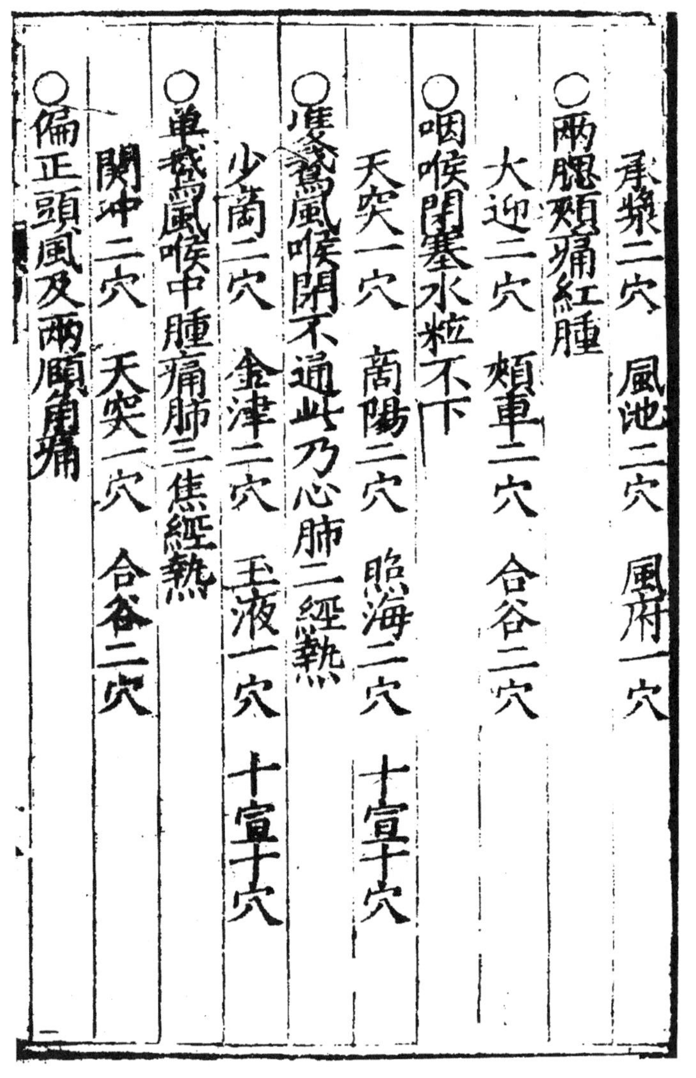

承浆一[1]穴　风池二穴　风府一穴

○两腮颊痛红肿。大迎二穴　颊车二穴　合谷二穴

○咽喉闭塞，水粒不下。天突一穴　商阳二穴　照海二穴　十宣十穴

○双鹅风，喉闭不通。此乃心肺二经热。少商二穴　金津一[2]穴　玉液一穴　十宣十穴

○单鹅风，喉中肿痛。肺三焦经热。关冲二穴　天突一穴　合谷二穴

○偏正头风及两颐角痛。

①一：原作"二"，据曹本改。
②一：原作"二"，据曹本改。

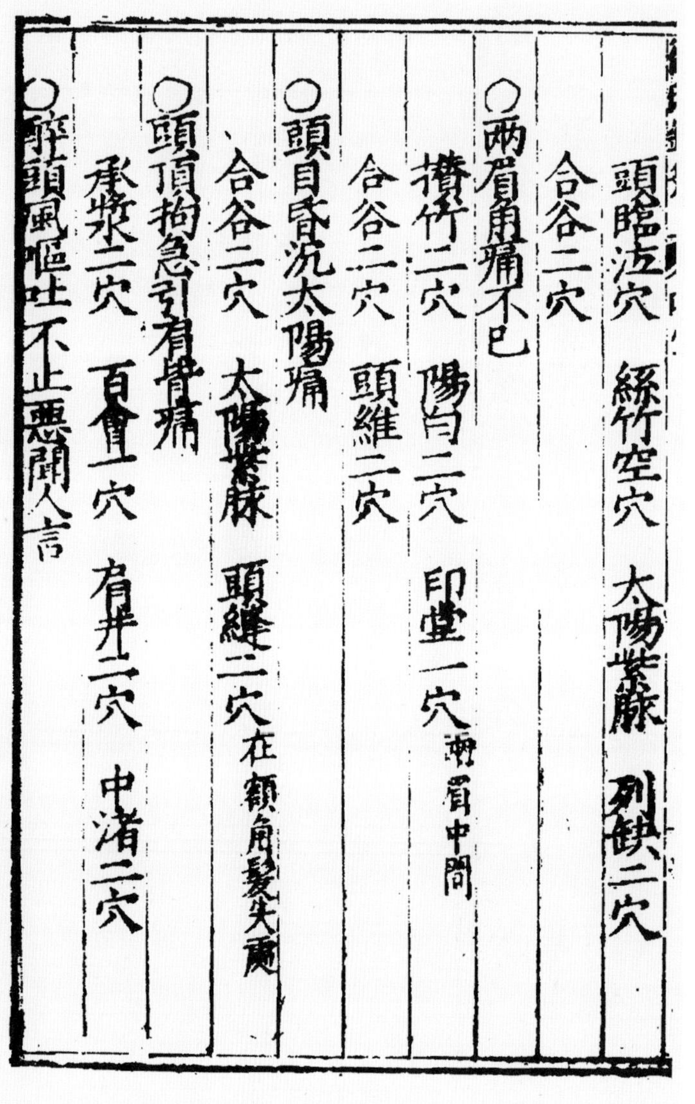

头临泣穴　丝竹空穴　太阳紫穴　列缺二穴　合谷二穴

○两眉角痛不已。攒竹二穴　阳白二穴　印堂一穴两眉中间　合谷二穴　头维二穴

○头目昏沉，太阳痛。合谷二穴　太阳紫脉　头维二穴在额角发尖处

○头项拘急，引肩背痛。承浆一[①]穴　百会一穴　肩井二穴　中渚二穴

○醉头风，呕吐不止，恶闻人言。

①一：原作“二”，据曹本改。

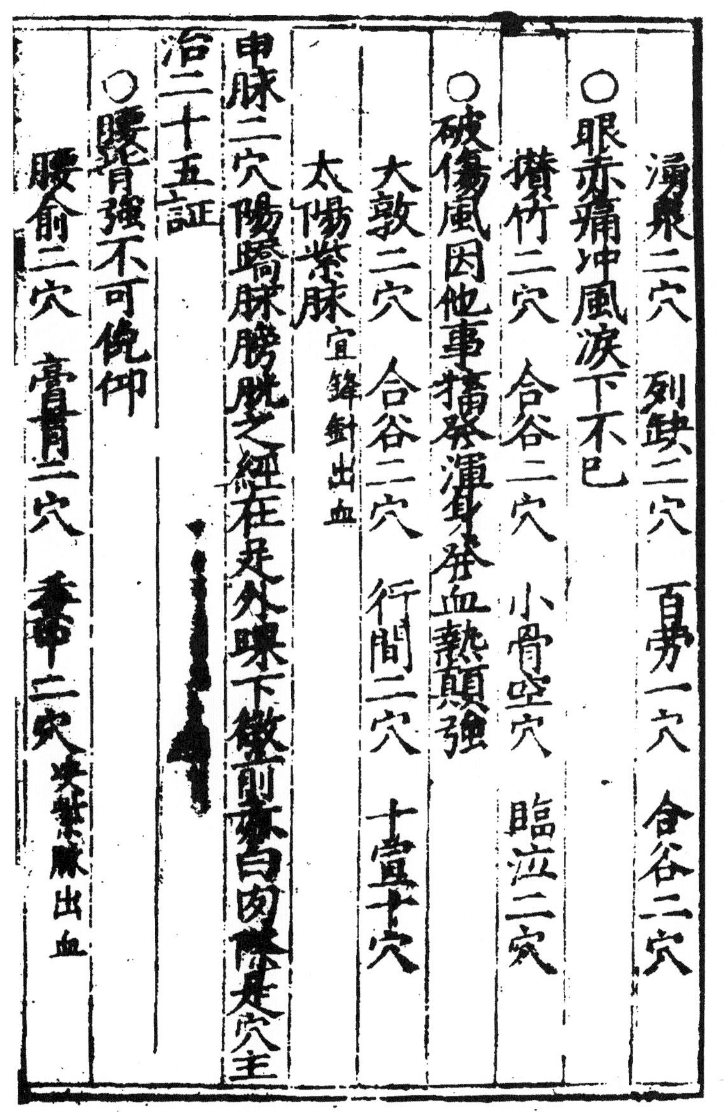

涌泉二穴　列缺二穴　百劳一穴　合谷二穴

〇眼赤痛肿[1]，风泪下不已。攒竹二穴　合谷二穴　小骨空穴　临泣二穴

〇破伤风，因他事搐发，浑身发[2]热颠强。大敦二穴　合谷二穴　行间二穴　十宣十穴　太阳紫脉宜锋针出血

申脉二穴，通[3]阳跷脉，膀胱之经。在足外踝下，微前赤白肉际是穴。令人垂足取之[4]。主治二十五[5]证。

〇腰背强，不可俯仰。腰俞二穴　膏肓二穴　委中二穴决紫脉出血

---

①肿：原作“冲”，据曹本改。

②发：此下原有“血”字，衍，据《针灸大成》卷五删。

③通：原本无，据曹本补。

④令人垂足取之：原本无，据曹本补。

⑤五：曹本作“四”。

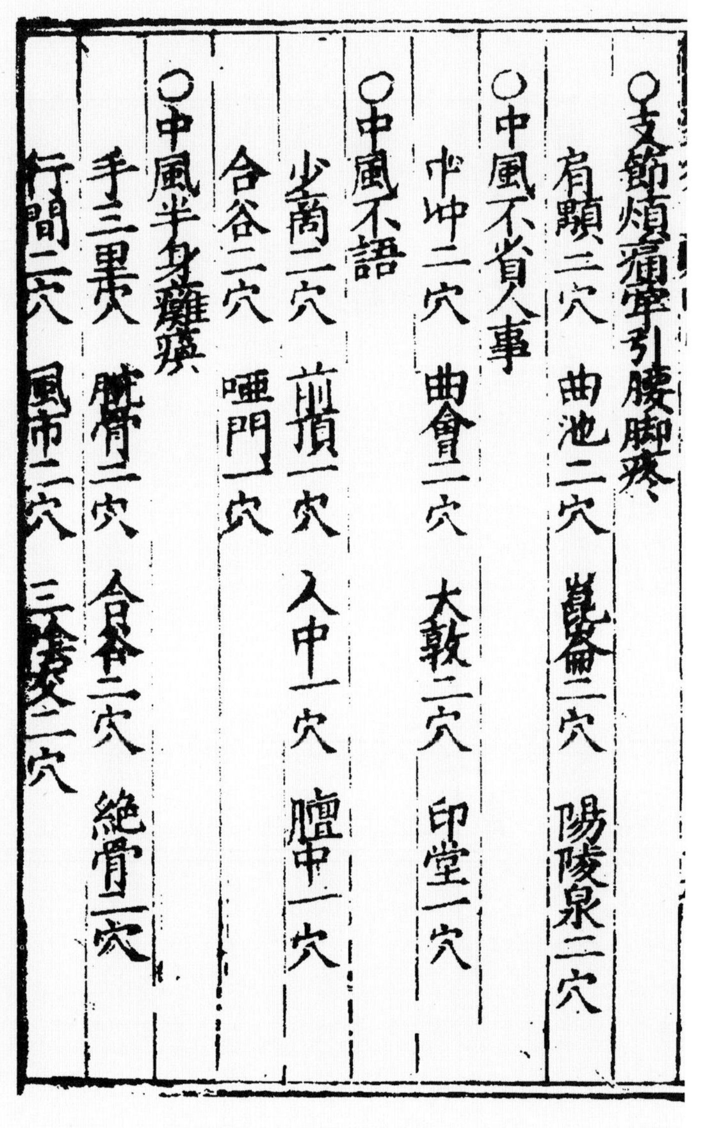

○支節煩痛牽引腰脚疼
肩髃二穴　曲池二穴　崑崙二穴　陽陵泉二穴
○中風不省人事
中冲二穴　曲會二穴　大敦二穴　印堂一穴
○中風不語
少商二穴　前頂一穴　人中一穴　膻中一穴
合谷二穴　啞門一穴
○中風半身癱瘓
手三里穴　腕骨二穴　合谷二穴　絶骨二穴
行間二穴　風市二穴　三陰交二穴

○肢节烦痛，牵引腰脚疼。肩髃二穴　曲池二穴　昆仑二穴　阳陵泉二穴

○中风不省人事。中冲二穴　百[①]会一[②]穴　大敦二穴　印堂一穴

○中风不语。少商二穴　前顶一穴　人中一穴　膻中一穴　合谷二穴　哑门一穴

○中风半身瘫痪。手三里穴　腕骨二穴　合谷二穴　绝骨二穴　行间二穴　风市二穴　三阴交二穴

①百：原作“曲”，据曹本改。
②一：原作“二”，据曹本改。

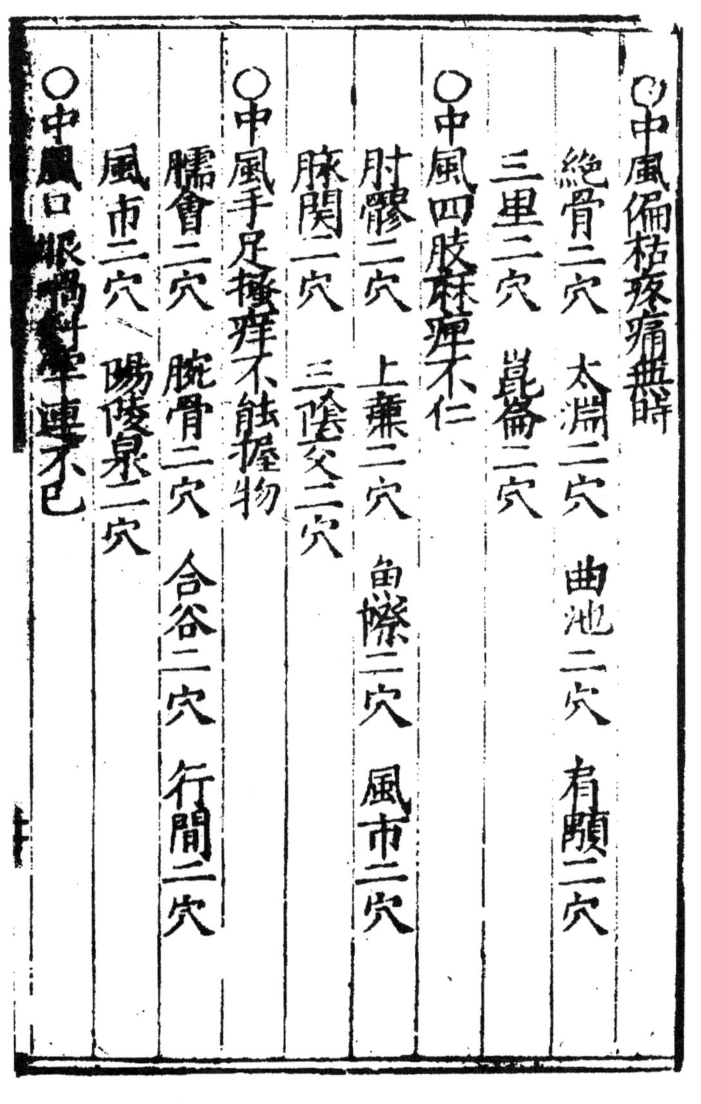

○中风偏枯，痛疼无时。绝骨二穴　太渊二穴　曲池二穴　肩髃二穴　三里二穴　昆仑二穴

○中风四肢麻痹不仁。肘髎二穴　上廉二穴　鱼际二穴　风市二穴　膝[1]关二穴　三阴交二穴

○中风手足瘙痒，不能握物。臑会二穴　腕骨二穴　合谷二穴　行间二穴　风市二穴　阳陵泉二穴

○中风口眼㖞斜，牵连不已。

①膝：原作“脉”，据曹本改。

颊车二穴针入一分，沿皮向下地仓穴。㖞左泻右，㖞右泻左，可灸二七壮　人中一穴　合谷二穴　太渊二穴　童子髎二穴　十宣十穴

〇中风角弓反张，眼目盲视。百会一穴　百劳一穴　合谷二穴　曲池二穴　行间二穴　十宣十穴　阳陵泉二穴

〇中风口噤不开，言语蹇涩[1]。地仓二穴宜针透　颊车二穴　人中一穴　合谷二穴

夫中风者，有五不治也。开口闭眼，撒屎[2]遗尿，喉中雷鸣[3]，皆恶候也。且中风者，为百病之长，至其变化各不同焉，或中于脏，或中于腑，或痰或气，或怒或喜。逐其隙而害成也。中于脏者，则令人

①蹇涩：原脱，据《针灸大成》卷五补。

②屎：曹本作“手”。

③鸣：此下原有“罕”字，衍，删。

不省人事痰涎壅盛喉中雷鳴四肢癱瘓不知疼痛語言蹇澀
故難治也中於腑者則令人半身不遂口眼喎斜知痒痛能言
語形色不変故易治也治之先審其証而後刺之其中五臟六
腑形証各有名先須察其源而名其症依標本刺之不無效也

一　肝中之狀無汗惡寒其色青名曰怒中

二　心中之狀多汗怕驚其色赤名曰思慮中

三　脾中之狀多汗身熱其色黃名曰喜中

四　肺中之狀多汗惡風其色白名曰氣中

五　腎中之狀多汗身冷其色黑名曰氣勞中

六　胃中之狀飲食不下痰涎上壅其色淡黃名曰食後中

不省人事，痰涎壅盛，喉中雷鸣，四肢瘫痪，不知疼痛，语言蹇涩，故难治也。中于腑者，则令人半身不遂，口眼㖞斜，知痒痛，能言语，形色不变，故易治也。治之先审其证而后刺之，其中五脏六腑形证各有名，先须察其源，而名其症，依标本刺之，不无效也。

一、肝中之状，无汗恶寒，其色青，名曰怒中。

二、心中之状，多汗怕惊，其色赤，名曰思虑中。

三、脾中之状，多汗身热，其色黄，名曰喜中。

四、肺中之状，多汗恶风，其色白，名曰气中。

五、肾中之状，多汗身冷，其色黑，名曰气劳中。

六、胃中之状，饮食不下，痰涎上壅，其色淡黄，名曰食后中。

七　膽中之狀目侵牽連鼾睡不醒其色綠名曰警中
○腰脊項背疼痛
腎俞二穴　人中一穴　肩井二穴　委中二穴
○腰疼頭項強不得回顧
承漿一穴　腰俞二穴　腎俞二穴　委中二穴
○腰痛起止艱難
然谷二穴　膏肓二穴　委中二穴　腎俞二穴
○足背生毒名曰發背
內庭二穴　俠溪二穴　行間二穴　委中二穴
○手背生毒名曰附筋發背

七、胆中之状，自侵[1]牵连，鼾睡不醒，其色绿，名曰警中。

○腰脊项背疼痛。肾俞二穴　人中一穴　肩井二穴　委中二穴

○腰疼头项强，不得回顾。承浆一穴　腰俞一穴　肾俞二穴　委中二穴

○腰痛，起止艰难。然谷二穴　膏肓二穴　委中二穴　肾俞二穴

○足背生毒，名曰发背。内庭二穴　侠溪二穴　行间二穴　委中二穴

○手背生毒，名曰附筋发背。

①自侵：曹本作“眼目”。

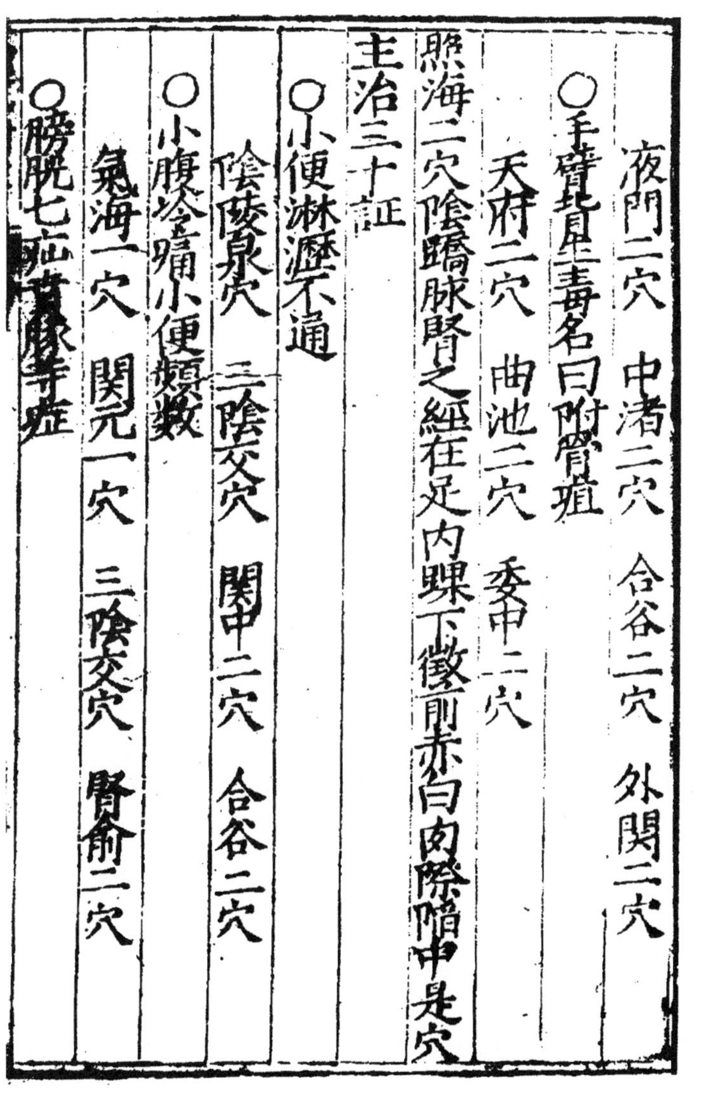

液门二穴　中渚二穴　合谷二穴　外关二穴

〇手臂背生毒，名曰附骨疽。天府二穴　曲池二穴　委中二穴

治之无不愈矣[①]。

照海二穴，通[②]阴跷脉、肾之经，在足内踝下微前，赤白肉际陷中是穴。主治三十[③]证。

〇小便淋沥不通。阴陵泉穴　三阴交穴　关冲二穴　合谷二穴

〇小腹冷痛，小便频数。气海一穴　关元一穴　三阴交穴　肾俞二穴

〇膀胱七疝，贲豚等症。

①治之无不愈矣：原脱，据曹本补。
②通：原本无，据曹本补。
③三十：曹本作"二十九"。

大敦二穴　蘭門二穴　丹田一穴　三陰交穴
湧泉二穴　章門二穴　大陵二穴
○偏墜水腎腫大如升
大敦二穴　曲泉二穴　然谷二穴　三陰交穴
歸來二穴　蘭門二穴在曲泉兩旁各三寸脉上是穴　膀胱俞穴
腎俞二穴横文可灸七壯
○乳絃疝氣發時沖心痛
帶脉二穴　湧泉二穴　太谿二穴　大敦二穴
○小便淋血不止陰氣痛
陰谷二穴　湧泉二穴　三陰交二穴

大敦二穴　阑门二穴　丹田一穴　三阴交穴　涌泉二穴　章门二穴　大陵二穴

〇偏坠水肾，肿大如升。大敦二穴　曲泉二穴　然谷二穴　三阴交穴　归来二穴　阑门二穴在曲泉两旁各三寸，脉上是穴　膀胱俞穴　肾俞二穴横纹可灸七壮

〇乳弦疝气，发时冲心痛。带脉二穴　涌泉二穴　太溪二穴　大敦二穴

〇小便淋血不止，阴器[1]痛。阴谷二穴　涌泉二穴　三阴交二穴

①器：原作“气”，据《针灸大成》卷五改。

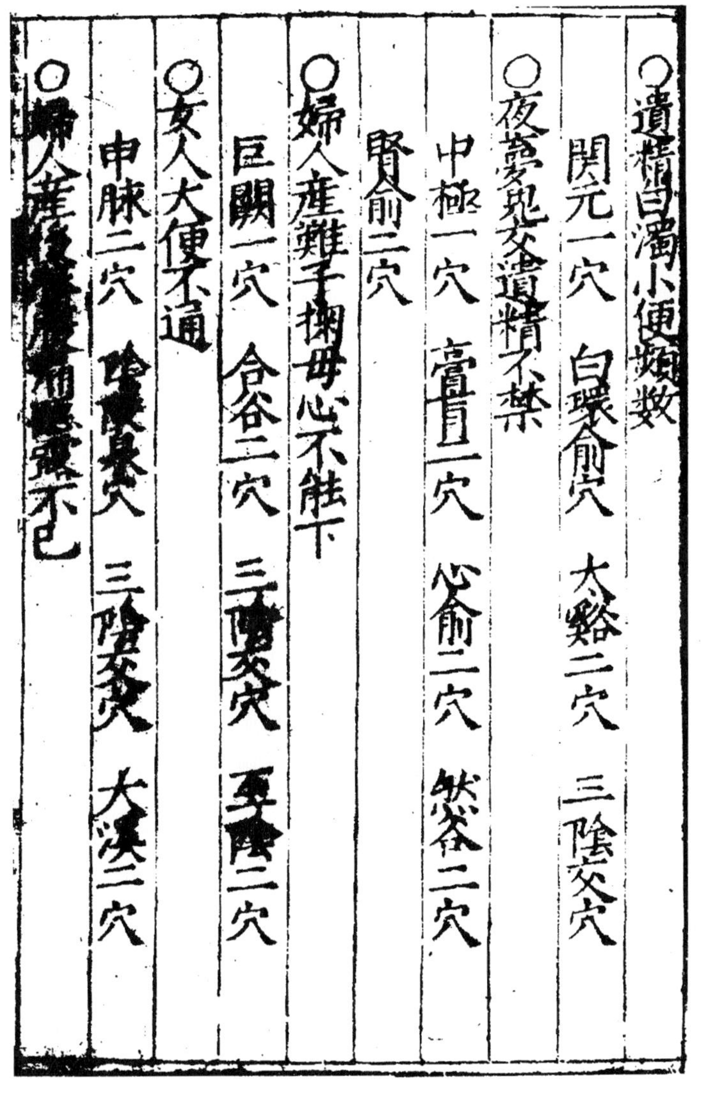

〇遗精白浊，小便频数。关元一穴　白环俞穴　太溪二穴　三阴交穴

〇夜梦鬼交，遗精不禁。中极一穴　膏肓二穴　心俞二穴　然谷二穴　肾俞二穴

〇妇人难产，子掬母心不能下。巨阙一穴　合谷二穴　三阴交穴　至阴二穴

〇女人大便不通。申脉二穴　阴陵泉穴　三阴交穴　太溪二穴

〇妇人产后脐腹痛，恶露不已。

水分一穴　關元一穴　膏肓二穴　三陰交穴
○婦人脾氣血蠱水蠱氣蠱石蠱
膻中一穴　水分一穴　關元一穴　氣海一穴
三里二穴　行間二穴治血　公孫二穴治氣　內庭一穴治石
支溝二穴　三陰交一穴
○女人血分單腹氣喘
下脘一穴　膻中一穴　氣海一穴　三里二穴
行間二穴
○女人血氣勞倦　心煩熱肢体皆痛頭目昏沉
百會一穴　膏肓二穴　曲池二穴　合谷二穴

水分一穴　关元一穴　膏肓二穴　三阴交穴

〇妇人脾气，血蛊、水蛊、气蛊、石蛊。膻中一穴　水分一穴　关元一穴　气海一穴　三里二穴　行间二穴治血　公孙二穴治气　内庭二[①]穴治石　支沟二穴　三阴交一穴

〇女人血分，单腹气喘。下脘一穴　膻中一穴　气海一穴　三里二穴　行间二穴

〇女人血气劳倦，五[②]心烦热，肢体皆痛，头目昏沉。百会一穴　膏肓二穴　曲池二穴　合谷二穴

①二：原作“一”，据曹本改。
②五：原脱，据曹本补。

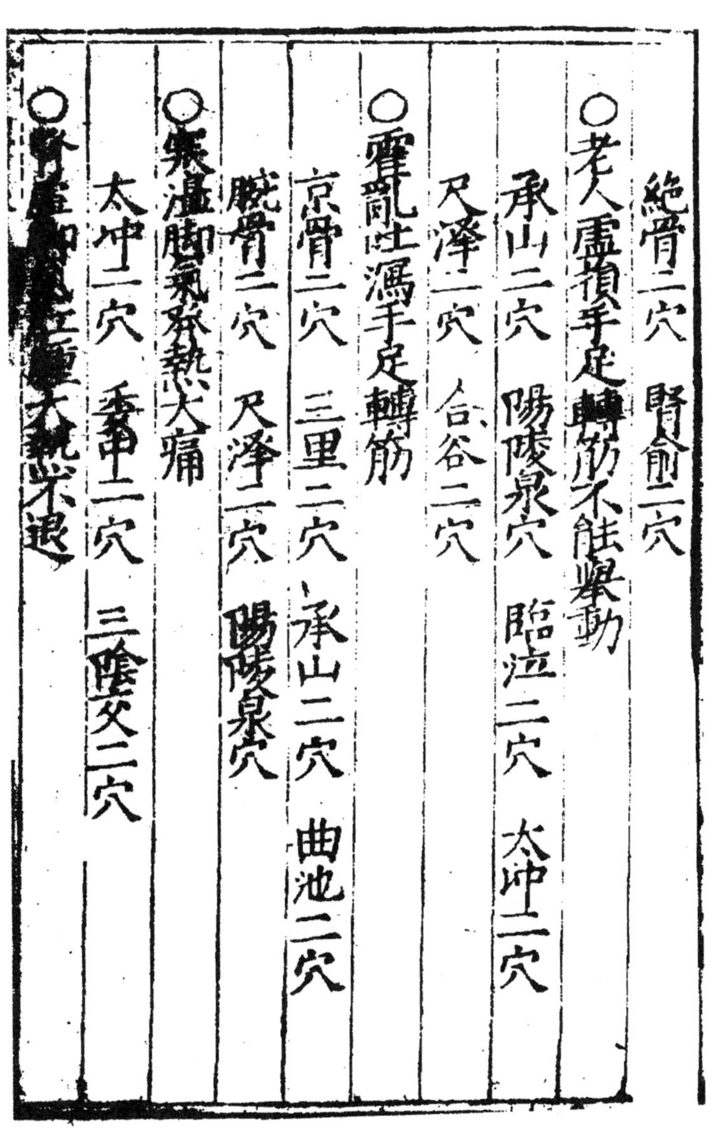

绝骨二穴　肾俞二穴

○老人虚损，手足转筋，不能举动。承山二穴　阳陵泉穴　临泣二穴　太冲二穴　尺泽二穴　合谷二穴

○霍乱吐泻，手足转筋。京骨二穴　三里二穴　承山二穴　曲池二穴　腕骨二穴　尺泽二穴　阳陵泉穴

○寒湿脚气，发热大痛。太冲二穴　委中二穴　三阴交二穴

○肾虚脚气红肿，大热不退。

氣冲二穴　血海二穴　大谿二穴　公孫二穴
委中二穴　三陰交穴
○乾脚氣膝頭并內踝及五指疼痛
膝関二穴　崑崙二穴　絶骨二穴　委中二穴
陽陵泉穴　三陰交穴
○渾身脹滿浮腫生水
氣海一穴　三里二穴　曲池二穴　合谷二穴
曲庭二穴　行間二穴　三陰交穴
○單腹蠱脹氣喘不息
膻中一穴　氣海一穴　水分一穴　三里二穴

气冲二穴　血海二穴　太溪二穴　公孙二穴　委中二穴　三阴交穴

〇干脚气，膝头并内踝及五指疼痛。膝关二穴　昆仑二穴　绝骨二穴　委中二穴　阳陵泉穴　三阴交穴

〇浑身胀满，浮肿生水。气海一穴　三里二穴　曲池二穴　合谷二穴　内[①]庭二穴　行间二穴　三阴交穴

〇单腹蛊胀，气喘不息。膻中一穴　气海一穴　水分一穴　三里二穴

①原作“曲”，据《针灸大成》卷五改。

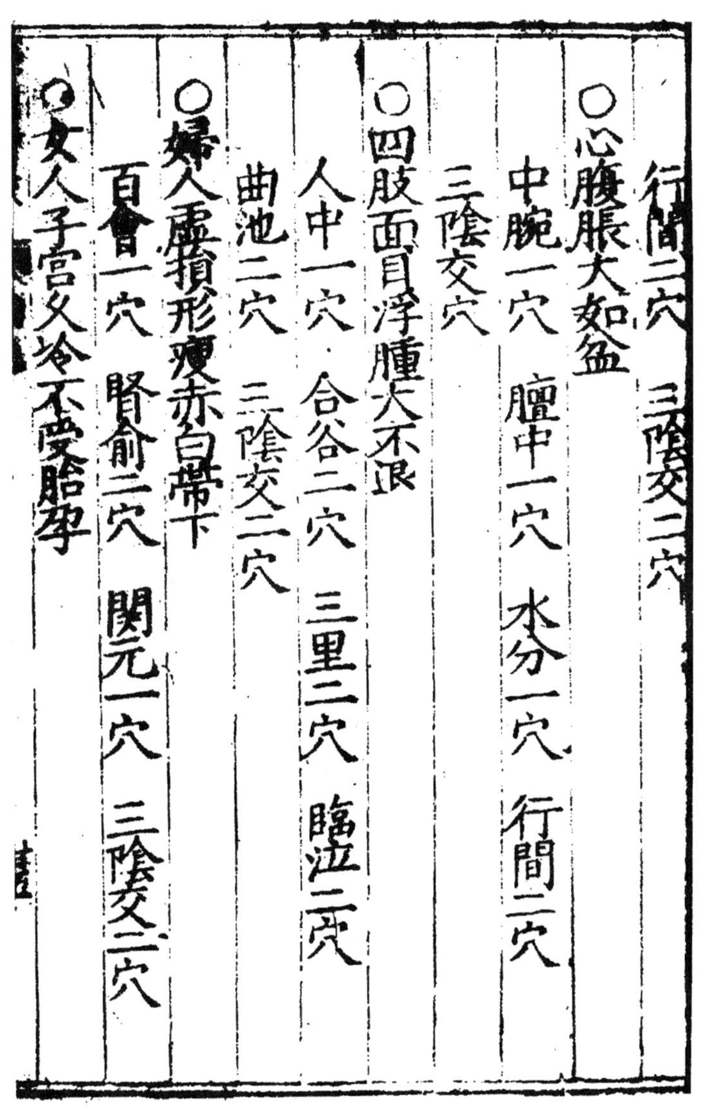

行间二穴　三阴交二穴

〇心腹胀大如盆。中脘一穴　膻中一穴　水分一穴　行间二穴　三阴交穴

〇四肢面目浮肿，大热[①]不退。人中一穴　合谷二穴　三里二穴　临泣二穴　曲池二穴　三阴交二穴

〇妇人虚损形瘦，赤白带下。百会一穴　肾俞二穴　关元一穴　三阴交二穴

〇女人子宫久冷，不受胎孕。

①热：原阙，据曹本补。

中极一穴　三阴交穴　子宫二穴在中极两旁各三寸

〇女人经水正行，头晕小腹痛。阴交一穴　内庭二穴　合谷二穴

〇室女月水不调，脐腹疼痛。天枢一穴　气海一穴　三阴交二穴

〇室女月水不调，淋沥不断，腰腹痛。肾俞二穴　关元一穴　三阴交二穴

〇妇人产难，不能分娩。三阴交穴　合谷二穴　独阴二穴即至阴穴，灸之

列缺二穴，通任脉，肺之经，在手腕后一寸五分，是两穴，相来盐指头尽处是穴，两筋间。主治三十三证①。

①相来盐指头尽处是穴，两筋间。主治三十三证：原错置于下页“腹中寒痛”症之前，据曹本移至此处。

○鼻流濁涕臭名曰鼻淵

曲差二穴　上星一穴　百會一穴　風門二穴

迎香二穴

○鼻生瘜肉閉塞不通

印堂一穴　迎香二穴　上星一穴　風門二穴

○傷風面赤發熱頭痛

通里二穴　曲池二穴　絶骨二穴　合谷二穴

○傷風感寒咳嗽喘滿

膻中一穴　風門二穴　合谷二穴　風府一穴

○傷風四肢煩熱頭痛

○鼻流浊涕臭，名曰鼻渊。曲差二穴　上星一穴　百会一穴　风门二穴　迎香二穴

○鼻生息肉，闭塞不通。印堂一穴　迎香二穴　上星一穴　风门二穴

○伤风面赤，发热头痛。通里二穴　曲池二穴　绝骨二穴　合谷二穴

○伤风感寒，咳嗽喘满。膻中一穴　风门二穴　合谷二穴　风府一穴

○伤风四肢烦热，头痛。

經渠二穴　曲池二穴　合谷二穴　委中二穴

○腹中腸痛下利不已

內庭二穴　天樞二穴　三陰交二穴

○赤白痢疾腹中冷痛

水道二穴　氣海一穴　外陵二穴　天樞二穴

三里二穴　三陰交二穴

○胸前兩乳紅腫痛

少澤二穴　大陵二穴　膻中一穴

○乳癰紅腫痛小兒吹乳

中府二穴　膻中一穴　少澤二穴　大敦二穴

经渠二穴　曲池二穴　合谷二穴　委中二穴

○腹中肠痛，下利不已。内庭二穴　天枢二穴　三阴交二穴

○赤白痢疾，腹中冷痛。水道二穴　气海一穴　外陵二穴　天枢二穴　三里二穴　三阴交二穴

○胸前两乳红肿痛。少泽二穴　大陵二穴　膻中一穴

○乳痈红肿痛，小儿吹乳。中府二穴　膻中一穴　少泽二穴　大敦二穴

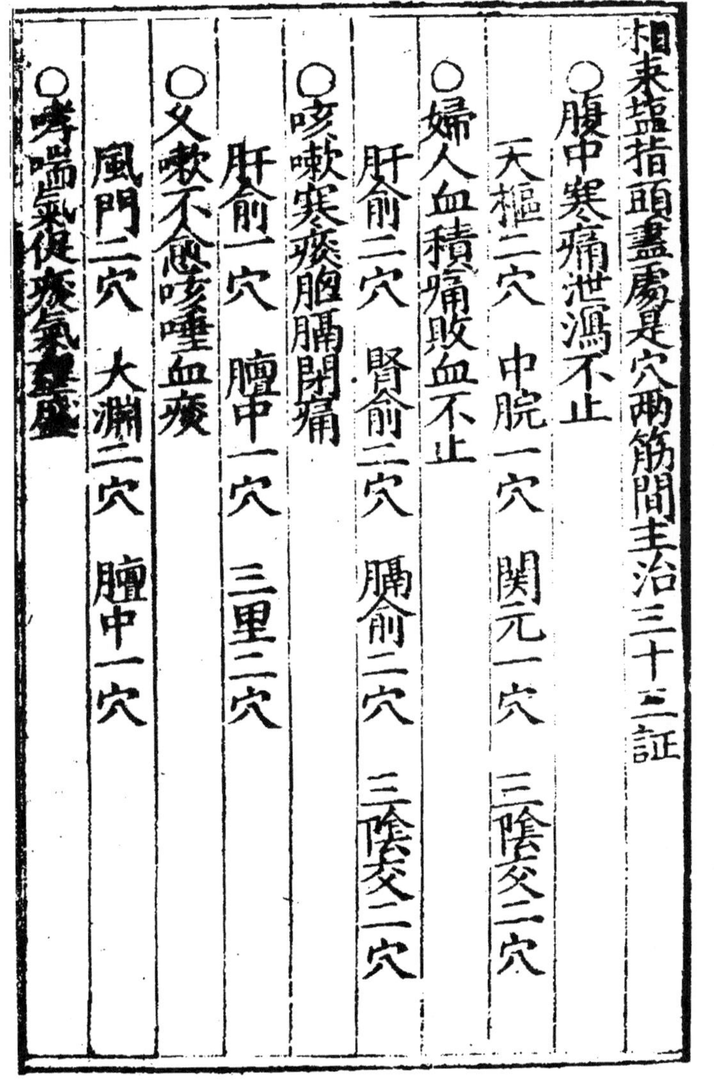

○腹中寒痛[①]，泄泻不止。天枢二穴　中脘一穴　关元一穴　三阴交二穴

○妇人血积痛，败血不止。肝俞二穴　肾俞二穴　膈俞二穴　三阴交二穴

○咳嗽寒痰，胸膈闭痛。肺俞二穴[②]　膻中一穴　三里二穴

○久嗽不愈，咳唾血痰。风门二穴　太渊二穴　膻中一穴

○哮喘气促，痰气壅盛。

①腹中寒痛：此上原有“相来盐指头尽处是穴，两筋间。主治三十三证”十八字，乃上页错简于此，据曹本移于前页。

②肺俞二穴：原作“肝俞一穴”，据《针灸大成》卷五改。

豐隆二穴　俞府二穴　膻中一穴　三里二穴
○吼喘胸膈急痛
彧中二穴　天突一穴　肺俞二穴　三里二穴
○吼喘氣滿肺脹不得臥
俞府二穴　風門二穴　大淵二穴　膻中一穴
中府二穴　三里二穴
○鼻塞不知香臭
迎香二穴　上星一穴　風門二穴
○鼻流清涕腠理不密噴涕不止
神庭二穴　肺俞二穴　大淵二穴　三里二穴

丰隆二穴　俞府二穴　膻中一穴　三里二穴

〇吼喘胸膈急痛。彧中二穴　天突一穴　肺俞二穴　三里二穴

〇吼喘气满，肺胀不得卧。俞府二穴　风门二穴　太渊二穴　膻中一穴　中府二穴　三里二穴

〇鼻塞不知香臭。迎香二穴　上星一穴　风门二穴

〇鼻流清涕，腠理不密，喷涕不止。神庭一[1]穴　肺俞二穴　太渊二穴　三里二穴

①一：原作"二"，据曹本改。

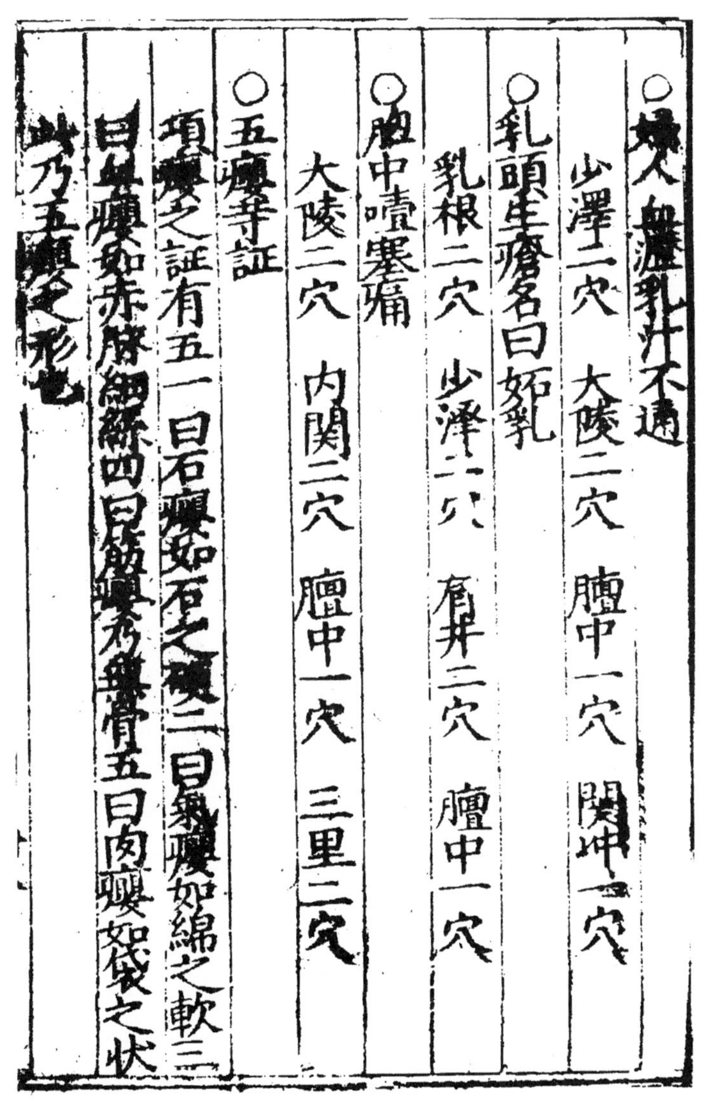

〇妇人血沥，乳汁不通。少泽二穴　大陵二穴　膻中一穴　关冲一穴

〇乳头生疮，名曰妒乳。乳根二穴　少泽二穴　肩井二穴　膻中一穴

〇胸中噎塞痛。大陵二穴　内关二穴　膻中一穴　三里二穴

〇五瘿等证。

项瘿之证有五：一曰石瘿，如石之硬；二曰气瘿，如绵之软；三曰血瘿，如赤脉细丝；四曰筋瘿，乃无骨；五曰肉瘿，如袋之状。此乃五瘿之形也。

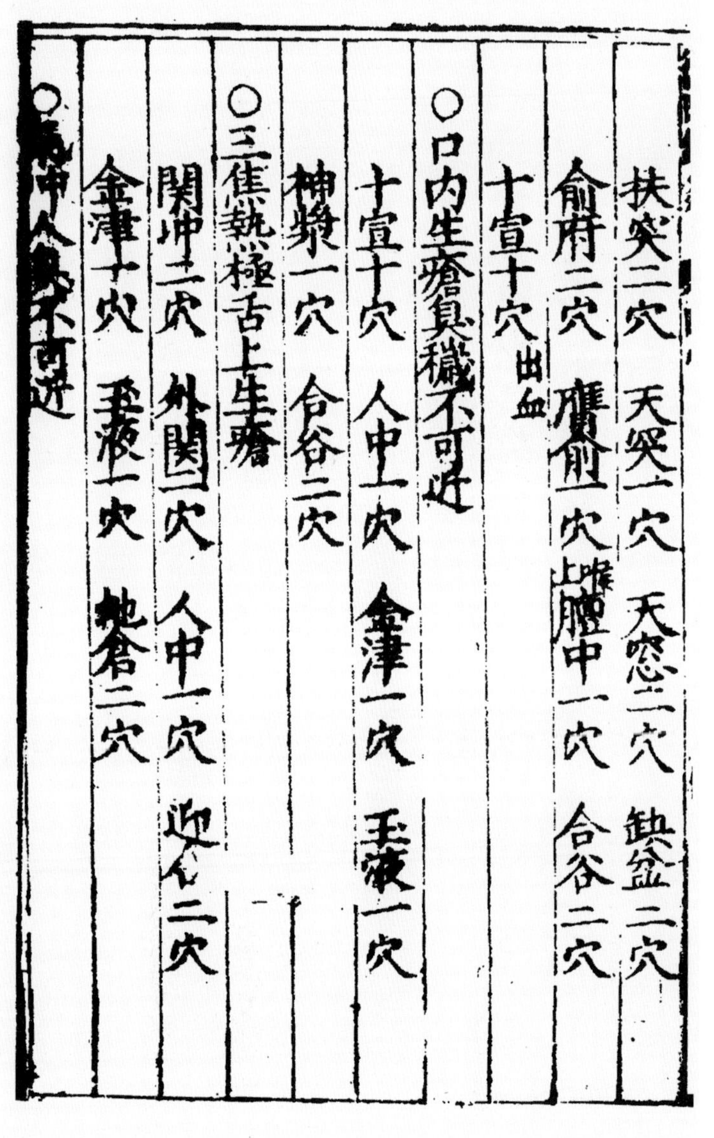

扶突二穴　天突一穴　天窓二穴　缺盆二穴
俞府二穴　膺俞一穴喉上　膻中一穴　合谷二穴
十宣十穴出血
○口内生瘡臭穢不可近
十宣十穴　人中一穴　金津一穴　玉液一穴
神漿一穴　合谷二穴
○三焦熱極舌上生瘡
関冲二穴　外関二穴　人中一穴　迎香二穴
金津一穴　玉液一穴　地倉二穴
○氣冲人臭不可近

扶突二穴　天突一穴　天窗二穴　缺盆二穴　俞府二穴　膺俞一穴喉上　膻中一穴　合谷二穴　十宣十穴出血

○口内生疮，臭秽不可近。十宣十穴　人中一穴　金津一穴　玉液一穴　承[1]浆一穴　合谷二穴

○三焦热极，舌上生疮。关冲二穴　外关二穴　人中一穴　迎香二穴　金津一穴　玉液一穴　地仓二穴

○口[2]气冲人，臭不可近。

①承：原作“神”，据《针灸大成》卷五改。
②口：原本无，据《针灸大成》卷五补。

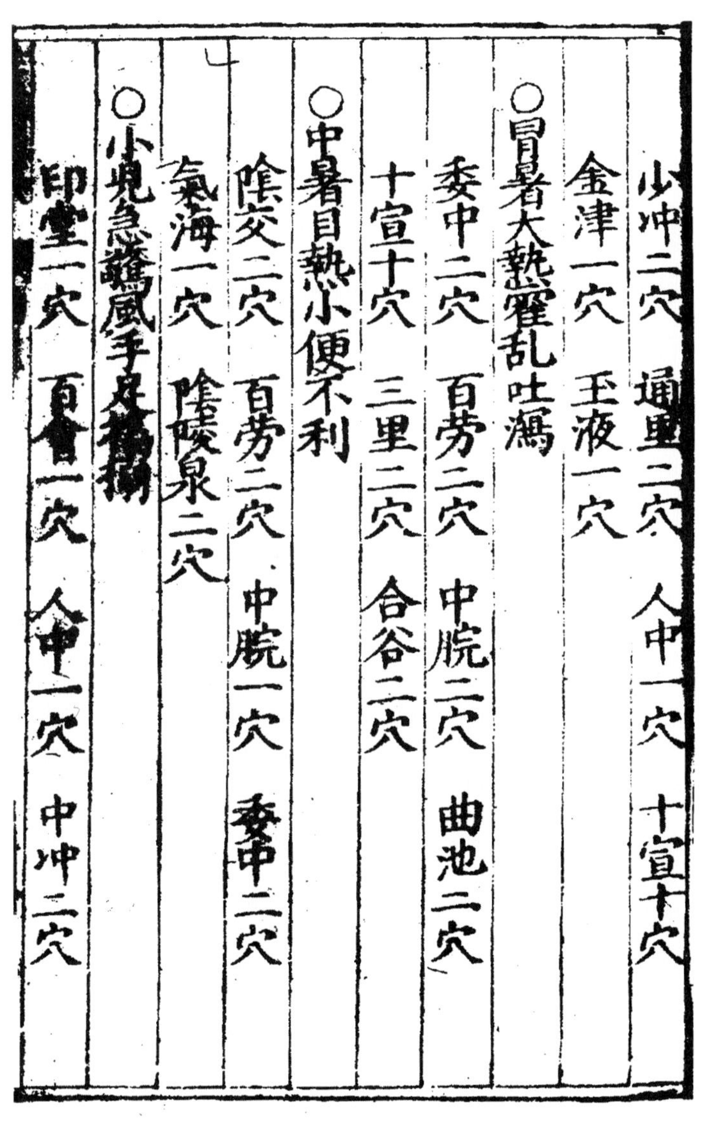
少冲二穴　通里二穴　人中一穴　十宣十穴
金津一穴　玉液一穴
○冒暑大熱霍乱吐瀉
委中二穴　百劳二穴　中脘二穴　曲池二穴
十宣十穴　三里二穴　合谷二穴
○中暑自熱小便不利
陰交二穴　百劳二穴　中脘一穴　委中二穴
氣海一穴　陰陵泉二穴
○小兒急驚風手足搐搦
印堂一穴　百會一穴　人中一穴　中冲二穴

少冲二穴　通里二穴　人中一穴　十宣十穴　金津一穴　玉液一穴

○冒暑大热，霍乱吐泻。委中二穴　百劳一[①]穴　中脘一[②]穴　曲池二穴　十宣十穴　三里二穴　合谷二穴

○中暑自热，小便不利。阴交二穴　百劳一穴　中脘一穴　委中二穴　气海一穴　阴陵泉二穴

○小儿急惊风，手足搐搦。印堂一穴　百会一穴　人中一穴　中冲二穴

①一：原作“二”，据曹本补。
②一：原作“二”，据曹本补。

大敦二穴　太冲二穴　合谷二穴

〇小儿慢脾风，目直视，手足搐[①]，口吐沫。百会一穴　上星一穴　人中一穴　大敦二穴　脾俞二穴

〇消渴等证。

三消其证不同，消脾、消中、消肾。《素问》云：胃府虚，食一斗不能充饥，肾脏渴，饮百杯不能止渴，及房劳不称心意，此为三消也。乃土燥承渴，不能克化，故成此证。

人中一穴　公孙二穴　脾俞二穴　中脘一穴　照海二穴　三里二穴治食不充饥　太溪二穴治房劳不称心

①搐：原作"瘈"，据《针灸大成》卷五改。

关冲二穴

〇黑砂，腹痛头疼，发热恶寒，腰背强痛，不得睡卧。百劳一穴　天府二穴　委中二穴　十宣十穴

〇白砂，腹痛吐泻，四肢厥冷，十指甲黑，不得睡卧。大陵二穴　百劳一穴　大敦二穴　十宣十穴

〇黑白砂，腹痛[1]头疼，发汗口渴，大肠泄泻，恶寒，四肢厥冷，不得睡卧，名曰绞肠砂，或肠鸣腹响。委中二穴　膻中一穴　百会一穴　丹田一穴　大敦二穴　窍阴二穴　十宣十穴

以上八脉主治诸证，用之无不捷效，但临时看证，先取主治之穴，

①腹痛：原脱，据曹本补。

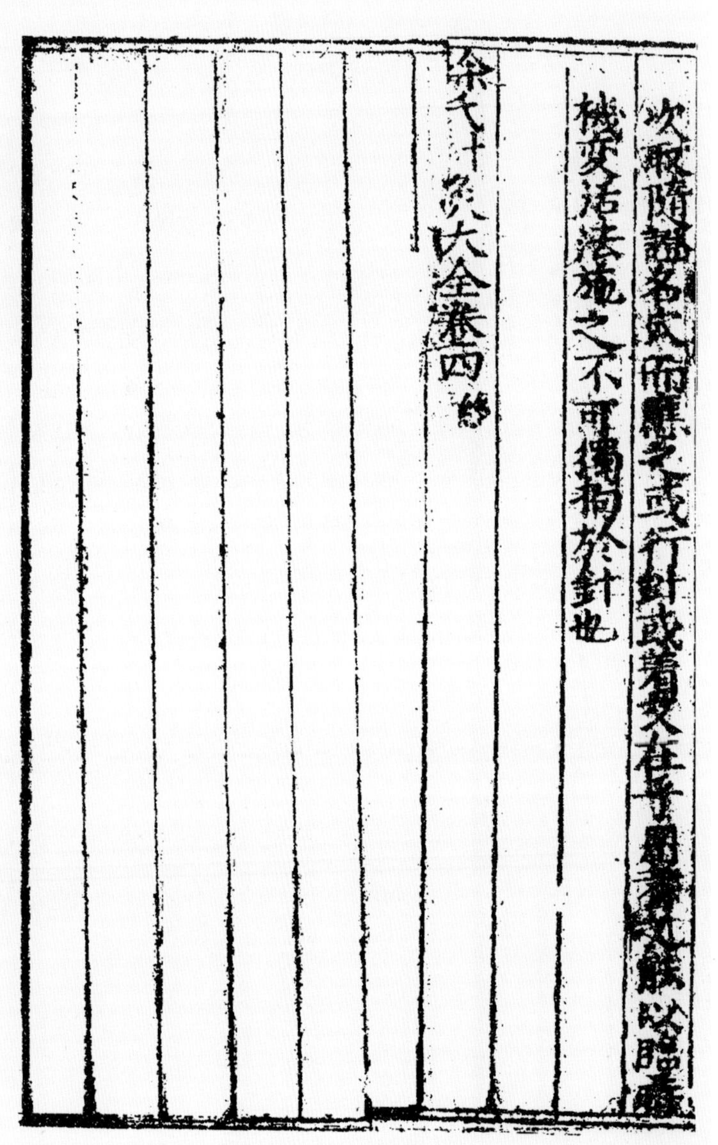

次取隨證各穴而應之或行針或着艾在乎用者之能以臨時機變活法施之不可獨拘於針也

徐氏針灸大全卷四終

次取随证各穴而应之。或行针，或着艾，在乎用者之能以临时机变，活法施之，不可独拘于针也。

徐氏针灸大全卷四终

鼎雕太医院校正徐氏针灸大全卷五

周身折量法

夫取穴之法，必有分寸，念夙幸遇明师，口传心授，逐部折量。谨按《明堂》《铜人》《千金》《资生》《甲乙》诸经，参考钉定孔穴，集成歌括，名曰《周身折量法》也。使学者易于记诵，则孔穴□然在目。倘有未具，以俟后之君子更加削正，庶道之不朽云。

先论取同身寸法

《千金》云：尺寸之法，依古者八寸为尺，八分为寸。仍取本人男左女右手中指上第一节为一寸。又有取手大拇指第一节横度为一寸。以意消详，巧拙在人。亦有长短不定者，今考定以男左

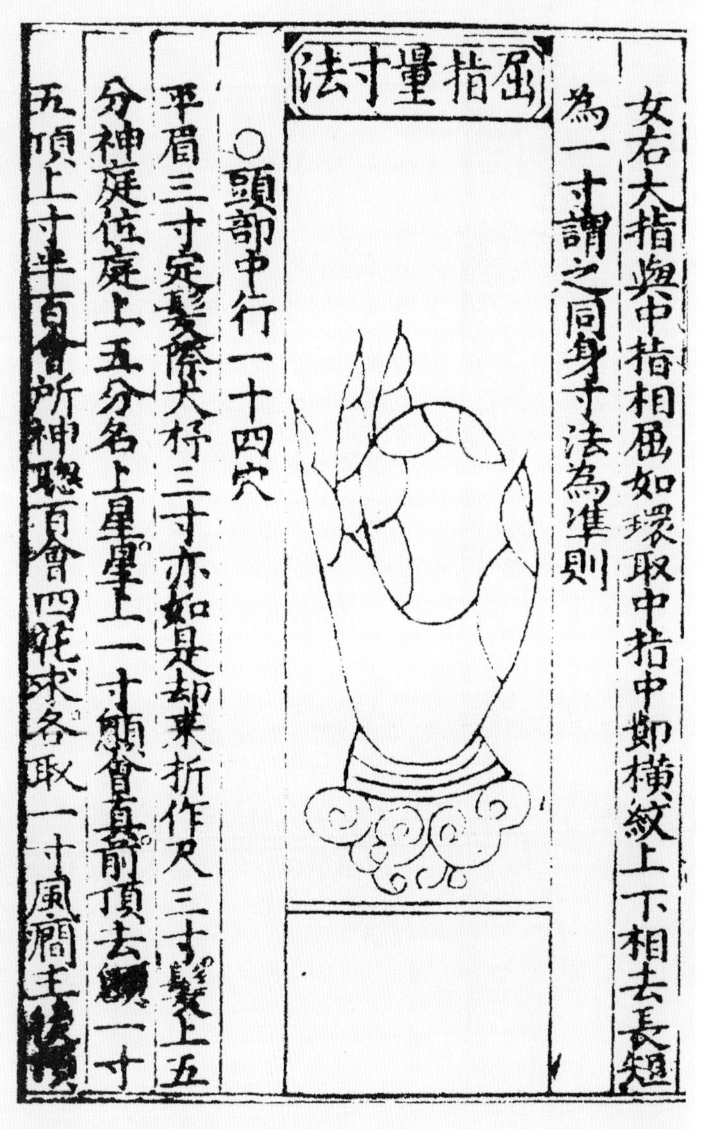

女右大指與中指相屈如環取中指中節橫紋上下相去長短為一寸謂之同身寸法為準則

屈指量寸法

○頭部中行一十四穴

平眉三寸定髮際大杼三寸亦如是却來折作尺三寸髮上五分神庭位庭上五分名上星星上一寸顖會真前頂去顖一寸五項上寸半百會所神聰百會四花求各取一寸風癇主後頂

女右大指与中指相屈如环，取中指中节横纹上下相去长短为一寸，谓之同身寸法为准则。

屈指量寸法（图见左）

头部中行一十四穴

平眉三寸定发际，大杼三寸亦如是，却来折作尺三寸。发上五分神庭位，庭上五分名上星，星上一寸囟会真，前顶去囟一寸五。项上寸半百会所，神聪百会四花求，各取一寸风痫主。后顶会后寸半中，强间顶后寸三分。户后寸半定风府，府下五分哑门中，更有明堂一穴差。直至入发一寸加。诸经俱作上星穴，头部中行折量法。

头部中行图（图见左）

头部二行左右一十四穴

曲差侠庭寸半量，五处仍侠上星旁。处后承光寸半中，寸半通

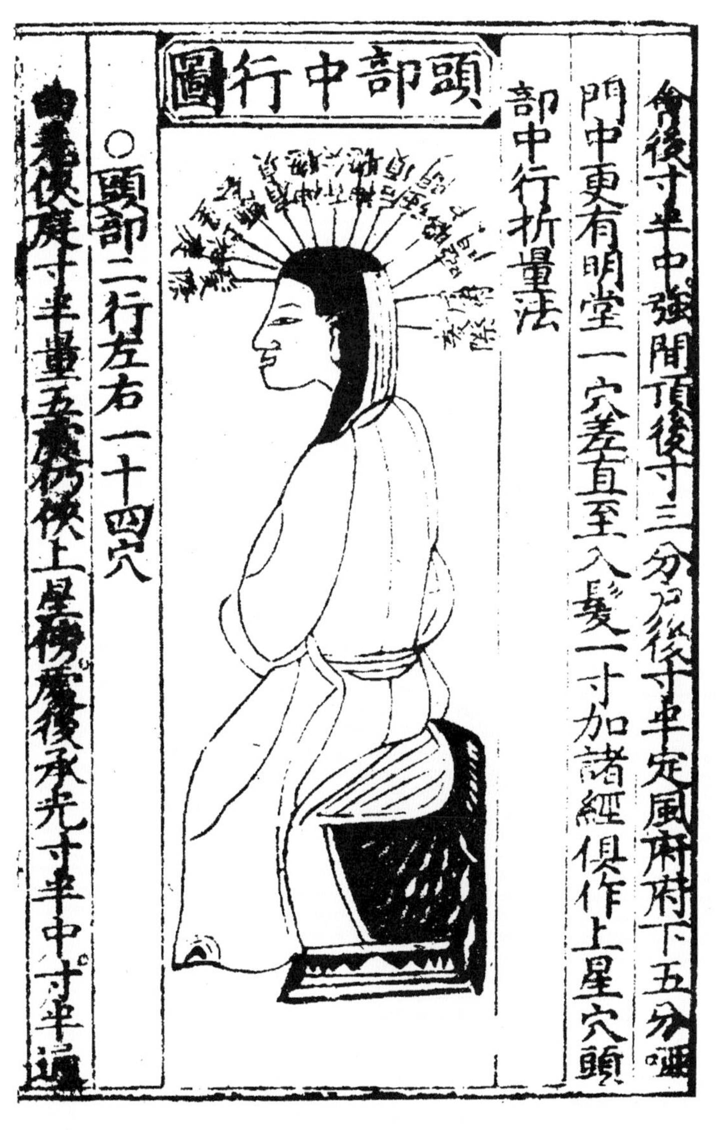

會後寸半中強間頂後寸三分戶後寸半定風府府下五分啞
門中更有明堂一穴差直至入髮一寸加諸經俱作上星穴頭
部中行折量法

頭部中行圖

○頭部二行左右一十四穴
曲差俠庭寸半量五處仍俠上星傍處後承光寸半中寸半通

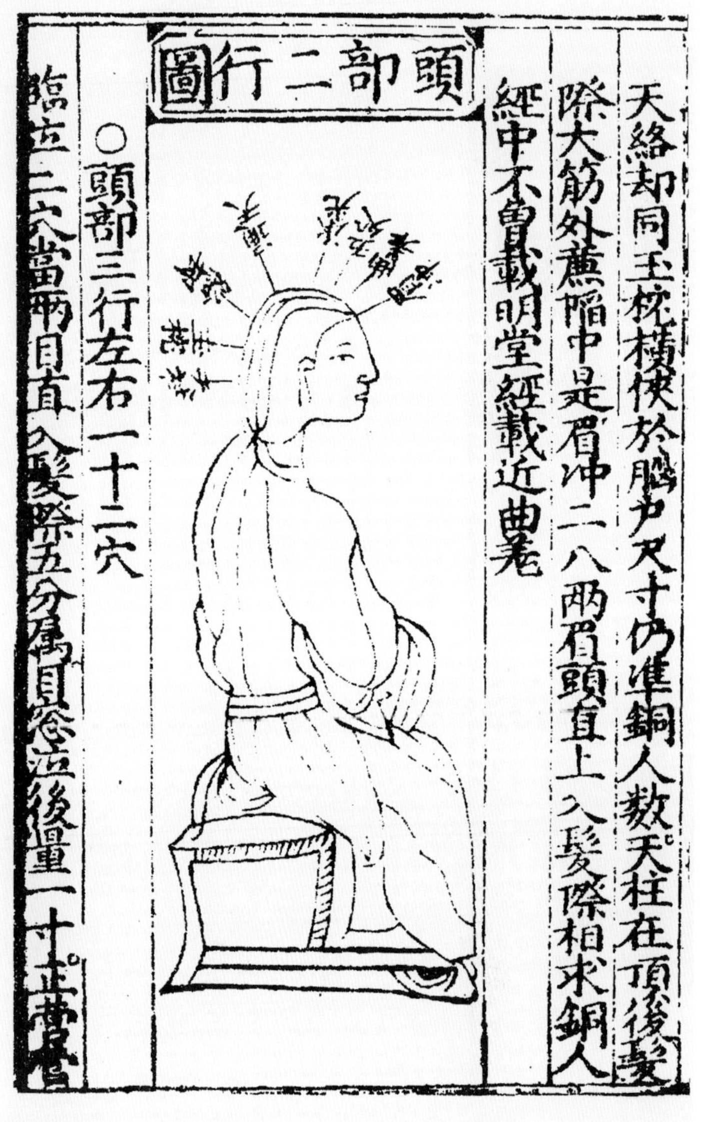
天絡却同玉枕横俠於腦户尺寸仍準銅人数天柱在頂後髮際大筋外廉陷中是眉冲二八兩眉頭直上入髮際相求銅人經中不曾載明堂經載近曲差

頭部二行圖

○頭部三行左右一十二穴

臨泣二穴當兩目直入髮際五分属目窗泣後量一寸正營窗

天络却同。玉枕横侠①于脑户，尺寸仍准铜人数。天柱在顶后发际，大筋外廉陷中是。眉冲二穴②两眉头，直上入发际相求。《铜人》经中不曾载，《明堂》经载近曲差。

头部二行图（图见左）

头部三行左右一十二穴

临泣二穴当两目，直入发际五分属。目窗泣后量一寸，正营窗

①侠：曹本作“纹”。

②穴：原作“八”，据曹本改。

后[1]一寸足。承灵营后寸五分，去灵寸半是脑空。风池脑[2]后取少阳，阳维[3]督会已当阳。一穴当瞳人直上穴发一寸记[4]，《铜人》不载《明堂》载，风眩鼻塞不可废。

头部三行图（图见左）

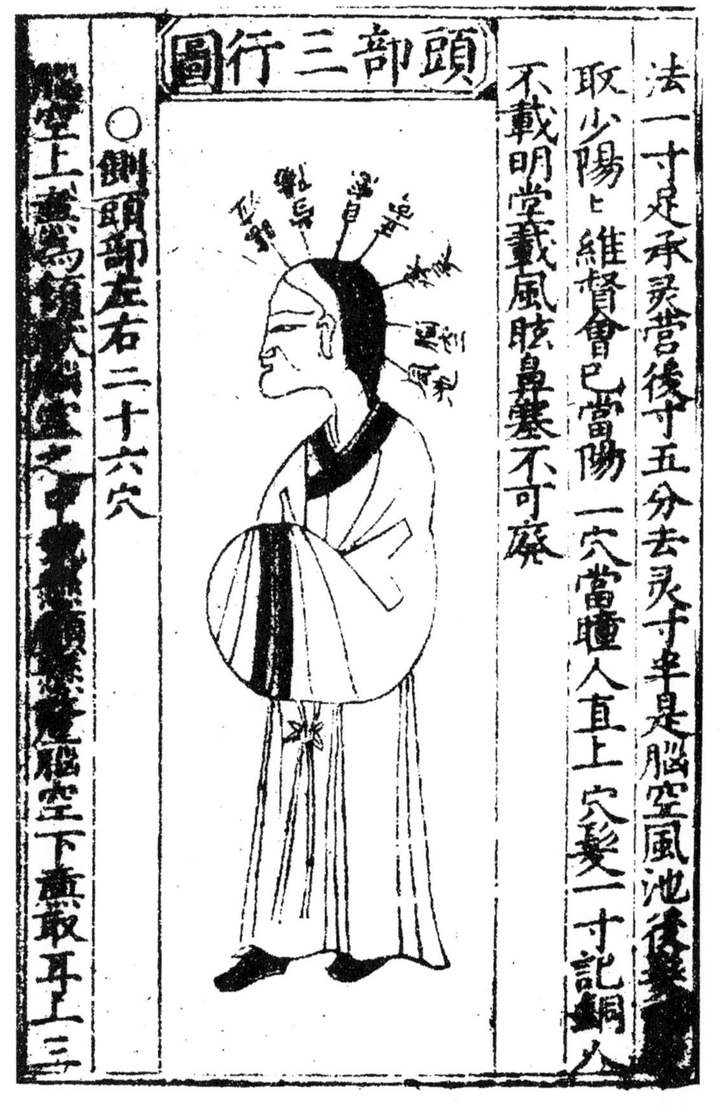

頭部三行圖

法一寸足承灵營後寸五分去灵寸半是腦空風池後

取少陽ヒ維督會已當陽一穴當瞳人直上穴髮一寸記銅人

不載明堂載風眩鼻塞不可廢

○側頭部左右二十六穴

腦空上廉為頷厭腦空之中號懸顱懸厘腦空下廉取耳上三

侧头部左右二十六穴

脑空上廉为颔厌，脑空之中号悬颅。悬厘脑空下廉取，耳上三

①后：原作“法”，据曹本改。

②脑：原本无，据曹本补。

③维：曹本作“经”。

④一穴当瞳人直上穴发一寸记：曹本作“三穴直上入发一寸”。

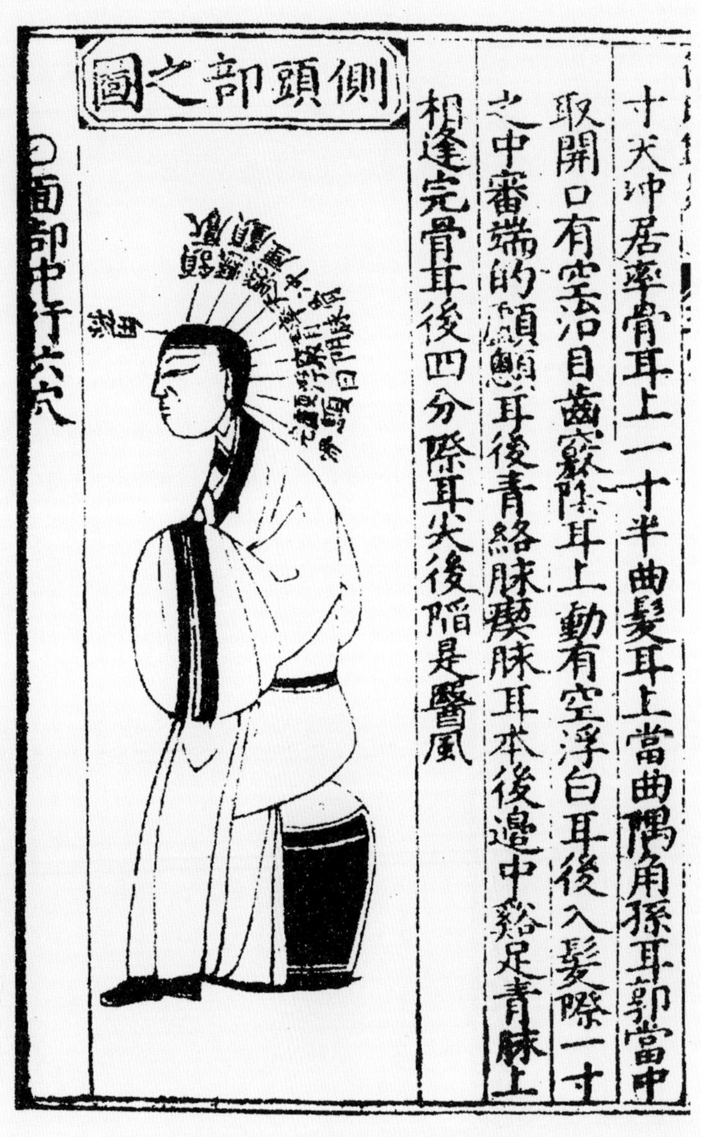
側頭部之圖

寸天冲居率骨耳上一寸半曲鬢耳上當曲隅角孫耳郭當中

取開口有空治目齒竅陰耳上動有空浮白耳後入髮際一寸

之中審端的顱顖耳後青絡脉瘈脉耳本後邊中鷄足青脉上

相逢完骨耳後四分際耳尖後陷是醫風

面部中行六穴

寸天冲居。率谷耳上一寸半，曲鬓耳上当曲髃。角孙耳郭当中取，开口有空治目齿。窍阴耳上动有空，浮白耳后入发际。一寸之中审端的，颅囟耳后青络脉。

瘈脉耳本后边中，鸡足青脉上相逢。完骨耳后四分际，耳尖后陷是翳风。

侧颈部之图（图见左）

面部中行六穴

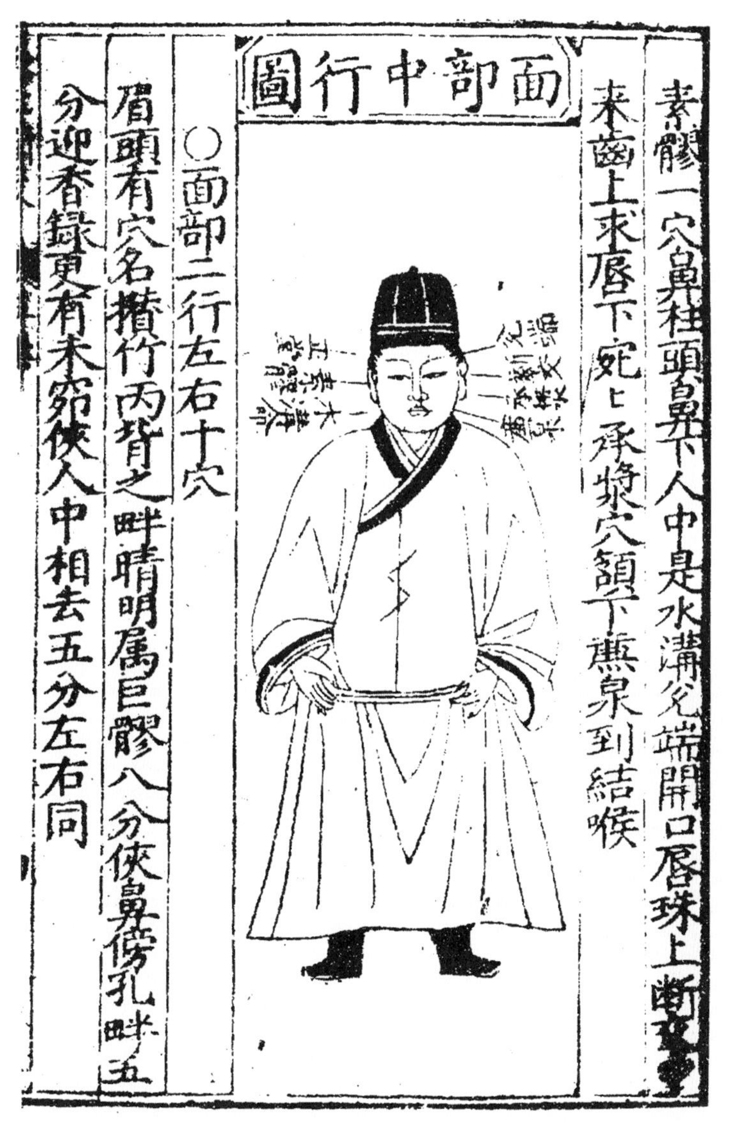

素髎一穴鼻柱头，鼻下人中是水沟。兑端开口唇珠上，龈交唇来齿上求。唇下宛宛承浆穴，颔下廉泉到结喉。

面部中行图（图见左）

面部二行左右十穴

眉头有穴名攒竹，面眦[1]之畔睛明属。巨髎八分挟鼻旁，孔畔五分迎香录。更有禾髎挟人中，相去五分左右同。

①面眦：原作“丙背”，据曹本改。

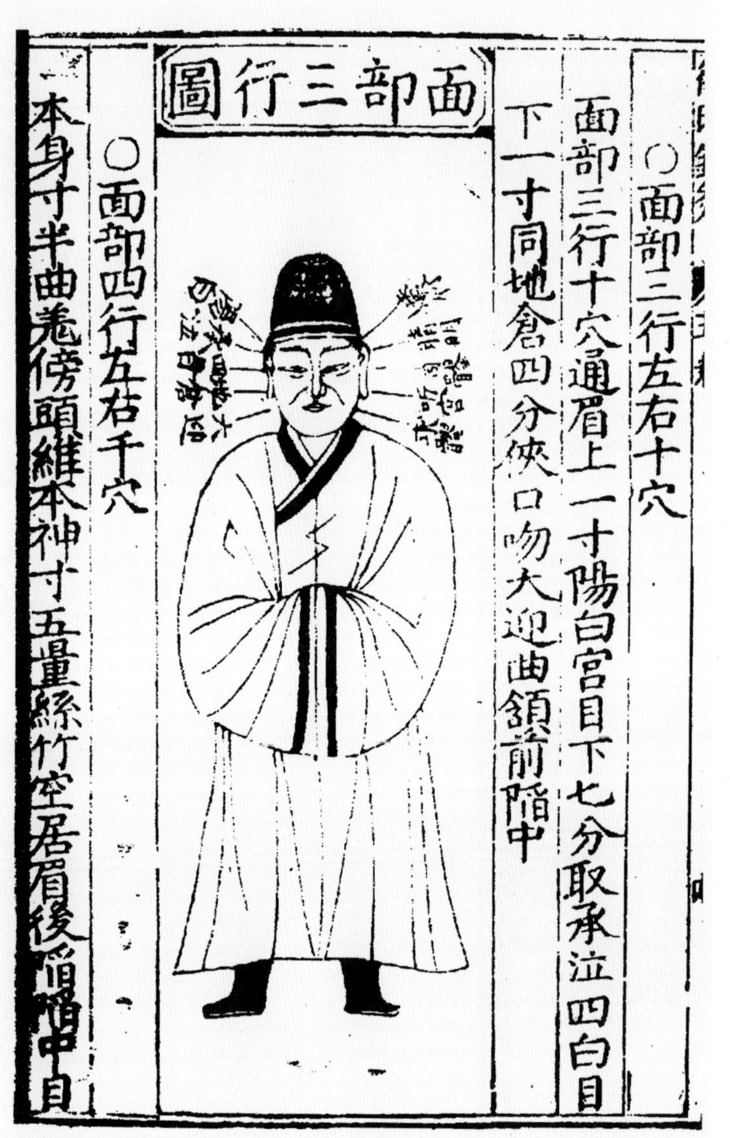

○面部三行左右十穴

面部三行十穴通眉上一寸陽白宮目下七分取承泣四白目下一寸同地倉四分俠口吻大迎曲頷前陷中

面部三行圖

○面部四行左右千穴

本神寸半曲差傍頭維本神寸五量絲竹空居眉後陷陷中目

面部三行左右十穴

面部三行十穴通，眉上一寸阳白宫。目下七分取承泣，四白目下一寸同。地仓四分挟口吻，大迎曲颔前陷中。

面部三行图（图见左）

面部四行左右十①穴

本神寸半曲差旁，头维本神寸五量。丝竹空居眉后陷，陷中目

①十：原作“千”，据曹本改。

列五分详[1]。颧[2]髎面颊下廉取，锐骨端中陷下[3]当。

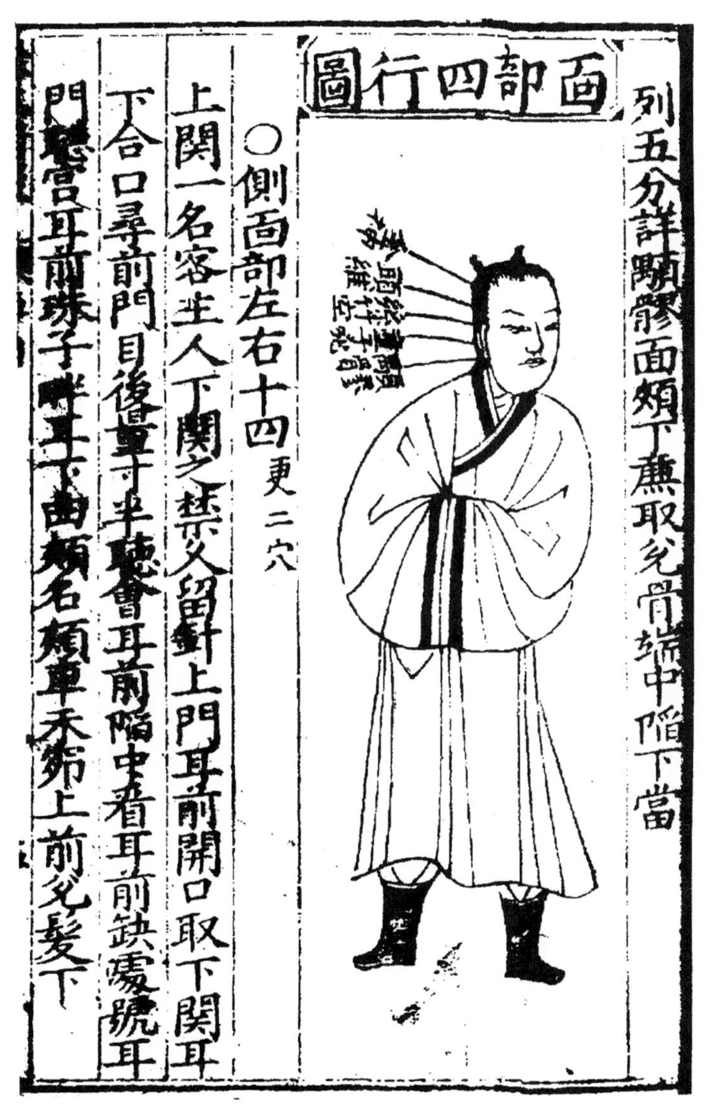
列五分詳顴髎面頰下廉取兊骨端中陷下當

面部四行圖

○側面部左右十四更二穴

上関一名客主人下関之禁久留針上門耳前開口取下関耳

下合口尋前門目後量寸半聽會耳前陷中看耳前缺處號耳

門聽宮耳前珠子畔耳下曲頰名頰車禾髎上前兊髮下

面部四行图（图见左）

侧面部左右十四穴[4]更二穴

上关一名客主人，下关之禁久留针。上关[5]耳前开口取，下关耳下合口寻。前门目后量寸半，听会耳前陷中看。耳前缺处号耳门，听宫耳前珠子畔。耳下曲颊名颊车，禾髎上前锐[6]发下。

①陷中目列五分详：曹本作“瞳子目眦五分详”。

②颧：原作“颧”，据人卫本改。

③端中陷下：曹本作“端下陷中”。

④穴：原阙，据曹本补。

⑤关：原作“门”，据曹本改。

⑥锐：原作“兑”，据人卫本改。

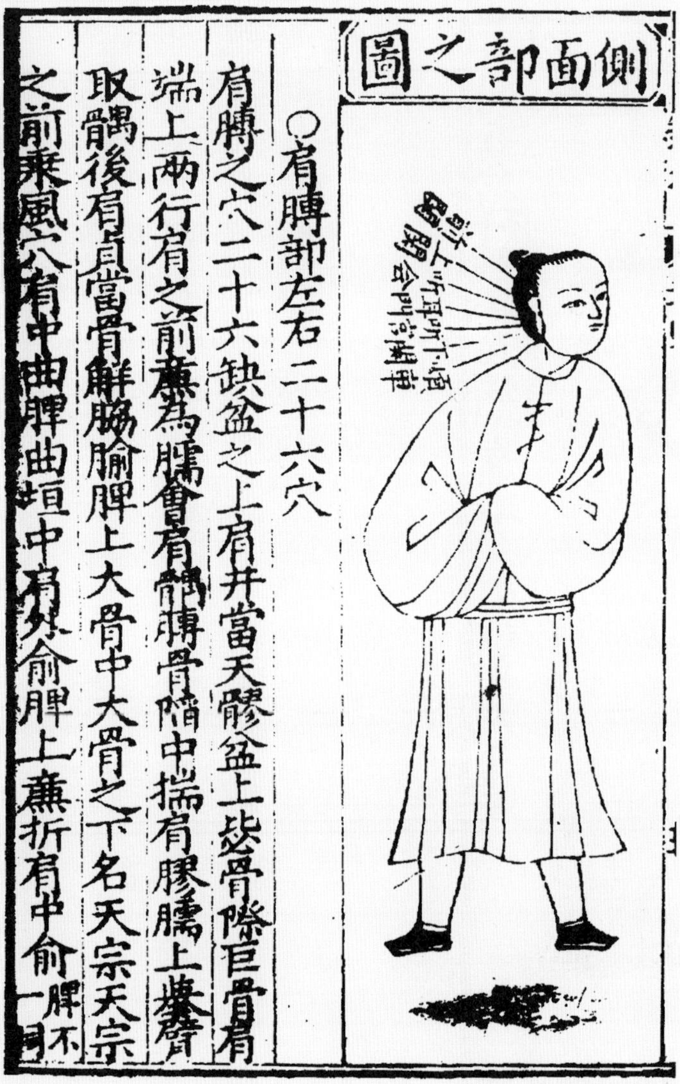

侧面部之图（图见左）

肩膊部左右二十六穴

肩膊之穴二十六，缺盆之上肩井当。天髎盆上毖骨际，巨骨肩端上两行。

肩之前廉为臑会，肩髃膊骨陷中揣。肩髎臑上举臂取，髃后肩贞当骨解。胁腧髀[1]上大骨中，大骨之下名天宗。天宗之前秉风穴，肩中曲髀曲垣中。肩外俞髀上廉折，肩中俞髀不一同[2]。

①髀：原作“脾”，据人卫本改。下同。
②不一同：曹本作“下廉通”。

肩膊部之图（图见左）

背部中行左右十三穴[①]

上有大杼[②]下尾骶，分为二十有一柱[③]。古[④]来自有折量法，同身三寸而取腧。七寸八分分上七，上之七节即是柱。平骨大杼大骨下，第二陶道三身柱。四柱无穴神道五，灵台第六柱下数。至阳七柱八又缺，筋缩九柱十又歇。脊柱十一十二无，十三柱下号

①背部中行左右十三穴：曹本作“背部中行十二穴”。

②大杼：曹本作“大椎”，下同。

③柱：曹本作“椎”，下同。

④古：原作“口”，据曹本改。

悬枢。十四命门穴十五，阳关十六柱下睹。十七至二十俱无，二十一椎名腰俞。下去更有长强穴，谓君逐一细寻之。中间中七节长二分，大要十四与平脐。一尺二寸一分四，后有密户宜审思。

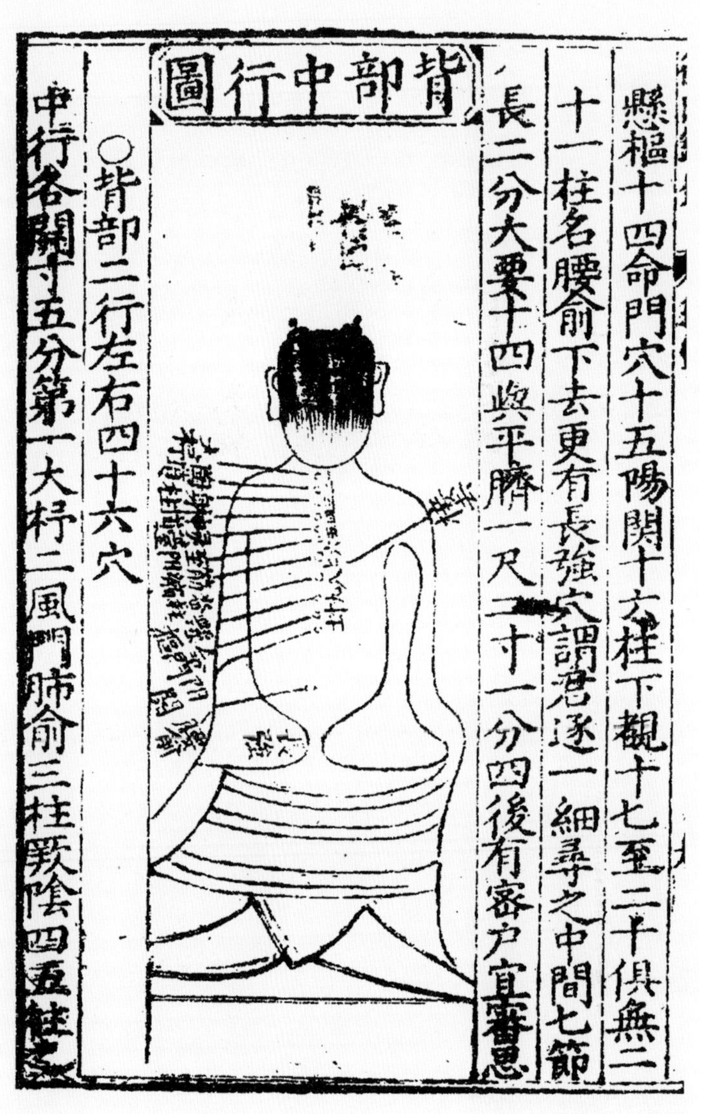

背部中行图（图见左）

背部二行左右四十六穴

中行各开寸五分，第一大杼二风门。肺俞三柱厥阴四，五柱之

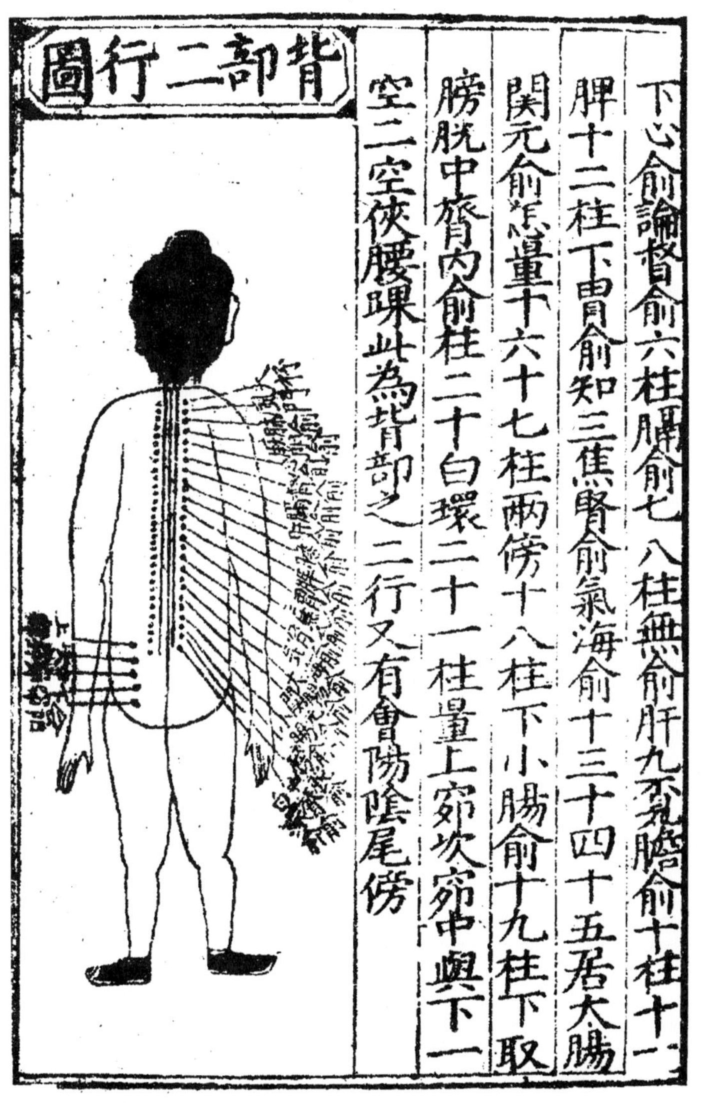

下心俞论。督俞六柱膈俞七，八柱无俞肝九觅。胆俞十柱十一脾，十二柱下胃俞知。三焦肾俞气海俞，十三十四十五居。大肠关元俞怎量，十六十七柱两旁。十八柱下小肠俞，十九柱下取膀胱。中膂内俞柱二十，白环二十一柱量。上髎次髎中与下，一空二空挟腰踝。此为背部之二行，又有会阳阴尾旁。

背部二行图（图见左）

背部三行左右二十八穴

去脊左右各三寸，第二柱下名附分。魄户第三柱下取，膏肓四柱下三分。神堂第五噫嘻六，膈关七柱八魂门。阳纲十意舍十一，胃仓十二柱下觅。肓门十三直肋间，志室十四柱下看。胞肓二穴十九取，秩边二十柱下止。

背部三行图（图见左）

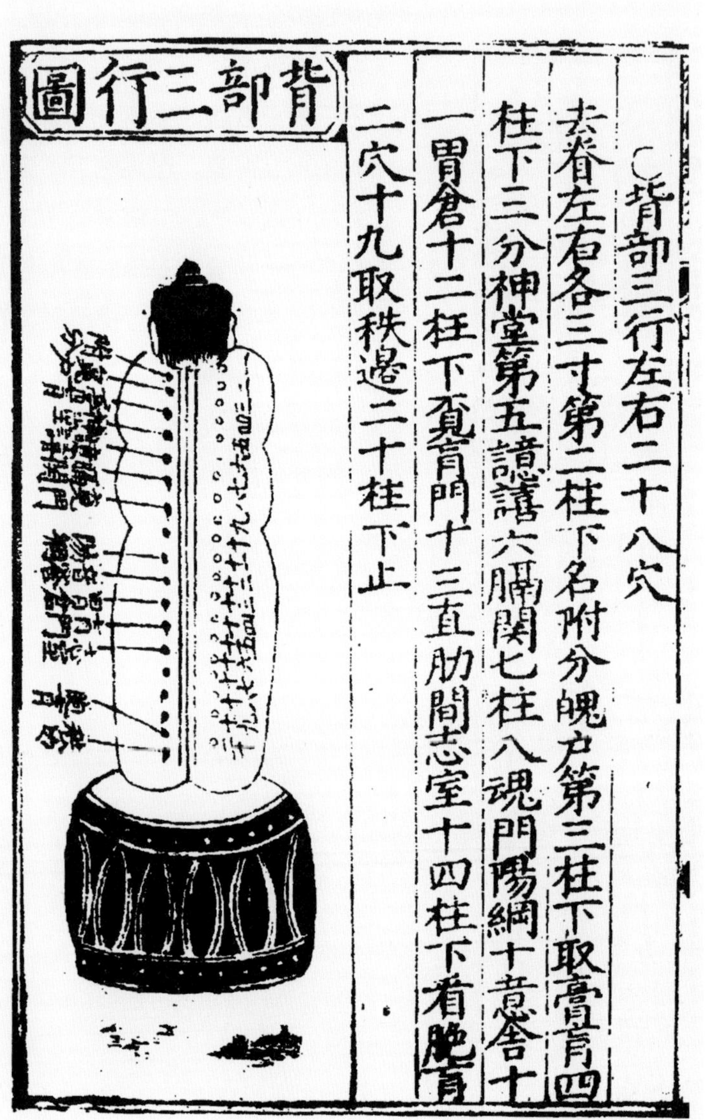

背部三行圖

背部三行左右二十八穴

去脊左右各三寸第二柱下名附分魄户第三柱下取膏肓四柱下三分神堂第五譩譆六膈關七柱八魂門陽綱十意舍十一胃倉十二柱下覓肓門十三直肋間志室十四柱下看胞肓二穴十九取秩邊二十柱下止

侧颈部左右十八穴

颊车[1]之后名天容，缺盆之上寻天牖。完骨之下发际上，大柱[2]之穴[3]天容后。颈上大筋是天窗，扶突后寸天鼎变。扶突人迎后寸半，缺盆肩下横骨当。人迎穴在颈大脉，此穴禁灸令人伤。水突穴[4]在人迎下，气舍又居天突旁。

侧头部之图（图见左）

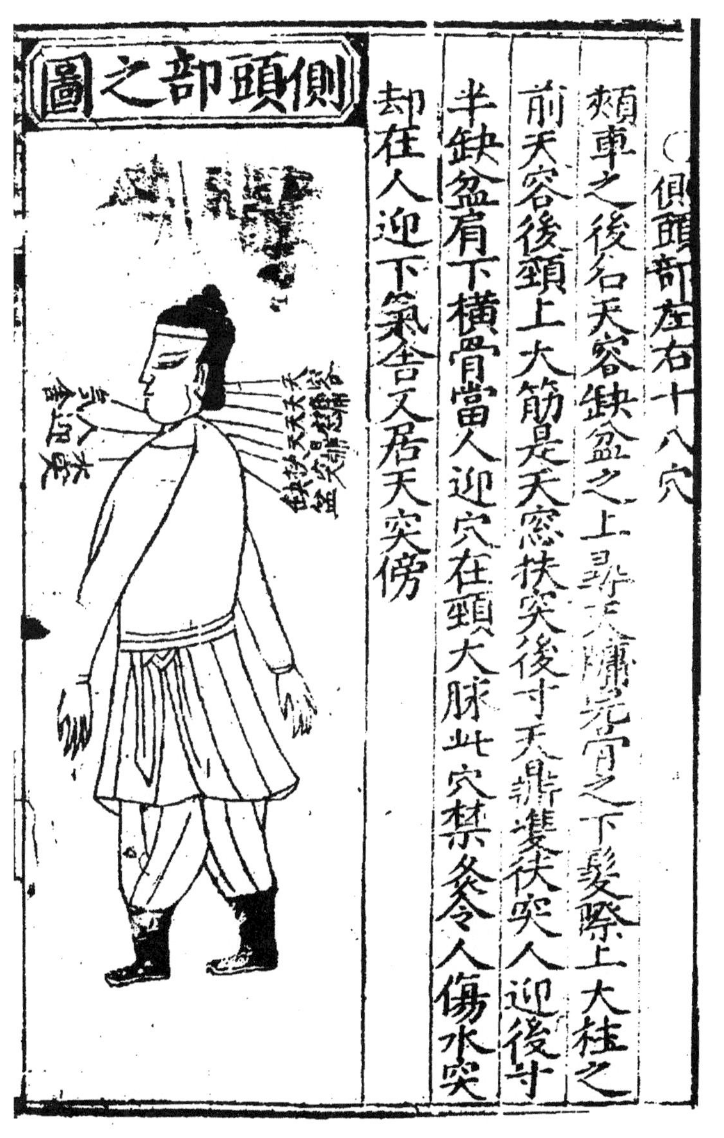
側頸部左右十八穴

頰車之後名天容缺盆之上尋天牖完骨之下髮際上大柱之前天容後頸上大筋是天窻扶突後寸天鼎婁扶突人迎後寸半缺盆肩下横骨當人迎穴在頸大脉此穴禁灸令人傷水突却在人迎下氣舍又居天突傍

側頭部之圖

①颊车：曹本作“曲颊”。
②大柱：曹本作“天柱”。
③穴：原作“前”，据曹本改。
④穴：原作“却”，据曹本改。

膺部中行七穴

天突喉下宛宛中，璇玑突下一寸逢。玑下一寸华盖穴，盖下寸六分紫宫。玉堂宫下一寸六，两乳中间[1]是膻中。中庭膻下仍寸六，四穴各寸六分同。

膺部中行图（图见左）

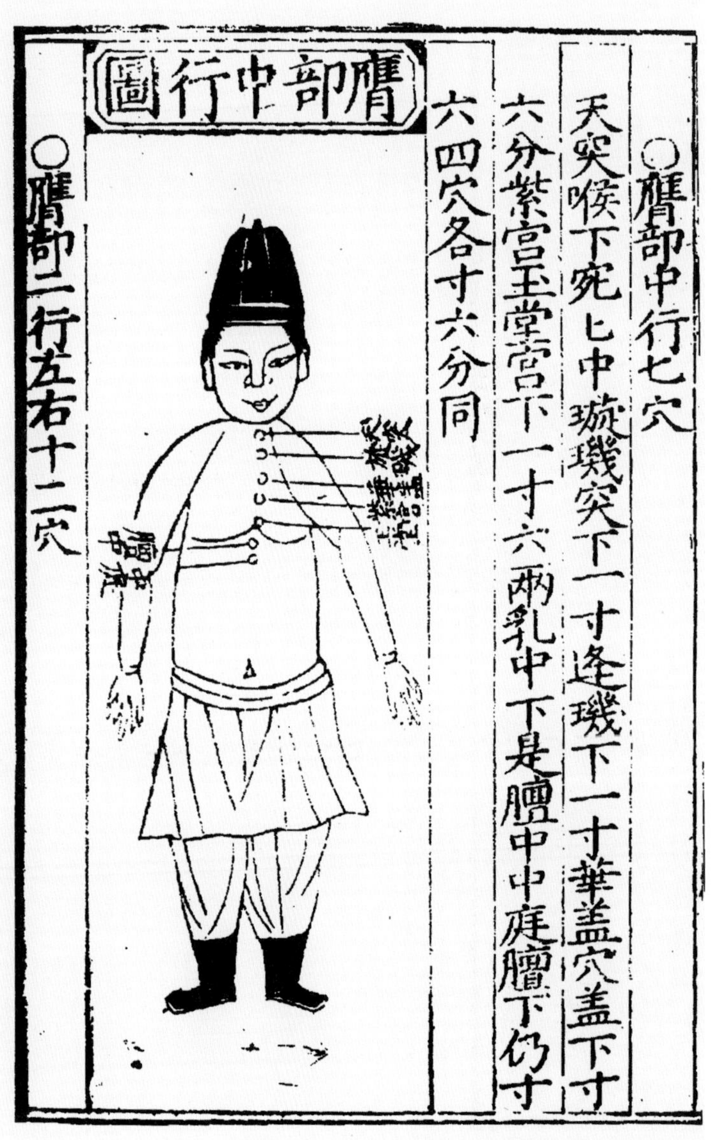

膺部二行左右十二穴

①间：原作“下”，据曹本改。

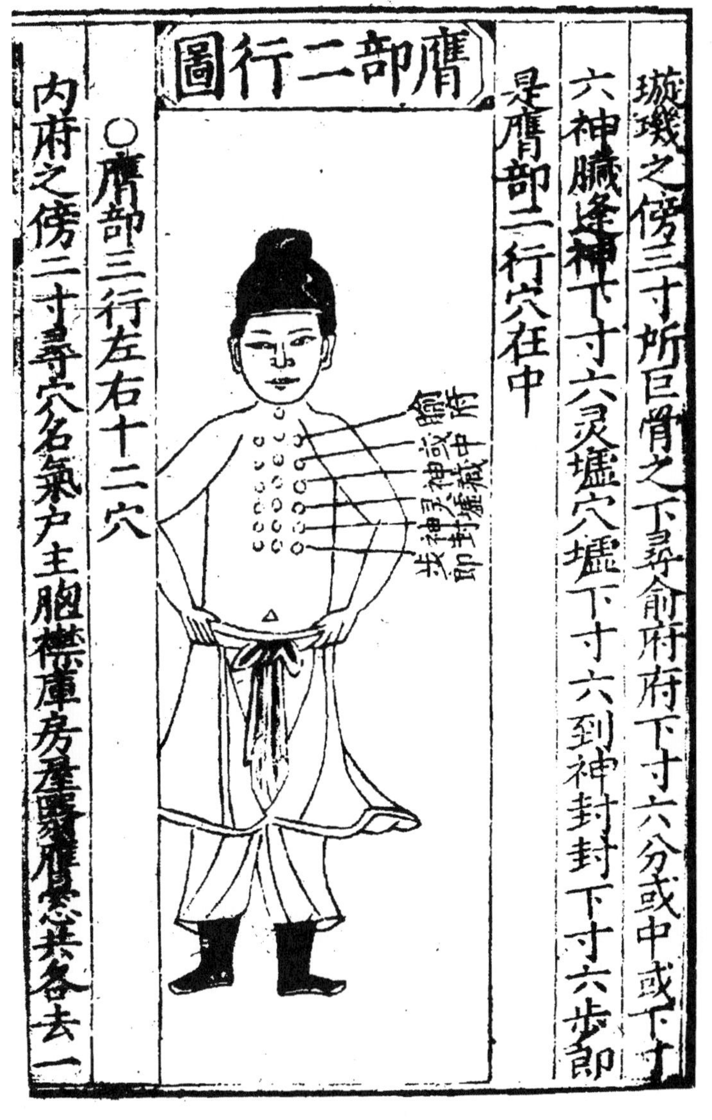

璇璣之傍三寸所巨骨之下尋俞府府下寸六分或中或下寸六神臓逢神下寸六灵墟穴墟下寸六到神封封下寸六步郎是膺部二行穴在中

膺部二行圖

○膺部三行左右十二穴

内府之傍二寸尋穴名氣户主胞襟庫房屋翳膺窓共各去一

璇玑之旁二寸[1]所，巨骨之下寻俞府。腑下寸六分彧中，彧下寸六神藏逢。神下寸六灵墟穴，墟下寸六到神封。封下寸六步廊[2]是，膺部二行穴在中。

膺部二行图（图见左）

膺部三行左右十二穴

俞[3]府之旁二寸寻，穴名气户主胸襟。库房、屋翳、膺窗共，各去一

①二寸：原作“三寸”，据《针灸甲乙经》卷三第十四改。

②廊：原作“郎”，据《针灸甲乙经》卷三第十四改。

③俞：原作“内”，据《针灸甲乙经》卷三第十六改。

寸六分真。乳中正当乳之上，乳根乳下六分匀。膺部三行十二穴，依经寻究最分明。

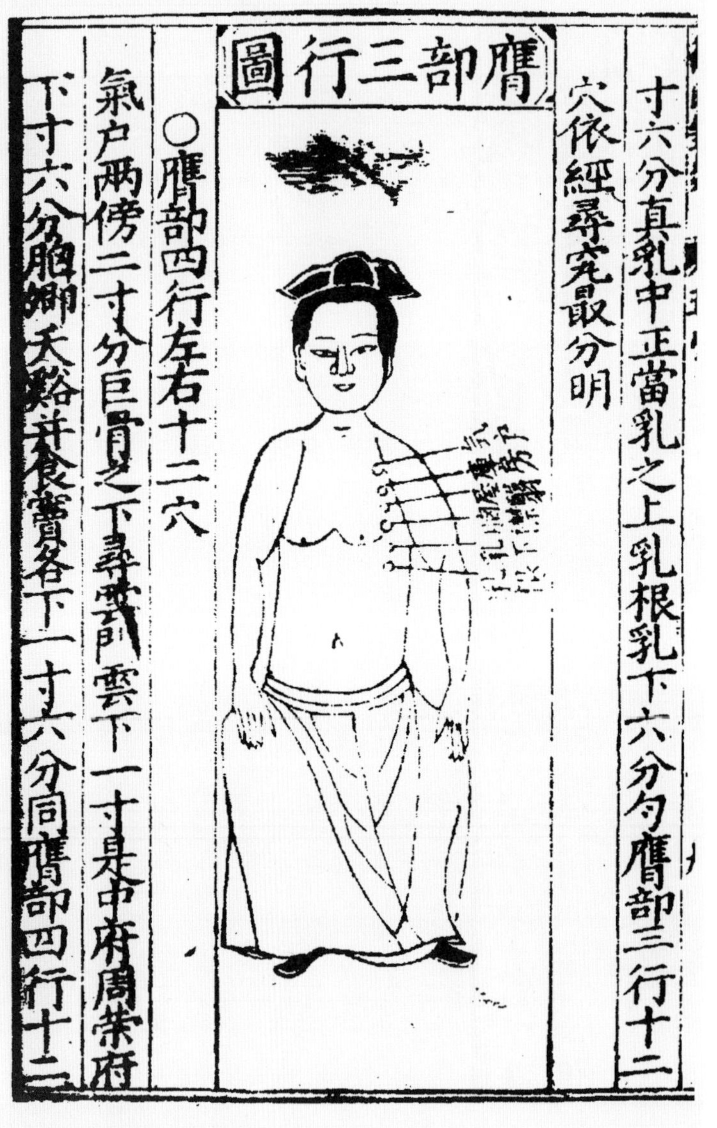

寸六分真乳中正當乳之上乳根乳下六分勻膺部三行十二

穴依經尋究最分明

膺部三行圖

○膺部四行左右十二穴

氣户兩傍二寸分巨骨之下尋雲門雲下一寸是中府周榮府

下寸六分胸鄉天谿并食竇各下一寸六分同膺部四行十二

膺部三行图（图见左）

膺部四行左右十二穴

气户两旁二寸分，巨骨之下寻云门。云下一寸是中府，周荣穴[①]下寸六分。胸乡天溪并食窦，各下一寸六分同。膺部四行十二

①穴：原作“府”，据《杨敬斋针灸全书》卷下改。

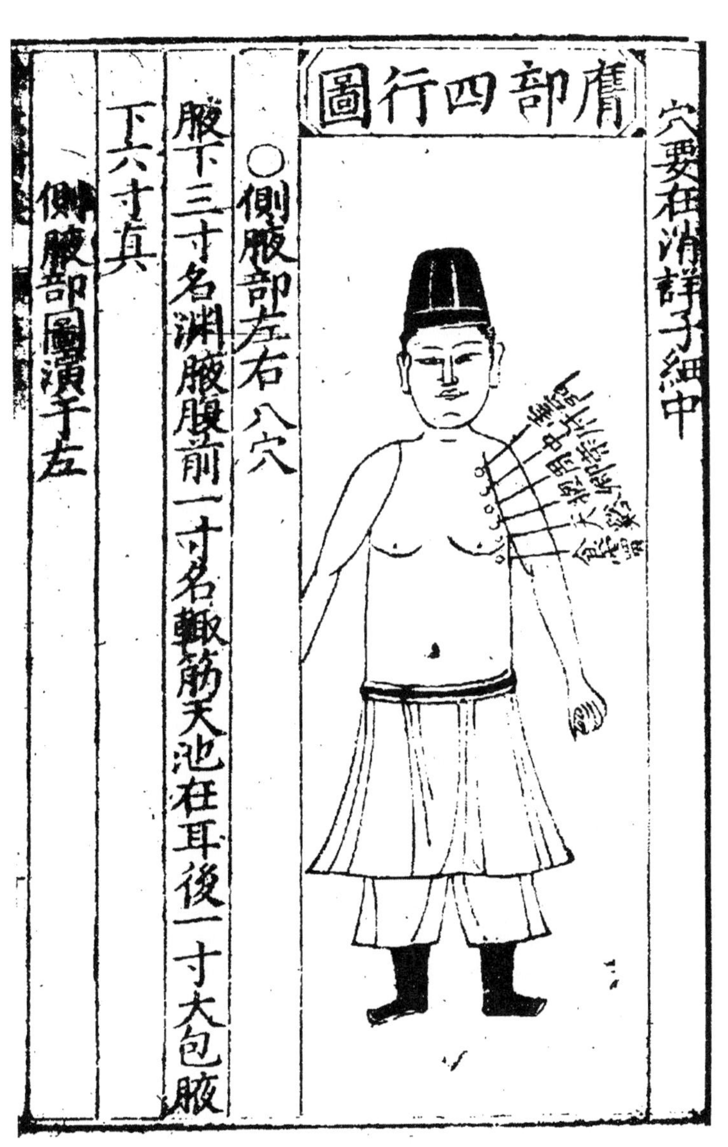

穴要在消詳子細中

膺部四行圖

○側腋部左右八穴

腋下三寸名淵腋腹前一寸名輒筋天池在耳後一寸大包腋

下六寸真

側腋部圖演于左

穴，要在消详仔细中。

膺部四行图（图见左）

侧腋部左右八穴

腋下三寸名渊腋，腋[1]前一寸名辄筋。天池在乳[1]后一寸，大包腋下六寸真。

侧腋部图演于左

①腋：原作"腹"，据曹本改。

②乳：原作"耳"，据曹本改。

側腋部圖

○腹部中行十五穴

腹部中行尋鳩尾蔽骨之下五分是巨闕在尾下一寸尾下二寸上脘記尾下三寸中脘名尾下四寸是建里尾下五寸下脘中尾下六寸承分比神闕臍中氣合真臍下一寸陰交是臍下寸半氣海中臍下二寸石門裏臍下三寸名關元臍下四寸中極底曲骨毛際陷中求會陰兩陰間是矣

侧腋部图（图见左）

腹部中行十五穴

腹部中行寻鸠尾，蔽骨之下五分是。巨阙在尾下一寸，尾下二寸上脘记。尾下三寸中脘名，尾下四寸是建里。尾下五寸下脘中，尾下六寸水[①]分比。神阙脐中气合真，脐下一寸阴交是。脐下寸半气海中，脐下二寸石门里。脐下三寸名关元，脐下四寸中极底。曲骨毛际陷中求，会阴两阴间是矣。

①水：原作“承”，据曹本改。

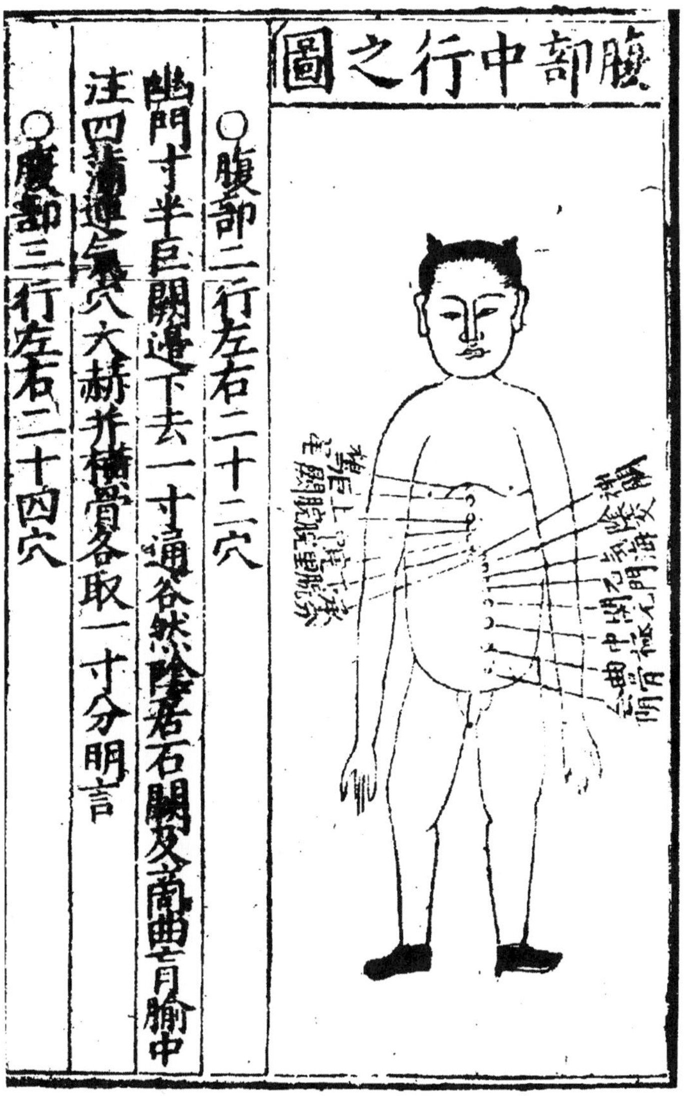

腹部中行之图（图见左）

腹部二行左右二十二穴

幽门寸半巨阙边，下去一寸通谷然。阴都石关及商曲，肓腧中注四满连。气穴大赫并横骨，各取一寸分明言。

腹部三行左右二十四穴

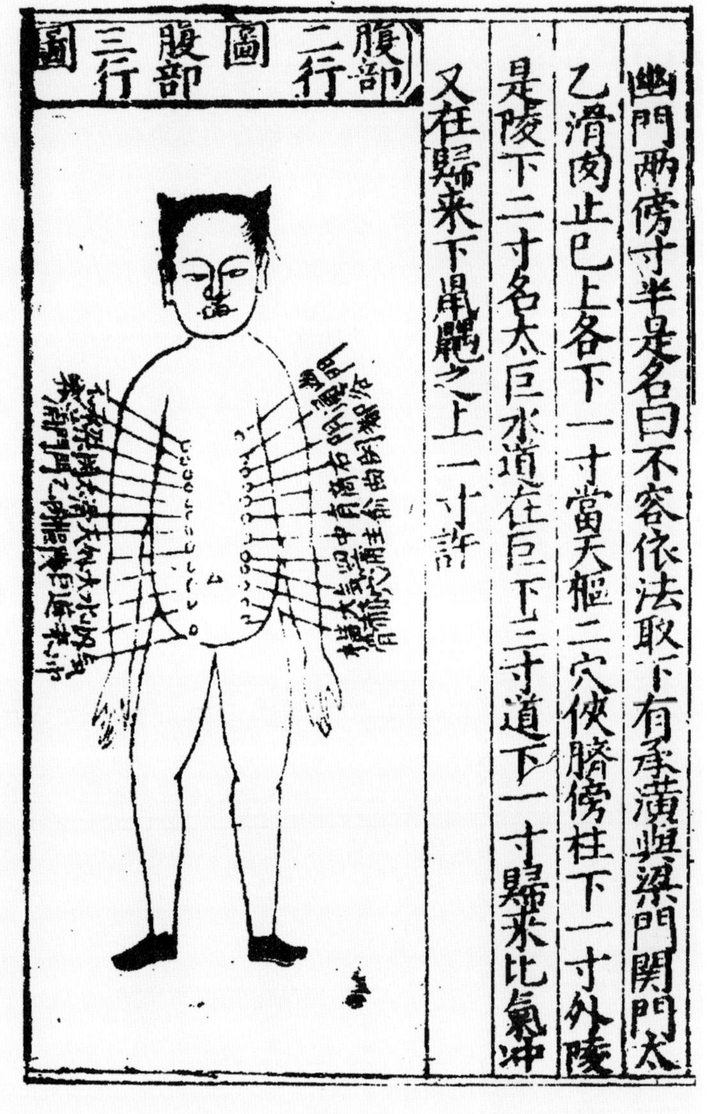
幽門兩傍寸半是名曰不容依法取下有承滿與梁門關門太乙滑肉止巳上各下一寸當天樞二穴俠臍傍柱下一寸外陵是陵下二寸名大巨水道在巨下三寸道下一寸歸來比氣冲又在歸来下鼠鼷之上一寸許

幽门两旁寸半是，名曰不容依法取。下有承满与梁门，关门太乙滑肉止。以上各下一寸当，天枢二穴挟脐旁。枢[1]下一寸外陵是，陵下二寸名大巨。水道在巨下三寸，道下一寸归来比。气冲又在归来下，鼠鼷之上一寸许。

腹部二行图、腹部三行图（图见左）

①枢：原作“柱”，据曹本改。

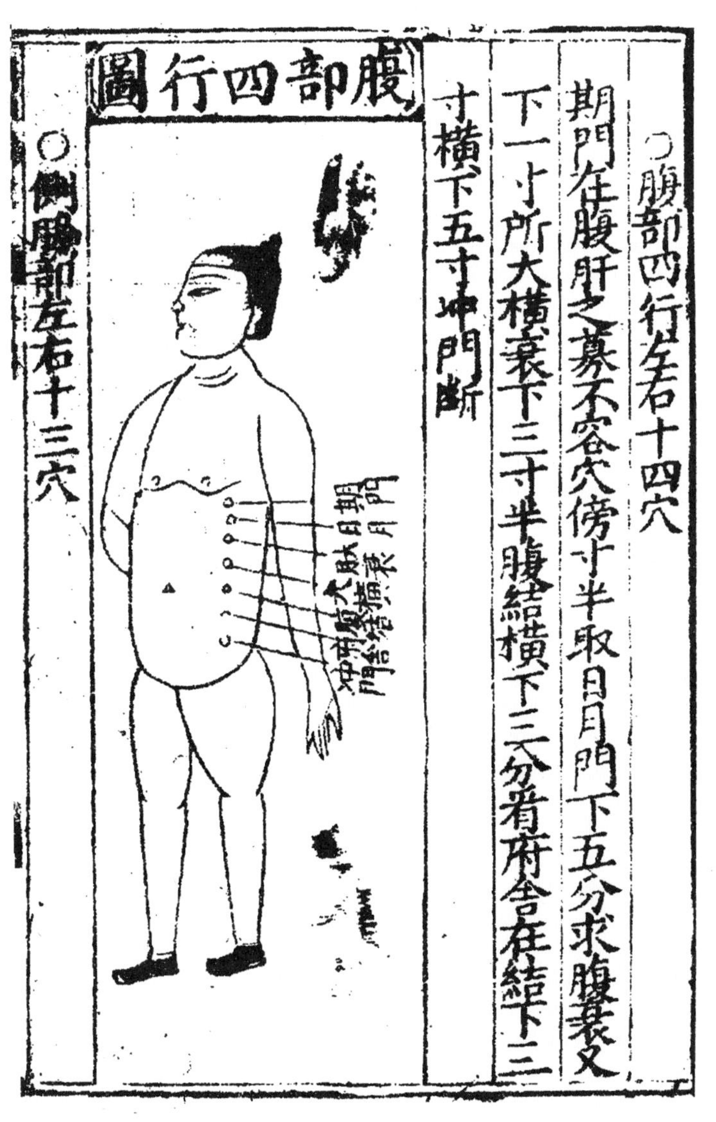
○腹部四行左右十四穴
期門在腹肝之募不容穴傍寸半取日月門下五分求腹哀又下一寸所大横哀下三寸半腹結横下三分看府舍在結下三寸横下五寸冲門断
腹部四行圖
○側脇部左右十三穴

腹部四行左右十四穴

期门在腹肝之募，不容穴旁寸半取。日月门下五分求，腹哀又下一寸所。大横哀下三寸半，腹结横下三分看。府舍在结下三寸，横下五寸冲门断。

腹部四行图（图见左）

侧胁部左右十三穴

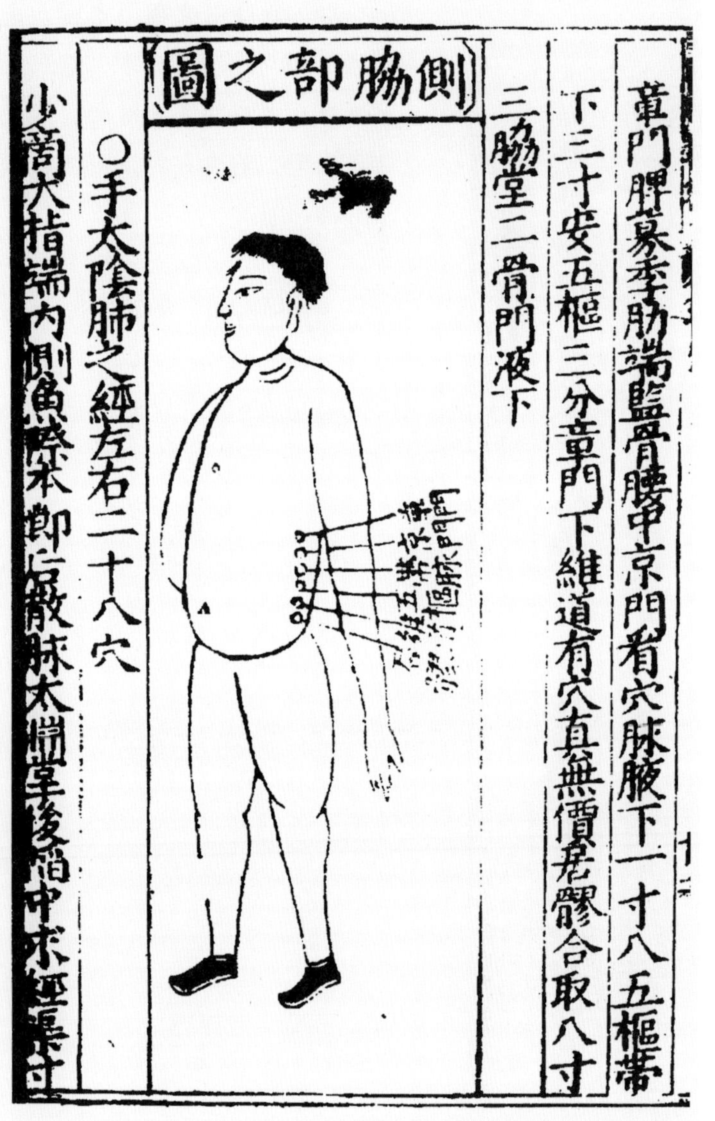
章門脾募季肋端監骨腰中京門看穴脉腋下一寸八五樞帶
下三寸安五樞三分章門下維道有穴真無價居髎合取八寸
三脇堂二骨門液下
側脇部之圖
○手太陰肺之經左右二十八穴
少商大指端内側魚際本節後散脉太淵掌後陷中求經渠寸

章门脾募季肋端，监骨腰中京门看。带[①]脉腋下一寸八，五枢带下三寸安。五寸三分章门下，维道有穴真无价。居髎合取八寸三，胁堂二骨门腋下。

侧胁部之图（图见左）

手太阴肺之经左右[②]十八穴

少商大指端内侧，鱼际本节后散脉。太渊掌后陷中求，经渠寸

①带：原作“穴”，据曹本改。
②右：此下原有“二”字，据下文删。

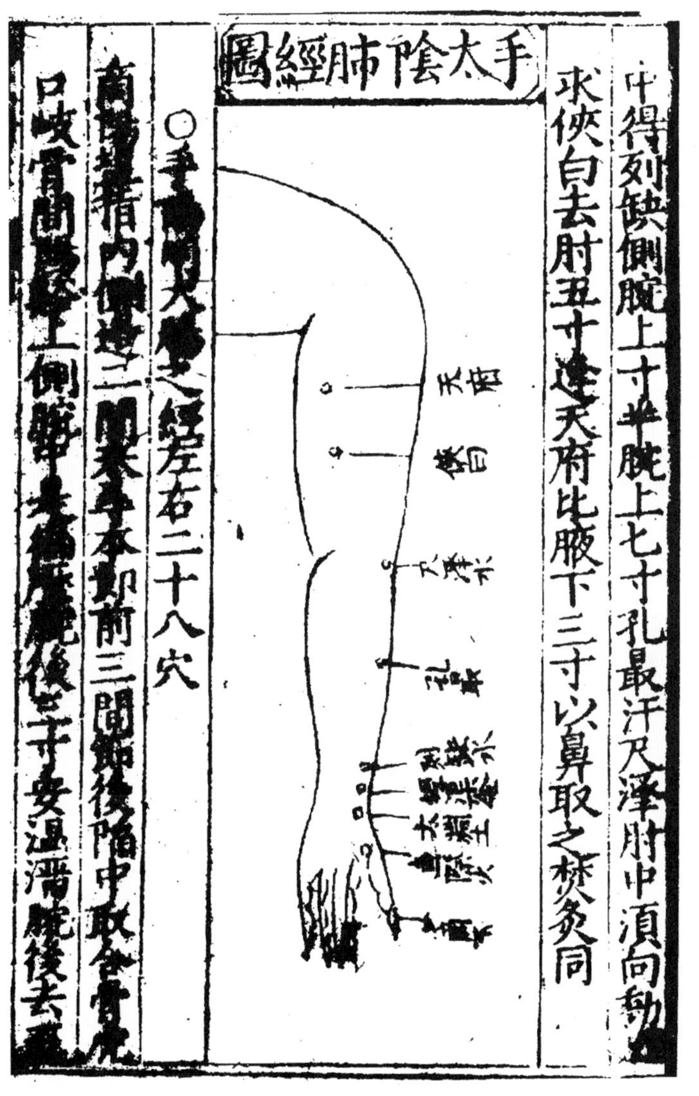

口陷[1]中得。列缺侧腕上寸半，腕上七寸孔最汗。尺泽肘中动脉中[2]，侠白去肘五寸逢。天府比腋下三寸，以鼻取之焚灸同。

手太阴肺经图（图见左）

手阳明大肠之经左右二十八穴

商阳盐指内侧边，二间来寻本节前。三间节后陷中取，合谷虎口歧骨间。阳溪上侧腕中是，偏历腕后三寸安。温溜腕后去五

①口陷：此二字原无，据《针灸大成》卷三补。

②动脉中：原作“须向动求”，据曹本改。

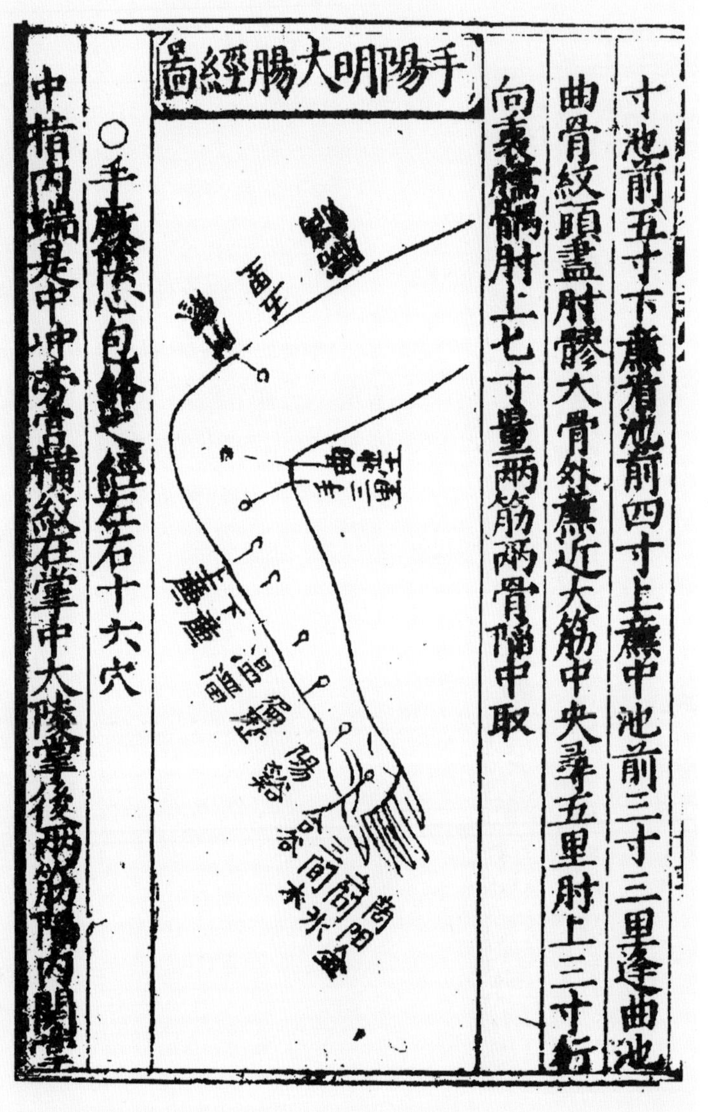

寸，池前五寸下廉看。池前四寸上廉中，池前三寸三里逢。曲池曲骨纹头尽，肘髎大骨外廉近。大筋中央寻五里，肘上三寸行向里。臂臑[1]肘上七寸量，两筋两骨陷中取。

手阳明大肠经图（图见左）

手厥阴心包络之经左右十六穴

中指内端是中冲，劳宫横纹在掌中。大陵掌后两筋陷，内关掌

①臂臑：原作“臑髃”，据曹本改。

后二寸同。掌后三寸名间使，郄门去掌五寸所。曲泽肘腕横纹[1]中，腋下二寸天泉府。

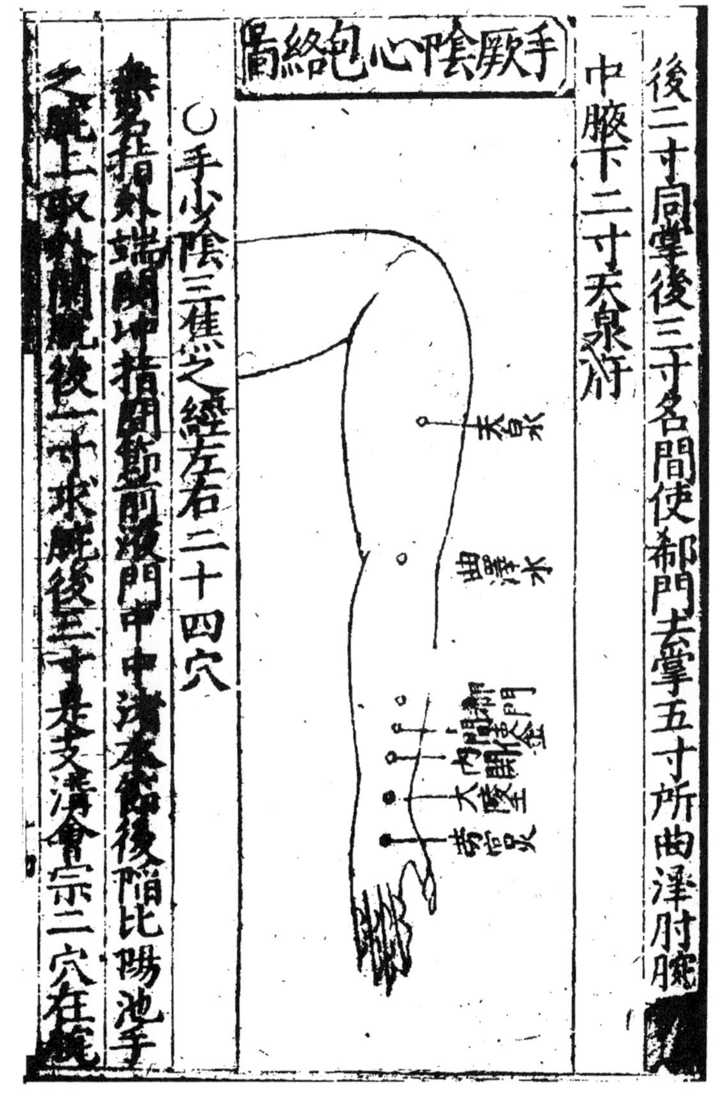
後二寸同掌後三寸名間使郄門去掌五寸所曲澤肘腕

中腋下二寸天泉府

手厥陰心包絡圖

○手少陰三焦之經左右二十四穴

無名指外端關冲指間節前液門中中渚本節後陷比陽池手

之腕上取外關腕後一寸求腕後三寸是支溝會宗二穴在腕

手厥阴心包络图（图见左）

手少阳三焦之经左右二十四穴

无名指外端关冲，指间节前液门中。中渚本节后陷比，阳池手之腕上取。外关腕后二[2]寸求，腕后三寸是支沟。会宗二穴在腕

①横纹：原书漫漶，据人卫本补。

②二：原作“一”，据《灵枢·经脉》“外关，去腕二寸”句改。

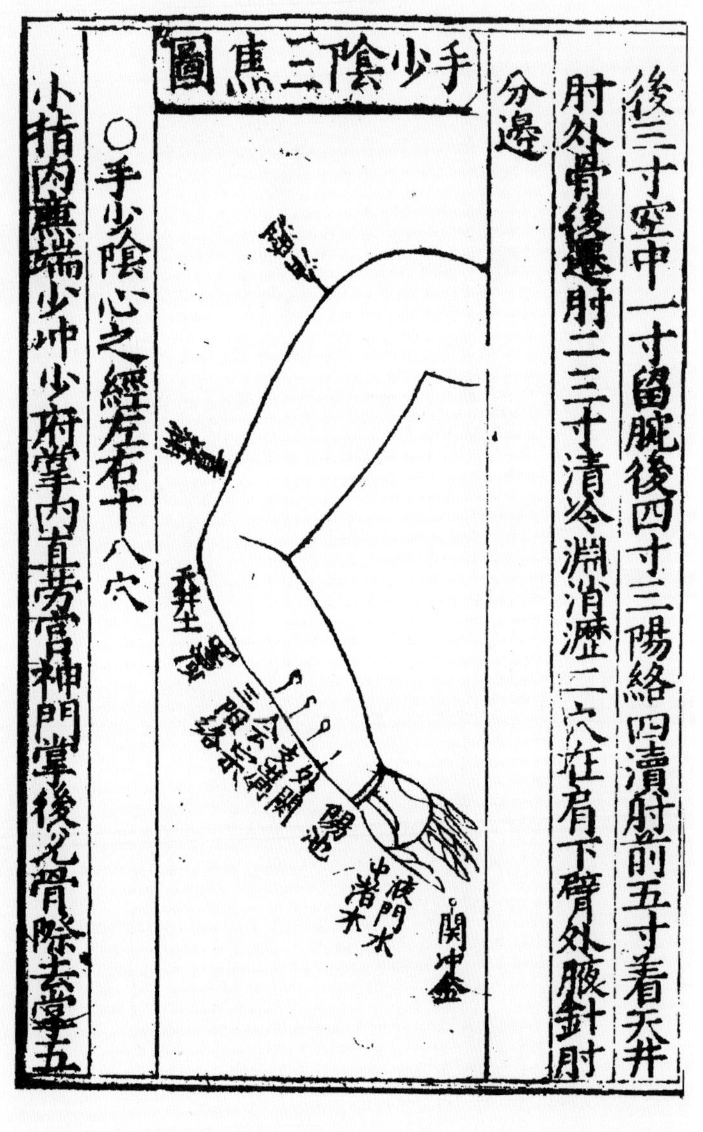

后，三寸空中一寸留。腕后四寸三阳络，四渎肘前五寸着。天井肘外骨后迁，肘上[①]三寸清冷渊。消泺[②]二穴在肩下，臂外腋斜[③]肘分边。

手少阴三焦图（图见左）

手少阴心之经左右十八穴

小指内廉端少冲，少府掌内直劳宫。神门掌后锐骨际，去掌五

①上：原作“二”，据人卫本改。
②泺：原作“沥”，据人卫本改。
③斜：原作“针”，据人卫本改。

分阴郄中。掌后一寸名通里，掌后寸半灵道是。少海肘内横纹明[1]，青灵肘上三寸取。极泉腋下筋间认，动脉入胸询仔细。

手少阴心经图（图见左）

手太阳小肠之经左右十六穴

少泽小指外廉端，前谷侧本节前看。后溪节后掌纹尽，腕骨外侧陷中安。阳谷腕侧锐骨下，养老骨上寻外踝。支正腕后五寸

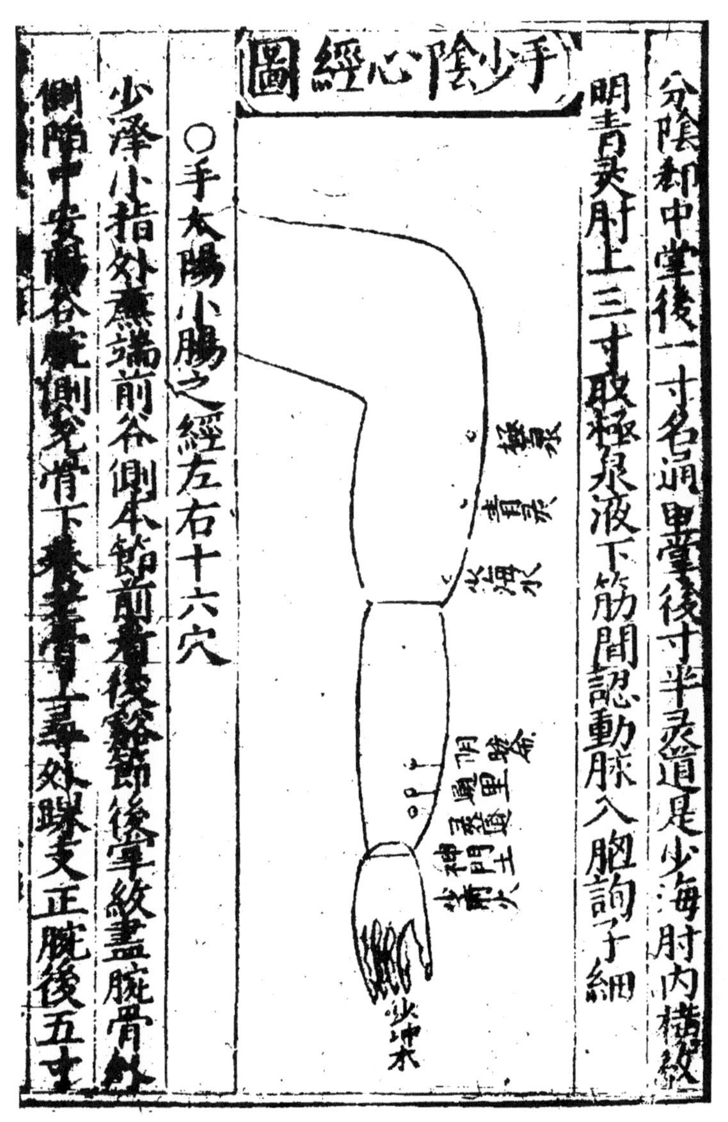

手少陰心經圖

分陰郄中掌後一寸名通里掌後寸半靈道是少海肘内横紋明青靈肘上三寸取極泉腋下筋間認動脉入胸詢仔細

○手太陽小腸之經左右十六穴

少澤小指外廉端前谷側本節前看後谿節後掌紋盡腕骨外側陷中安陽谷腕側銳骨下養老骨上尋外踝支正腕後五寸

①明：人卫本作“取”。

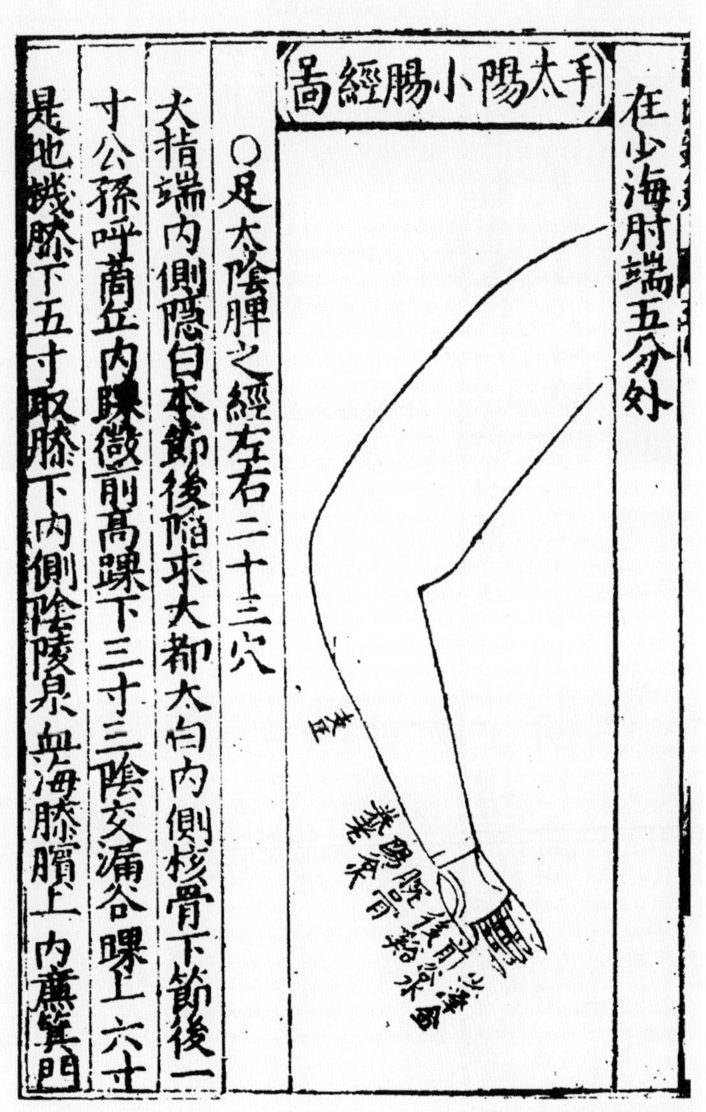

在，少海肘端五分外。

手太阳小肠经图（图见左）

足太阴脾之经左右二十二[1]穴

大指端内侧隐白，本节后陷求大都。太白内侧核骨下，节后一寸公孙呼。

商丘内踝微前高，踝上[2]三寸三阴交。漏谷踝上六寸是，地机膝下五寸取。膝下内侧阴陵泉，血海膝髌上内廉。箕门

---

①二：原作“三”，据人卫本改。

②上：原作“下”，据人卫本改。

一穴在鱼腹，动脉应手越筋间。

足太阴脾经图（图见左）

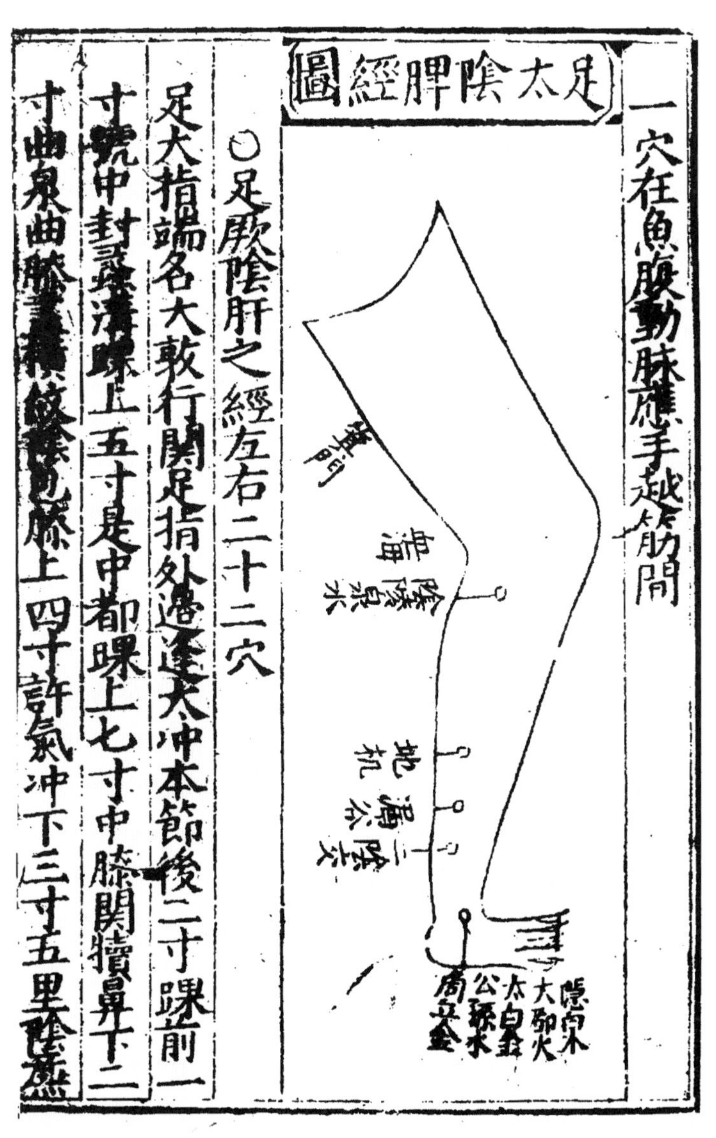

一穴在魚腹動脈應手越筋間

足太陰脾經圖

○足厥陰肝之經左右二十二穴

足大指端名大敦行間足指外邊逢太冲本節後二寸踝前一寸號中封蠡溝踝上五寸是中都踝上七寸中膝關犢鼻下二寸曲泉曲膝盡橫紋陰包膝上四寸許氣冲下三寸五里陰廉

足厥阴肝之经左右二十二穴

足大指端名大敦，行间足指外边逢。太冲本节后二寸，踝前一寸号中封。蠡沟踝上五寸是，中都踝上七寸中。膝关犊鼻下二寸，曲泉曲膝尽横纹。阴包膝上四寸许，气冲下三寸五里。阴廉离气冲二寸，动脉中央下羊矢。

足厥阴肝经图（图见左）

足阳明胃之经左右三十穴

厉兑指端足二指，内庭次指外间取。陷谷去庭二寸间，冲阳去庭五寸止。解溪去庭六寸半，丰隆外踝八寸比。下巨虚膝下八寸，条口膝下五寸许。上巨膝下四寸中，膝下三寸是三里。犊鼻

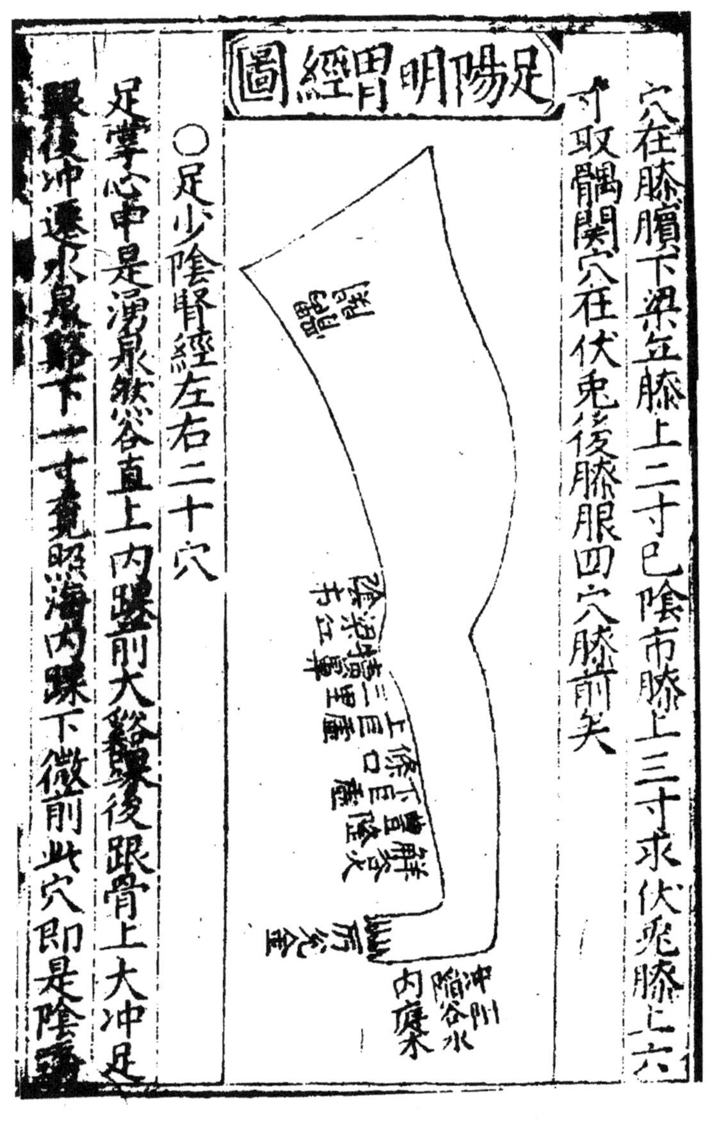

足陽明胃經圖

穴在膝髕下梁丘膝上二寸已陰市膝上三寸求伏兎膝上六寸取髃關穴在伏兎後膝眼四穴膝前矣

○足少陰腎經左右二十穴

足掌心中是涌泉然谷直上内踝前大谿踝後跟骨上大冲足跟後冲迁水泉谿下一寸覔照海内踝下微前此穴即是陰蹻

穴在膝膑下，梁丘膝上二寸已。阴市膝上三寸求，伏兔膝上六寸取。髀[①]关穴在伏兔后，膝眼四穴膝前矣。

足阳明胃经图（图见左）

足少阴肾经左右二十穴

足掌心中是涌泉，然谷直上内踝前。太溪踝后跟骨上，大钟[②]足跟后冲迁。水泉溪下一寸觅，照海内踝下微前。此穴即是阴跷

①髀：原作“髃”，据人卫本改。
②钟：原作“冲”，据人卫本改。

络，复溜踝上二寸连。交信踝上直二寸，太阴之后少阴前。筑宾内踝上腨分，阴谷膝内骨后边。

足少阴肾经图（图见左）

足少阳胆之经左右二十八穴

第四指端是窍阴，侠溪本节陷中寻。去溪一寸地五会，临泣去地寸半真。丘墟外踝前陷中，踝上三寸是悬钟。踝上四寸名阳

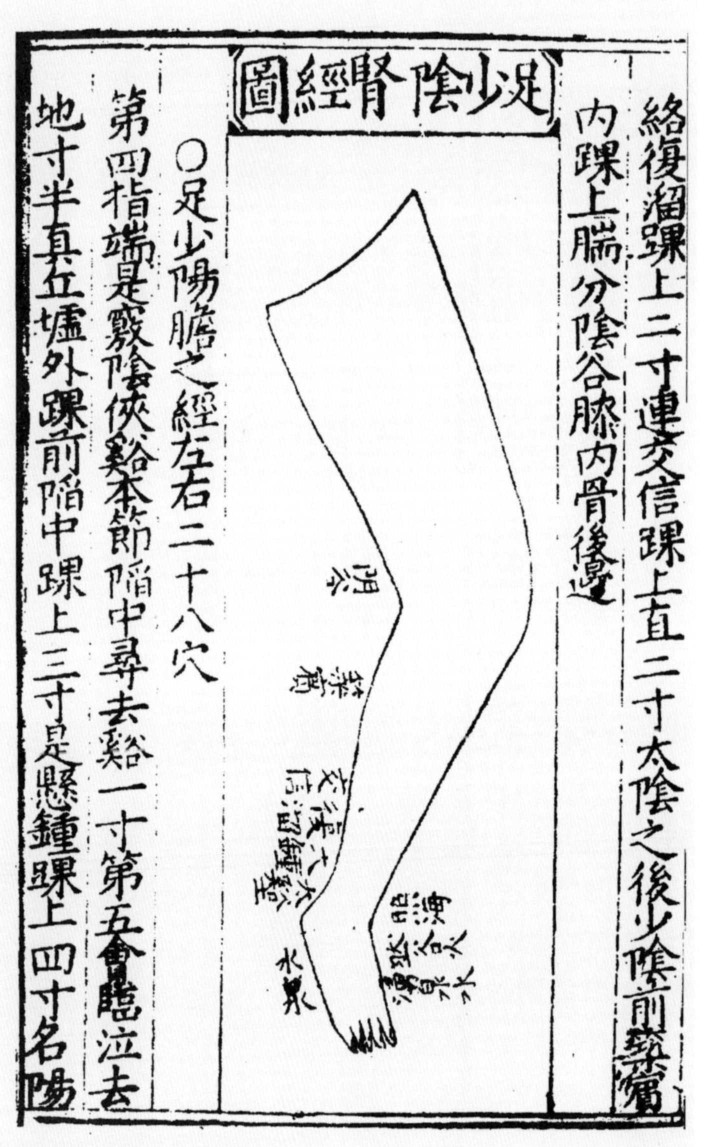
絡復溜踝上二寸連交信踝上直二寸太陰之後少陰前築賓
內踝上腨分陰谷膝內骨後邊

足少陰腎經圖

○足少陽膽之經左右二十八穴
第四指端是竅陰俠谿本節陷中尋去谿一寸地五會臨泣去
地寸半真丘墟外踝前陷中踝上三寸是懸鍾踝上四寸名陽

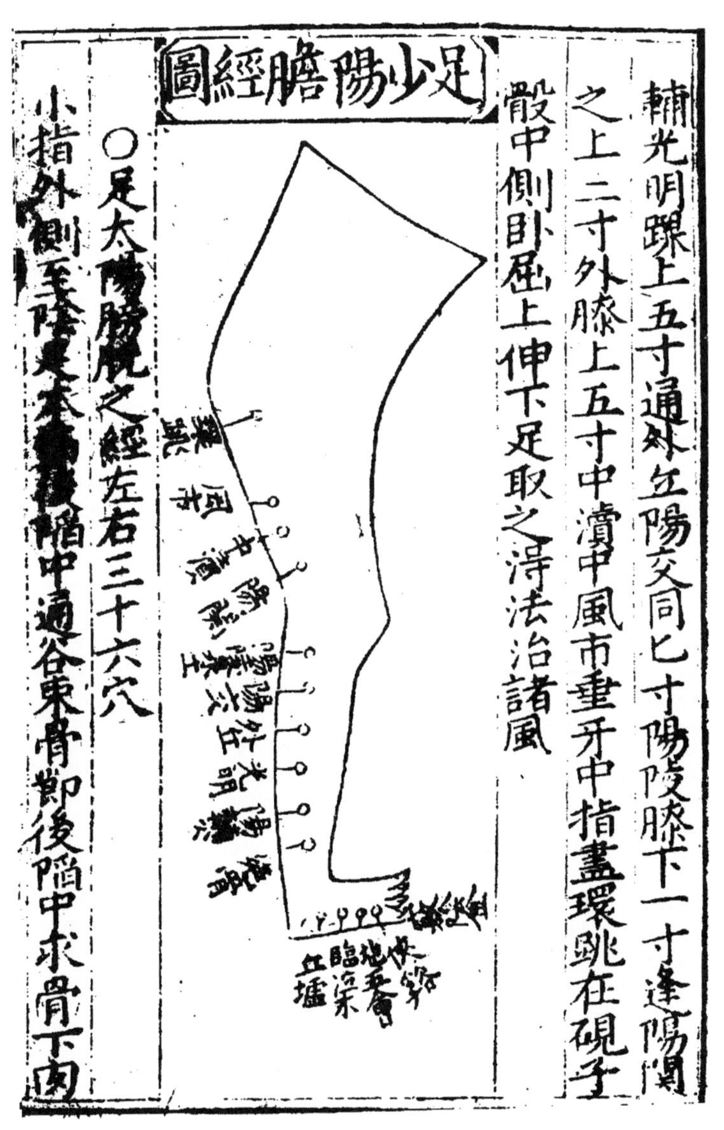

辅，光明踝上五寸通。外丘阳交同七寸，阳陵膝下一寸逢。阳关之上二寸外，膝上五寸中渎中。风市垂手中指尽，环跳在砚子骰中。侧卧屈上伸下足，取之得法治诸风。

足少阳胆经图（图见左）

足太阳膀胱之经左右三十六穴

小指外侧至阴足，本节后陷中通谷。束骨节后陷中求，骨下肉际寻京骨。阳跷踝下即申脉，金门外踝下取得。仆参隅中跟骨下，昆仑跟后寻骨踝。踝上三寸跗[①]阳当，踝上九寸名[②]飞扬。承山兑腨肠下取，承筋在腨肠中央。合阳委中下一寸，委中在腘纹中张。委阳外廉两筋内，浮郄在阳一寸上。殷门郄下六寸比，承扶臀下阴冲止。

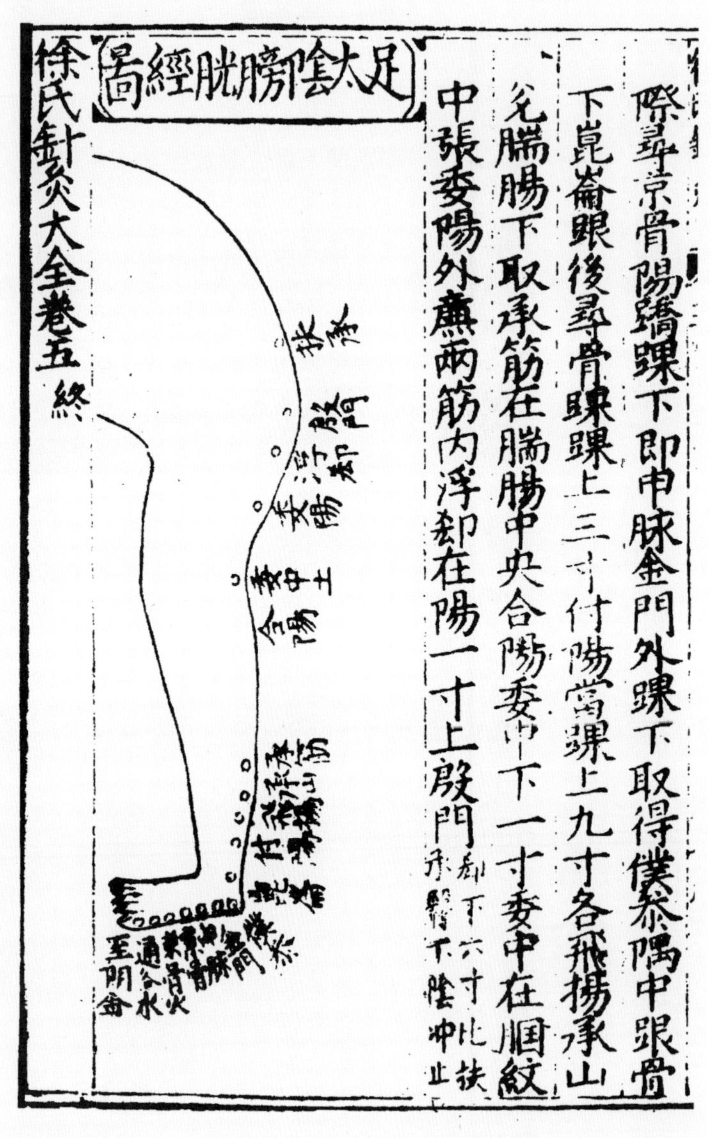
際尋京骨陽蹻踝下即申脉金門外踝下取得僕参隅中跟骨
下崑崙跟後尋骨踝踝上三寸付陽當踝上九寸各飛揚承山
兑腨腸下取承筋在腨腸中央合陽委中下一寸委中在膕紋
中張委陽外廉兩筋内浮郄在陽一寸上殷門郄下六寸比扶
承臀下陰冲止

足太陰膀胱經圖

徐氏針灸大全卷五終

足太阴膀胱经图（图见左）

徐氏针灸大全卷五终

①跗：原作“付”，据人卫本改。
②名：原作“各”，据人卫本改。

鼎雕太醫院校正徐氏針灸大全卷六

點穴論

千金云。人有老少。体有長短。膚有肥瘦。皆宜精思斟量。準而折之。又以肌肉文理節解縫會宛陷之中。及以手按之。病者快然如此子細安詳用心者乃能得之耳。又云或身短而手長。或身長而手短。或胸腹長或胸腹短。或大或小。又不以一槩而論也

○凡點穴法皆要平正四体。無使歪斜。灸時恐穴不正。徒壞好肉尔。若坐點則坐灸。卧點則卧灸。立點則立灸。反此一動則不得真穴矣。凡灸先陽後陰。先上後下。先少後多。皆宜審之

論艾炷大小

鼎雕太医院校正徐氏针灸大全卷六

点穴论

《千金》云：人有老少，体有长短，肤有肥瘦，皆宜精思斟量，准而折之。又以肌肉文理、节解、缝会、宛陷之中，及以手按之，病者快然，如此仔细安详，用心者乃能得之耳。又云：或身短而手长，或身长而手短，或胸腹长，或胸腹短，或大或小，又不以一概而论也。

凡点穴法，皆要平正四体，无使歪斜，灸时恐穴不正，徒坏好肉尔。若坐点则坐灸，卧点则卧灸，立点则立灸。凡此一动，则不得真穴矣。凡灸，先阳后阴，先上后下，先少后多，皆宜审之。

论艾炷大小

黄帝曰：灸不三分[1]，是谓徒冤[2]，炷务大也，小弱也乃小作之。凡小儿七日以上，周年以还，不过七壮，炷如雀粪大。经云：凡灸欲艾炷根下广三分，使火气不能远达，病未能愈，则是炷欲大，惟头与四肢欲小耳，但去风邪而已。

论壮数多少

《千金》云：凡言壮数者，若丁壮病根深笃，可倍于方数。老少衰弱，可减半。扁鹊灸法，有至五百壮、千壮。曹氏灸[3]法，有百壮五十壮，《小品》诸方亦然[4]。惟《明堂本经》多云：针入穴六分灸三壮，更无余论。故后人不准，惟以病之重轻而增损之。凡灸头顶[5]，止于七壮，积至七七壮止。《铜人》若治风，则灸上星、前顶、百会皆至二

①三分：原作“分三”，据《针灸大成》卷九乙转。

②冤：原本无，据《针灸大成》卷九补。

③灸：原作“从”，据人卫本改。

④有百壮五十壮，《小品》诸方亦然：原作“有百壮大十壮小诸方亦然”，据人卫本改。

⑤顶：《针灸大成》卷九作“项”。

百壮。腹皆宜灸五百壮，若鸠尾、巨阙，亦不宜灸多，多灸则四支细而无力。又足三里穴，乃云多至二三百①壮，心俞禁②灸，若③中风则④急灸至百壮，皆视其病之轻重而用之，不可泥一说，而又不知其有一说也。《下经》只云：若是禁灸穴，《明堂》亦许灸一壮至三壮，恐未尽也。斯所谓五百壮、千壮，岂可一日而尽，必待三、五、七日，以至三年、五年，以尽其数，乃可得也。

论点艾火

《下经》云：古来灸病，忌松、柏、枳、橘、榆、枣、桑、竹八木，切宜避之。凡取火，若得火珠曜日，以艾承之，得火为妙。次有火镜曜日，亦以艾引得火亦良。余用镔铁⑤击硝石，得火亦可。今人有清油点灯，传⑥

---

①百：原作“不”，据人卫本改。
②禁：原作“不”，据《针灸大成》卷九改。
③若：原作“君”，据《针灸大成》卷九改。
④则：原本无，据《针灸大成》卷九补。
⑤镔铁：原作“铁铁”，据《针灸资生经》卷一改。
⑥传：原书漫漶，据《针灸大成》卷九补。

火點艾是也兼滋潤灸瘡至愈不疼痛用蠟燭更佳

論避忌

千金云欲行針灸必先知本人行年宜忌尻神及人神所在不與禁忌相干即可故男忌除女忌破男忌戌女忌巳又所謂支血忌之類凡醫者不能知此避忌若逢病人危會男女氣怯下手至困達人智士拘於此若夫急難之際卒暴之疾命在須臾宜速治之若泥於禁忌已倫於鬼神豈不悞哉但一日止忌一時如子午八法不拘禁忌若治未形之病雖擇良日服藥針灸當也亦宜架天時日惡午以後不可灸謂陰氣未至灸無不着午前及早恐人氣虛有眩暈之咎急卒亦不可拘若值大風大

火点艾是也，兼滋润灸疮，至愈不疼痛，用蜡烛更佳。

论避忌

《千金》云：欲行针灸，必先知本人行年宜忌，尻神及人神所在，不与禁忌相干即可。故男忌除，女忌破；男忌戌，女忌巳。又所谓支血忌之类，凡医者不能知此避忌，若逢病人危会，男女气怯，下手即死[①]，达人智士拘于此。若夫急难之际，卒暴之疾，命在须臾，宜速治之。若泥于禁忌，已伦于鬼神，岂不误哉？但一日止忌一时，如子午八法，不拘禁忌。若治未形之病，虽[②]择良日服药针灸当也，亦宜架天时日恶。午以后不可灸，谓阴气未至，灸无不着。午前及早，恐人气虚，有眩晕之咎。急卒亦不可拘，若值大风大

①即死：原作“至困”，据人卫本改。
②虽：原作“难”，据人卫本改。

雨雷电，宜抽停之，必待晴明又灸可也。

论治灸疮

凡着艾，须要疮发，所患即瘥。不得疮发，其疾不愈。《甲乙经》云：灸疮不发者，用故履底灸令热熨之，三日而发。今又有用赤皮葱三五茎去叶，于微火[1]中煨熟，拍破热熨疮上[2]十余遍，其疮三日自发。亦有用麻油搽之而发者，亦有用皂角煎汤候冷，频点之而发者。又恐气血衰，宜服四物汤滋养者，盖不可一概而论。灸后务令疮发而去病也。凡贴疮，古人春用柳絮，夏用竹膜，秋用新绵[3]，冬用兔腹上白细毛，猫腹上毛更佳，令人每用膏药贴之，日一二易，则疮易愈。无若一日两贴一易，使疮脓出多而疾除也。

---

①微火：《针灸大成》卷九作“溏灰”。

②上：原脱，据《针灸大成》卷九补。

③新绵：底本版蚀缺字，据《太平圣惠方》卷一〇〇引《明堂》《针灸资生经》卷一补。

若欲用膏藥必須用真麻油入治病之藥或祛風散氣滋血療
損之藥隨證入之為妙

論忌食

經已灸之後古人忌猪魚熱麵生酒動風冷物雞肉最毒而今
人灸瘡不發者用小雞鰱魚而發者所謂用毒而攻毒其理亦
可行也但亦宜少用為佳

論保養

凡灸後切宜避風冷節飲酒戒房勞喜怒憂思悲恐七情之事
須要除之可擇幽靜之居養之為善但君子智人不必喻也

擇吉日

若欲用膏药，必须用真麻油入治病之药，或祛风散气滋血疗损之药，随证入之为妙。

论忌食

经已灸之后，古人忌猪、鱼、热面、生酒动风冷物。鸡肉最毒，而今人灸疮不发者，用小鸡、鲢鱼而发者，所谓用毒而攻毒。其理亦可行也，但亦宜少用为佳。

论保养

凡灸后切宜避风冷、节饮酒、戒房劳，喜、怒、忧、思、悲、恐七情之事，须要除之。可择幽静之居，养之为善，但君子智人，不必喻也。

择吉日

针灸吉日：丁卯庚午，甲戌丙子，丁丑壬午，甲申丙戌，丁亥辛卯，壬辰丙申，戊戌己亥，庚子辛丑，甲辰乙巳，丙午戊申，壬子癸丑，乙卯丙辰，己未壬戌，成开执日，忌辛未扁鹊死日。

吉日 月	正	二	三	四	五	六	七	八	九	十	十一	十二
天巫	辰	巳	午	未	申	酉	戌	亥	子	丑	寅	卯
天医	丑	寅	卯	辰	巳	午	未	申	酉	戌	亥	子
要安	寅	申	卯	酉	辰	戌	巳	亥	午	子	丑	未

凶日	正	二	三	四	五	六	七	八	九	十	十一	十二
白虎黑道	午	申	戌	子	寅	辰	午	申	戌	子	寅	辰
月厌	戌	酉	申	未	午	巳	辰	卯	寅	丑	子	亥

月杀[1]	丑	戌	未	辰	丑	戌
	未	辰	丑	戌	未	辰
独火	巳	辰	卯	寅	丑	子
	亥	戌	酉	申	未	午
死别	戌	戌	戌	丑	丑	丑
	辰	辰	辰	未	未	未
血支	丑	寅	卯	辰	巳	午
	未	申	酉	戌	亥	子
血忌	丑	未	寅	申	卯	酉
	辰	戌	巳	亥	子	午
除日女吉日		卯	辰	巳	午	未
		申	酉	戌	亥	子
		丑	寅			
破日男吉日		申	酉	戌	亥	子
		丑	寅	卯	辰	巳
		午	未			
火隔	午	辰	寅	子	戌	申
	午	辰	寅	子	戌	申
游祸忌服药		巳	寅	亥	申	巳
	寅	亥	申	巳	寅	亥
	申					

定取四花六穴之法

月殺 丑戌未辰丑戌未辰丑戌未辰
獨火 巳辰卯寅丑子亥戌酉申未午
死別 戌戌戌丑丑丑辰辰辰未未未
血支 丑寅卯辰巳午未申酉戌亥子
血忌 丑未寅申卯酉辰戌巳亥子午
除日女吉日 卯辰巳午未申酉戌亥子丑寅
破日男吉日 申酉戌亥子丑寅卯辰巳午未
火隔 午辰寅子戌申午辰寅子戌申
游禍忌服藥 巳寅亥申巳寅亥申巳寅亥申
定取四花六穴之法

①杀：人卫本作"煞"。

崔氏灸骨蒸痨瘵若人初得此疾即便如此法灸之無不效者但醫多不得真穴以致有悮今具真格使學者一見瞭然無悮豈非活人之心哉廷瑞謹識

先用細繩一條約三四尺以蠟抽之勿令展縮以病人脚底貼肉量男取左足女取右足從足大拇指頭齊起從脚板底當脚跟中心向後引繩循脚肚貼肉直上至膝腕曲䐐中大横紋截断次令病人解髮分開兩邊令見頭縫自顖門平分至腦後乃平身正坐取前所截繩子一頭從鼻端齊引繩向上正循頭縫至腦後貼肉垂下循脊骨引繩向下至繩盡處當脊骨以墨點記此墨不是灸穴別以稻稈心令病人合口將稈心按於口上兩頭至吻却勾起

崔氏灸骨蒸痨瘵，若人初得此疾，即便如此法灸之，无不效者。但医多不得真穴，以致有误。今具真格，使学者一见瞭然无误。岂非活人之心哉？廷瑞谨识。

先用细绳一条，约三四尺，以蜡抽之，勿令展缩。以病人脚底贴肉量男取左足，女取右足，从足大拇指头齐起，从脚板底，当脚跟中心向后引绳，循脚肚贴肉直上，至膝腕曲脷中大横纹截断，次令病人解发，分开两边，令见头缝，自囟门平分至脑后，乃平身正坐，取前所截绳子，一头从鼻端齐引绳向上，正循头缝至脑后，贴肉垂下，循脊骨引绳向下，至绳尽处，当脊骨以墨点记此墨不是灸穴，别以稻秆心，令病人合口，将秆心按于口上，两头至吻，却勾起稈心中心至鼻端根下如人此樣齊兩吻截斷將稈展直於先在脊墨記處取中橫量勿令高下於稈心兩頭以墨點之此是灸穴名曰患門二穴初灸七壯累灸至一百壯妙初只灸此二穴次令其人平身正坐稍縮臂膊取一繩遶項向前平結喉骨又平大杼骨俱以點記向前雙垂下與鳩尾齊即截斷灸鳩尾穴却翻繩向後以繩原點結喉墨放大杼上大杼墨放結喉上脊中雙繩頭齊會處以墨點記此亦不是灸穴別取稈心令其人合口無得動笑橫量齊兩吻截斷還於背上墨記處摺中橫量兩頭點之此是灸穴又將循脊直量上下點之此是灸穴名曰四花穴初灸七壯累灸至百壯迨瘡愈疾未愈依前法復灸故云累灸

秆心中心，至鼻端根下，如人此样，齐两吻截断，将秆展直，于先在脊墨记处，取中横量，勿令高下，于秆心两头以墨点之，此是灸穴，名曰患门二穴。初灸七壮，累灸至一百壮妙。初只灸此二穴，次令其人平身正坐，稍缩臂膊，取一绳绕项向前，平结喉骨，又平大杼骨，俱以点记。向前双垂下与鸠尾齐，即截断，灸鸠尾穴，却翻绳向后，以绳原点结喉墨放大杼上。大杼墨放结喉上，脊中双绳头齐会处，以墨点记此亦不是灸穴。别取秆心，令其人合口，无得动笑，横量齐两吻截断，还于背上墨记处，摺中横量两头点之，此是灸穴。又将循脊直量，上下点之，此是灸穴，名曰四花穴。初灸七壮，累灸至百壮，迨疮愈。疾未愈，依前法复灸。故云：累灸

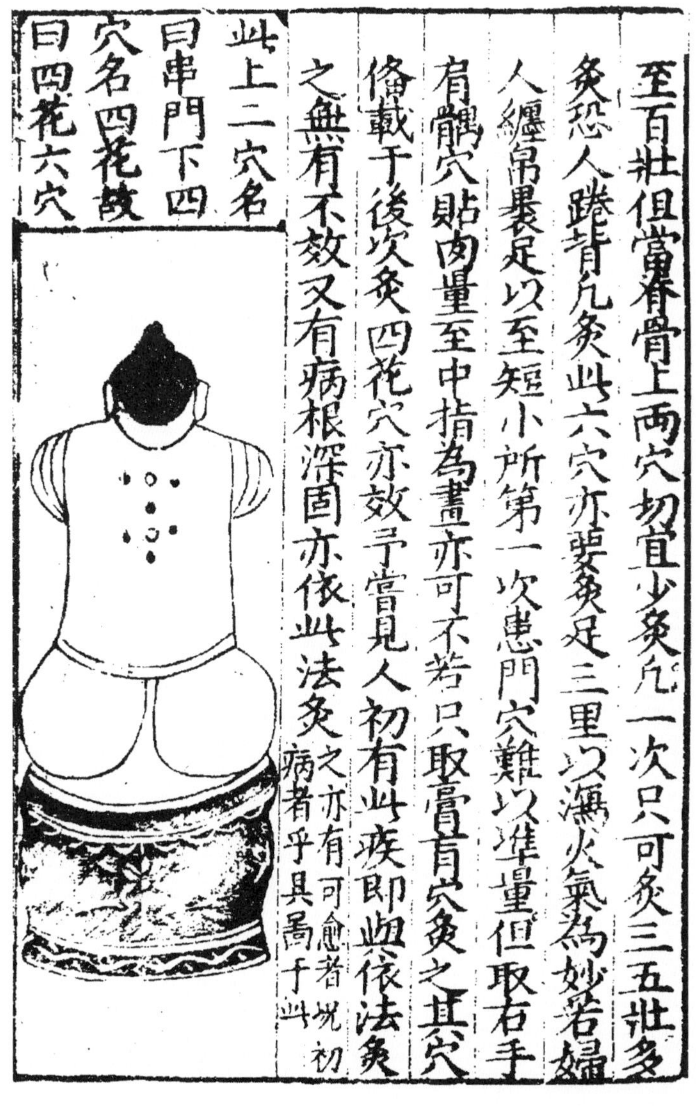
至百壯但當脊骨上兩穴切宜少灸凡一次只可灸三五壯多灸恐人蜷背凡灸此六穴亦要灸足三里以瀉火氣爲妙若婦人纏帛裹足以至短小所第一次患門穴難以準量但取右手肩髃穴貼肉量至中指爲盡亦可不若只取膏肓穴灸之其穴備載于後次灸四花穴亦效予嘗見人初有此疾即與依法灸之無有不效又有病根深固亦依此法灸之亦有可愈者况初病者乎具圖于此

此上二穴名曰串門下四穴名四花故曰四花六穴

至百壮。但当脊骨上两穴，切宜少灸，凡一次只可灸三五壮，多灸恐人蜷背。凡灸此穴，亦要灸足三里，以泻火气为妙。若妇人缠帛裹足以至短小，所取[①]第一次患门穴难以准确[②]，但取右手肩髃穴，贴肉量至中指为尽亦可。不若只取膏肓穴灸之，其穴备载于后，次灸四花穴亦效。予尝见人初有此疾，即与依法灸之，无有不效。又有病根深固，亦依此法灸之，亦有可愈者，况初病者乎。具图于此。

此上二穴名曰串门，下四穴名四花，故曰四花六穴。（图见左）

①取：原脱，据人卫本补。

②确：原作“量”，据人卫本改。

千金方論取膏肓腧穴法

膏肓腧穴無所不治。主羸瘦虛損夢中失精上氣欬逆狂惑失志取穴之法令人正坐曲身伸两手以臂着膝前令正直手大指與膝頭齊以物支肘勿令臂得搖動從胛膏土色摸索至胛骨下頭其間當有四筋二間灸中間依胛骨之裏筋間深處是穴骨容側指許摩筋肉之表筋骨空處按之但覺牽引骨節動灸至胛中各一穴至六百壯多至千壯當覺來下礱上然如若水狀亦當有所下出井無停痰宿疾則無所下也若病人已困。不能正坐當令側卧挽一臂令前求穴灸之也求穴大較以右手從左肩上住指頭表所不及者是也左手亦然乃以前法灸

《千金方》论取膏肓腧穴法

膏肓腧穴，无所不治，主羸瘦虚损，梦中失精，上气咳逆，狂惑失志①。取穴之法，令人正坐，曲身，伸两手以臂着膝前，令正直手大指与膝头齐，以物支肘，勿令臂得摇动，从胛骨上角②摸索至胛骨下头，其间当有四筋二间③，灸中间依胛骨之里，筋④间深处是穴。骨容侧指许，摩筋肉之表，筋骨⑤空处，按之但觉牵引骨节动。灸两⑥胛中各一穴，至六百壮，多至千壮，当觉气⑦下砻上然如若⑧水状，亦当有所下出，若⑨无停痰宿疾则无所下也。若病人已困，不能正坐，当令侧卧，挽一臂令前求穴灸之也。求穴大较：以右手从左肩上住指头表所不及者是也。左手亦然，乃以前法灸

---

①狂惑失志：《千金要方》卷三十第七作"狂惑忘误"；《针灸大成》卷九作"狂惑妄志"；人卫本作"狂惑失误"。

②骨上角：原作"膏土色"，据《千金要方》卷三十第七改。

③四筋两间：《千金要方》卷三十第七作"四肋三间"。

④筋：《千金要方》卷三十第七作"肋"。

⑤筋骨：《千金要方》卷三十第七作"肋间"。

⑥两：原作"至"，据《千金要方》卷三十第七改。

⑦气：原作"来"，据《千金要方》卷三十第七改。

⑧下砻上然如若：《千金要方》卷三第十七作"下砻砻然如流"。

⑨若：原作"井"，据《千金要方》卷三十第七改。

之若能正坐常伸两臂亦可伏衣襆上伸两臂令人挽两胛骨使相維不爾胛骨遮穴不可得也所伏衣襆當令大小常定不然則失其穴此灸訖後令人陽氣康盛當消息以自補養使身体平復其穴在五柱之上四柱之下横去六寸許相準望取之〇論曰昔秦緩不救留侯之疾以在膏之下肓之上針藥所不及即此穴也孫真人笑其拙不能求得此穴所以宿疴難遺若能用心按法灸之無不愈者其圖明白備載于此學者子細詳審依法取之無不得其真穴也〇一取穴法醫者先自坐以目平正却於壁上以墨作一大圈却令患者坐常使其目視圖無得邪視別處此亦良法也須令灸人正坐曲脊伸臂依法醫士

之。若不能久[1]正坐，常伸两臂，亦可伏衣襆上伸两臂。令人挽两胛骨，使相离[2]。不尔胛骨遮穴不可得也。所伏衣襆当令大小常定，不然则失其穴。此灸讫后，令人阳气康盛，当消息以自补养，使身体平复。其穴在五椎[3]之上，四椎之下，横去六寸许，相准望取之。

论曰：昔秦缓不救晋[4]侯之疾，以在膏之下肓之上，针药所不及，即此穴也。孙真人笑其拙，不能求得此穴，所以宿疴难遣。若能用心按法灸之，无不愈者。其图明白备载于此，学者仔细详审，依法取之，无不得其真穴也。

一取穴法，医者先自坐，以目平正，却于壁上，以墨作一大圈，却令患者坐，常使其目视图，无得斜视别处，此亦良法也。须令灸人正坐，曲脊伸臂依法，医士

①不能久：原作“能”，据《千金要方》卷三十第七改。

②离：原作“维”，据《太平圣惠方》卷九十九引《针经》《灸膏肓腧穴法》改。

③椎：原作“柱”，据《千金要方》卷三十第七改，下同。

④晋：原作“留”，据《千金要方》卷三十第七改。

以指揣頸後脊骨一節為一寸自一椎至五椎逐以墨點記令上下端直分明且人有有頸骨者亦有無頸骨者當以平肩為一椎是也以四椎至五椎用稈心比量兩椎上下遠近摺為三分亦以墨界脊上椎間取第四椎下二分微多五椎上一分微少用筆點定橫過相去六寸之中左右以為兩穴交下遠近之準大要兩椎上下合同身寸一寸三分七纏微縮有無大段長短不同以叅考甲乙經自大杼至尾骶作二十一椎量三尺之數分之若椎節分明縱然尺数不同穴以椎數為定若人肥大背厚骨節難尋當以平臍十四椎命門穴為准上自大杼下至命門摺為一十四椎每椎一寸三分合其穴無不真矣

以指揣颈后脊骨，一节为一寸，自一椎至五椎，逐以墨点记，令上下端直分明。且人有有颈骨者，亦有无颈骨者，当以平肩为一椎是也。以四椎至五椎，用秆心比量两椎上下远近，摺为三分，亦以墨界脊上椎间，取第四椎下二分微多，五椎上一分微少，用笔点定，横过相去六寸之中，左右以为两穴，交下远近之准。大要两椎上下，合同身寸一寸三分七缠微缩，有无大段长短不同，以参考《甲乙经》。自大杼至尾骶，作二十一椎，量三尺之数分之。若椎节分明，纵然尺数[①]不同，穴以椎数为定。若人肥大背厚，骨节难寻，当以平脐十四椎命门穴为准。上至大杼，下至命门，摺为一十四椎，每椎一寸三分，合其穴无不真矣。

①数：人卫本作“寸”。

取膏肓穴图（图见左）

二十一椎[1]图（图见左）

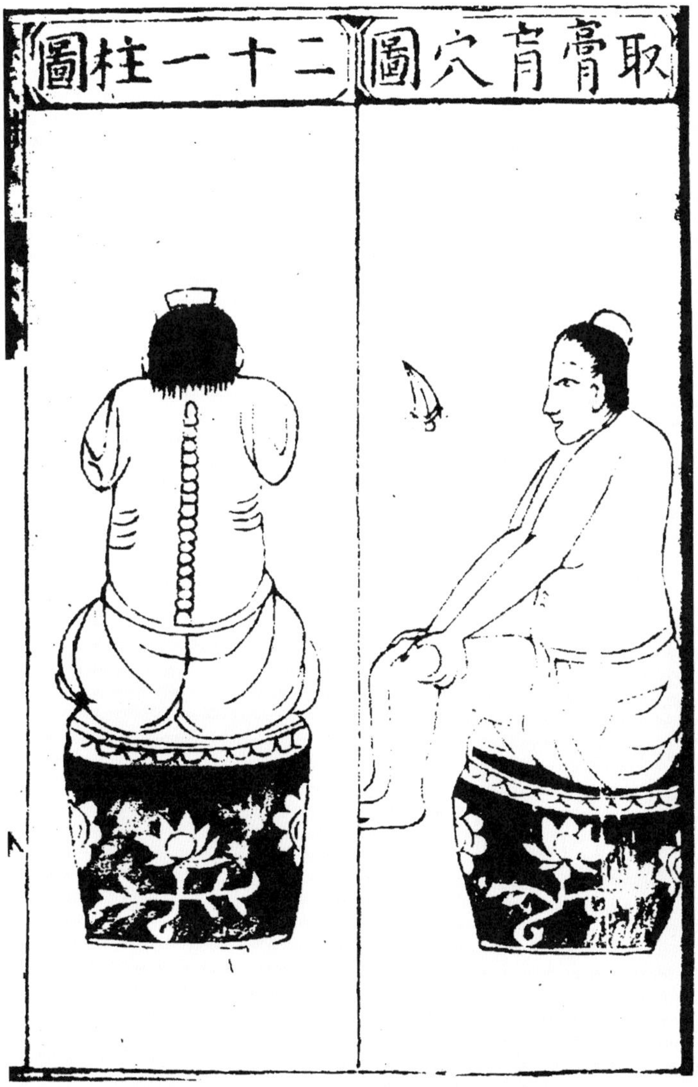

取膏肓穴圖

二十一柱圖

①椎：原作“柱”，据上文“作二十一椎”之文改。

鈎股取脊中五柱上

鈎

股

用前量同身寸稈心自五柱上中央墨點處依脊骨向下量四寸至七柱點記却兩邊斜量寸至灸穴○圈中心以為左右兩穴高下平有準

取腎俞穴法

令患人平身垂手正立於平正木石之上目無斜視身無偏倚去上衣服用切直杖子從地比至臍中央截斷却回杖子于背

钩股取脊中五椎上（图见左）

用前量同身寸秆心，自五椎上中央墨点处，依脊骨向下量四寸至七椎点记，却两边斜量寸至灸穴。

圈中心以为左右两穴，高下平有准。

取肾俞法

令患人平身垂手，正立于平正木石之上，目无斜视，身无偏倚，去上衣服，用切直杖子，从地比至脐中央，截断却回杖子于背

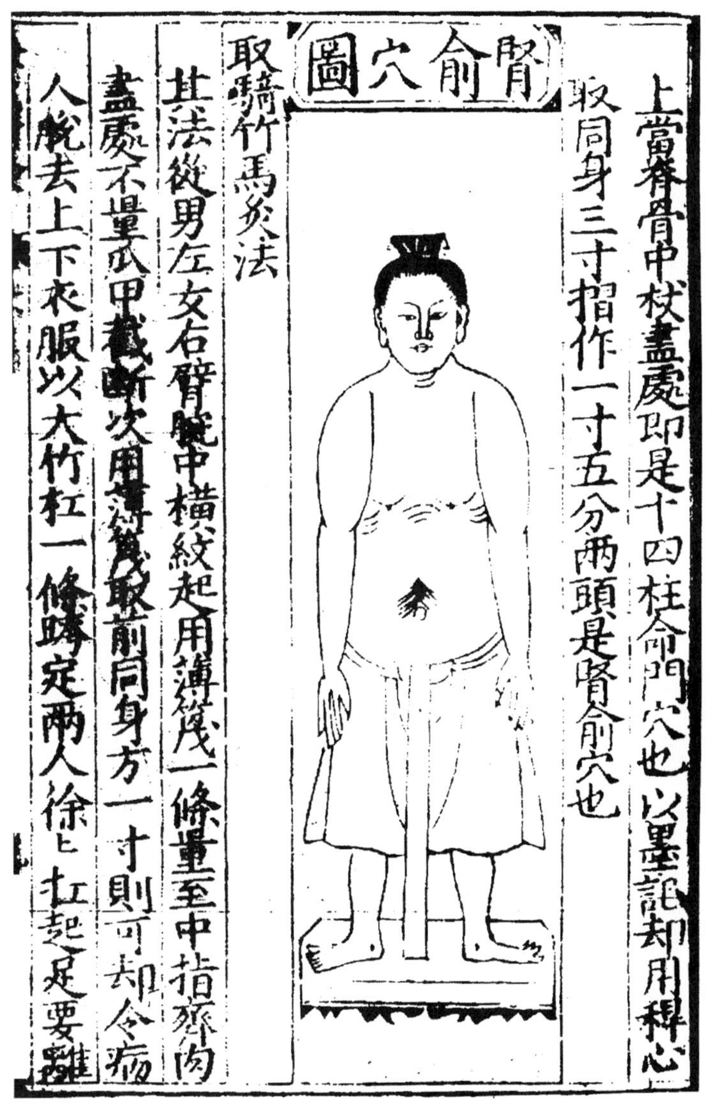
上當脊骨中杖盡處即是十四柱命門穴也以墨記却用稈心
取同身三寸摺作一寸五分兩頭是腎俞穴也

腎俞穴圖

取騎竹馬灸法

其法從男左女右臂腕中橫紋起用薄篾一條量至中指齊肉
盡處不量爪甲截断次用薄篾取前同身方一寸則可却令病
人脫去上下衣服以大竹杠一條跨定兩人徐徐扛起足要離

上，当脊骨中杖尽处，即是十四椎命门穴也。以墨记，却用秆心取同身三寸，摺作一寸五分，两头是肾俞穴也。

肾俞穴图（图见左）

取骑竹马灸法

其法从男左女右，臂腕中横纹起，用薄篾一条，量至中指齐肉尽处，不量爪甲，截断。次用薄篾，取前同身寸[1]一寸则可，却令病人脱去上下衣服，以大竹杠一条跨定，两人徐徐扛起。足要离

①寸：原作“方”，据《针灸大成》卷九改。

地五寸许，两旁更以两人扶定，毋令摇不稳。却以前量长篾，贴定竹杠竖起，从尾骶骨，贴脊量至篾尽处，以笔点记此不是灸穴却

骑竹马灸法之图（图见左）

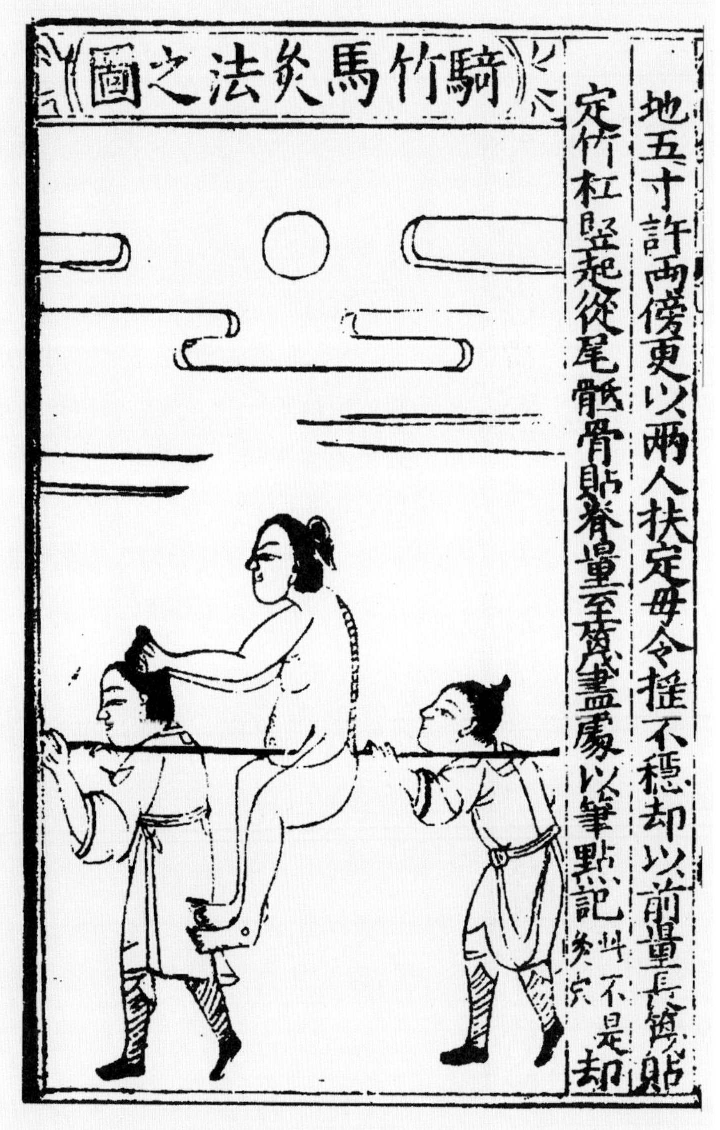
騎竹馬灸法之圖

地五寸許兩傍更以兩人扶定毋令搖不穩却以前量長篾貼定竹杠竪起從尾骶骨貼脊量至篾盡處以筆點記此不是灸穴却

用後取同身寸篾取兩寸平摺自中穴橫量兩傍各一寸方是灸穴可灸三七壯此二穴專治癰疽惡瘡發背疔毒瘰癧諸瘋灸之極效

灸心氣之法

先將稈心一條長者比男左女右手掌內大拇指根橫紋量至爪甲肉止以墨點記次比鹽指中指四指小指五指皆比如前法再加同身寸一寸點定別用稈心一條與先所量稈心般齊至再加一寸墨上共結一磊卻令病人正坐脫去上衣以稈心分開加於頸上以指按定磊於天突骨上兩邊垂向背後以兩條稈心取般齊垂下脊中盡處是穴可灸五壯七壯神效

用后取同身寸篾，取两寸平摺，自中穴横量，两旁各一寸，方是灸穴。可灸三七壮。此二穴专治痈疽恶疮，发背疖毒，瘰疬诸风，灸之极效。

灸心气之法

先将秆心一条长者，比男左女右手掌内，大拇指根横纹量至爪甲肉止，以墨点记。次比盐指、中指、四指、小指，五指皆比如前法。再加同身寸一寸点定，别用秆心一条，与先所量秆心般齐，至再加一寸墨上，共结一磊，却令病人正坐，脱去上衣，以秆心分开，加于颈上，以指按定，磊于天突骨上，两边垂向背后，以两条秆心取般齐，垂下脊中尽处是穴，可灸五壮、七壮，神效。

灸心气法图（图见左）

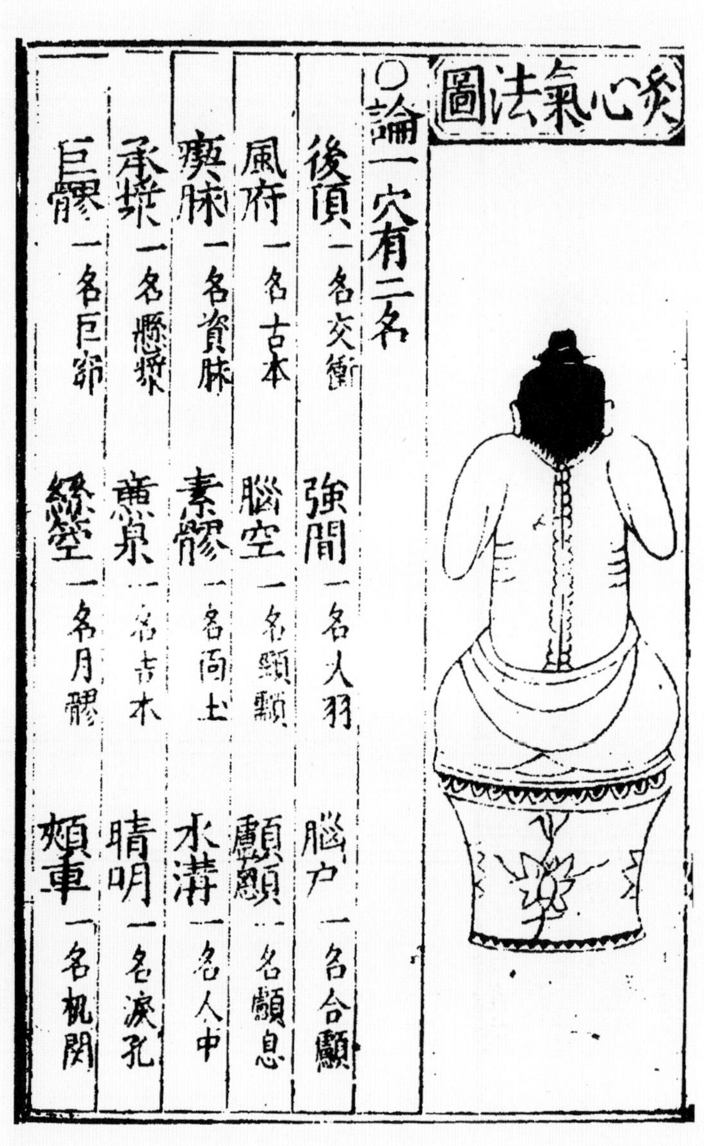
灸心氣法圖

○論一穴有二名

後頂一名交衝　強間一名大羽　腦戶一名合顱

風府一名古本　腦空一名顳顬　顱顖一名顱息

瘈脈一名資脈　素髎一名面土　水溝一名人中

承漿一名懸漿　廉泉一名吉木　睛明一名淚孔

巨髎一名巨窌　絲竹空一名月髎　頰車一名機関

论一穴有二名

后顶一名交冲

强间一名大羽

脑户一名合颅

风府一名舌本[①]

脑空一名颈颥

颅囟一名颅息

瘈脉一名资脉

素髎一名面正[②]

水沟一名人中

承浆一名悬浆

廉泉一名舌本[③]

睛明一名泪孔

巨髎一名巨窌

丝竹空一名目髎[④]

颊车一名机关

---

①舌本：原作“古本”，据《针灸大成》卷七改。

②正：原作“土”，据《针灸大成》卷七改。

③舌本：原作“吉木”，据《针灸大成》卷七改。

④目髎：原作“月髎”，据《针灸大成》卷七改。

肩井一名膊井　臑會一名臑髎　大杼一名百勞
命門一名屬累　風門一名熱府　督俞一名高蓋
中膂內俞一名脊內俞　會陽一名利机　天窗一名窗龍
天鼎一名天頂　扶突一名水穴　缺盆一名天蓋
人迎一名五會　天突一名天瞿　玉堂一名玉英
腧府一名輸府　中府一名府中俞　天池一名天會
中脘一名太倉　水分一名分水　神闕一名氣合
會陰一名平翳　四滿一名髓府　橫骨一名屈骨端
氣冲一名氣街　腹結一名腸窟　沖門一名慈宮
太淵一名太泉　商陽一名絶陽　二間一名間谷
三間一名少谷　合谷一名虎口　陽谿一名中魁

肩井一名膊井　臑会一名臑髎
大杼[1]一名百劳　命门一名属累
风门一名热府　督俞一名高盖
中膂内俞一名脊内俞
会阳一名利机　天窗一名窗龙
天鼎一名天顶　扶突一名水穴
缺盆一名天盖　人迎一名五会
天突一名天瞿　玉堂一名玉英
腧府一名输府　中府一名府中俞
天池一名天会　中脘一名太仓
水分一名分水　神阙一名气合
会阴一名平翳　四满一名髓府
横骨一名屈骨端　气冲一名气街
腹结一名肠窟　冲门一名慈宫
太渊一名太泉　商阳一名绝阳
二间一名间谷　三间一名少谷
合谷一名虎口　阳溪一名中魁

①杼：《针灸大成》卷七、人卫本俱作“椎”。

三里一名手三里　少冲一名经始
神门一名兑冲　少海一名曲节
少泽一名小吉　天泉一名天温[①]
阳池一名别阳　支沟一名飞虎
中都一名中郄　中封一名悬泉
蠡沟一名交仪　阴包一名阴胞
悬钟一名绝骨　漏谷一名太阴络
地机一名脾舍　血海一名百虫窠
下廉一名下巨虚　上廉一名上巨虚
阴市一名阴鼎　伏兔一名外勾
涌泉一名地冲　太溪一名吕细
然谷一名龙渊　照海一名阴跷
申脉一名阳跷　金门一名关梁[②]
仆参一名安邪　昆仑一名下昆仑
付阳一名跗阳　飞扬一名厥阳
环跳一名髋骨　然谷一名然骨

①温：《针灸大成》卷七作"湿"。
②关梁：底本残，据《针灸甲乙经》卷三第三十五补。

论一穴有三名

络却一名强阳　一名脑盖

禾髎一名长髎　一名禾窌

童子髎一名太阳　一名前关

上关一名容主　一名客主

听会一名听河　一名后关

前关一名童子髎　一名太阳

肩髃一名中肩井　一名扁骨

脊中一名神宗　一名脊俞

膻中一名亶中　一名元儿

鸠尾一名尾翳　一名鹘骬

上脘一名上管　一名胃脘

关元一名丹田　一名大中极

气海一名脖胦　一名下肓

中极一名玉泉　一名气原

气穴一名胞门　一名子户

大赫一名阴维　一名阴关

天枢一名长溪　一名谷门

日月一名神光　一名胆募

京门一名气俞　一名气府

温溜一名地头①　一名逆注

劳宫一名五里　一名掌中

阳交一名别阳　一名足髎

阳关一名阳陵　一名关陵

承筋一名腨肠　一名直肠

复溜一名昌阳　一名伏白

论一穴有四名

①地头：《针灸大成》卷七作“池头”。

百会一名三阳　一名五会　一名天满

哑门一名瘖门　一名舌横　一名舌厌

攒竹一名始光　一名光明　一名员柱

章门一名长平　一名季肋　一名肋髎

承山一名鱼腹　一名肉柱　一名肠[1]山

承扶一名肉郄　一名阴关　一名皮部

论一穴有五名

石门一名利机　一名丹田　一名精露　一名命门

论一穴有六名

腰俞一名背鲜　一名腰户　一名髓孔　一名腰柱　一名髓俞

论一名有两穴

①肠：原作“伤”，据《针灸大成》卷七改。

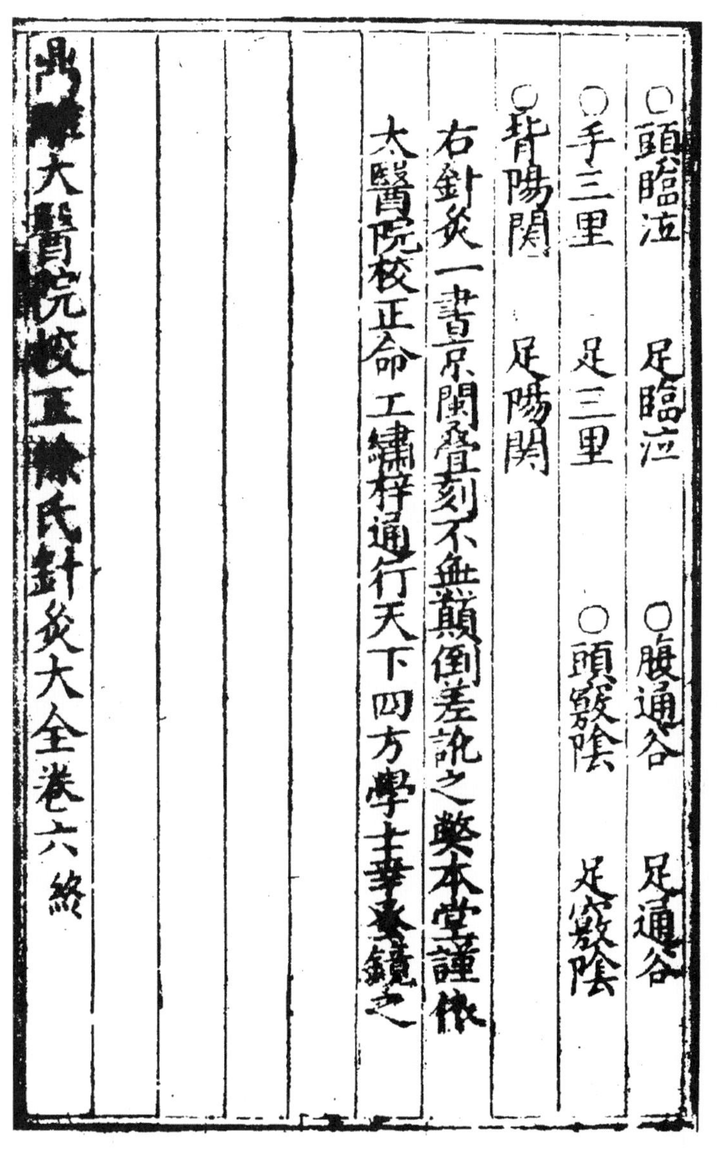

○頭臨泣　足臨泣

○腹通谷　足通谷

○手三里　足三里

○頭竅陰　足竅陰

○背陽關　足陽關

右針灸一書京閩叠刻不無顛倒差訛之弊本堂謹依
太醫院校正命工繡梓通行天下四方學士幸鑒之

鼎雕太醫院校正徐氏針灸大全卷六終

头临泣　足临泣

腹通谷　足通谷

手三里　足三里

头窍阴　足窍阴

背阳关　足阳关

手五里　足五里[1]

上针灸一书，京闽叠刻，不无颠倒差讹之弊，本堂谨依太医院校正，命工绣梓，通行天下，四方学士幸鉴之。

鼎雕太医院校正徐氏针灸大全卷六终

①手五里、足五里：原本无，据人卫本补。

杨敬斋针灸全书

（题）［明］陈言 撰　王旭东　施庆武 校订

明万历十九年刊本

《杨敬斋针灸全书》二卷，又名《秘传常山敬斋杨先生针灸全书》，初刊于明万历十九年（1591）。作者题为明代陈言，但书名又与杨敬斋相关；究其内容，又与明正统四年（1439）之《徐氏针灸大全》相同，仅文字略有出入。据著名针灸文献学家黄龙祥教授考证，本书是陈言在万历十二年（1584）《徐氏针灸大全》朱鼎臣重刊本的基础上再加改动而成，可视为徐凤《针灸大全》的另一传本。至于陈言出于何种原因而改变书名、变换作者，至今尚无说法。

书中内容多系针灸歌赋，与《徐氏针灸大全》比较，全身穴位歌和穴位图仅有头部 66 穴和 4 幅图，缺了面部、肩膊部、背部、颈部、膺部、腋部、腹部、胁部共 319 个穴位 18 幅图，比《徐氏针灸大全》少十二正经 278 穴的歌诀和 12 幅穴位图；以上所缺篇幅约 4000 字。缺全部“八法主治病症”二百四十余种病症的针灸处方约 8000 字；缺“中风五不治”“点穴论”“论艾炷大小”“论壮数多少”“论点艾火”“论避忌”“论治灸疮”“论忌食”“论保养”“择吉日”“《千金方》论取膏肓腧穴法”“取肾俞法”“灸心气之法”共 13 则医论约三千余字。缺少篇幅约 1.7 万字，占《徐氏针灸大全》总篇幅 1/3 强，其余部分基本相同，仅少量文字有出入。此外本书编排次序与《徐氏针灸大全》不同。因书中增入多种病证治疗的针穴图，使本书具有一定的特色，因其刊年较早，文字正确率高于徐氏之作，则具有较高的版本价值。现以明万历十九年余碧泉刊本影印，以简体汉字录出并点校。

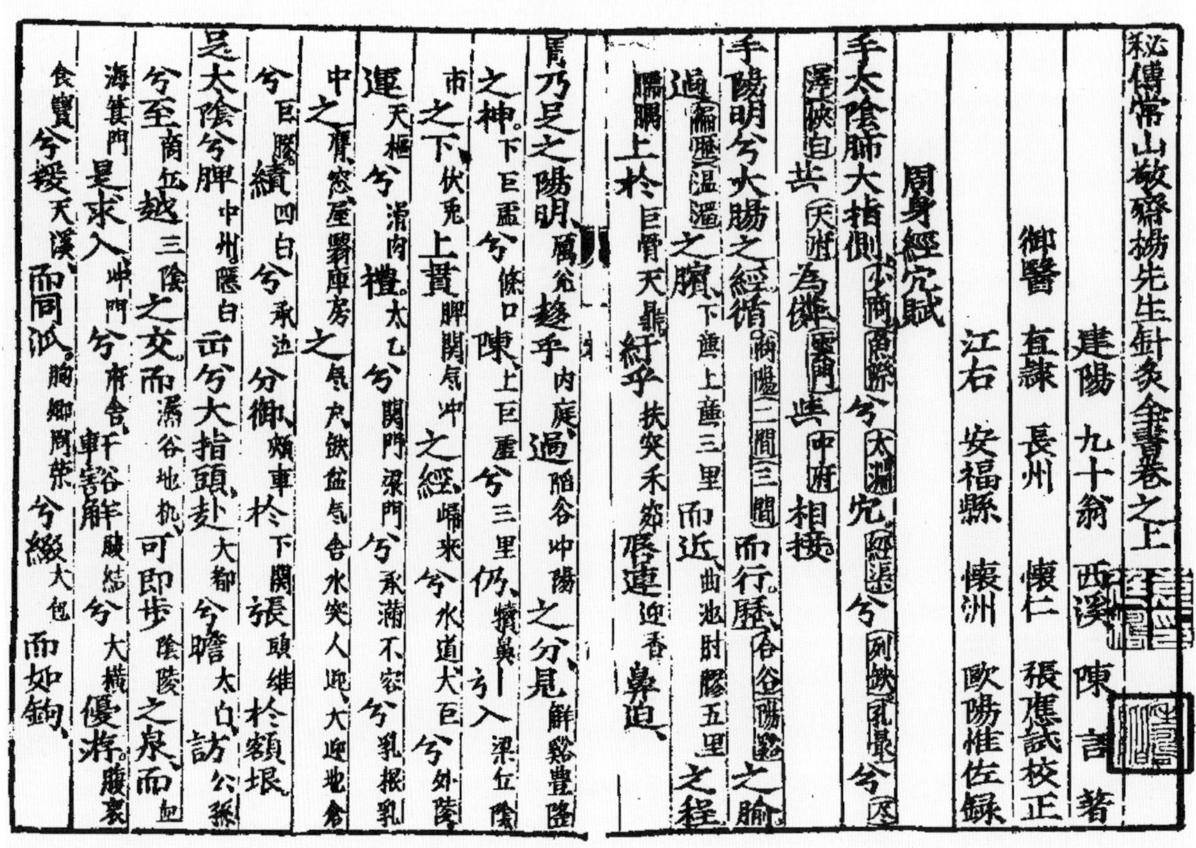
秘傳常山敬齋楊先生針灸全書卷之上
建陽 九十翁 西溪 陳言 著
御醫 直隸 長州 懷仁 張應試 校正
江右 安福縣 懷洲 歐陽惟佐 錄
周身經穴賦
手太陰肺大指側少商魚際兮太淵穴經渠兮列缺孔最兮尺
澤俠白共天府為鄰雲門與中府相接
手陽明兮大腸之經循商陽二間三間而行歷合谷陽谿之腧
過偏歷溫溜之臏下廉上廉三里而近曲池肘髎五里之程
臑髃上於巨骨天鼎紆乎扶突禾髎脣連迎香鼻迫
胃乃足之陽明厲兌趨乎內庭過陷谷沖陽之分見解谿豐隆
之神下巨虛兮條口陳上巨虛兮三里仍犢鼻引入梁丘陰
市之下伏兔上貫髀關氣沖之經歸來兮水道大巨兮外陵
運天樞兮滑肉禮太乙兮關門梁門兮承滿不容兮乳根乳
中之膺窗屋翳庫房之氣戶缺盆氣舍水突人迎大迎地倉
兮巨髎續四白兮承泣分御頰車於下關張頭維於額垠
足太陰兮脾中州隱白出兮大指頭赴大都兮瞻太白訪公孫
兮至商丘越三陰之交而漏谷地機可即步陰陵之泉而血
海箕門是求入沖門兮府舍軒豁解腹結兮大橫優游腹哀
食竇兮接天溪而同派胸鄉周榮兮綴大包而如鉤

秘传常山敬斋杨先生针灸全书卷之上

建阳 九十翁 西溪 陈言 著

御医 直隶 长州 怀仁 张应试 校正

江右 安福县 怀洲 欧阳惟佐 录

周身经穴赋

手太阴肺大指侧，少商、鱼孙兮太渊穴；经渠兮列缺，孔最兮尺泽；侠白共天府为邻、云门与中府相接。

手阳明兮大肠之经，循商阳、二间、三间而行；历合谷、阳溪之腧，过偏历、温溜之滨[①]；下廉、上廉、三里而近曲池、肘髎、五里之程；臂臑上于巨骨，天鼎纡乎扶突，禾髎唇连迎香鼻迫[②]。

胃乃足之阳明，厉兑趋乎内庭；过陷谷、冲阳之分，见解溪、丰隆之神；下巨虚兮条口陈，上巨虚兮三里仍；犊鼻引入梁丘、阴市之下、伏兔上贯髀关、气冲之经；归来兮水道，大巨兮外陵；运天枢兮滑肉、礼太乙兮关门；梁门兮承满，不容兮乳根；乳中之膺窗、屋翳，库房之气户、缺盆；气舍、水突、人迎、大迎；地仓兮巨髎续，四白兮承泣分；御颊车于下关，张头维于额垠。

足太阴兮脾中州，隐白出兮大指头；赴大都兮瞻太白，访公孙兮至商丘；越三阴之交，而漏谷、地机可即；步阴陵之泉，而血海、箕门是求；入冲门兮府舍轩豁，解腹结兮大横优游；腹哀、食窦兮，接天溪而同派；胸乡周荣兮，缀大包而如钩。

①滨：原作“膑”，据《徐氏针灸大全》明万历郑继华宗文堂刻本（以下简称“《针灸大全》”）卷一改。
②迫：《针灸大全》卷一作“近”。

追夫真心[①]为手少阴。少冲出乎小指，少府直乎神门；阴郄、通里兮，灵道非远；少海、青灵兮，极泉何深。〇手太阳，小肠之荥。路从[②]少泽，步前谷、后溪之隆；道遵腕骨，观阳谷、养老之崇；得支正于小海[③]，逐肩贞以相从；臑腧[④]兮遇天宗；乘秉风兮曲垣中；肩外俞兮肩中俞；启天窗兮见天容；匪由颧髎，曷造听宫。

足膀胱兮太阳，交背部之二行。穷至阴于通谷之口，寻束骨于京骨之乡；申脉命仆参以前导，昆仑辟金门于踝旁，奋附阳、飞扬[⑤]之志，转承山、承筋之行；至于合阳、委中、委阳；浮郄、殷门以相从，扶承、秩边而胞肓；入志室兮肓门、胃仓，开意舍兮振彼阳纲；出魂门兮膈关，乃噫嘻乎神堂；膏肓兮在四椎之左右，魄户兮随附分而会阳；下、中、次、上之窌，白环中膂之房；膀胱俞兮小肠，大肠俞兮在傍；三焦肾俞兮胃俞接，脾、胆、肝、膈兮心俞当；厥阴、肺俞之募，风门、大杼之方；天柱竖兮玉枕络却，通天豁兮见彼承光；自五处、曲差而下，造攒竹、睛明之场。

足少阴兮肾属，涌泉流于然谷；太溪、大钟兮水泉缘，照海、复溜兮交信续；从筑宾兮上阴谷，掩横骨兮大赫麓；气穴、四满兮中注，肓俞上通兮商曲；守石关兮阴都宁，闭通谷兮幽门肃；步廊、神封而灵墟存，神藏、彧中而俞府足。

手厥阴心包之络，中冲发中指之奇；自劳宫、大陵而往，逐内关、

①追夫真心：《针灸大全》卷一作“治奥贞心”。
②从：原脱，据《针灸大全》卷一补。
③小海：《针灸大全》卷一作“少海”。
④臑腧：此上原衍“值”字，据《针灸大成》卷二删。
⑤飞扬：原作“兑端”，据《琼瑶发明神书》卷下、《针灸大全》卷一改。

间使而驰；叩郄门于曲泽，酌天泉于天池。

手少阳三焦之脉，在小指次指之端；关冲开乎液门，中渚、阳池、外关；支沟、会宗、三阳络，四渎、天井、清冷渊，消泺、臑会、肩髎而相连；天髎处天牖之下，翳风让瘈脉居先；颅额[①]定而角孙近耳，丝竹空而和髎[②]倒悬；耳门既辟，夏蚋闻焉。

足少阳兮胆经，穴乃出乎窍阴；溯侠溪兮地五会，过临泣兮丘墟平；悬钟兮阳辅、光乎明，外丘兮阳交、阳陵[③]；西出阳关兮，抵中渎、风市之境；环跳、居窌兮，循维道、五枢之名；考夫带脉，询至京门；日月丽兮辄筋荣，渊腋泄兮肩井盈；临风池兮脑空鸣，穷窍阴兮完骨明；举浮白于天冲，接承灵于正营，目窗兮临泣，阳白兮本神；率谷回兮曲鬓出，悬厘降兮悬颅承；颔厌兮佳客主人，听会兮童子窌迎。

厥阴在足，肝经所终。起大敦于行间，循太冲于中封，蠡沟、中都之会，膝关、曲泉之宫；袭阴包于五里兮，阴廉乃发；寻羊矢于章门兮，期门可攻。

至若任脉行乎腹与胸，承浆泄兮廉泉通；窥天突于璇玑，捣华盖于紫宫；登玉堂兮膻中逢，集中庭兮鸠尾冲；胆巨阙兮上脘、中脘，过建里兮下脘攸同；水分兮神阙缥缈，阴交兮气海鸿濛；石门直兮关元、中极，曲骨横兮会阴乃终。

督脉行乎背部中，兑端接兮龈交[④]从。素髎[⑤]在鼻兮，水沟疏通；神

①额：《针灸大成》明万历二十九年（1601）赵文炳刻本卷二作“息”，《针灸大全》卷一作“囟”。

②和髎：原作“禾酥”，据《针灸大成》卷二改。

③阳陵：原作“阴陵”，据《琼瑶发明神书》卷下、《针灸大全》卷一、《针灸大成》卷二改。

④龈：原作“断”，据《针灸大成》卷二改。后文出现迳改，不再注明。

⑤髎：原作“膠”，据《针灸大成》卷二改。

庭入发兮，上星瞳朦；囟会现兮前顶，百会俨兮尊崇；后项转兮强间逢，脑户[1]闭兮风府空；哑门通于大椎[2]兮，陶道坦夷；身柱缥于神道兮，灵台穹窿；至阳立下，筋缩脊中；接脊悬枢，命门重重；歌阳关兮舞腰俞，愿长强兮寿无穷。

论一穴有二名

后顶一名交冲　强间一名大羽　脑户一名合颅
瘈脉一名资脉　素髎一名面正[4]　水沟一名人中
巨髎一名巨窌　丝空一名目髎　颊车一名机关
命门一名属累　风门一名热府　督俞一名高盖
天窗一名窗龙　天鼎一名天顶　扶突一名水穴
玉堂一名玉英　腧府一名输府　中府一名府中俞
神阙一名气合　会阴一名屏翳　四满一名髓府
冲门一名慈宫　太渊一名太泉　商阳一名绝阳

风府一名舌本　脑空一名颞颥[3]　颅囟一名颅息
承浆一名悬浆　廉泉一名舌本[5]　睛明一名泪孔
肩井一名膊井　臑会一名臑髎　大杼[6]一名百劳
中膂内俞一名脊内俞　会阳一名利机
缺盆一名天盖　人迎一名五会　天突一名天瞿
天池一名天会　中脘一名太仓　水分一名分水
横骨一名屈骨端　气冲一名气街　腹结一名肠窟

①户：原作“空”，据《针灸大成》卷二改。
②椎：原作“杼”，据《针灸大成》卷二改。
③颞颥：原作“颈颥”，《针灸大全》卷一同，据《普济方》卷四一二、《针灸大成》卷二、《类经图翼》卷八改。
④正：原作“士”，据《针灸大成》卷七改。
⑤舌：原作“吉”，据《针灸大成》卷七改。
⑥杼：《针灸大成》卷七作“椎”。

二间一名间谷　三间一名少谷　合谷一名虎口　阳溪一名中魁　三里一名手三里　少冲一名经始

神门一名兑冲　少海一名曲节　少泽一名小吉　天泉一名天温[①]　阳池一名别阳　支沟一名飞虎

中封一名悬泉　蠡沟一名交仪　中都一名中郄　阴包一名阴胞　悬钟一名绝骨　漏谷一名太阴络

地机一名脾舍　血海一名百虫窠　下廉一名下巨虚　上廉一名上巨虚　阴市一名阴鼎　伏兔一名外勾

涌泉一名地冲　太溪一名吕细　然谷一名龙渊　照海一名阴跷　申脉一名阳跷　金门一名关梁[②]

仆参一名安邪　昆仑一名下昆仑　付阳一名跗阳　飞扬一名厥阳　环跳一名髌骨　然谷一名然骨

论一穴有三名

络却一名强阳，一名脑盖　禾髎一名长髎，一名禾窌　童子髎[③]一名太阳，一名前关

上关一名客主人，一名客主　前关一名太阳，一名童子窌　听会一名听河，一名后关

肩髃一名中肩井，一名扁骨　脊中一名神宗，一名脊俞　膻中一名亶中，一名元儿

鸠尾一名尾翳，一名鹘鹘　上脘一名上管，一名胃脘　关元一名丹田，一名大中极

气海一名脖胦，一名下肓　中极一名玉泉，一名气原　气穴一名胞门，一名子户

大赫一名阴维，一名阴关　天枢一名长溪，一名谷门　日月一名神光，一名胆募

京门一名气俞，一名气府　温溜一名地[④]头，一名逆注　劳宫一名五里，一名掌中

①温：《针灸大成》卷七作“湿”。

②金门一名关梁：“金门”原作“金阙”，“关梁”二字脱文，据《针灸大全》卷一、《类经图翼》卷七改、补。

③髎：原无，据《针灸大全》卷一补。

④地：《针灸大成》卷七作“池”。

阳交一名别阳，一名足窌　　阳关一名关阳，一名关陵　　承筋一名腨肠，一名直肠

复溜一名昌阳，一名伏白

论一穴有四名

百会一名三阳，一名五会，一名天满　　哑门一名瘖门，一名舌横，一名舌厌

攒竹一名始光，一名光明，一名员柱　　章门一名长平，一名季胁，一名胁髎

承山一名鱼腹，一名肉柱，一名肠[①]山　　扶承一名肉郄，一名阴关，一名皮部

论一穴有五名

石门一名利机，一名丹田，一名精露，一名命门

论一穴有六名

腰俞一名背解，一名髓孔，一名腰柱，一名腰户，一名髓俞

论一名有两穴

头临泣，足临泣　腹通谷，足通谷　手三里，足三里　头窍阴，足窍阴　背阳关，足阳关

○金针赋序

大明洪武庚辰仲春，予学针法。初学于洞玄先生，孟仲倪公。明年父没过维阳，又学于东隐先生、九思彭公，深得二先生发明窦太师针道之书，梓岐风谷、飞经走气补泻之法。游江湖

①肠：原作“伤”，据《针灸大成》卷七改。

間以之叅問他師皆不過能談其槩及求精微之妙百不一二間有知者亦莫盡知其奥予於是甚悅於心則知世所得者鮮矣固深胸臆宝而重之數年間用而百發百中無不臻効永樂己丑惜予遭誣徙居於民樂耕鋤之內故退寓西河立其堂曰資深其號曰泉石心以遯守自娛過者皆曰此讀書耕者之所也凡有疾者求治不用於針多用於灸自是梓岐風谷之法荒廢而名不聞非不以濟人之心為心蓋不欲取譽於時矣今也予年向暮髭鬢皆霜恐久失傳拳拳在念正統己未春末養疾之暇閱其所傳針法之書繁而無統於是撮其簡要不愧疏庸編集成文名曰金針賦金乃世之宝

針灸大全　卷上　七

也非富貴不能得之豈貧賤所能有也名其金稱其貴也貴能刼疾於頃刻之間故以觀夫發端而嗟夫結之則深嘆美其法而有收効之捷異耳篇中首論頭病取足左病取右男女早晚之氣手足經絡順逆之理次論補瀉下針調氣出針之法末論治病驅運氣血通接至微之妙而又叮嚀勉其學者務必以盡精誠則可以起沉痾之疾言雖直其義詳明尤且貫穿次第有序使後之學者易為記誦其傳不泯俟他日有[illegible]漢卿復出而攻之熟造之深得於心而　目顯用光大必念乎今之删繁撮簡成文者誰歟是亦遺言於後也必學者敬之哉

间，以之参问他师，皆不过能谈其概，及求精微之妙，百不一二，间有知者，亦莫尽知其奥。予于是甚悦于心，则知世所得者鲜矣。固深胸臆，宝而重之。数年间用之[①]而百发百中，无不臻效。永乐己丑，惜予遭诬，徙居于民乐耕锄之内，故退寓西河，立其堂曰“资深”，其号曰“泉石”。心以遁守自娱，过者皆曰此读书耕者之所也。凡有疾者求治，不用于针，多用于灸，自是梓岐风谷之法荒废，而名不闻。非不以济人之心为心，盖不欲取誉于时矣。今也，予年向暮，髭鬓皆霜，恐久失传，拳拳在念，正统己未春末，养疾之暇，阅其所传针法之书，繁而无统，于是撮其简要，不愧疏庸，编集成文，名曰《金针赋》。金乃世之宝也，非富贵不能得之，岂贫贱所能有也。名其金，称其贵也。贵能劫疾于顷刻之间，故以观夫发端，而嗟夫结之，则深叹美其法，而有收效之捷异耳。篇中首论头病取足，左病取右，男女早晚之气，手足经络顺逆之理；次论补泻下针，调气出针之法；末论治病驱运气血，通接至微之妙，而又叮咛勉其学者，务必以尽精诚，则可以起沉疴之疾。言虽直[②]，其义详明，尤且贯穿次第有序，使后之学者易为记诵，其传不泯。俟他日有窦汉卿复出，而攻之熟，造之深，得于心而应于目[③]，显用光大，必念乎今之删繁撮简成文者谁欤？是亦遗言于后也，必学者敬之哉。

---

①之：原无，据曹炳章《重订徐氏针灸大全》1936年石印本（以下简称“《针灸大全》曹本”）补。
②直：《针灸大全》作“鄙直”，《针灸大全》曹本作“直简”。
③应于目：“应于”二字版阙，据《针灸大全》补；“目”，《针灸大全》曹本作“手”。

时正统四年己未岁八月既望　谨识[1]

此金针赋，乃先师秘传之要法。得之者，每每私藏而不以示人[2]，必待价之金乃可得也。予今以活人为心，更不珍藏，载于卷中，与同智之士共知[3]。学者慎勿轻视。若能熟读详味，久当见之，则用针之法，尽于此矣[4]。

梓岐风谷飞经走气撮要金针赋

观夫针道，《捷法》最奇。须要明于补泻，方可起于倾危。先分病之上下，次定穴之高低。头有病而足取之，左有病而右取之。男子之气早在上而晚在下，取之必明其理；女子之气，早在下而晚在上，用之必识其时。午前为早属阳，午后为晚属阴。男女上下，凭腰分之。手足三阳，手走头而头走足；手足三阴，足走腹而胸走手。阴升阳降，出入之机。逆之者，为泻为迎[5]；顺之者，为补为随。春夏刺浅者以瘦，秋冬刺深以肥。更观原气厚薄，浅深之刺尤宜。

原夫补泻之法，妙在呼吸手指。男子者，大指进前左转，呼之为补，退后右转，吸之为泻，提针为热，插针为寒；女子者，大指退后右转，吸之为补，进前左转，呼之为泻。插针为热，提针为寒。左与右有[6]异，胸与背不同。午前者如此，午后者反之。是故爪而切之，下针之法；摇而退之，出针之法；动而进之，催针之法；

①谨识：此上版空处，《针灸大全》有“泉石心”三字人名。

②不以示人：原仅一“人”字，据《针灸大全》补“不以示”三字。

③同智之士共知：《针灸大全》作“同志之士共为”。

④矣：此下《针灸大全》有“后学廷瑞识”五字题款。

⑤为泻为迎：原作“为泄泻为逆”，据《针灸大全》卷三、《针灸大成》卷二改。

⑥有：《针灸大成》卷二作“各”。

循而攝之行氣之法搓則去病彈則補虛肚腹盤旋捫為穴
閉沉重豆許曰按輕浮豆許曰提一十四法針要所備補者
一退三飛真氣自歸瀉者一飛三退邪氣自避補則補其不
足瀉則瀉其有餘、、者為腫為痛曰實不足者為痒為麻
曰虛氣速効速氣遲効遲死生富貴針下皆知賤者硬而貴
者脆生者澁而死者虛為之不至必死無疑
且夫下針之法先須爪按重而切之次令咳嗽一声隨咳下之
妙
凡補者呼氣初針刺至皮肉乃曰天才少停進之針刺至肉內
是曰人才又停進針刺至筋骨之間名曰地才此為極處就

當補之再停良久却須退之針至人之分待氣沉緊倒針朝
病進退往來飛經走氣盡在其中矣凡瀉者吸氣初針至天
少停進針直至於地得氣之瀉再停良久却須退針復至於
人待氣沉緊倒針朝病法同前矣其或暈針者神氣虛也以
針補之以袖揾之口鼻而氣回熱湯與之略停少刻依前再
施之
及夫調氣之法下針至地之後復人之分欲氣上行將針右撚
欲氣下行將針左撚欲補先呼後吸欲瀉先吸後呼氣不至
者以手循捫以爪切掐以針搖動進撚搓彈直待氣至以龍
虎升騰之法按之在前使氣在後按之在後使氣在前運氣

循而摄之，行气之法。搓则去病，弹则补虚。肚腹盘旋，扪为穴闭。沉重豆许曰按，轻浮豆许曰提。一十四法，针要所备。补者一退三飞，真气自归；泻者一飞三退，邪气自避。补则补其不足，泻则泻其有余。有余者为肿为痛，曰实；不足者为痒为麻，曰虚。气速效速，气迟效迟。死生富贵，针下皆知。贱者硬而贵者脆，生者涩而死者虚。为之不至，必死无疑。

且夫下针之法，先须爪按，重而切之，次令咳嗽一声，随咳下之妙。

凡补者呼气，初针刺至皮肉，乃曰天才；少停进之，针刺至肉内，是曰人才；又停进针，刺至筋骨之间，名曰地才。此为极处，就当补之。再停良久，却须退之针至人之分，待气沉紧，倒针朝病。进退往来，飞经走气，尽在其中矣。凡泻者吸气，初针至天，少停进针，直至于地，得气泻之[1]。再停良久，却须退针，复至于人，待[2]气沉紧，倒针朝病，法同前矣。其或晕针者，神气虚也，以针补之，以袖揾之，口鼻而气回，热汤与之，略停少刻，依前再施之。

及夫调气之法，下针至地之后，复人之分。欲气上行，将针右捻，欲气下行，将针左捻。欲补先呼后吸，欲泻先吸后呼。气不至者，以手循摄，以爪切[3]掐，以针摇动，进捻搓弹，直待气至。以龙虎升腾之法，按之在前，使气在后；按之在后，使气在前，运气

①泻之：原作“之泻”，据《针灸大全》卷三乙正。
②待：《针灸大全》作“得”。
③切：《针灸大全》作“随”。

走至疼痛之所，以纳气之法，扶针直插，复向下纳，使气不回。若关节阻涩，气不过者，以龙虎龟凤通经接气。大段之法，驱而运之，仍以循摄爪切，无不应矣。此通仙之妙。

况夫出针之法，病势既退，针气微松；病未退者，针气如根，推之不动，转之不移，此为邪气吸拔其针，乃真气未至，不可出之，出之者其病即复，再须补泻，停以待之，直候微松，方可出针豆许，摇而停之。补者吸之去疾，其穴急扪；泻者呼之去徐，其穴不闭。欲令腠密，然后吸气，故曰下针贵迟，太急伤血；出针贵缓，太急伤气。以上总要，于斯尽矣。

考夫治病之法有八：一曰烧山火，治顽麻冷痹，先浅后深，用九阳而三进三退，慢提紧按，热至紧闭，插针除寒之有准。二曰透天凉[1]，治肌热骨蒸，先深后浅，用六阴而三出三入，紧提慢按，徐徐举针，退热之可凭，细细[2]搓之，去病准绳。三曰阳中之阳，先寒后热，浅而深，以九六之法，则先补后泻也。四曰阴中之阳，先热后寒，深而浅，以六九之方，则先泻后补也。补者直须热至，泻者务待寒侵，犹如搓线，慢慢转针。法[3]在浅则用浅，法在深则用深，二者不可兼而紊之也。五曰子午捣臼，水蛊膈气，落穴之后，调气均匀，针行上下，九入六出，左右转之，千遭自平。六曰进气之诀，腰背肘膝痛，浑身走注疼，刺九分，行九补，卧针五七吸，待气上行。亦可龙虎交战，左捻九而右捻六，

①透天凉：原脱，据《针灸大全》卷三、《针灸大成》卷二补。
②细细：此上原有“背”字，据《针灸大全》卷三删。又，“背”，《针灸大成》卷二作“皆”。
③法：此上原衍“浅”字，据《针灸大全》卷三、《针灸大成》卷二删。

是亦住痛之针。七曰留气之诀，痃癖癥瘕，刺七分，用纯阳，然后乃直插针，气来深刺，提针再停。八曰抽添之诀[①]，瘫痪疮癞，取其要穴，使九阳得气，提按搜寻，大要运气周遍。扶针直插，复向下纳，回阳倒阴。指下玄微，胸中活法，一有未应，反复再[②]施。

若夫过关过节，催运气血[③]，以飞经走气，其法有四：一曰青龙摆尾，如扶舡舵，不进不退，一左一右，慢慢拨动。二曰白虎摇头，似手摇铃，退方进圆，兼之左右，摇而振之。三曰苍龟探穴，如入土之象，一退三进，钻剔四方。四曰赤凤迎源，展翅之仪，入针至地，提针至天，候针自摇，复进其元，上下左右，四围飞旋。病在上，吸而退之；病在下，呼而进之。

至夫久患偏枯，通经接气之法有[④]定息寸数。手足三阳，上九而下十四，过经四寸；手足三阴，上七而下十二，过经五寸，在乎摇动出纳，呼吸同法，驱运气血，顷刻周流，上下通接，可使寒者暖而热者凉，痛者止而胀者消，若开渠之决水，立见时功[⑤]，何倾危之不起哉？虽曰，病有三因，皆从气血。针分八法，不离阴阳。盖经络昼夜之循环，呼吸往来之不息。和则身体康健，否则疾病竞[⑥]生，譬如天下国家地方，山海田园，江河溪谷，值岁时风雨均调，则水道疏利，民安物阜。其或一方一所，风雨不均，遭以旱涝，使水道涌竭不通[⑦]，灾伤遂至。人之气血，受

①诀：原作“诸”，据《针灸大全》卷三、《针灸大成》卷二改。
②再：原作“罔”，据《针灸大全》卷三、《针灸大成》卷二改。
③血：原阙，据《针灸大全》曹本补。
④有：此上原衍“已”字，据《针灸大全》卷三删。
⑤立见时功：《针灸大成》卷二作“立时见功”，义长。
⑥竞：原作“而”，据《针灸大全》卷三、《针灸大成》卷二改。
⑦通：原作“同”，据《针灸大成》卷二改。

蠲邪扶正故曰醫最奇者哉

嗟夫軒岐古遠盧扁死亡此道幽深非一言而可盡斯文細密在乂習而能通豈世上之常辝庸流之乏術得之者若科之及第而悅於心用之者如射之發中而進於目述自先賢傳之學用針之士有志於斯果能洞造玄微而盡其精妙則世之伏枕之痾有緣者遇針到病除隨而愈

金針賦畢

流注指微賦

疾居榮衛扶救者針觀虛實於瘦肥辨四時之淺深是見取穴之法但分陰陽而谿谷迎風逆順須曉氣血而昇沉

原夫指微論中賾義成賦知本時之氣開說經絡之流注每披文而參其法篇篇之誓審存覆經而察其言字字之功明諭疑隱皆知虛實揔附移痛注疼如有神針下獲安暴疾沉痾至危篤刺之勿悞

詳夫陰日血引值陽氣流口溫針煖牢濡深求諸經十二作數絡脉十五為週陰俞六十臟主陽穴七十腑收陽刺經者可卧針而取奪血絡者先俾指而柔呼為迎而吸作補逆為鬼而從何憂淹疾延患着灸之由燥煩藥餌而求難拯必取八會壅腫奇經而蓄邪纖犹砭瘳

況夫甲膽乙肝丁心壬水生我者號母我生者名子春井夏榮

病三因，亦犹方所之于旱涝也。盖针砭所以通经脉，均气血[1]，蠲邪扶正，故曰《捷法》[2]最奇者哉。

嗟夫轩岐古远，卢扁久亡[3]，此道幽深，非一言而可尽。斯文细密，在久习而能通。岂世上之常辞，庸流之泛术，得之者若科之及第，而悦于心。用之者如射之发中，而应于目。述自先贤，传之后学，用针之士，有志于斯。果能洞造玄微，而尽其精妙，则世之伏枕之疴，有缘者遇针到病除，随手[4]而愈。

金针赋毕

流注指微赋

疾居荣卫，扶救者针。观虚实于瘦肥，辨四时之浅深。是见取穴之法，但分阴阳而溪谷；迎随逆顺，须晓气血而升沉。

原夫指微论中，赜义成赋，知本时之气开，说经络之流注。每披文而参其法，篇篇之旨[5]审存，覆经而察其言，字字之功明论。疑隐皆知，虚实总附。移痛注疼如有神，针下获安。暴疾沉疴至危笃，刺之勿误。

详夫阴日血引，值阳气流口温针，阳日气引，逢阴血暖牢寒濡[6]。深求诸经十二作数，络脉十五为周；阴俞六十脏主，阳穴七二[7]腑收。刺阳经者，可卧针而取；夺血络者，先俾指而柔。呼为迎而吸作补，逆为鬼而从何忧。淹疾延患，着灸之由。躁烦药饵而难拯[8]，必取八会；壅肿奇经而蓄邪，纤犹砭瘳。

况夫甲胆乙肝，丁心壬水，生我者号母，我生者名子。春井夏荥

①病三因……均气血：此23字原无，据《针灸大全》卷三补。
②捷法：原作一个“医”字，据《针灸大全》卷三改。
③久亡：原作“死亡”，据《针灸大全》卷三、《针灸大成》卷二改。
④手：原脱，据《针灸大全》卷三补。
⑤旨：原作“誓”，据《针灸大成》卷二改。
⑥阳日气引，逢阴血暖牢寒濡：原作“暖牢濡”，据《针灸大成》卷二改补。
⑦二：原作“十”，据《针灸大成》卷二改。
⑧难拯：此上原衍“求”字，据《子午流注针经》卷上删。

乃邪在，秋经冬合乃刺矣。犯禁忌而病复，用日衰而难已。孙络在于肉分，血行出于支里。闷昏针晕，经虚补络须然；痛实痒虚，泻子随母要指。

想夫先贤迅效，无出于针；今人愈疾，岂离于医。徐文伯泻孕于苑内，斯由甚速；范九思疗咽于江夏，闻见言稀。

大抵古今遗迹，后世皆师。王纂针魅而立康，獭从被出；秋夫疗鬼而馘效，魂免伤悲。既而感指幽微，用针真窍，齐于筋骨。皮肉刺要，痛察于久新；脏腑寒热，接气通经，短长依法，里外之绝羸盈，必别勿刺大劳，使人气乱而神惰；慎妄呼吸，防他针昏而闭血。又以常寻古义，由有藏机，遇高贤真趣，则超然得悟；逢达人示教，则表我扶危。男女气脉行，分时合度；养子时刻注，穴穴须依。今详定疾病之仪，神针法式。广搜《难》《素》之秘密文辞，深考诸家之肘亟妙臆。故称泸江流注之指微，以为后学之规则。

通玄指要赋

必欲治病，莫如用针。巧运神机之妙，功开圣理之深。外取砭针，能蠲邪而辅正；中含水火，善回阳而倒阴。

原夫络别支殊，经交错综。或沟渠溪谷以岐异，或山海丘陵而隙共。斯流派以难睽，在条纲而有统。理繁而昧，纵补泻有何功，法捷而明，曰迎随而得用。

且如行步难移，太冲最奇。人中除脊膂之强痛，神门去心性之呆痴。伤风项急，始求于风府；头晕目眩，要觅于风池。耳闭须听会而治也，眼痛则合谷以推之。胸结身黄，泻涌泉而即可；脑昏目赤，泻攒竹以便宜。若两肘之拘挛，仗曲池而平扫。牙齿痛吕细堪治，头项强承浆可保。太白宣导于气冲，阴陵开通于水道。腹膨而胀，夺内庭以休迟；筋转而疼，泻承山而在早。

大抵脚腕痛，昆仑解围愈[1]；股膝疼，阴市能医。痫发颠狂兮，凭后溪而疗理；疟生寒热兮，仗间使以扶持。期门罢胸满血膨而可已，劳宫退胃翻心痛亦[2]何疑。

嵇夫大敦，去七疝之偏坠，王公谓此，三里去五痨之羸瘦，华佗言斯。固知腕骨祛黄。然谷泻肾，行间治膝肿目疾[3]，尺泽去肘疼筋紧。目昏不见，二间宜取，鼻窒无闻，迎香可引。肩井除两臂之难任，攒竹疗头疼之不忍。咳嗽寒痰，列缺堪治；眵昏冷泪，临泣尤准。髋骨将[4]腿痛以祛残，肾俞腰痛而泻泄。以见越人治尸厥于维会，随手而苏；文伯能泻死胎于阴交，应针而殒。

圣人于是察麻与痛，分实与虚。实则自外而入也，虚则自内而出之。是故济母而裨其不足，夺子[5]而平其有余。观二十七之经络，一一明辨；据四百四之病证，件件皆除。故得天柱都无[6]，

---

①解围愈：《针灸大全》卷三作“可解”；《针灸大成》卷二作“解愈”。

②亦：原作“以”，据《针灸大成》卷二改。

③目疾：《针灸聚英》卷四作“腰疼”。

④将：原作“并”，据《窦太师流注指要赋》改。

⑤子：原作“乎”，据《窦太师流注指要赋》改。

⑥天柱都无：原作“天柱都华”，据《针灸大全》卷三改。

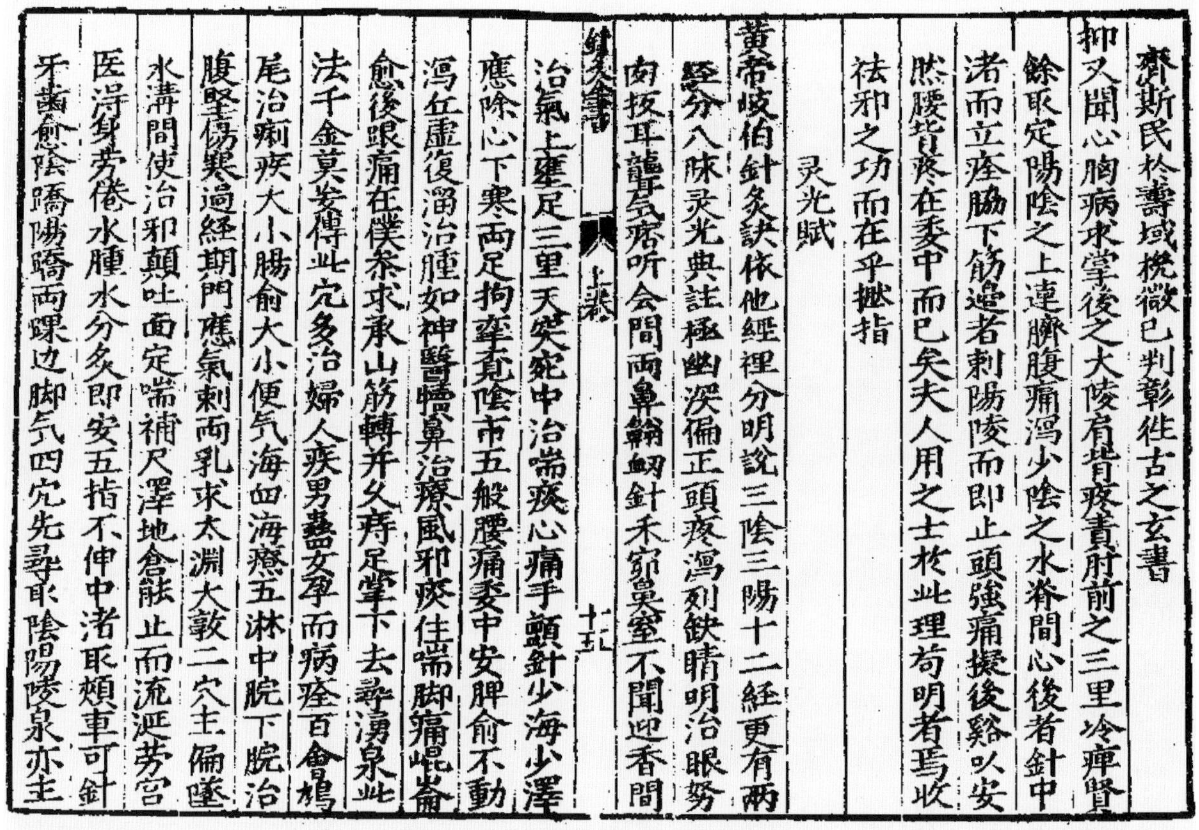

跻斯民于寿域。机微已判，彰往古之玄书。

抑又闻心胸病，求掌后之大陵；肩背疼，责肘前之三里。冷痹肾余，取足阳明之土[1]。连脐腹痛，泻少阴之水。脊间心后者，针中渚而立痊；胁下肋[2]边者，刺阳陵而即止。头强痛，拟后溪以安然；腰背疼，在委中而已矣。夫人用[3]之士，丁此理苟明者焉。收祛邪之功，而在乎捻指。

灵光赋

黄帝岐伯针灸诀，依他经里分明说。三阴三阳十二经，更有两经分八脉。
灵光典注极幽深，偏正头疼泻列缺。睛明治眼努肉攀，耳聋气痞听会间。
两鼻鼽衄针禾窌，鼻窒不闻迎香间。治气上壅足三里，天突宛中治喘痰。
心痛手颤针少海，少泽应除心下寒。两足拘挛觅阴市，五般腰痛委中安。
髀俞不动泻丘墟，复溜治肿如神医。犊鼻治疗风邪疾[4]，住喘脚痛昆仑愈。
后跟痛在仆参求，承山筋转并久痔。足掌下去寻涌泉，此法千金莫妄传。
此穴多治妇人疾，男蛊女孕两[5]病痊。百会鸠尾治痢疾，大小肠俞大小便。
气海血海疗五淋，中脘下脘治腹坚。伤寒过经期门应，气刺两乳求太渊。
大敦二穴主偏坠，水沟间使治邪癫。吐血[6]定喘补尺泽，地仓能止口[7]流涎。
劳宫医得身劳倦，水肿水分灸即安。五指不伸中渚取，颊车可针牙齿愈。
阴跷阳跷两踝边，脚气四穴先寻取。阴阳陵泉亦主

---

①足阳明之土：原作“定阳阴之上”，据《窦太师流注指要赋》改。

②肋：原作“筋”，据《针灸聚英》卷四改。

③人用：《针灸聚英》卷四作“用针”。

④疾：《针灸聚英》卷四作“疼”。

⑤两：原作“而”，据《针灸聚英》卷四改。

⑥血：原作“面”，据《针灸聚英》卷四改。

⑦口：原作“而”，据《针灸大全》曹本改。

之，阴跷阳跷与三里。

诸穴一般治脚气，在腰玄机宜正取。膏肓岂止治百病，灸得玄切病须愈。

针灸一穴数病除，学者尤宜加仔细。悟得明师流注法，头目有病针四肢。

针有补泻明呼吸，穴应五行顺四时。悟得人身中造化，此歌依旧是筌蹄。

席弘赋

凡欲行针须审穴，要明补泻迎随诀，胸背左右不相同，呼吸阴阳男女别。

气刺两乳求太渊，未应之时泻列缺；列缺头疼及偏正，重泻太渊无不应。

耳聋气痞听会针，迎香穴泻功如神。谁知天突治喉风，虚喘须寻三里中。

手连肩脊痛难忍，合谷针时要太冲。曲池两手不如意，合谷下针宜仔细。

心疼手颤气海[①]间，若要除根觅阴市。但患伤寒两耳聋，金门听会疾如风。

五般肘痛寻尺泽，太渊针后却收功。手足上下针三里，食癖气块凭此取。

鸠尾能治五般痫，若下涌泉人不死。胃中有积刺璇玑，三里功多人不知。

阴陵泉治心胸满，针到承山饮食思。大杼若连长强寻，小肠气痛即行针。

委中专治腰间痛，脚膝肿时寻至阴[②]。气滞腰疼不能立，横骨大都宜急救。

气海专能治五淋，更针三里随呼吸。期门穴主伤寒患，六日过经尤未汗，

但向乳根二肋间，又治妇人生产难。耳内蝉鸣腰欲折，膝下明存三里穴，

若能补泻五会间，且莫逢人容易说。睛明治眼未效时，合谷光明安可缺。

人中治痫功最高，十三鬼穴不须饶，水肿水分兼气海，皮内随针气自消。

冷嗽先

---

①气海：《针灸大成》卷二、《类经附翼》卷四、《凌门传授铜人指穴》等均作“少海”。

②小肠……至阴：以上21字原本无，据《针灸大成》卷二补。

宜补合谷，却须针泻三阴交。牙齿肿痛并咽痹，二间阳溪疾怎逃。

更有三间肾俞妙，善除肩背消风劳。若针肩井须三里，不刺之时气未调。最是阳陵泉一穴，膝间疼痛用针烧。委中腰痛脚挛急，取得其经血自调。脚痛膝肿针三里，悬钟二陵三阴交。更向太冲须引气，指头麻木自轻飘。转筋目眩针鱼腹，承山昆仑立便消。肚疼须是公孙妙，内关相应必然瘳。冷风冷痹疾难愈，环跳腰间针与烧。风府风池寻得到，伤寒百病一时消。阳明二日寻风府，呕吐还须上脘疗。妇人心痛心俞[1]穴，男子痃疼[2]三里高。小便不禁关元好，大便闭涩大敦烧。髋[3]骨腿疼三里泻，复溜气滞便离腰。从来风府最难针，却用工夫度浅深。倘若膀胱气未散，更宜三里穴中寻。若是七疝小腹[4]痛，照海阴交曲泉针。又不应时求气海，关元同泻效如神。小肠气撮痛连脐，速泻阴交莫在迟。良久涌泉针取气，此中玄妙少人知。小儿脱肛患多时，先灸百会次鸠尾。久患伤寒肩背痛，但针中渚得其宜。肩上痛连脐不休，手中三里便须求。下针麻重即须泻，得气之时不用留。腰连胯痛急必大[5]，便于[6]三里攻其隘。下针一泻三补之，气上攻噎只管针。噎不住时气海灸[7]，定泻一时立便瘥。补自卯南转针高，泻从卯北莫辞劳，逼针泻气便须吸，若补随呼气自调。左右捻针寻子午，抽针泻气自迢迢，用针补泻分明说，更用搜穷本与标。咽喉最急先百会，太

---

①俞：原作“隆”，据《针灸聚英》卷四、《针灸大成》卷二改。

②疼：《针灸大成》卷二作“癖”。

③髋：原作“脘”，据《针灸大全》曹本改。

④腹：原作“肠”，据《针灸大全》卷二、《针灸大成》卷二改。

⑤胯痛急必大：原作“膝痛必大”，据《针灸大全》卷一、《针灸大成》卷二改、补。

⑥于：原无，据《针灸大全》卷一、《针卷大成》卷二补。

⑦噎不住时气海灸：原作“气海”二字，据《针灸大全》卷一、《针灸大成》卷二补全。

冲照海及陰交學者潛心宜熟讀席弘治病最名高
標由賦
拯救之法妙用者針
夫今人愈疾豈離於醫治劫病之功莫妙於針刺故經云拘
於鬼神不可與言至德惡於針石者不可與言至巧正此之
謂也
察歲時於天道
夫人身十二經三百六十節以應一歲十二月三百六十日
歲時者春暖夏熱秋凉冬寒此四時之正氣苟或春應暖而
反寒夏應熱而反凉秋應凉而反熱冬應寒而反暖是故冬
傷於寒春必温病春傷於風夏必飧泄夏傷於暑秋必痎瘧
秋傷於濕上逆而欬岐伯曰凡刺之法必候日月星辰四時
入正之氣氣定乃刺焉是故天温日明則人血淖液而衛氣
浮故血易瀉氣易行天寒日陰則人血凝滯而衛氣沉月始
生則氣血始精衛氣始行月廓滿則氣血實肌肉生月廓空
則肌肉减經絡虛衛氣去形獨居是以因天時而調血氣也
天寒無刺天温無凝月生無瀉月滿無補月廓空無治是謂
得天時而調之若日月生而瀉是謂臟虛月滿而補血氣揚
溢絡有留血名曰虛實月廓空而治是謂乱經陰陽相錯真
邪不别沉以留止外虛内乱淫邪乃起又曰天有五運金水

冲照海及阴交。学者潜心宜熟读，席弘治病最名高。

标幽[①]赋

拯救之法，妙用者针。

夫今人愈疾，岂离于医治。劫病之功，莫妙于针刺。故经云：拘于鬼神，不可与言至德；恶于针石者，不可与言至巧。正此之谓也。

察岁时于天道。

夫人身十二经，三百六十节，以应一岁十二月三百六十日。岁时者，春暖、夏热、秋凉、冬寒，此四时之正气。苟或春应暖而反寒，夏应热而反凉，秋应凉而反热，冬应寒而反暖。是故冬伤于寒，春必温病；春伤于风，夏必飧泄；夏伤于暑，秋必痎疟；秋伤于湿，上逆而咳。岐伯曰：凡刺之法，必候日月星辰，四时八正之气，气定乃刺焉。是故天温月明，则人血淖液而卫气浮，故血易泻，气易行；天寒日阴，则人血凝滞而卫气沉。故血难泻，气难行。[②]月始生，则气血始精[③]，卫气始行；月廓满，则气血实，肌肉生；月廓空，则肌肉减，经络虚，卫气去，形独居。是以因天时而调血气也。天寒无刺，天温无凝[④]；月生无泻，月满无补，月廓空无治，是谓得天时而调之。若日月生而泻，是谓脏虚；月满而补，血气扬[⑤]溢，络有留血，名曰虚实。月廓空而治，是谓乱经。阴阳相错，真邪不别，沉以留止，外虚内乱，淫邪乃起。又曰：天有五运，金水

①幽：原作"由"，据《针灸大成》卷二改，下同，不另出注。
②故血难泻，气难行：原本无，据《针灸大成》卷二补。
③精：《针灸大成》卷二作"清"。
④凝：《针灸大成》卷二作"灸"，义长。
⑤扬：《针灸大成》卷二作"洋"。

木火土也地有六氣風寒暑温燥是也學者必察斯焉
定形氣於予心
經云凡用針者必先度其形之肥瘦以調其氣之虛實實則
瀉之虛則補之必先去其血脉而後調之無問其病平調理
期細察形氣得於心矣形盛脉細少氣不足以息者危形瘦
脉大胸中多氣者死形氣相得者生不調者病相失者死是
故色脉不順而莫針戒之戒之
春夏瘦而刺淺秋冬肥而刺深
經云病有沉浮刺有淺深各至其理無過其道過之則內傷
不及則外壅壅則邪從之淺深不得反為大賊內傷五臟後
針灸全書 卷 十九
生大病故曰春病在毫毛腠理夏病在皮膚故春夏之人陽
氣輕浮肌肉瘦薄血氣未盛宜刺之淺秋病在肌肉脉冬病
在筋骨秋冬則陽氣收藏肌肉肥厚血氣充滿刺之宜深又
云春刺十二井夏刺十二滎季夏刺十二俞秋刺十二經冬
刺十二絡合以配木火土金水理見子午流注
不窮經絡陰陽須逢刺禁
經有十二手太陰肺少陰心厥陰心包絡太陽小腸少陽三
焦陽明大腸足太陰脾少陰腎厥陰肝太陽膀胱少陽膽陽
明胃也絡有十五肺絡列缺心絡通里心包絡內関小腸絡
支正三焦絡外関大腸絡偏歷脾絡公孫腎絡大鍾肝絡蠡

木火土也；地有六气，风寒暑湿燥热[①]也。学者必察斯焉。

定形气于予心。

经云：凡用针者，必先度其形之肥瘦，以调其气之虚实。实则泻之，虚则补之。必先去其血脉而后调之，无问其病，平调理期，细察形气，得于心矣。形盛脉细少气不足以息者，危。形瘦脉大胸中多气者，死。形气相得者生，不调者病，相失者死。是故色脉不顺而莫针，戒之戒之。

春夏瘦而刺浅，秋冬肥而刺深。

经云：病有沉浮，刺有浅深，各至其理，无过其道[②]，过之则内伤，不及则外壅，外壅则邪从之。浅深不得，反为大贼。内伤五脏，后生大病。故曰：春病在毫毛腠理，夏病在皮肤。故春夏之人，阳气轻浮，肌肉瘦薄，血气未盛，宜刺之浅。秋病在肉脉[③]，冬病在筋骨。秋冬则阳气收藏，肌肉肥厚，血气充满，刺之宜深。又云：春刺十二井，夏刺十二荥，季夏刺十二俞，秋刺十二经，冬刺十二合[④]，以配木火土金水。理见子午流注。

不穷经络阴阳，须逢刺禁[⑤]。

经有十二：手太阴肺，少阴心，厥阴心包络，太阳小肠，少阳三焦，阳明大肠；足太阴脾，少阴肾，厥阴肝，太阳膀胱，少阳胆，阳明胃也。络有十五：肺络列缺，心络通里，心包络内关，小肠络支正，三焦络外关，大肠络偏历，脾络公孙，肾络大钟，肝络蠡

①热：原作“是”，据《针灸大全》卷二、《针灸大成》卷二改。
②各至其理，无过其道：《针灸大全》作“无太过不及”。
③肉脉：原作“肌肉脉”，据《针灸大成》卷二改。又，《针灸大全》卷二作“肌肉”。
④合：此上原衍“络”字，据《针灸大成》卷二删。
⑤须逢刺禁：《针灸大全》作“须宜禁刺”；《针灸大成》卷二作“多逢禁刺”。

溝膀胱絡飛揚膽絡光明胃絡豊隆陰蹻絡照海陽蹻絡申
脉脾之大絡大包督脉絡長強任脉絡屏翳也陰陽者天之
陰陽平旦至日中天之陽〻中之陽也日中至黄昏天之陽
陽中之陰也合夜至鷄鳴天之陰〻中之陰也鷄鳴至平旦
天之陰〻中之陽也故人亦應之夫言人之陰陽則外為陽
内為陰言身之陰陽則背為陽腹為陰手足皆以赤白肉分
之言藏腑之陰陽則五臟為陰六腑為陽是以春夏之病在
陽秋冬之病在陰皆視其所在與施針石也又言背為陽〻
中之陽心也陽中之陰肺也腹為陰〻中之陰腎也陰中之
陽肝也陰中之至陰脾也此皆陰陽表裏内外雌雄相輸應

針灸大全　卷　廿

也是以應天之陰陽學者苟不明此經絡陰陽升降左右不
同之理如病在陽明反攻厥陰病在太陽反和太陰遂致賊
邪未除本氣受弊則有勞無功禁刺之犯豈可勉哉
既論臟腑虚實須向經尋
臟者心肝脾肺腎也腑者胆胃大小腸三焦膀胱也虚者痒
麻也實者腫痛也臟腑居乎内經絡行乎外虚則補其母實
則瀉其子如心病虚則補肝木實則瀉脾土又且本經亦有
子母如心之虚取少海穴以補之實則取少府穴以瀉之諸
經皆然並不離乎五行相生之理矣
原夫起自中焦水初下以太陰為始至厥陰而方終穴出雲門

沟，膀胱络飞扬，胆络光明，胃络丰隆，阴跷络照海，阳跷络申脉。脾之络大包，督脉络长强，任脉络屏翳也。阴阳者，天之阴阳，平旦至日中，天之阳，阳中之阳也。日中至黄昏，天之阳，阳中之阴也。合夜至鸡鸣，天之阴，阴中之阴也。鸡鸣至平旦，天之阴，阴中之阳也。故人亦应之。夫言人之阴阳，则外为阳，内为阴。言身之阴阳，则背为阳，腹为阴。手足皆以赤白肉分之。言脏腑之阴阳，则五脏为阴，六腑为阳。是以春夏之病在阳，秋冬之病在阴，皆视其所在，与施针石也。又言背为阳，阳中之阳，心也；阳中之阴，肺也。腹为阴，阴中之阴，肾也；阴中之阳，肝也；阴中之至阴，脾也。此皆阴阳、表里、内外、雌雄相输应也，是以应天之阴阳。学者苟不明此经络、阴阳升降，左右不同之理，如病在阳明，反攻厥阴，病在太阳，反和太阴，遂致贼邪未除，本气受弊，则有劳无功，禁刺之犯，岂可免哉。

既论脏腑虚实，须向经寻。

脏者，心、肝、脾、肺、肾也；腑者，胆、胃、大小肠、三焦、膀胱也。虚者痒麻也，实者肿痛也。脏腑居于内，经络行乎外。虚则补其母，实则泻其子。如心病，虚则补肝木，实则泻脾土。又且本经亦有子母，如心之虚，取少海穴[1]以补之，实则取少府[2]穴以泻之。诸经皆然，并不离乎五行相生之理矣。

原夫起自中焦，水初下漏[3]，太阴为始，至厥阴而方终。穴出云门[4]，

①少海：《针灸大成》卷二作“少冲”。
②少府：《针灸大成》卷二作“神门”、《针灸大全》曹本作“大陵”。
③漏：原作“以”，据《扁鹊神应针灸玉龙经》《普济方》卷四〇九改。
④云门：据理应作“中府”。

抵期門而最後
此言平人氣象氣脉行於十二經一周為身除任督之外計
三百九十三穴一日一夜有百刻分於十二時每一時有八
刻二分每一刻計六十分一時共計五百分每日寅時大陰
肺脉生自中焦中府穴出於雲門起至少商穴至卯時陽明
大腸經自商陽穴至迎香穴辰時陽明胃經自頭維至厲兌
巳時太陰脾經自隱白至大包午時少陰心經自極泉至少
冲未時太陽小腸經自少澤至聽宫申時太陽膀胱經自睛
明至至陰酉時少陰腎經自湧泉至俞府戌時心包絡經自
天池至中冲亥時少陽三焦經自關冲至禾窌子時少陽膽

經自童子窌至竅陰丑時厥陰肝經自至大敦至期門而終
經十二別絡走三百餘支
十二經者即手足三陰三陽之正經也別絡者除十五絡又
有横絡絲絡孫絡不知其紀散走於三百餘支之脉也
正側偃伏氣血有六百餘候
此言經絡或正或側或仰或伏而氣血循行孔 一周于身
榮行脉中三百餘候衛行脉外三百餘候
手足一陽手走頭而頭走足手足三陰足走腹而胸走手
此言經絡陰升陽降氣血出入之机男女無以異矣
要識迎随須明逆順

抵期门而最后。

此言平人气象气脉，行于十二经，一周为身，除任督之外，计三百九十三穴。一日一夜有百刻，分于十二时，每一时有八刻二分，每一刻计六十分，一时共计五百分。每日寅时，太阴肺脉生自中焦中府穴，出于云门起，至少商穴止[①]。至卯时阳明大肠经，自商阳穴至迎香穴。辰时阳明胃经，自头维至厉兑。巳时太阴脾经，自隐白至大包。午时少阴心经，自极泉至少冲。未时太阳小肠经，自少泽至听宫。申时太阳膀胱经，自睛明至至阴。酉时少阴肾经，自涌泉至俞府。戌时心包络经，自天池至中冲。亥时少阳三焦经，自关冲至禾窌。子时少阳胆经，自童子窌至窍阴。丑时厥阴肝经，自[②]大敦至期门而终。

经有十二，别络走三百余支。

十二经者，即手足三阴三阳之正经也。别络者，除十五络，又有横络、丝络、孙络，不知其纪，散走于三百余支之脉也。

正侧偃伏，气血有六百余候。

此言经络或正或侧，或仰或伏，而气血循行孔穴[③]，一周于身，荣行脉中，三百余候，卫行脉外，三百余候。

手足三[④]阳，手走头而头走足；手足三阴，足走腹而胸走手。

此言经络阴升阳降、气血出入之机，男女无以异矣。

要识迎随，须明逆顺。

---

①止：原无，据《针灸大全》卷一、《针卷大成》卷二删。

②自：此下原衍“至”字，据《针灸大全》卷一、《针卷大成》卷二删。

③穴：原版蚀缺字，据《徐氏针灸大全》卷二补。

④三：原作“一”，据《针灸四书·针经指南·针经标幽赋》改。

迎随者要知榮衛之流注經脉之徃来也明其陰陽之经逆順而取之迎者以針頭朝其源而逆之随者以針頭従其流而順之是故逆之為瀉為迎順之為補為随若能知迎知随令気必和和気之方必通陰陽升降上下源流徃来逆順之道明矣

況夫陰陽氣四多少為最厥陰太陽少氣多四太陰少陰少四多氣而又氣多四少者少陽之分氣盛四多者陽明之位

此言三陰三陽氣四多少之不同取之必記為最要也

先詳多少之宜次察應至之氣

言用針者先明止文気四之多少次觀針氣之来應也

鍼灸聚英　卷　廿二

輕滑慢而未来沉澁緊而已至

輕浮滑虚慢遅也入針之後直此三者乃真気之未到也沉重澁滞緊實入針之後直此三者是正気之已到也

既至也量寒熱而留疾

留住也疾速也此言正氣既至必審寒熱而施之故經云刺熱湏至寒者必留針陰氣隆至乃呼之去徐其穴不閉刺也湏至熱者陽気隆至針氣必熱乃吸之去疾一穴急捫

未至也據虚實而痟氣

此言針気之未来也經云虚則推内進搓以補其気實則循捫弹怒以引其氣

迎随者，要知荣卫之流注，经脉之往来也。明其阴阳之经，逆顺而取之。迎者，以针头朝其源而逆之；随者，以针头从其流而顺之。是故逆之为泻、为迎，顺之为补、为随。若能知迎知随，令气必和，和气之方，必通阴阳，升降上下，源流往来，逆顺之道明矣。

况夫阴阳气血[1]，多少为最。厥阴太阳，少气多血；太阴少阴，少血多气；而又气多血少者，少阳之分；气盛血多者，阳明之位。

此言三阴三阳，气血多少之不同，取之必记为最要也。

先详多少之宜，次察应至之气。

言用针者，先明正文气血之多少，次观针气之来应也。

轻滑慢而未来，沉涩紧而已至。

轻浮、滑虚、慢迟也，入针之后，值此三者，乃真气之未到也。沉重、涩滞、紧实也，入针之后，值此三者，是正气之已到也。

既至也，量寒热而留疾。

留，住也；疾，速也。此言正气既至，必审寒热而施之。故经云：刺热须至寒者，必留针。阴气隆至，乃呼之去徐，其穴不扪。刺寒[2]须至热者，阳气隆至，针气必热，乃吸之去疾，其[3]穴急扪。

未至也，据虚实而痏气。

此言针气之未来也。经云：虚则推内进搓，以补其气。实则循扪弹怒，以引其气。

①血：原作“四”，据《针灸四书·针经指南·针经标幽赋》改。

②寒：原作“也”，据《针灸大全》卷二改。

③其：原作“一”，据《针灸大全》卷二改。

氣之至如魚吞鈎餌之浮沉氣未至如閑處幽堂之深也
氣既至則針自澀緊似魚吞鈎或沉或浮而動其氣不來
針自輕滑如閑居靜室之中寂然無所聞也
氣至速而効速氣遲至而不治
言下針若得氣來速則病則痊而効亦速也氣若來遲則病
難愈而有不治之憂故賦云氣速効速氣遲効遲候之不至
必死無疑矣
觀夫九針之法毫針最微七星可應衆穴主持
昔黃帝製九針者上應天地下應陰陽四時九針之名各不
同形一曰鑱針以應天長一寸六分頭尖末銳去瀉陽氣二
曰圓針以應地長一寸六分針如卵樣形揩磨分肉間不得
傷肌肉以瀉分氣三曰鍉針以應人長三寸半鋒如黍粟之
銳主脉勿陷以致其氣四曰鋒針以應四時長一寸六分刃
三隅以發痼疾五曰鈹針以應五音長四寸廣二分半末如
劍鋒以取大膿六曰員利針以應六律長一寸六分大如氂
且員且銳中身微大以取暴氣七曰毫針以應七星長三寸
六分尖如蚊虻喙靜以徐往微以久留之而痒以取痛痹八
曰長針以應八風長七寸鋒利身薄可以取遠痹九曰大針
以應九野長四寸其鋒微員尖如挺以寫機關之水九針畢
矣此言九針之妙毫針最精能應七星又為三百六十穴之

气之至，如鱼吞钩饵之浮沉；气未至，如闲处幽室之深也。

气既至，则针自涩紧，似鱼吞钩，或沉或浮而动。其气不来，针自轻滑，如闲居静室之中，寂然无所闻也。

气至速而效速，气至迟而不治。

言下针若得气来速，则病易①痊，而效亦速也。气若来迟则病难愈，而有不治之忧。故赋云：气速效速，气迟效迟，候之不至，必死无疑矣。

观夫九针之法，毫针最微，七星可应，众穴主持。

昔黄帝制九针者，上应天地，下应阴阳四时。九针之名，各不同形。一曰镵针以应天，长一寸六分，头尖②末锐，去泻阳气。二曰圆针以应地，长一寸六分，针如卵形③，楷磨分肉间，不得伤肌肉，以泻分气。三曰鍉针以应人，长三寸半，锋如黍粟之锐，主脉勿陷，以致其气。四曰锋针，以应四时，长一寸六分，两④刃三隅，以发痼疾。五曰铍针，以应五音，长四寸，广二分半，末如剑锋，以取大脓。六曰圆利针，以应六律，长一寸六分，大如厘，且圆且锐，中身微大，以取暴气。七曰毫针，以应七星，长三寸六分，尖如蚊虻喙，静以徐往，微以久留之而痒⑤，以取痛痹。八曰长针，以应八风，长七寸，锋利身薄，可以取远痹。九曰大针，以应九野，长四寸，其锋微圆，尖如挺，以泻机关之水。九针毕矣。此言九针之妙，毫针最精，能应七星，又为三百六十穴之

①易：原作“则”字，据《针灸大全》卷一、《针卷大成》卷二改。
②尖：《针灸大全》作“大”。
③卵形：原作“卵样形”，据《灵枢·九针十二原》改。
④两：原脱，据《针灸大全》曹本补。
⑤痒：《灵枢·九针十二原》作“养”。

備也

本形金也有蠲邪扶正之道

本形言針也針本出於金古人以砭石今人以鐵代之蠲除也邪氣盛針能除之扶輔也正氣衰針能輔也

短長水也有決疑開滯之機

此言針有長短猶水之長短也人之氣血凝滯而不通猶水之疑滯而不通也水之不通決之使流於湖海氣血不通針之使周於經絡故言針應水也

定刺象木或斜或正

此言木有斜正而用針亦有或斜或正之不同刺陽經者必

斜卧其針無中其衛刺陰分者必正立其針毋傷其榮故言針應木也

口藏比火進陽補羸

口藏以針含於口也氣之溫如火之溫也羸瘦也凡欲下針之時必效方真人口溫針煖使榮衛相接進己之陽氣補彼之瘦弱故言針應火也

循機捫而可塞以象土

循者用手上下循之使氣血往來也機捫者針畢以手捫閉其穴如用土填塞之義故言針應土也

實應五行而可知

备[①]也。

本形金也，有蠲邪扶正之道。

本形，言针也，针本出于金。古人以砭石，今人以铁代之。蠲，除也。邪气盛，针能除之。扶，辅也。正气衰，针能辅也。

短长水也，有决凝[②]开滞之机。

此言针有长短，犹水之长短也。人之气血凝滞而不通，犹水之凝滞而不通也。水之不通，决之使流于湖海。气血不通，针之使周于经络，故言针应水也。

定刺象木，或斜或正。

此言木有斜正，而用针亦有或斜或正之不同，刺阳经者，必斜卧其针，毋中[③]其卫；刺阴分者，必正立其针，毋伤其荣。故言针应木也。

口藏比火，进阳补羸。

口藏，以针含于口也。气之温，如火之温也。羸，瘦也。凡欲下针之时，必效仿真人，口温针暖，使荣卫相接。进己之阳气，补彼之瘦弱。故言针应火也。

循机扪而可塞以象土。

循者，用手上下循之，使气血往来也。机扪者，针毕以手扪闭其穴，如用土填塞之义。故言针应土也。

实应五行而可知[④]。

①备：《针灸大全》作“住持”二字。

②凝：原作“疑”，据《针灸大全》曹本改。

③中：《针灸大成》卷二作“伤”。

④实应五行而可知：《针灸大全》作“方知是应五行而不虚”。

五行者，金水木火土也。此结上文，针能应五行之理，可知矣。

然是一寸六分，包含妙理。

言针虽但长一寸六分，能巧运神机之妙，中含水火阴阳之理①，回倒阴阳，其理最玄妙也。

虽②细桢于毫发，同③贯多歧。

桢，针之干也。岐，气血往来之路也。言针之干虽如毫发之微小，能贯通诸经血气之道也。

可平五脏之寒热，能调六腑之虚实。

平，治也；调，理也。言针能调治脏腑之疾。有寒则温之，有热则清之。虚则补之，实则泻之。

拘挛闭塞，遣八邪而去矣。

拘挛者，筋脉之拘束也，闭塞者，气血不通也。八邪者，所以候八风之虚邪也。言疾有挛闭者，必驱散八风之邪也。

寒热痛痹，开四关而已之。

寒者，身作颤而发寒也。热者，身作潮而发热也。痛，疼痛也。痹，麻木也。四关者，五脏有六腑，六腑有十二原，十二原出于四关，太冲、合谷是也。

凡刺者，使本神朝而后入。既刺也，使本神定而气随。神不朝而勿刺，神已定而可施。

凡用④针者，必使患人精神已朝，而后方可入针。既刺之，必使

①阴阳之理：原脱，据《针灸大全》及《针灸大成》卷二补。

②虽：原作“或”，据《针灸大全》卷一、《针卷大成》卷二改。

③同：原作“何”，据《针灸四书·针经指南·针经标幽赋》《扁鹊神应针灸玉龙经》改。

④用：原作“月”，据《针灸大全》改。

疾者精神才定，而后施针行气。若气不朝，其针必轻滑，不知疼痛，如插豆腐者，莫与进之，必死之候。如神气既至，针自紧涩，可与依法察虚实而施之。

定脚处，取气血为主意。

言欲下针之时，必取阴阳气血多少为主。见上文。

下手处，认水木是根基。

下手，亦言用针也。水者，母也。木者，子也。是水能生木也。是故[①]济母裨其不足，夺子平其有余。此言用针必先认子母相生[②]之义。举水木而不及土金火者，省文也。

天、地、人三才也。涌泉同璇玑、百会。

百会一穴在头，以应乎天；璇玑一穴在胸，以应乎人；涌泉二穴在足掌心，以应乎地，是谓三才也。

上、中、下三部也，大包与天枢、地机。

大包二穴在乳后，为上部。天枢二穴在脐旁，为中部。地机二穴在足骱，为下部。是谓三部也。

阳跷、阳维并督脉，主肩、背、腰、腿在表之病。

阳跷脉起于足跟中，循外踝，上入风池。阳维脉维持诸阳之会，如脐会、太仓之类。督脉起自下极之俞，并与脊里上行风府，过脑、额、鼻，入龈交穴也。言此奇经三脉属阳，主治肩、背、腰、腿在表之疾也。

阴跷、阴维、任、冲、带，去心腹胁肋在里之凝。

①下手……是故：原本无，据《针灸大成》卷二补。

②相生：原作“相结”，据《针灸大全》卷二、《针灸大成》卷二改。

阴跷脉，亦起于足跟，循内踝上行至咽喉，交贯冲脉。阴维脉，维持诸阴之交，如足太阴之脉，交出厥阴之前。任脉，起于中极之下，循腹上至咽喉而终。冲脉，起于气冲，并足少阴[①]之经，夹脐上行，至胸中而散也。带脉，起于季胁，回身一周，如系带也。言此奇经五[②]脉属阴，能治心腹胁肋在里之疾也。

二陵、二跷、二交，似续而交五大也。

二陵者，阴陵泉、阳陵泉也。二跷者，阴跷、阳跷也。二交者，阴交、阳交也。续，接续也。五大者，五体也。言此六穴，递相交接于两手两足并头也。

两间、两商、两井，相依而列两支。

两间者，二间三间也。两商者，少商商阳也。两井者，天井肩井也。言此六穴相依，而分别于手之两支也。

另见取穴之法，必[③]有分寸，先审自意，次观肉分。

此言取量穴法，必以男左女右，中指与大指相屈如环，取内侧纹两角为一寸，各随长短大小取之，此乃同身之寸。先审病者，是何病，属何经，用何穴，审[④]于我意。次察病者，瘦肥长短，大小肉分，骨节发际之间，量度以取之。

或伸屈而得之，或平直而安定。

伸屈者，如取环跳之穴，必须伸下足，屈上足以取之，乃得其穴。平直者，或平卧而取之，或正坐而取之，或直立而取之，自

①少阴：原作“阳明”，据《针灸大成》卷二改。
②五：《针灸大全》作“三”，《针灸大成》卷二作“四”。
③必：原无，据《针灸玉龙经》《针灸大全》卷一、《针卷大成》卷二补。
④审：原无，据《针灸大成》卷二补。

然安定。如承浆在唇下宛宛中之类也。

在阳部筋骨之侧，陷下为真。在阴分郄腘之间，动脉相应。

阳部者，诸阳之经也。如合谷、三里、阳陵泉等穴，必取侠骨侧指陷中为真也。阴分者，诸阴之经也，如箕门、五里、太冲等穴，在屈心之间，必以动脉应指，乃始为真穴也。

取五穴用一穴而必端，取三经用一经而可正。

此言取穴之法，必须点取五穴之中而用一穴，则可为端的矣。若用一经，必虽取三经[1]而正一经之是非也。

头部与肩部详分，督脉与任脉易[2]定。

头部与肩部，则穴繁多，但医者以自意详审大小、肥瘦而分之；督、任二脉值乎背腹中行[3]，而有分寸则易定也。

明标与本，论刺深刺浅之经[4]。

标本者，非止一端也，有六经之标本，有天地阴阳之标本，有传病之标本。夫六经之标本者，足太阳之本，在足跟上五寸，标在目也。足少阳之本在窍阴，标在耳也。足阳明之本在厉兑，标在人迎、颊挟、颃[5]颡也。足太阴之本在中封前上四寸，标在背脾俞与舌本也。足少阴之本在内踝上三寸中，标在背肾俞与舌下两脉也。足厥阴之本在行间上五寸中，所标在背肝俞也。手太阳之本，在手外踝后，标在命门之上一寸也。手少阳之本，在小指、次指之间上一寸，标在耳后上角下外

①经：原作“穴”，据《针灸大全》卷一、《针灸大成》卷二改。
②易：原作“异”，其下有小字注文“异，当作‘易’”，据改。
③中行：原作“行中”，据《针灸大全》卷二乙正。
④刺浅之经：“刺”字原无，据《针灸大成》卷二补；经，《针灸大全》曹本作“理”。
⑤颃：原作“项”，据《灵枢·卫气》改。

背也。手阳明之本，在肘骨中上别阳，标在额下合钳上也。手太阴之本在寸口之中，标在腋内动脉也。手少阴之本在锐骨之端，标在背心俞也。手厥阴之本在掌后两筋之间二寸中，标在筋[①]下三寸也。此乃十二经之行取也。

经云：病有标本，刺有逆从浅深之理。凡刺之方，必别阴阳，前后相应，逆从得施，标本相移。故曰有其在标而求之于标，有其在本而求之于本，有其在本而求之于标，有其在标而求之于本。故治有取标而得者，有取本而得者，有逆取而得者，有从取而得者，故知逆从，正行无问。明知标本者，万举万当；不知标本者，是谓妄行。夫阴阳标本，逆从之道也。小而言大，一而知百病之害。少而多，浅而博，可以言一而知百也。以浅而知深，察近而知远，标本易言，而世人识见无能及也。治反为逆，治得为从。先病而后逆者，先逆而后病者，先病而后生寒者，先热而后生病者[②]，此五者俱治其本也。先热而后中满者，治其标。先病而后泄者，治其本。先泄而后生他病者，治其本，必且调之，乃治其他病。先病而后中满者，治其标；先中满而后烦心者，治其本。大小便不利，治其标；大小便利，治其本。大小便[③]不利而生病[④]者，治其本。病发而有余，本而标之，先治其本，后治其标。病发而不足，标而本之，先治其标，后治其本。又云：得病日为本，传病为标也。浅深者，刺阳经必中荣，须浅而卧

①筋：《针灸大全》卷二作“胁”。

②者：原脱，据《针灸大全》卷二、《针灸大成》卷二补。

③便：原无，据《针灸大全》卷二补。

④生病：此上原衍“病”字，据《针灸大全》卷二、《针灸大成》卷二删。

針無傷於衛也刺陰分必中衛須深而立針毋損於榮也此
謂陰陽標本淺深之道也
住痛移疼取相交相貫之逕
此言用針之法有住痛移疼之功者必先以針左行左轉而
得九數復以右行右轉而得六數此乃陰陽交貫之道也經
脉亦有交貫如太陰肺之列缺交於陽明大腸之路陽明胃
之豐隆別走於少陽之逕此之謂也
豈不聞臟腑病求門海俞募之類俞者五臟六腑之俞也
門海者如章門氣海之類俞者五臟六腑之俞也俱在背部
二行中募者臟腑之募肺募中府心募巨闕胃募中脘肝募

針灸全書 卷上 卅

期門膽募日月脾募章門腎募京門大腸募天樞小腸募關
元但三焦包絡膀胱而無募矣此言五臟六腑之有病必取
此門海俞募之穴而刺之最微妙矣
經絡滯而求原別交會之道
原者十二經之原也別陽別也交陰交也會八會也夫十二
原者膽原坵墟肝原太冲小腸原腕骨心原神門胃原冲陽
脾原太白大腸原合谷肺原太淵膀胱原京骨腎原太谿三
焦原陽池包絡原大陵八會者血會膈俞氣會膻中脉會大
淵筋會陽陵泉骨會大杼髓會絕骨臟會章門腑會中脘也
此言經絡血氣凝結不通者必取此原別交會之穴而刺之

针，无伤于卫也。刺阴分必中卫，须深而立针，无损于荣也。此谓阴阳标本浅深之道也。

住痛移疼，取相交相贯之经。

此言用针之法，有住痛移疼之功者，必先以针左行左转，而得九数，复以右行右转而得六数，此乃阴阳交贯之道也。经脉亦有交贯，如太阴肺之列缺，交于阳明大肠之路，阳明胃之丰隆别走于太阴脾经[①]，此之谓也。

岂不闻脏腑病求门、海、俞、募之类。俞者，五脏六腑之俞也。

门海者，如章门、气海之类。俞者，五脏六腑之俞也，俱在背部二行中。募者，脏腑之募。肺募中府，心募巨阙，胃募中脘，肝募期门，胆募日月，脾募章门，肾募京门，大肠募天枢，小肠募关元，但三焦、包络、膀胱而无募矣[②]。此言五脏六腑之有病，必取此门、海、俞、募之穴，而刺之最微妙矣。

经络滞而求原别交会之道。

原者，十二经之原也。别，阳别也。交，阴交也。会，八会也。夫十二原者，胆原丘墟，肝原太冲，小肠原腕骨，心原神门，胃原冲阳，脾原太白，大肠原合谷，肺原太渊，膀胱原京骨，肾原太溪，三焦原阳池，包络原大陵。八会者，血会膈俞，气会膻中，脉会太渊，筋会阳陵泉，骨会大杼，髓会绝骨，脏会章门，腑会中脘也。此言经络血气凝结不通者，必取此原别交会之穴而刺之。

---

①太阴脾经：原作“少阳之逕”，据《针灸大全》曹本改。
②但三焦、包络、膀胱而无募矣：《针灸大成》卷二作“三焦募石门，膀胱募中极”。

更穷四根三结，依标本而刺无不痊。

根结者，十二经之根结也。《灵枢经》云：足[1]太阴根于隐白，结于太仓也。足少阴根于涌泉，结于廉泉也。足厥阴根于大敦，结于玉堂也。足太阳根于至阴，结于目也。足阳明根于厉兑，结于钳耳也。足少阳根于窍阴，结于耳也。手太阳根于少泽，结于天窗、支正也。手少阳根于关冲，结于天牖、外关也。手阳明根于商阳，结于扶突、偏历也。手三阴之经不载，不敢强注。又云四根者，耳根、鼻根、乳根、脚根也。三结者，胸结、肢结、便结也。此言能究根结之理，依上文标本之法刺之，则疾无不愈也。

但用八法五门，分主客而刺无不效。

八法者，奇经八脉也。公孙冲脉胃心胸，内关阴维下总同，临泣胆经连带脉，阳维目锐外关逢。后溪督脉内眦颈，申脉阳跷络亦通，列缺肺任行肺系，阴跷照海隔喉咙。五门者，天干[2]配合，分于五也。甲与己合，乙与庚合，丙与辛合，丁与壬合，戊与癸合也。主客者，公孙主内关客也，临泣主外关客也，后溪主申脉客，列缺主照海客也。此言若用八法，必以五门，推时取穴，先主后客，而无不效也。详载于后。

八脉始终连八会，本是纪纲。

八脉者，即奇经也，注见上文。八会者，气、血、脉、筋、骨、髓、脏、腑之八会也，亦注见前。纪纲者，如纲之有纲也。此言奇经八脉起

①足：原阙，据《针灸大全》曹本补，以下六处“足”同。
②干：原作“地”，据《针灸大全》卷二、《针灸大成》卷二改。

止，连及八会，本是人身经脉之纲领也。

十二经络十二原，是为[①]枢要。

十二经、十五络、十二原穴，俱注见前。此言十二原者，乃十二经络出入门户之枢纽也。

一日取六十六穴之法，方见幽微。

六十六穴者，即子午流注，井荥俞原经合也。阳干注腑三十六穴，阴干注脏三十穴，共成六十六穴，俱载于[②]后子流注图中。此言经络一日一周于身，历行十二经穴。当此之时酌取[③]流注之中一穴用之，则幽微之理可见矣。

一时取一十二经之原，始知要妙。

十二经原，注见于前。此言一时之中，当审此日是何经所主，当此之时该取本日此经之原始穴而刺之，则流注之法玄妙始可知矣。

原夫补泻之法，非呼吸而在手指。

此言补泻之法，非但呼吸，而在乎手之指法也。法分十四者，循扪提按，弹捻搓盘，推内动摇，爪切进退出摄者是也。法则如斯，巧拙在人之活法，备详金针赋内。

速效之功，要交正而识本经。

交正者，如大肠与肺为传送之府，心与小肠为受盛之官，脾与胃为消化之宫[④]，肝与胆为清净之位，膀胱合肾为津液之官[⑤]，阴阳相通，

①为：原作“一”，据《针灸四书·针经指南·针经标幽赋》《扁鹊神应针灸玉龙经》改。又，《针灸大全》卷二作“谓”。

②于：原脱，据《针灸大全》曹本补。

③酌取：原无，据《针灸大成》卷二、《针灸大全》曹本补。

④宫：合刻本作“官”，《针灸大全》曹本作“宰”。

⑤为津液之官：原脱，据《针灸大全》曹本补。

表里相应也。本经者，受病之经。如心之病，必取小肠之穴兼之，余仿此。言能识本经之病，又要认交经正经之理，则针之功必速矣[①]。

交经缪刺，左有病而右畔取。

缪刺也，刺络脉也。右痛而刺左，左痛而刺右，此乃交经缪刺之理也。

泻络远针，头有病而脚上针。

三阳之经，从头下足，故言头有病，必取足穴而刺之。

巨刺与缪刺各异。

巨刺者，刺经脉也。痛在左而右脉病者，则巨刺之，左痛刺右，右痛刺左，中其经也。缪刺者，刺络脉也，身形有痛，九候无病[②]，则缪刺之，右痛刺左，左痛刺右，中其络也。经云：左盛则右病，右盛则左病。亦有移易者，右痛未已而左脉先病。如此者，必巨刺之，中其经，非络脉也。故络病，其痛[③]与经脉缪处，故曰缪刺。此刺法之相同，但一中经，一中络之异耳。

微针与妙刺相通。

微针者，刺之巧也；妙刺者，针之妙也。言二者之相通。

观部分而知经络之虚实。

言针入肉分，则以天地人三部而进，必察其得气，则内外虚实而可知[④]矣。又云：察脉之三部，则知何经虚，何经实也。

①矣：此下《针灸大成》卷二尚有"故曰：宁失其穴，勿失其经；宁失其时，勿失其气"一十八字。
②病：原书版阙，据《针灸大全》卷二、《针灸大成》卷二补。
③痛：原作"经"，据《针灸大全》卷二改。
④实而可知：原书版阙，据《针灸大全》卷二、《针灸大成》卷二补。

視沉浮而辨臟腑之寒温
言下針之後看針氣緩急可决臟腑之寒熱也
且夫先令針耀而慮針損次藏口內而欲針温
言欲下針之時必先令針光耀看針莫有損壞次將針含於口內令針温暖與榮衛相接無相觸犯也
目無外視手如握虎心無內慕如待貴人
此戒用針之士貴乎專心誠意而自重也令目無他視如握虎恐有傷也心無他想如待貴人恐有責也經云凡刺之道必觀其部心無別慕手如擒虎猶待貴人不知日暮着意留心不失其所此之謂也
左手重而多按欲令氣散右手輕而徐入不痛之因
言欲下針之時必先以左手大指爪甲於穴上切之則令其氣散以右手持針輕輕徐入此乃不痛之因也
空心恐怯直立側而多暈
空心者未食之前此言無刺飢人其氣血未定則令人恐懼有怕怯之心或直立或側卧必有眩暈之咎也
昏目沁掐坐卧平而後昏
此言欲下針之時必令患人勿視所針之處以手爪甲重切其穴或卧或坐而無昏悶之患也
推於十干十變知孔穴之開闔

视沉浮而辨脏腑之寒温。

言下针之后，看针气缓急，可决脏腑之寒热也。

且夫先令针耀，而虑针损；次藏口内，而欲针温。

言欲下针之时，必先令针光耀，看针莫有损坏，次将针含于口内，令针温暖，与荣卫相接，无相触犯也。

目无外视，手如握虎，心无内慕，如待贵人。

此戒用针之士，贵乎专心诚意而自重也。令目无他视，手[①]如握虎，恐有伤也。心无他想，如待贵人，恐有责也。经云：凡刺之道，必观其部，心无别慕，手如擒虎，犹待贵人，不知日暮，着意留心，不失其所，此之谓也。

左手重而多按，欲令气散。右手轻而徐入，不痛之因。

言欲下针之时，必先以左手大指爪甲于穴上切之，则令其气散，以右手持针，轻轻徐入，此乃不痛之因也。

空心恐怯，直立侧而多晕。

空心者，未食之前。此言无刺饥人，其气血未定，则令人恐惧，有怕怯之心，或直立或侧卧，必有眩晕之咎也。

背目沉掐[②]，坐卧平而没[③]昏。

此言欲下针之时，必令患人勿视所针之处。以手爪甲重切其穴，或卧或坐，而无昏闷之患也。

推于十干十变，知孔穴之开阖。

①手：原脱，据《针灸大全》曹本补。
②背目沉掐：原作“昏目沁掐”，据《针灸四书·针经指南·针经标幽赋》《扁鹊神应针灸玉龙经》改。
③没：原作“后”，据《针灸玉龙经》《针灸大全》卷二、《针灸大成》卷二改。

十干者甲乙丙丁戊巳庚辛壬癸也十變者逐日臨時之變
也備載灵龜八法之中故得時為之開失時為之闔苟能明
此則知孔穴之得失也
論其五行五臟察日時之旺衰
五行五臟俱註見前此言病於本日時之下得五行生者旺
受五行尅者衰知心之病得甲乙之日時者生旺遇壬癸之
日時者尅衰餘皆倣此
伏如横弩應若發機
此言用針之捷效如射之發中也
陰交陽別而定血暈陰蹻陰維而下胎衣
陰交穴有二一在臍下一寸一在足內踝上三寸名三陰之
交也此言二穴能定婦人之血暈又言照海內関二穴能下
産婦之胎也
痺厥偏枯迎隨俾經絡接續
痺厥者四肢厥冷麻痺也偏枯者中風半身不遂偏枯也言
治此症必須接氣通经更以迎隨之法使血脉貫通經絡接
續也
漏崩帶下温補使氣血依帰
漏崩帶下者女子之疾也言有此症必須温針待暖以補之
使榮調和而帰依也

十干者，甲、乙、丙、丁、戊、己、庚、辛、壬、癸也。十变者，逐日临时之变也。备载于四卷[①]《灵龟八法》之中。故得时为之开，失时为之阖。苟能明此，则知孔穴之得失也。

论其五行、五脏，察日时之旺衰。

五行、五脏俱注见前。此言病于本日时之下，得五行生者旺，受五行克者衰。知心之病，得甲乙之日时者，生旺；遇壬癸之日时者，克衰。余皆仿此。

伏如横弩，应若发机。

此言用针之捷效，如射之发中也。

阴交、阳[②]别而定血晕，阴跷、阳维而下胎衣。

阴交穴有二，一在脐下一寸，一在足内踝上三寸，名三阴之交也。此言二穴能定妇人之血晕，又言照海、内关二穴，能下产妇之胎也。

痹厥偏枯，迎随俾经络接续。

痹厥者，四肢厥冷麻痹也。偏枯者，中风半身不遂偏枯也。言治此症，必须接气通经，更以迎随之法，使血脉贯通，经络接续也。

漏崩带下，温补使气血依归。

漏崩带下者，女子之疾也。言有此症，必须温针待暖以补之，使荣卫[③]调和而归依也。

①于四卷：原脱，据《针灸大全》曹本补。
②阳：《针灸大全》曹本作“阴”。
③卫：原无，据《针灸大全》卷二、《针灸大成》卷二补。

静以久留，停针待之。

此言下针之后，必须静而久停之。

必准者，取照海治喉中之闭塞；端的处，用大钟治心内之呆痴。

照海等穴，俱载折量法中，故不重录。

大抵疼痛实泻，痒麻虚补。

此言疼痛者热，宜泻之以凉；痒麻者冷，宜补以暖。

体重节痛而俞居，心下痞满而井主。

俞者，十二经中之俞穴。井者，十二经中之井也。

心胀咽痛，针太冲而必除；脾冷胃疼，泻公孙而立愈。胸满腹痛，刺内关；胁痛肋疼，针飞虎。

太冲等穴，俱载后图。但飞虎穴即章门①穴也。又云是支沟穴，以手于虎口一飞，中指尽处是穴也。

筋挛骨痛而补魂门，体热劳嗽而泻魄户。头风头痛②，刺申脉与金门；眼痒眼痛，泻光明于地五，泻阴郄止盗汗，治小儿骨蒸；刺偏历利小便，医大人水蛊，中风环跳而宜刺，虚损天枢而可取。

地五者，即地五会也。

由是午前卯后，太阴生而疾温；离左酉南，月死朔而速冷。

此以月生死为期，午前卯后者，辰、巳二时也。当此之时，太阴月之生也，是故月廓空无泻，宜疾温之。离左酉南者，未、申二时也，当此时分，太阴月之死也。是故月廓盈无补，宜速冷之。

①章门：原作“童门”，据《针灸大全》卷二改。

②头痛：“头”字原脱，据《针灸四书·针经指南·针经标幽赋》《扁鹊神应针灸玉龙经》补，以成韵律。

将一月而比一日也。经云：月生一日一痏，二日二痏，至十五日十五痏，十六日十四痏，十七日十三痏，渐退至三十日一痏也。月望已前谓之生，月望已后谓之死。午前谓之生，午后谓之死也。

循扪弹弩，留吸母而坚长。

循者，用针之后，以手上下循之，使血气往来也[①]。扪者，出针之后，以手扪闭其穴，使气不泻也。弹弩者，以手轻弹而补虚也。留吸母者，虚则补其母，须待热之至后，留吸而坚长也。

爪下伸提[②]，疾呼子而嘘短。

爪下者，切而下针也。伸提者，施针轻浮豆许曰提。疾呼子者，实则泻其子，务待寒至之后，去之速，而嘘且短矣。

动退空歇，迎夺右而泻凉。

动退者[③]，以针摇动而退。如气不行，将针伸提而已。空歇者[④]，撒手而停针。迎，以针逆而迎；夺，即泻其子也。如心之病，必泻脾胃之子。此言欲泻必施此法也。

推内进搓，随济左[⑤]而补暖。

推内进者，用针推内而入也。搓者，犹如搓线之状，慢慢转针，勿令太紧。随，以针顺而随之。济，则济其母也，如心之病，必补肝胆之母。此言欲补必用此法也。

慎之，大凡危疾色脉不顺而莫针。

①也：原作"而已"，据《针灸大成》卷二改。

②提：原脱，据《针灸四书·针经指南·针经标幽赋》《扁鹊神应针灸玉龙经》补。

③者：原脱，据《针灸大全》曹本补。

④者：原脱，据《针灸大全》曹本补。

⑤左：原脱，据《针灸玉龙经》《针灸大全》曹本补。

慎之者，戒之也。此言有危笃之疾，必观其形色，更察其脉，若相反者，莫与用针。恐劳而无功，反获罪也。

寒热风阴，饥饱醉劳而切忌。

此言无针大寒、大热、大风、大阴雨、大饥、大饱、大醉、大劳，凡此之类，决不可用针，实大忌也。

望不补而晦不泻，弦不夺而朔不济。

望，每月十五日[1]也。晦，每月三十日也。弦，有上、下弦。上弦，或初七或初八[2]。下弦，或二十二或二十三也。朔，每月初一日也。凡值此日，不可用针施法也。暴急之疾，岂可拘于此哉。

精其心而穷其法，无灸艾而坏其皮[3]。

此言灸也，勉医者宜专心究其穴法，无误于[4]着艾之功，庶不犯于禁忌，而坏人之皮肉也。

正其理而求其原，勉投针而失其位。

此言针也，勉学者要明其针道之理，察病之原，则用针不失其所也。

避灸处而和四肢，四十有九；禁刺处而除六腧，二十有二。

禁灸之穴四十五，更和四肢之井，共四十九也。禁针之穴二十二，外除六腑之腧也，俱载于前。

抑又闻高皇抱疾未瘥，李氏刺巨阙而复苏，太子暴死为厥，越人针维会而复醒。肩井、曲池，甄权刺臂痛而复射。悬钟、环跳，

[1]日：原作“不”，据《针灸大全》卷二、《针灸大成》卷二改。
[2]初八：原作“十七”，不合上弦时日，据《针灸大全》卷二、《针灸大成》卷二改。
[3]皮：原作“干”，据《针灸四书·针经指南》《扁鹊神应针灸玉龙经》改。
[4]无误于：原作“无著惧”，据《针灸大全》卷二、《针灸大成》卷二改。

華陀刺躄足而立行秋大針腰俞而鬼免沉痾王纂針交俞
而妖精立出取肝俞與命門使瞽士視秋毫之末刺少陽與
交別俾聾夫聽夏蚋之聲

此引先師用針有此立効之功以礪學者用心之誠耳且夫去
聖逾遠此道漸墜或不得意而散其學或愆其能而犯禁忌
愚庸智淺難契於玄言至道淵深得之者有幾偶述斯言不
敢示諸明達者焉庶幾乎童蒙之心啓

此先師嘆聖賢之古遠針道之漸衰理法幽深難造其極復以
謙遜之言以結之吁寔太師乃萬世之師窮道契玄尚且謙
言以示後學世之徒知一二而自矜自伐者豈不愧哉

針灸全書

新鍥針灸全書上卷終

华佗刺躄足而立行。秋大针腰俞而鬼免沉痾，王纂针交俞而妖精立出。取肝俞与命门，使瞽士视秋毫之末。刺少阳与交别，俾聋夫听夏蚋之声。

此引先师用针，有此立效之功，以砺学者用心之诚耳。且夫去圣逾远，此道渐坠，或不得意而散其学，或愆其能而犯禁忌。愚庸智浅，难契于玄言。至道渊深，得之者有几，偶述斯言，不敢示诸明达者焉。庶几乎童蒙之心启。

此先师叹圣贤之古远，针道之渐衰。理法幽深，难造其极，复以谦逊之言以结之。吁，寔太师乃万世之师，穷道契玄，尚且谦言以示后学。世之徒知一二，而自矜自伐者，岂不愧哉？

新锲针灸全书上卷终

新锲秘传常山敬斋杨先生针灸全书卷之下

建阳 九十翁 西溪 陈言 著

御医 直隶 长州 怀仁 张应试 校

十二经脉歌

手太阴肺中焦生，下络大肠出贲门，上膈属肺从肺系，系横出腋臑中行，肘臂寸口上鱼际，大指内侧爪甲根。支络还从腕后出，接次指属阳明经。此经多气而少血，是动则病喘与咳，肺胀膨膨缺盆痛，两手交瞀为臂厥；所生病者为气咳，喘渴烦心胸满结，臑臂之内[①]前廉痛，小便频数掌中热。气虚肩背痛而寒，气盛亦疼风汗出。欠伸少气不足息，遗矢无度溺变别。

阳明之脉手大肠，次指内侧起商阳，循指上廉[②]出合谷，两筋歧骨循臂膀，入肘外廉循臑外，肩端前廉柱骨旁，从肩下入缺盆内，络肺下膈属大肠。支从缺盆上入颈，斜贯[③]颊前下齿当，还出人中交左右，上侠鼻孔注迎香。此经血盛气亦盛，是动颈肿并齿痛；所生病者为鼽[④]衄，目黄口干喉痹生，大指次指难为用，肩臑外侧痛相仍[⑤]。

胃足阳明交鼻起，下循鼻外下入齿，还出侠口绕承浆，颐后[⑥]大迎颊车里，耳前发际至额颅，支下人迎缺盆底，下膈入胃络脾宫。直者缺盆下乳内，一支幽门循腹中，下行直合

①内：原作“外”，据《灵枢·经脉》《针灸大成》卷三改。
②廉：原作“连”，据《灵枢·经脉》及《针灸大全》曹本改。
③贯：原作“贲”，据《针灸大成》卷三改。
④鼽：原作“鼻”，据《针灸大成》卷三改。
⑤仍：《针灸大成》卷三此后尚有“气有余兮脉热肿，虚则寒栗病偏增”十四字。
⑥后：原无，据《针灸大全》补。

气冲逢。遂由髀关抵膝膑，骱跗中指内关同；一支下膝注三里，前出中指外关通；一支别走足跗指，大指之端经尽矣。此经多气复多血，是动欠伸面颜黑，凄凄恶寒畏见人。忽闻木声心振惕[①]，登高而歌弃衣走，甚则腹胀仍贲[②]响，凡此诸疾皆骭厥。所生病者为狂疟，湿温汗出鼻流血，口㖞唇裂又喉痹，膝膑疼痛腹胀结，气膺伏兔骱外廉，足跗中指俱痛彻。有余消谷[③]溺色黄，不足身前寒振栗，胃房胀满食不消，气盛身前皆有热。

太阴脾起足大指，上循内侧白肉际，核骨之后内踝前，上腨[④]循骱胫膝里，股内前廉入腹[⑤]中，属脾络胃与膈通，侠喉连舌散舌下，支络从胃注心宫。此经气盛而血衰，是动其[⑥]病气所为，食入即吐胃脘痛，更兼身体痛难移，腹胀善噫舌本强，得后与气快然衰；所生病者舌亦痛，体重不食亦如之。烦心心[⑦]下仍急痛，泄水溏瘕寒疟随，不卧强立股膝肿，疸发身黄大指痿。

手少阴脉起心中，下膈直与小肠通。支者还从肺系走，直上咽喉系目瞳。直者上肺出腋下，臑后肘内少海从。臂内后廉抵掌中，兑骨之端注少冲。多气少血属此经，是动心脾痛难任，渴欲饮水咽干燥，所生胁痛目如金，臑[⑧]臂之内后廉痛，掌中有热向经寻。

手太阳经小肠脉，小指之端起少泽，循手外廉出踝中，循臂骨

①惕：原作“惛”，据《灵枢·经脉》及《针灸大成》卷三改。
②仍贲：原作“乃贲”，据合刻本及《针灸大全》曹本改。
③溺：此上原衍“渴”字，据《针灸大全》卷一、《针卷大成》卷三删。
④腨：原作“臑”，据《灵枢·经脉》、《针灸聚英》卷四上改。
⑤腹：原作“肠”，据《针灸聚英》卷四上改。
⑥其：原作“具”，据《针灸大成》卷三改。
⑦心：底本不重，据《针灸大全》卷一、《针灸大成》卷三补，足句。
⑧臑：原作“胁”，据《灵枢·经脉》改。

出肘內側上循臑外出後廉直過肩髃繞肩甲交肩下入缺盆內向腋絡心循咽嗌下膈抵胃屬小腸一支缺盆貫頸頰至目兌眥却入耳復從耳前仍上頰抵鼻升至目內眥斜絡於顴別絡接此經少氣還多血是動則病痛咽嗌頷下腫兮不可顧肩如拔兮臑似折所生病兮主肩臑耳聾目黃腫腮頰肘臂之外後廉痛部分猶當細分別

足經太陽膀胱脉目內眥上懸額尖支者巔上至耳角直者從巔腦後懸絡腦還出別下項仍循肩髆俠脊邊抵腰膂腎膀胱內一支下與後陰連貫臀斜入委中穴一支髆左右別貫肺俠脊過髀樞臂內後廉膕中合下貫端內外踝後京骨之

下脂外側是經血多氣少也是動頭痛不可當項如拔兮腰似折髀謹痛徹脊中央膕如結兮腨如裂是為踝厥筋乃傷所生瘧痔小指廢頭顖項痛目色黃腰尻膕脚痛連背泪流鼻衄及顛狂

足經腎脉屬少陰小指斜透湧泉心然骨之下內踝後別入跟中腨內侵出膕內廉上股內貫脊屬腎膀胱臨直者屬腎貫肝膈入肺循喉舌本尋支者從肺絡心內仍至胸中部分深此經多氣而少血是動病肌不欲食喘嗽喘血喉中鳴坐而欲起面如垢目視䀮䀮氣不足心懸如飢常惕惕所生病者為舌乾口熱咽痛氣賁逼股內後廉并脊疼心腸煩痛疸而

出肘内侧，上循臑外出后廉，直过肩解绕肩甲，交肩下入缺盆内，向腋络心循咽嗌，下膈抵胃属小肠，一支缺盆贯颈颊，至目锐眦却入耳，复从耳前仍上颊，抵鼻升至目内眦，斜络于颧别络接。此经少气还多血，是动则病痛咽嗌，颔下肿兮不可顾，肩如拔兮臑似折。所生病兮主肩臑，耳聋目黄肿腮颊，肘臂之外后廉痛，部分犹当细分别。

足经太阳膀胱脉，目内眦上悬额尖。支者巅上至耳角，直者从巅脑后悬。络脑还出别下项，仍循肩髆侠脊边，抵腰膂肾膀胱内，一支下与后阴连，贯臀斜入委中穴，一支髆内[①]左右别，贯胛[②]侠脊过髀枢，髀外[③]后廉腘中合，下贯腨[④]内外踝后，京骨之下指[⑤]外侧。是经血多气少也，是动头痛不可当，项如拔兮腰似折，髀枢[⑥]痛彻脊中央，腘如结兮腨如裂，是为踝厥筋乃伤；所生疟痔小指废，头囟项痛目色黄，腰尻腘脚疼连背，泪流鼻衄及癫狂。

足经肾脉属少阴，小指斜透涌泉心，然骨之下内踝后，别入跟中腨内侵，出腘内廉上股内，贯脊属肾膀胱临。直者属肾贯肝膈，入肺循喉舌本寻。支者从肺络心内，仍至胸中部分深。此经多气而少血，是动病饥[⑦]不欲食，喘嗽唾[⑧]血喉中鸣，坐而欲起面如垢，目视䀮䀮气不足，心悬如饥常惕惕。所生病者为舌干，口热咽痛气贲逼，股内后廉并脊疼，心肠烦痛疸而

①内：原脱，据《针灸大全》卷一、《针灸大成》卷三补。
②胛：原作“肺”，据《灵枢·经脉》、《针灸大全》卷一改。
③髀外：原作“臂内”，据《灵枢·经脉》改。
④腨：原作“喘”，据合刻本及《针灸大全》曹本改。下同迳改，不再标明。
⑤指：原作“脂”，据《针灸聚英》卷四、《针灸大成》卷三改。
⑥枢：原作“谨”，据《针灸聚英》卷四、《针灸大成》卷三改。
⑦饥：原作“肌”，据《针灸大全》卷一、《针灸大成》卷三改。
⑧唾：原作“喘”，据《针灸大全》卷一、《针灸大成》卷三改。

澼，痿厥嗜卧体怠惰，足下热痛皆肾厥。

手厥阴心主起胸，属包下膈三焦宫。支者循胸出胁下，胁下连腋三寸同。仍上抵腋循臑内，太阴少阴两经中，指透中冲支者别，小指次指络相通。是经少气原多血，是动则病手心热，肘臂挛急腋下肿，甚则胸胁支满结，心中澹澹或大动，善笑目黄面赤色。所生病①者为心烦，心痛掌热病则②发。

手经少阳三焦脉，起自小指次指端，两指歧骨手腕表，上出臂外两骨间，肘后臑外循肩上，少阳之后交别传，下入缺盆膻中分，散络心包膈③里穿。支④者膻中缺盆上，上项耳后耳⑤角旋，屈下至颐仍注颊。一支出耳入耳前，却从上关交曲颊，至目外⑥眦乃尽焉。斯经少血还多气，是动耳鸣喉肿痹；所生病者汗自出，耳后痛兼目锐眦，肩臑肘臂外皆痛，小指次指亦如废。

足脉少阳胆之经，始从两目⑦锐眦生，抵头循角下耳后，脑空风池次第行，手少阳前至肩上，交少阳后⑧上缺盆。支者耳后贯耳内，出走耳前锐眦循；一支锐眦大迎下，合手少阳抵䪼⑨根，下加颊车缺盆合，入胸贯膈络肝经，属胆仍从胁里过，下入气街毛际萦，横入髀厌环跳内，直者缺盆下腋膺，过季胁下髀厌内，出膝外廉是阳陵，外辅绝骨踝前过，足跗小指次指分；一支别从大指去，三毛之际接肝经。此经多气乃少血，是动口苦善太息，心胁疼痛难转移，面尘足热体无泽，所生头

①病：原作“之”字，据《针灸大全》卷一、《针灸大成》卷三改。

②则：此上原衍“之”字，据《针灸大全》卷一、《针灸大成》卷三删。

③包膈：原作“膈高”，据《针灸大成》卷三改。

④支：原脱，据《针灸大全》卷一、《针灸大成》卷三补。

⑤耳：原无，据《针灸大全》补。

⑥外：原作“内”，据《灵枢·经脉》改。

⑦目：原作“踝”，据《针灸大全》卷一改。

⑧后：原作“右”，据《灵枢·经脉》改。

⑨䪼：原作“项”，据《灵枢·经脉》改。

痛连锐眦，缺盆肿痛并两腋，马刀侠瘿生两旁，汗出振寒痎疟疾，胸胁髀膝至胻骨，绝骨踝痛及诸节。

厥阴足脉肝所终，大指之端毛际丛，足跗上廉太冲分，踝前一寸入中封；上踝交出太阴后，循腘内廉阴股充，环绕阴器抵小腹，侠胃属肝络胆逢，上贯膈里布胁肋，侠喉颃[1]颡目[2]系同，脉上巅会督脉出，支者还生目系中，下络颊里还唇内，支者便从膈肺通，是经血多气少焉，是动腰疼俯仰难，男疝女人小腹肿，面尘脱色及咽干。所生病者为胸满，呕吐洞泄小便难，或时遗溺并狐疝，临证还须仔细看。

十二经本一脉歌

中焦肺起脉之宗，出手大指之端冲。大肠即起手次指，上行环口交鼻里。胃经源又下鼻交，出足大指之端毛。脾脉绝起指端上，注于心中少阴向。心经中之入掌循，手内端出小指行。小肠从手小指起，上斜络颧[3]目内眦。膀胱经从目内生，至足小指外侧行。肾脉动于小指下，起注胸中过腹膀。心包出处又连胸，循手小指次指中。三焦起手次指侧，环走耳前目锐息。胆家接生目锐旁，走足大指三毛上。足肝就起三毛际，注入肺中循不已。

经穴起止歌

手肺少商中府起，大肠商阳迎香二。足胃厉[4]兑头维三，脾部隐

①颃：原作"项"，据《灵枢·经脉》《针灸大成》卷三改。
②目：原作"上"，据《针灸大全》改。
③颧：原作"肝"，与经脉循行不符，迳改。
④厉：原作"属"，据《杨敬斋针灸全书》改。

白大包四膀胱睛明至陰間腎經湧泉俞府位心包中冲天
池隨三焦関冲耳門繼膽家竅陰童子窌厥肝大敦期門已
手心少冲極泉來小腸少澤聽宫去十二經始終歌學者銘
於肺腑
○十五脉絡歌
人身絡脉一十五我今逐一泛頭数手太陰絡為列缺手少陰
絡即通里手厥陰絡名内関手太陽絡支正是手陽明絡徧
歷當手少陽絡外関位足太陽絡號飛揚足陽明絡豐隆係
足少陽絡是光明足太陰絡公孫寄足少陰絡為大鐘足厥
陰絡蠡溝配陽督之絡號長強陰任之脉絡屏翳脾之大絡

大包是十五絡穴君須記
○經脉氣穴多少歌
多氣多血經須記大腸手經足經胃少血多氣有六經三焦膽
腎心脾肺多血少氣心包絡膀胱小腸肝所異
○禁針穴歌
禁針穴道要先明腦户顖會及神庭絡却玉枕角孫穴顱顖承
泣隨承灵神道灵臺膻中忌水分神闕并會陰横骨氣冲手
五里箕門承筋及青灵更加臂上三陽絡二十二穴不可針
孕婦不宜針合谷三陰交内亦通倫石門針灸應須知女子
終身無妊娠外有雲門并鳩尾缺盆客主人莫称肩井深得

白大包四。膀胱睛明至阴间，肾经涌泉俞府位。心包中冲天池随，三焦关冲耳门继。胆家窍阴童子窌，厥肝大敦期门已。手心少冲极泉来，小肠少泽听宫去。十二经穴始终歌，学者铭于肺腑记[①]。

十五脉络歌

人身络脉一十五，我今逐一从头数。手太阴络为列缺，手少阴络即通里。手厥阴络名内关，手太阳络支正是。手阳明络偏历当，手少阳络外关位。足太阳络号飞扬，足阳明络丰隆系。足少阳络是光明，足太阴络公孙寄。足少阴络为大钟，足厥阴络蠡沟配。阳督之络号长强，阴任之脉络屏翳。脾之大络大包是，十五络穴君须记。

经脉气血[②]多少歌

多气多血经须记，大肠手经足经胃。少血多气有六经，三焦胆肾心脾肺。多血少气心包络，膀胱小肠肝胆异。

禁针穴歌

禁针穴道要先明，脑户囟会及神庭。络却玉枕角孙穴，颅囟承泣随承灵。神道灵台膻中忌，水分神阙并会阴。横骨气冲手五里，箕门承筋及青灵。更加臂上三阳络，二十二穴不可针。孕妇不宜针合谷，三阴交内亦通伦。石门针灸应须知，女子终身无妊娠。外有云门并鸠尾，缺盆客主人莫称。肩井深得[③]

①十二经穴始终歌，学者铭于肺腑记："穴""记"原脱，据《针灸大全》卷一、《针灸大成》卷六补。
②血：原作"穴"，据《针灸大全》卷一改。
③得：《针灸大全》作"时"，义长。

人闷倒，三里急补人还平[①]。

禁灸[②]穴歌

禁[③]灸之穴四十五，承光哑门及风府，天柱素髎临泣上，睛明攒竹迎香数。禾窌颧窌丝竹空，头维下关与脊中，肩贞心俞白环俞，天牖人迎共乳中，周荣渊腋并鸠尾，腹哀少商鱼际位，经渠天府及中冲，阳关阳池地五会。隐白漏谷阴陵泉，条口犊鼻还[④]阴市，伏兔髀关委中穴，殷门申脉承扶忌。

血忌歌

行针须要明血忌，正丑三寅二之未，四申五卯六酉宫，七辰八戌九居巳，十亥十一午正当，腊子更加逢日闭。

逐日人神歌[⑤]

初一十一廿一起，足拇鼻柱手小指。初二十二廿二日，外踝发际外踝位。初三十三二十三，股内牙齿足及肝。初四十四廿四右，腰间胃脘阳明手。初五十五廿五并，口内遍身足阳明。初六十六廿六同，手掌胸[⑥]前又在胸。初七十七二十七，内踝气冲及在膝。初八十八廿八辰，腕内股内又在阴。初九十九二十九，在尻在膝足[⑦]胫后。初十二十三十日，腰背内踝足跣觅。

九宫尻神歌

尻神所在足根由，坤内外踝圣人留，震宫牙腨分明记，巽位还居乳口头，中宫肩骨连尻骨，面目背从乾上游，手膊兑宫难

①平：此下《针灸大成》卷四有"刺中五脏胆皆死，冲阳血出投幽冥，海泉颧髎乳头上，脊间中髓伛偻行。手鱼腹陷阴股内，膝髌筋会及肾经，腋股之下各三寸，目眶关节皆通评"共五十六字。

②灸：原作"针"，与上文"禁针穴歌"重复，据《针灸大全》卷一改。

③禁：原作"针"，据《针灸大全》卷一改。

④还：《针灸大成》卷四作"上"。

⑤歌：原作"闭"，据《针灸大全》卷一改。

⑥胸：原脱，据《针灸大全》卷一、《针灸大成》卷四补。

⑦足：原无，据《针灸聚英》卷四补。

砭灸艮宮腰項也須齒宮膝肋針难下坎肘還肚脉求為声精休尻神法萬病無干禁忌憂

尻神之圖

此乃神農所制一歲起坤二歲震逐年順飛九宮周而復始行年到處則所生敗体切忌針灸若悞犯之重則喪命輕則發癰疽之疾也

大乙人神歌

立春艮上起天留戊寅巳丑左足求春分左脇倉門震乙卯日

見定為仇立夏戊辰巳巳巽陰絡宮中左手愁夏至上天丙辰日正直應喉離首頭五秋玄委宮右手戊申巳未坤上遊秋分倉果西方兌辛酉还從右脇謀立冬左足加新洛戊戌巳亥乾位收冬至坎方臨叶蟄壬子腰尻下竅流五臟六腑并臍腹招摇諸戊巳中州潰治癰疽當須避犯其天忌疾難瘳

孫思邈針十三鬼穴歌

百邪顛狂所為病針有十三穴須認凡針之躰先鬼宮次針鬼信無不應一一從頭逐一求男從左起女從右一針人中鬼宮停左邊下針右出針第二手大指甲下名鬼信刺三分深

砭灸，艮宫腰项也须休①，离②宫膝肋针难下，坎肘还连③肚脉求。为医精晓④尻神法，万病无干禁忌忧。

尻神之图（图见上）

此乃神农所制。一岁起坤，二岁震，逐年顺飞九宫，周而复始，行年到处，则所生败体，切忌针灸。若误犯之，重则丧命，轻则发痈疽之疾也。

太乙人神歌

立春艮上起天留，戊寅己丑左足求。春分左胁仓门震，乙卯日见定为仇。立夏戊辰己巳巽，阴络宫中左手愁。夏至上天丙午⑤日，正直应喉离首头，立秋玄委宫右手，戊申己未坤上游。秋分仓果西方兑，辛酉还从右胁谋。立冬左足加新洛，戊戌己亥乾位收。冬至坎方临叶蛰，壬子腰尻下窍流。五脏六腑并脐腹，招摇诸戊己中州。溃治痈疽当须避，犯其天忌疾难瘳。

孙思邈针十三鬼穴歌

百邪颠狂所为病，针有十三穴须认。凡针之体先鬼宫，次针鬼信无不应。一一从头逐一求，男从左起女从右。一针人中鬼宫停，左边下针右出针；第二手大指甲下，名鬼信刺三分深；

①休：原脱，据《针灸大全》卷一、《针灸大成》卷四补。
②离：原作“齿”，据《针灸大全》卷一改。
③连：原脱，据《针灸大全》卷一、《针灸大成》卷四补。
④为医精晓：原作“为声精休”，据《针灸大全》卷一改。
⑤丙午：原作“丙辰”，据《针灸大全》卷一、《针灸大成》卷四、《类经图翼》卷四改。

三针足大指甲下，名曰鬼垒入二分；四针掌后大陵穴，入寸五分为鬼心；五针申脉名鬼路，火针三下七锃锃，第六却寻大杼上，入发一寸名鬼枕；七刺耳垂下五分，名曰鬼床针[①]要温；八针承浆名鬼市，从左出右君须记。九针间使鬼路[②]上，十针上星名鬼堂；十一阴下缝三壮，女玉门头为鬼藏。十二曲池名鬼臣，火针仍要七锃锃。十三舌头当舌中，此穴须名是鬼封。手足两边相对刺，若逢孤穴只单通。此是先师真口诀，狂猖恶鬼走无踪。

长桑君天星秘诀歌

天星秘诀少人知，此法专分前后施。若是胃中停宿食，后寻三里起璇玑。脾病血气先合谷，后刺三阴交莫迟。如中鬼邪先间使，手臂挛痹取肩髃。脚若转筋并眼花，先针承山次内踝。脚气酸疼肩井先，次寻三里阳陵泉。如是小肠连脐痛，先刺阴陵后涌泉。耳鸣腰痛先五会，次针耳门三里内。小肠气痛先长强，后刺大敦不要忙。足缓难行先绝骨，次寻条口及冲阳。牙疼头痛兼喉痹，先刺二间后三里。胸膈痞满先阴交，针到承山饮食喜。肚腹浮肿胀膨膨，先针水分泻建里。伤寒过经不出汗，期门三里先后看。寒疟面肿及肠鸣，先取合谷后内庭。冷风湿痹针何[③]处，先取环跳次阳陵。指痛挛急少商好，依法施之无不灵。此是桑君真口诀，时医莫作等闲轻。

①针：原无，据《针灸大全》卷一、《类经图翼》卷六补。
②鬼路：原作“鬼市”，据《针灸大全》卷一、《针灸大成》卷十改。
③何：此上原衍“行”字，据《针灸大全》卷一、《类经图翼》卷六删。

馬丹陽天星十二穴幷治雜病歌
三里內庭穴曲池合谷徹委中配承山太冲崑崙穴環跳與陽
陵通里幷列缺合擔用法擔合截用法截三百六十穴不出
十二訣治病如神靈渾如湯潑雪北斗降真機金鎖教開徹
至人可傳受匪人莫浪說
三里足膝下三寸兩筋間能除心腹痛善治胃中寒腸鳴幷積
聚腫滿脚脛酸傷寒羸瘦損氣蠱疾諸般人過三旬後針灸
眼重观取穴舉足取去病不為難
內庭足指內胃脘屬陽明善療四肢厥喜靜惡聞聲耳內喉鳴
痛數穴及牙疼瘧疾不思食針後便醒醒
曲池曲肘裏曲骨陷中求能治肘中痛偏風半不收彎弓開不
得臂痪怎梳頭喉閉促欲死發熱更無休遍身風迄瘩針後
即時瘥
合谷在虎口兩指歧骨間頭疼幷面腫瘧疾熱又寒体热身汗
出目暗視朦朧牙疼幷鼻衄口禁更難言針入看深淺令人
病自安
委中曲腘裏動脉正中央腰重不能舉沉沉俠脊梁風癇及筋
轉熱病不能當膝頭難伸屈針入即安康
承山在魚腰腨腸分肉間善理腰疼痛痔疾大便難脚气足下
腫兩足尽寒酸霍乱轉筋急穴中刺便安

马丹阳天星十二穴并治杂病歌

三里内庭穴，曲池合谷接①。委中配承山，太冲昆仑穴。环跳与阳陵，通里并列缺。合担用法担，合截用法截。三百六十穴，不出十二诀。治病如神灵，浑如汤浇雪。北斗降真机，金锁教开彻。至人可传受，匪人莫浪说。

三里足膝下，三寸两筋间。能除心腹痛，善治胃中寒。肠鸣并泄泻②，肿满脚胫酸。伤寒羸瘦损，气蛊疾③诸般。人过三旬后，针灸眼重观。取穴举足取，去病不为难。

内庭足指内，胃脘属阳明。善疗四肢厥，喜静恶闻声。耳内喉鸣痛，数穴及牙疼。疟疾不思食，耳鸣针便清④。

曲池曲肘里，曲骨陷中求。能治肘中痛，偏风手⑤不收。弯弓开不得，臂痪怎梳头。喉闭促欲死，发热更无休。遍身风癣癞⑥，针后即时瘥。

合谷在虎口，两指歧骨间。头疼并面肿，疟疾热又寒。体热身汗出，目暗视朦胧。牙疼并鼻衄，口噤更难言。针入看深浅，令人病自安。

委中曲腘里，动脉正中央。腰重不能举，沉沉侠脊梁。风痫及筋转，热病不能当。膝头难伸屈，针入即安康。

承山在鱼腰，腨⑦肠分肉间。善理腰疼痛，痔疾大便难。脚气足下肿，两足尽寒酸。霍乱转筋急，穴中刺便安。

①接：原作“彻”，据《针灸大成》卷三改。
②泄泻：原作“积聚”，据《针灸大成》卷三改。
③疾：《针灸大全》卷一、《凌门传授铜人指穴》作“治”，《针灸大成》卷三、《类经图翼》卷六作“及”。
④耳鸣针便清：原作“针后便醒醒”，据《类经图翼》卷六、《凌门传授铜人指穴》《勉学堂针灸集成》卷三改。
⑤手：原作“半”，据《针灸大成》卷三、《类经图翼》卷六改。
⑥癣癞：原作“迄瘩”，据《针灸大成》卷三改。
⑦腨：原作“腨”，据《针灸大成》卷三改。

太冲足大指，节后三寸中。动脉知生死，能除惊痫风。咽喉肿心胀，两足不能行[①]。七疝偏坠肿，眼目似云朦。亦能疗腰痛，针下有神功。

昆仑足外踝，后跟微脉寻。转筋[②]腰尻痛，阳踝更连阴。头疼脊背急，暴喘满中心。踏地行不得，动足即呻吟。若欲求安好，须寻此穴针。

环跳在髀枢[③]，侧卧下足舒，上足屈乃得，针能废毒躯。冷风并冷痹，身体似绳拘，腿重腨痛甚，屈伸转侧嘘。有病须针灸，此穴最苏危。

阳陵泉膝下，外廉一寸中。膝肿并麻木，起坐腰背重，面肿胸中满，冷痹与偏风，努力坐不得，起卧似衰翁。针入五分后，神功实不同。

通里腕侧后，掌后一寸中。欲言声[④]不出，懊恼及怔忡[⑤]。实则四肢重，头腮面颊红，平声仍欠数，喉闭气难通。虚则不能食，咳嗽面无容。毫针微微刺，方信有神功。

列缺腕侧上，监指手交叉。专疗偏头患，偏风肘木麻。痰涎频壅上，口噤不开牙。若能明补泻，应手疾如拿。

四总穴歌

肚腹三里留，腰背委中求。头项寻列缺，面口合谷收。

千金十一穴歌

①行：原作“动”，据《针灸大成》卷三改。
②转筋：原作“膊重”，据《针灸大成》卷三改。
③髀枢：原作“足髀”，据《针灸大成》卷三改。
④声：原书漫漶，据《针灸大成》卷三补。
⑤及怔忡：原作“在心中”，据《针灸大成》卷三改。

三里内庭穴，肚腹中妙诀。曲池与合谷，头面病可彻。腰背痛相连，委中昆仑穴。胸项如有痛，后溪并列缺。环跳与阳陵，膝前兼腋胁。可补即留久，当泻即疏泄。三百六十名，十一千金穴。

治病十一证歌

攒竹丝竹主头疼，偏正皆宜向此针。更去大都徐[1]泻动，风池又刺三分深。曲池合谷先针泻，永与除痾病不侵。依此下针无不应，管教随手便安宁。

头风头痛与牙疼，合谷三间两穴寻。更向大都针眼痛，太渊穴内用行针。牙痛三分针吕细，齿疼依前指上明。更推大都左之右，交互相迎仔细寻。

听会兼之与听宫，七分针泻耳中聋。耳门又泻三分许，更加七壮灸听宫。大肠经内将针泻，曲池合谷七分中。医者若能明此理，针下之时便见功。

肩背并和肩膊疼，曲池合谷七分深。未愈尺泽加一寸，更于三间次第行。各入七分于穴内，少风二府刺心经。穴内浅深依法用，当时蠲疾两之经[2]。

咽喉以下至于脐，胃脘之中百病危。心气痛时胸结硬，伤寒呕哕闷涎随。列缺下针三分许，三分针泻到风池。二指[3]三间并三里，中冲还[4]刺五分依。

汗出难来刺腕骨，五分针泻要君知。鱼际经渠并通里，一分针

①徐：《针灸聚英》卷四、《针灸大成》卷三俱作“除”。

②经：《针灸大成》卷三作“轻”。

③指：原作“足”，据《针灸聚英》卷四、《针灸大成》卷三改。

④还：原作“返”，据《针灸聚英》卷四、《针灸大成》卷三改。

泻汗淋漓。二[①]指三间及三里，大指各刺五分宜。汗至如若通遍体，有人明此是医师。

四肢无力中邪风，眼涩难开百病攻。精神昏倦多不语，风池合谷用针通。两手三间随后泻，三里兼之与太冲。各入五分于穴内，迎随得法有神功。

风池手足指诸间，右痪偏风左曰瘫。各刺五分随后泻，更灸七壮便身安。三里阴交行气泻，一寸三分量病看。每穴又加三七壮，自然瘫痪即时安。

肘痛[②]将针刺曲池，经渠合谷共相宜。五分针刺于二穴，疟病缠身方得离。未愈更加三间刺，五分深刺莫忧疑。又兼气痛憎[③]寒热，间使行针莫用迟。

腿膝腰疼痞气攻，髋骨穴内七分穷。更针风市兼三里，一寸三分补泻同。又去阴交泻一寸，行间仍刺五分中。刚柔进退随呼吸，去疾除疴捻指功。

肘膝疼时刺曲池，进针一寸是便宜。左病针右右针左，依此三分泻气奇。膝痛三寸[④]针犊鼻，三里阴交要七次。但能仔细寻其理，劫病之功在片时。

论子午流注之法

夫子午流注者，刚柔相配，阴阳相合，气血循环，时穴开阖也。何以子午言之？曰：子时一刻，乃一阳之生，至午时一刻，乃一阴

①二：原作“足”，据《针灸大成》卷三改。
②肘痛：原作“疟疾”，据《针灸聚英》卷四、《针灸大成》卷三改。
③憎：原作“增”，据《针灸聚英》卷四、《针灸大成》卷三改。
④寸：原作“分”，据《针灸大成》卷三改。

之生。故以子午分之，而得乎中也。流者，往也；注者，住也。天干有十，经有十二，甲胆、乙肝、丙小肠、丁心、戊胃、己脾、庚大肠、辛肺、壬膀胱、癸肾，余两经者，乃三焦、包络也。三焦乃阳气之父，包络乃阴血之母。此二经虽寄十壬癸，小分派于十干。且每经之中，有井荥俞经合，以配金水木火土。是故阴井木而阳井金，阴荥火而阳荥水，阴俞土而阳俞木，阴经金而阳经火，阴合水而阳合土矣。经中又有返本还原者，乃十二经出入之门户也。阳经有原，遇俞穴并过之，阴经无原，以俞穴即代之。是以甲出丘墟乙太冲之例。又按《千金》云：六阴经亦有原穴，乙中都、丁通里、己公孙、辛列缺、癸水泉，包络内关也。故阳日气先行而血后随也，阴日血先行而气后随也。得时为之开，失时为之阖。阳干注腑，甲丙戊庚壬而重见者，气纳于三焦。阴干注脏，乙丁己辛癸而重见者，血纳包络。如甲日甲戌时，以开胆井，至戊寅时，正当胃俞，而又并过胆原，重见甲申时，气纳三焦荥穴，属水，甲属木，是以水生木，谓甲合还元化本。又如乙日[①]乙酉时，以开肝井，至己丑时，当脾之俞，并过肝原，重见乙未时，血纳包络荥穴，属火，乙属木，是以木生火也。余皆依此。俱以子母相生，阴阳相济也。阳日无阴时，阴日无阳时。故甲与己合，乙与庚合，丙与辛合，丁与壬合，戊与癸合也。何以甲与己[②]合？曰：中央戊己属土，畏东方甲乙之木所克，戊乃阳

①乙日：原阙，据《针灸大成》卷五补。
②己：原无，据《针灸大全》卷三补。

为兄，己属阴为妹，戊兄遂将己妹嫁与木家，与[①]甲为妻，庶得阴阳和合而不相伤。所以甲与己合，余皆然。子午之法，尽于此矣。

五虎建元日时歌

甲己之日丙寅起，乙庚之辰戊寅头。丙辛便从庚寅起，丁壬壬寅顺行求。戊癸甲寅定时候，六十首法助医流。

十二经纳天干歌

甲胆乙肝丙小肠，丁心戊胃己脾乡，庚属大肠辛属肺，壬属膀胱癸肾藏，三焦亦向壬中寄，包络同归入癸方。

十二经纳地支歌

肺寅大卯胃辰宫，脾巳心午小未中，申胱酉肾心包戌，亥三子[②]胆丑肝通。

十二经之原歌

甲出丘墟乙太冲，丙居腕骨是原中。丁出神门原内过，戊胃冲阳[③]气可通。己出太白庚合谷，辛原本出太渊同。壬归京骨曲池穴[④]，癸出太溪大陵中。

子午流注十二经井荥俞原经合歌

手大指内太阴肺，少商为井荥鱼际[⑤]，太渊之穴号俞原，行入经渠尺泽类。

盐指阳明曰大肠，商阳二间三间详。合谷阳溪依穴取，曲池为

①与：原作"于"，据《针灸大成》卷二改。
②三子：原倒作"子三"，据《针灸大全》卷三、《针卷大成》卷四乙正。
③冲阳：底本缺字，据《针灸四书·针灸杂说》《普济方》卷四一一、《针灸聚英》卷四上补。
④曲池穴：《针穴四书·针灸杂说》《普济方》卷四一一、《琼瑶发明神书》卷上作"期中过"，《针灸大全》卷三、《针灸大成》卷五作"阳池穴"。
⑤鱼际："鱼"字原脱，据《针灸大全》卷三补。

合正相當
中指厥陰心包絡中冲掌中勞宮索大陵為俞本是原間使從
容求曲澤
無名指外是三焦関冲尋至液門頭俞原中渚陽池取經合支
溝天井求
手小指内少陰心少冲少府井滎尋神門俞穴為原穴灵道仍
須少海真
手小指外屬小腸少澤流於前谷内後谿腕骨之俞原陽谷為
經合少海
足大指内太陰脾井滎隱白大都推太白俞原商丘穴陰陵泉
鍼灸全書 下
合要須知
足大指端厥陰肝大都為井滎行間太冲為俞原都是經在中
封合曲泉
足第二指陽明胃厲兌内庭須要會陷谷冲陽經解谿三里膝
下三寸是
足掌心中少陰腎湧泉然谷天然定大谿腎俞又為原復溜陰
谷能醫病
足第四指少陽經竅陰為井俠谿滎衛原臨泣坵墟穴陽輔陽
陵泉認真
足小指外屬膀胱至陰通谷井滎當東府次尋京骨穴崑崙經

合正相当。

中指厥阴心包络，中冲掌中劳宫索，大陵为俞本是原，间使从容求曲泽。

无名指外是三焦，关冲寻至液门头，俞原中渚阳池取，经合支沟天井求。

手小指内少阴心，少冲少府井荥寻，神门俞穴为原穴，灵道仍须少海真。

手小指外属小肠，少泽流于前谷内，后溪腕骨之俞原，阳谷为经合少海。

足大指内太阴脾，井荥隐白大都推，太白俞原商丘穴，阴陵泉合要须知。

足大指端厥阴肝，大敦为井荥行间，太冲为俞原都是，经在中封合曲泉。

足第二指阳明胃，厉兑内庭须要会，陷谷冲阳经解溪，三里膝下三寸是。

足掌心中少阴肾，涌泉然谷天然定，太溪肾俞又为原，复溜阴谷能医病。

足第四指少阳经，窍阴为井侠溪荥，俞[1]原临泣丘墟穴，阳辅阳陵泉认真。

足小指外属膀胱，至阴通谷井荥当，束骨[2]次寻京骨穴，昆仑经

①俞：原作“卫”，据《针灸大全》卷三改。

②骨：原作“府”，据《针灸大全》卷三改。

合委中央。

子午流注逐日按时定穴歌

甲日戌时胆窍阴，丙子时中前谷荥，戊寅陷谷阳明俞，返本丘墟木在寅，庚辰经注阳溪穴，壬午膀胱委中寻，甲申时纳三焦水，荥合天干取液门。

乙日酉时肝大敦，丁亥时荥少府心，己丑太白太冲穴，辛卯经渠是肺经，癸巳肾宫阴谷合，乙未劳宫水穴荥。

丙日申时少泽当，戊戌内庭治胀康，庚子时在三间俞，本原腕骨可祛黄，壬寅经火[①]昆仑上，甲辰阳陵泉合长，丙午时受三焦木，中渚之中仔细详。

丁日未时心少冲，己酉大都脾土逢，辛亥太渊神门穴，癸丑复溜肾水通，乙卯肝经曲泉合，丁巳包络大陵中。

戊日午时厉兑先，庚申荥穴二间迁，壬戌膀胱寻束骨，冲阳土穴必还原，甲子胆经阳辅是，丙寅小海穴安然，戊辰气纳三焦脉，经穴[②]支沟刺必痊。

己日巳时隐白始，辛未时中鱼际取，癸酉太溪太白原，乙亥中封内踝比，丁丑时合少海心，己卯间使包络止。

庚日辰时商阳居，壬午膀胱通谷中，甲申临泣为俞木，合谷金原返本归，丙戌小肠阳谷火，戊子时居三里宜，庚寅气纳三焦合，天井之中不用疑。

---

①火：原作“水”，据《针灸大成》卷五改。

②穴：原作“火”，据《针灸大成》卷五改。

辛日卯时少商本，癸巳然谷何须忖[①]，乙未太冲原太渊，丁酉心经灵[②]道引，己亥脾合阴陵泉，辛丑曲泽包络准。

壬日寅时起至阴，甲辰胆脉侠溪荥，丙午小肠后溪俞，返求[③]京骨本原寻，三焦寄有阳池穴，返本还原似的亲。戊申时注解溪胃，大肠庚戌曲池真，壬子气纳三焦寄，井穴关冲一片金，关冲属金壬属水，子母相生恩义深。

癸日亥时井涌泉，乙丑行间穴必然，丁卯俞穴神门是，本寻肾水太溪原，包络大陵原并过，己巳商丘内踝边，辛未肺经合尺泽，癸酉中冲包络连，子午截时安定穴，留传后学莫忘言。

右子午流注之法，无以考焉。虽《针灸四书》所载，尤且不全。还元返本之理，气血所纳之穴，俱隐而不具矣。今将流注按时定穴，编成歌括一十首，使后之学者，易为记诵，临用之时，不待思忖。且后图乃先贤所缀，故不敢废，备载于后，庶有所证耳。原图十二，今分作[④]十耳。

①忖：原作“付”，据《针灸大全》卷三、《针灸大成》卷五改。
②灵：原作“始”，据《针灸大全》卷三、《针灸大成》卷五改。
③求：原作“本”，据《针灸大全》卷三、《针灸大成》卷五改。
④作：原作“定”，据《针灸大全》卷三改。

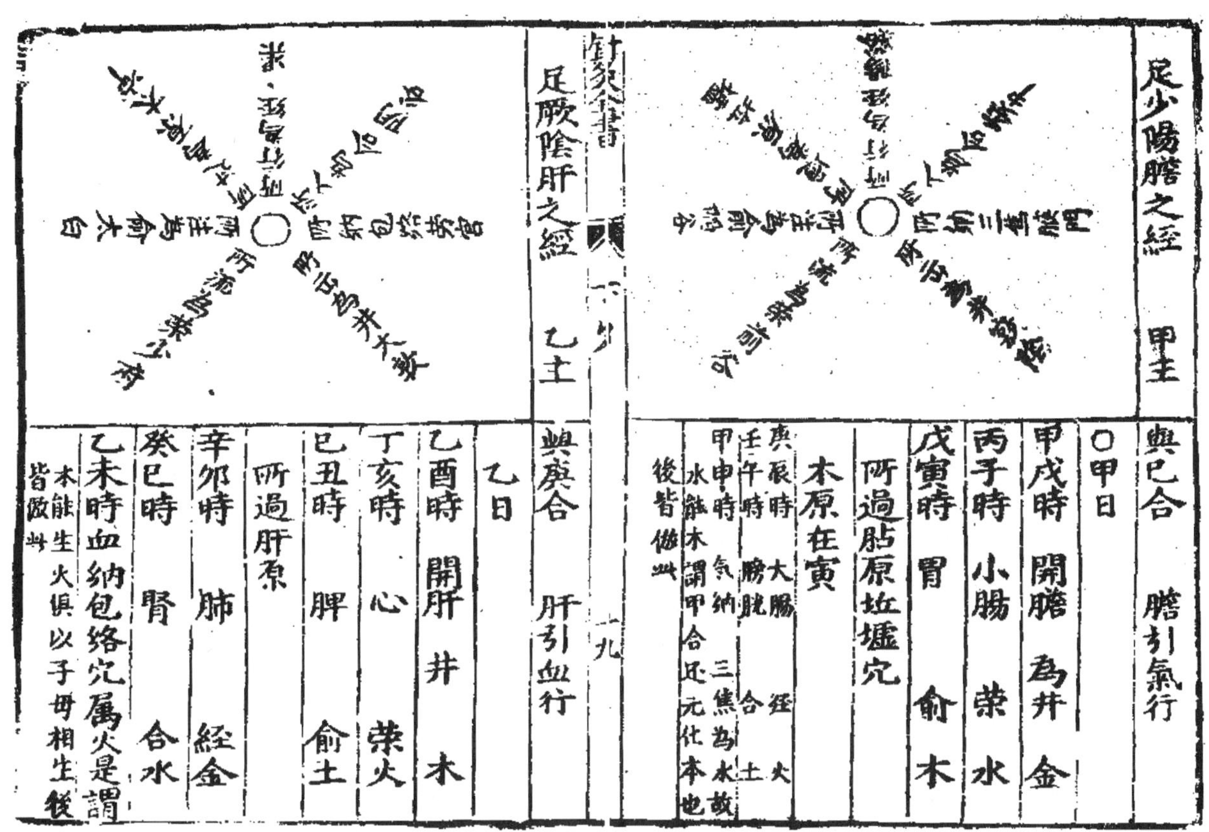

足少阳胆之经（图见上）

甲主　与己合　胆引气行

　　甲日

　　甲戌时　开胆　为井　金　　丙子时　小肠　荥　水　　戊寅时　胃　俞　木

所过胆原丘墟穴

本原在寅

　　庚辰时　大肠　经　火　　壬午时　膀胱　合　土

　　甲申时，气纳三焦为水，故水能生[1]木，谓甲合还元化本也，后皆仿此。

足厥阴肝之经（图见上）

乙主　与庚合　肝引血行

　　乙日

　　乙酉时　开肝　井　木　　丁亥时　心　荥　火　　己丑时　脾　俞　土

所过肝原

　　辛卯时　肺　经　金　　癸巳时　肾　合　水

　　乙未时，血纳包络穴属火，是谓木能生火，俱以子母相生，后皆仿此。

---

①生：原无，据《针灸大全》卷三补。

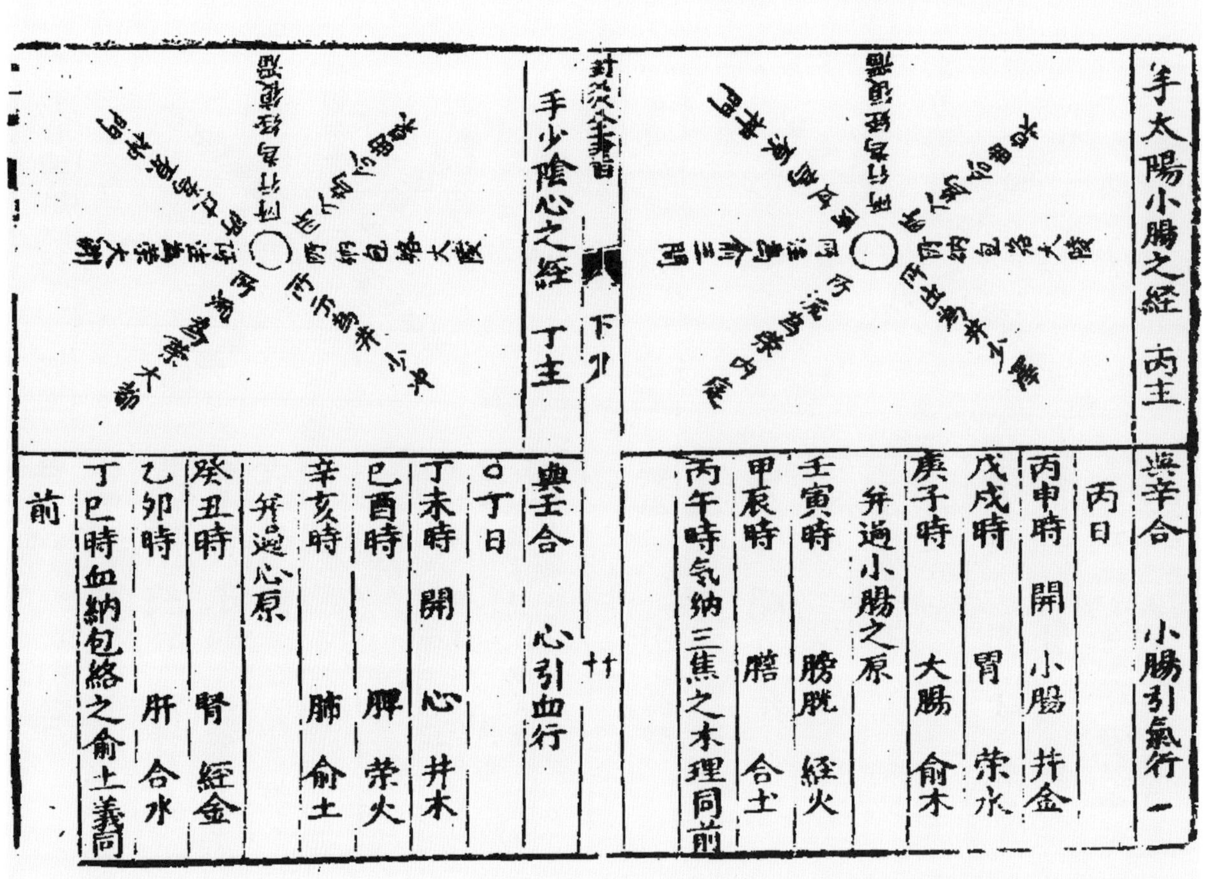

手太阳小肠之经（图见上）

丙主　与辛合　小肠引气行

丙日

丙申时　开小肠　井　金　　戊戌时　胃　荥　水　　庚子时　大肠　俞　木

并过小肠之原

壬寅时　膀胱　经　火　　甲辰时　胆　合　土

丙午时，气纳三焦之木，理同前。

手少阴心之经（图见上）

丁主　与壬合　心引血行

丁日

丁未时　开心　井　木　　己酉时　脾　荥　火　　辛亥时　肺　俞　土

并过心原

癸丑时　肾　经　金　　乙卯时　肝　合　水

丁巳时血纳包络之俞土，义同前。

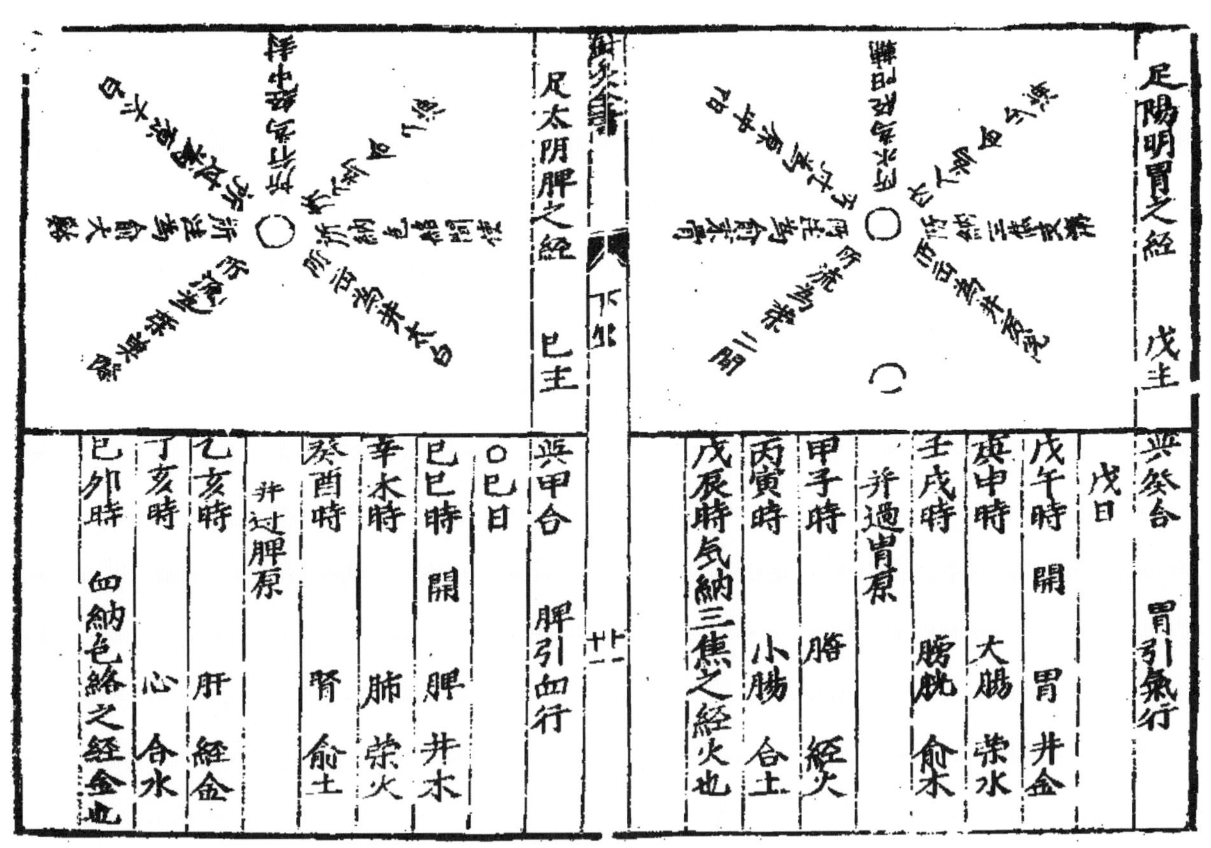

足阳明胃之经（图见上）

戊主　与癸合　胃引行气

　　戊日

　　戊午时　开胃　井　金　　　庚申时　大肠　荥　水　　　壬戌时　膀胱　俞　木

并过胃原

　　甲子时　胆　经　火　　　丙寅时　小肠　合　土

　　戊辰时，气纳三焦之经，火也。

足太阴脾之经（图见上）

己主　与甲合　脾引血行

　　己日

　　己巳时　开胃　井　木　　　辛未时　肺　荥　火　　　癸酉时　肾　俞　土

并过脾原

　　乙亥时　肝　经　金　　　丁丑时　心　合　水

　　己卯时，血纳包络之经，金也。

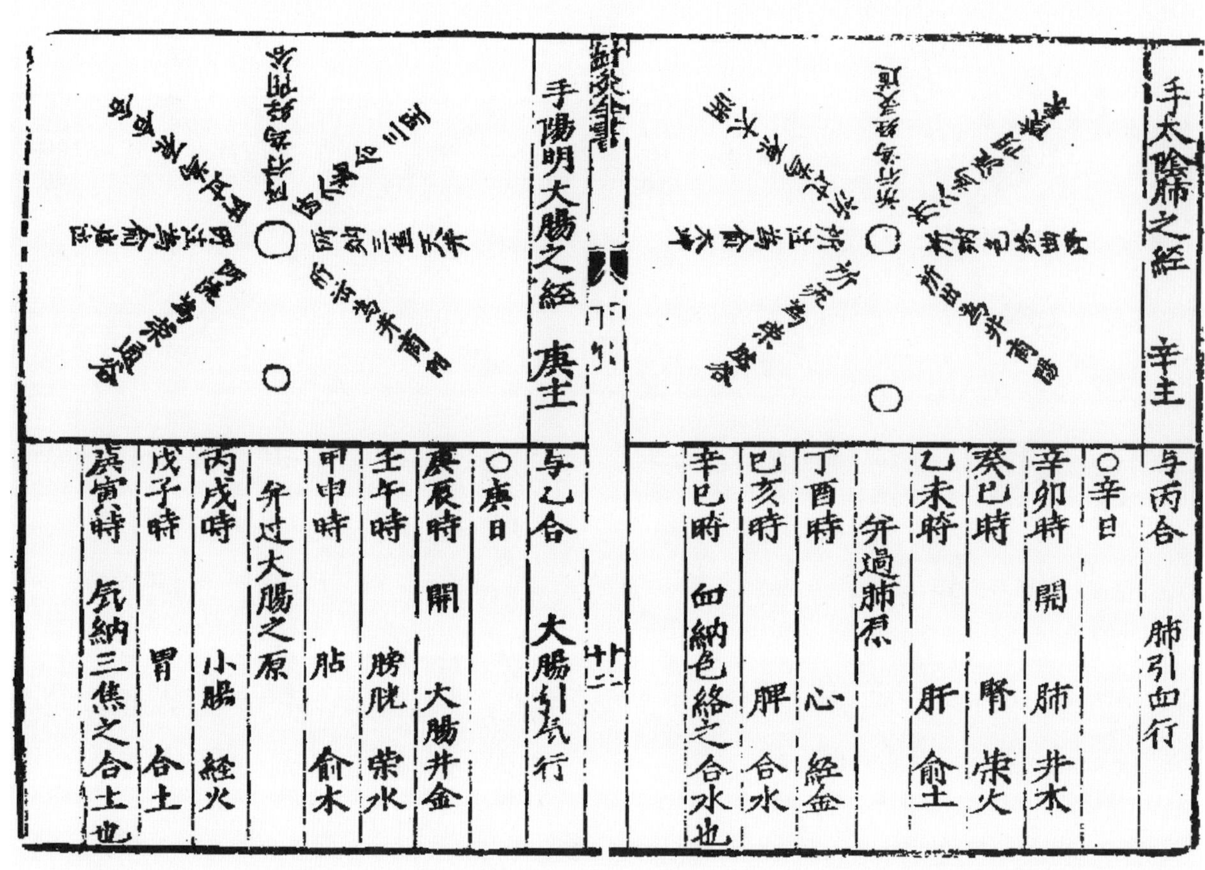

手太阴肺之经（图见上）

辛主　与丙合　肺引血行

　　辛日

　　辛卯时　开肺　井　木　　　癸巳时　肾　荥　火　　　乙未时　肝　俞　土

并过肺原

　　丁酉时　心　经　金　　　　己亥时　脾　合　水

　　辛丑[①]时，血纳包络之合，水也。

手阳明大肠之经（图见上）

庚主　与乙合　大肠引气行

　　庚日

　　庚辰时　开　大肠　井　金　　壬午时　膀胱　荥　水　　　甲申时　胆　俞　木

并过大肠之原

　　丙戌时　小肠　经　火　　　　戊子时　胃　合　土

　　庚寅时，气纳三焦之合，土也。

①辛丑：原作“辛巳”，据《针灸大成》卷五改。

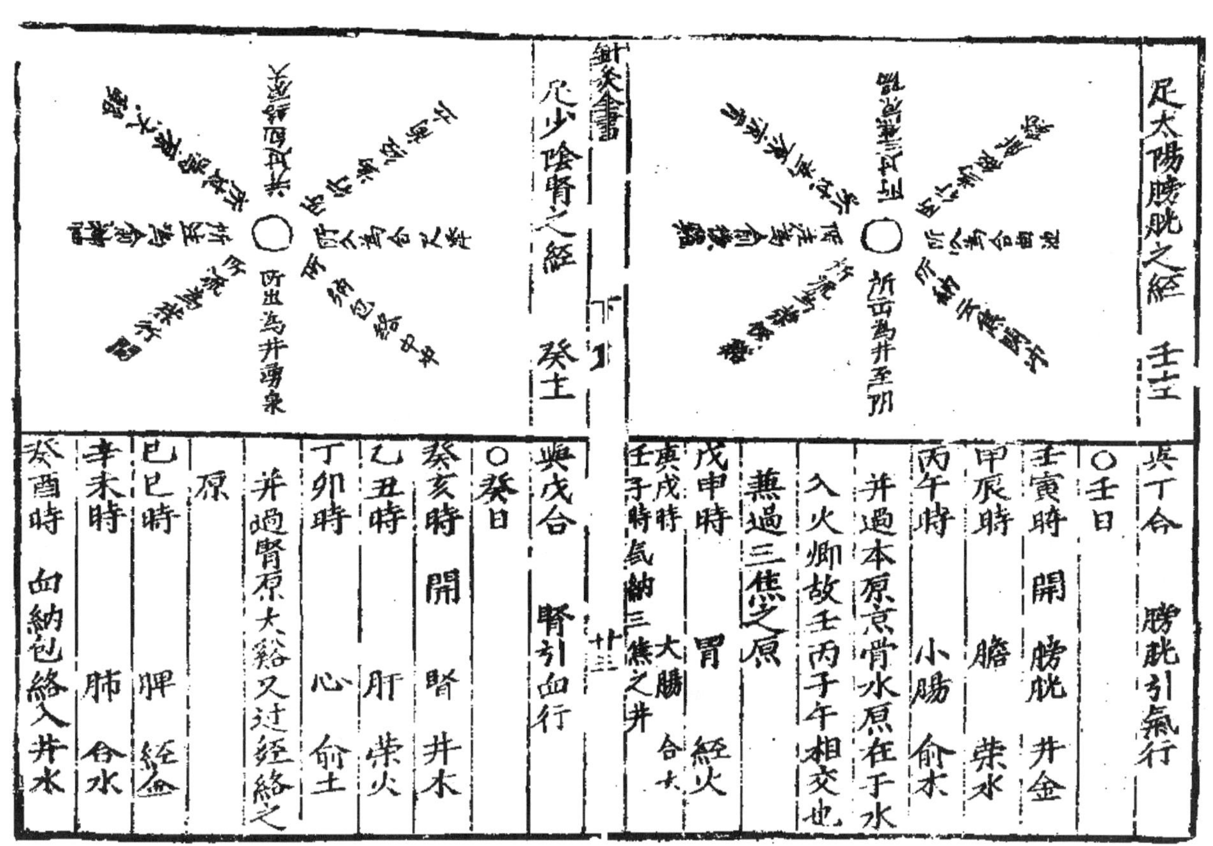

足太阳膀胱之经（图见上）

壬主　与丁合　膀胱引气行

壬日

壬寅时　开　膀胱　井　金　　　甲辰时　胆　荥　水　　　丙午时　小肠　俞　木

并过本原京骨，水原在午，水入火乡，故壬丙子午相交也，兼过三焦之原。

戊申时　胃　经　火　　　　　　庚戌时　大肠　合　土

壬子时，气纳三焦之井，金也[①]。

足少阴肾之经（图见上）

癸主　与戊合　肾引血行

癸日

癸亥时　开肾　井　木　　　　　乙丑时　肝　荥　火　　　丁卯时　心　俞　土

并过肾原太溪，又过包络之原。

己巳时　脾　经　金　　　　　　辛未时　肺　合　水

癸酉时，血纳包络之井，水也。

①金也：原无，据《针灸大全》卷三补“金”字；据体例补“也”，下文“水也”中“也”字同据此补。

竇文真公八法流注
○論經脉有奇經八脉
難經云脉有奇經八脉者不拘於十二經何謂也然有陽維有
陰維有陽蹻有陰蹻有衝有任有督有帶之脉凡此八脉皆
不拘於經故曰奇經八脉也經有十二絡有十五凡二十七
氣相隨上下何独不拘於經也然圣人圖設溝渠通利水道
以備不然天雨降下溝渠溢滿當此之時霶霈妄行圣人不
能復圖也此絡脉滿溢諸經不能復拘也既不拘於十二經
絡皆從何起何継詳見下文

○奇經八脉周身交會歌
督脉起自下極腧並與脊裏上風府過腦額鼻入齗交為陽脉
海都綱要任脉起于中極底上復循喉承漿裏陰脉之海任
所為衝脉出胞至胸止從腹會咽絡口唇女人成經為血室
脉並少陰之腎經与任督本於陰會三脉並起而異行陽蹻
起足跟之底循外踝上入風池陰蹻内踝循喉嗌本是陰陽
脉別支諸陰会起陰維脉發足少陰築賓郄諸阳会起陽維
脉太陽之郄金門是帶脉周回季脇間会于維道足少陽所
謂奇經之八脉維系諸經乃順常
○八脉交會八穴歌

窦文真公八法流注

论经脉有奇经八脉

《难经》云：脉有奇经八脉者，不拘干十二经，何谓也？然，有阳维，有阴维，有阳跷，有阴跷，有冲，有任，有督，有带之脉。凡此八脉，皆不拘于经，故曰奇经八脉也。经有十二，络有十五。凡二十七气相随上下，何独不拘于经也？然，圣人图设沟渠，通利水道，以备不然。天雨降下，沟渠溢满，当此之时，雱霈妄行，圣人不能复图也。此络脉满溢，诸经不能复拘也。既不拘于十二经络，皆从何起何继，详见下文。

奇经八脉周身交会歌

督脉起自下极腧，并与脊里上风府，过脑额鼻入龈交，为阳脉海都纲要。
任脉起于中极底，上腹[①]循喉承浆里，阴脉之海任所为。冲脉出胞至胸[②]止，
从腹会咽络口唇。女人成经为血室，脉并少阴之肾经，与任督本于会阴[③]，
三脉并起而异行。阳跷起足跟之底，循外踝上入风池。阴跷内踝循喉嗌，
本是阴阳脉别支。诸阴会[④]起阴维脉，发足少阴筑宾郄。诸阳会起阳维脉，
太阳之郄金门是。带脉周回季胁间，会于维道足少阳。所谓奇经之八脉，
维系诸经乃顺常。

八脉交会八穴歌

①腹：原作“复”，据《针灸大成》卷七及《针灸大全》曹本改。
②至胸：《针灸大成》卷七作“循脊”。
③会阴：原作“阴会”，据《针灸大全》曹本乙转。
④会：《针灸大成》卷七作“交”。

公孙冲脉胃心胸，内关阴维下总同。临泣胆经连带脉，阳维目锐外关逢。后溪督脉内眦颈，申脉阳跷络亦通。列缺任脉[1]行肺系，阴跷照海膈喉咙。

八脉配八卦歌

乾属公孙艮内关，巽临泣震外关还。离居列缺坤照海，后溪兑坎申脉间。补泻浮沉分逆顺，得时[2]呼吸不为难。祖传秘诀神针法，万病如拈立便安。

八穴相配合歌

公孙偏与内关合，列缺能消照海疴。临泣外关分主客，后溪申脉正相和。左针右病知高下，以意通经广按摩。补泻迎随分逆顺，五门八法是真科。

八法五虎建元日时歌

甲己之辰起丙寅，乙庚之日戊寅行。丙辛便起庚寅始，丁壬壬寅一顺寻。戊癸甲寅定时候，五门得合是元因。

八法逐日干支歌

甲己辰戌丑未十，乙庚申酉九为期。丁壬寅卯八成数，戊癸巳午七相宜[3]。丙辛亥子亦七数，逐日支干即得知。

八法临时干支[4]歌

甲己子午九宜用，乙庚丑未八无疑。丙辛寅申七作数，丁壬卯酉六须知。戊癸辰戌各有五，己亥单加四共齐。阳日除九阴

①任脉：原作“肺任”，据《针灸大成》卷五改。

②得时：《针灸大全》卷四作“定时”，《针灸大成》卷五作“随时”。

③相宜：原作“裁依”，据《针灸大成》卷五改。

④干支：原作“支干”，据《针灸大成》卷五及《针灸大全》曹本乙转。

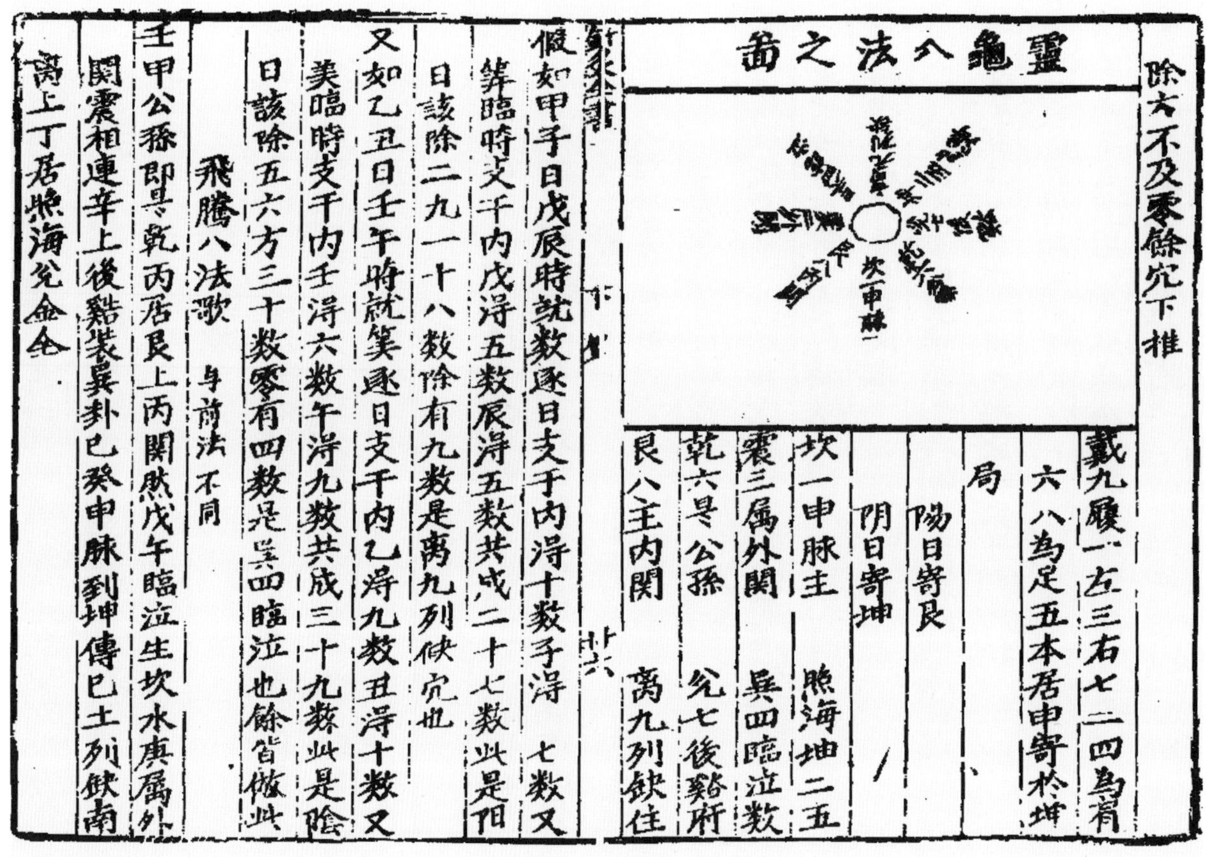
除六不及零餘穴下推

靈龜八法之圖

戴九履一左三右七二四為肩六八為足五本居申寄於坤局

陽日寄艮

陰日寄坤

坎一申脉主　照海坤二五

震三屬外關　巽四臨泣數

乾六是公孫　兌七後谿府

艮八主内關　離九列缺住

假如甲子日戊辰時就數逐日支干内得十數子得七數又筭臨時支干内戊得五數辰得五數共成二十七數此是陽日該除二九一十八數除有九數是離九列缺穴也

又如乙丑日壬午時就筭逐日支干内乙得九數丑得十數又筭臨時支干内壬得六數午得九數共成三十九數此是陰日該除五六方三十數零有四數是巽四臨泣也餘皆倣此

飛騰八法歌　與前法不同

壬甲公孫即是乾丙居艮上丙關然戊午臨泣生坎水庚屬外關震相連辛上後谿裝巽卦乙癸申脉到坤傳己土列缺南離上丁居照海兌金全

除六，不及零余穴下推。

按灵龟飞腾图有二，人莫适从，今取其效验者录之耳[①]。

灵龟八法之图（图见上）

戴九履一，左三右七，二四为肩，六八为足，五本居申，寄于坤局。

阳日寄艮，阴日寄坤。

坎一申脉主，照海坤二五。震三属外关，巽四临泣数。乾六是公孙，兑七后溪府。艮八主内关，离九列缺住。

假如甲子日，戊辰时，就数逐日支干内。甲[②]得十数，子得七数。又算临时支干内，戊得五数，辰得五数，共成二十七数。此是阳日，该除二九一十八数，余有九数，是离九列缺穴也。

又如乙丑日，壬午时，就算逐日支干内。乙得九数，丑得十数。又算临时支干内，壬得六数，午得九数，共成五十四[③]数。此是阴日，该除五六方三十数，零有四数，是巽四临泣也，余皆仿此。

飞腾八法歌　与前法不同

壬甲公孙即是乾，丙居艮上内关[④]然。戊午临泣生坎水，庚属外关震相连。

辛上后溪装巽卦，乙癸申脉到坤传。己土列缺南离上，丁居照海兑金全。

①按灵龟飞腾图……效验者录之耳：原无，据《针灸大成》卷五补。

②甲：原无，据《针灸大全》卷四、《针灸大成》卷五补。

③五十四：原作“三十九”，据《针灸大全》卷四、《针灸大成》卷五改。

④内关：原作“丙关”，据《针灸大全》卷四、《针灸大成》卷五改。

其法只取本日天干為例假如甲乙日戊辰時即取戊午
臨泣穴己巳時即列缺庚午時即外関餘皆倣此
愚謂奇經八脉之法各有相同前灵龜八法有陽九
陰六十干十变開闔之理用之得時无不捷効後飛
騰八法亦明師所授故不敢棄亦載于前以俟示之
學者
八穴交會八脉
公孫二穴父通　衝脉
内関二穴母通　陰維脉　合於心胸胃
後谿二穴夫通　督脉　合於目内眥頸項耳肩膊小腸膀胱
申脉二穴妻通　陽蹻脉
針灸全書　仁　十七
臨泣二穴男通　帶脉
外関二穴女通　陽維脉　合於目銳眥耳後頰頸肩
列缺二穴主通　任脉
照海二穴客通　陰蹻脉　合於肺系咽喉胸膈
八穴主治病證
公孫二穴通衝脉脾之經在足大指内側本節後一寸陷中令
病人坐合兩掌相对取之主治三十六證
凡治後證必先取公孫為主次主各穴應之
流注之穴手不过肘

其法只取本时[①]天干为例，假如甲乙日戊辰时，即取戊午临泣穴，己巳时，即列缺；庚午时，即外关。余皆仿此。

愚谓奇经八脉之法，各有不[②]相同。前灵龟八法，有阳九阴六、十干十变开阖之理，用之得时，无不捷效。后飞腾八法，亦明师所授，故不敢弃，亦载于前，以俟示后之学者。

八穴交会八脉			
	公孙二穴父通	冲脉	合于心、胸、胃
	内关二穴母通	阴维脉	
	后溪二穴夫通	督脉	合于目内眦、颈项、耳、肩、膊、小肠、膀胱
	申脉二穴妻通	阳跷脉	
	临泣二穴男通	带脉	合于目锐眦、耳后、颊、颈肩
	外关二穴女通	阳维脉	
	列缺二穴主通	任脉	合于肺系、咽喉、胸膈
	照海二穴客通	阴跷脉	

八穴主治病证

公孙二穴通冲脉，脾之经，在足大指内侧本节后一寸陷中。令病人坐合而掌相对取之。主治三十六证。

凡治后证，必先取公孙为主，次取[③]各穴应之。

流注之穴手不过肘

①时：原作“日”，据《针灸大全》曹本改。
②不：原无，据《徐氏针灸大全》卷四补。
③取：原作“主”，据《针灸大全》卷四、《针灸大成》卷五改。

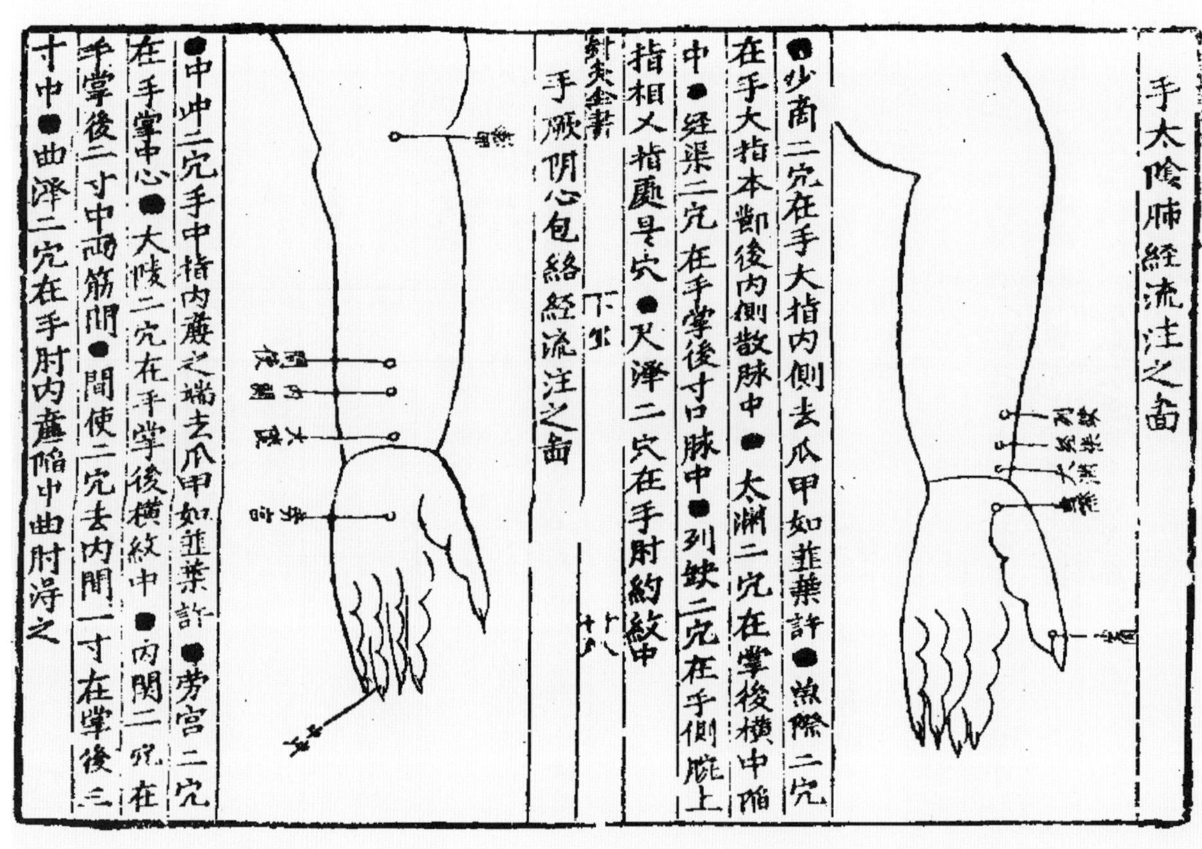
手太陰肺経流注之圖
●少商二穴在手大指内側去爪甲如韮葉許●魚際二穴
在手大指本節後内側散脉中●太淵二穴在掌後横中陷
中●経渠二穴在手掌後寸口脉中●列缺二穴在手側腕上
指相又指處是穴●尺澤二穴在手肘約紋中
針灸全書
手厥陰心包絡経流注之圖
●中冲二穴手中指内廉之端去爪甲如韮葉許●劳宫二穴
在手掌中心●大陵二穴在手掌後横紋中●内閑二穴在
手掌後二寸中兩筋間●間使二穴去内間一寸在掌後三
寸中●曲澤二穴在手肘内廉陷中曲肘得之

手太阴肺经流注之图（图见上）

○少商二穴在手大指内侧，去爪甲如韭叶许。○鱼际二穴，在手大指本节后，内侧散脉中。○太渊二穴，在掌后横纹[1]陷中。○经渠二穴在手掌后寸口脉中。○列缺二穴，在手侧腕上，以盐指相交叉，尽处是穴[2]。○尺泽二穴，在手肘约纹中。

手厥阴心包络经流注之图（图见上）

○中冲二穴，手中指内廉之端，去爪甲如韭叶许。○劳宫二穴，在手掌中心。○大陵二穴，在手掌后横纹中。○内关二穴，在手掌后二寸中，两筋间。○间使二穴，去内关一寸，在掌后三寸中。○曲泽二穴，在手肘内廉陷中，曲肘得之。

---

①纹：原作“中”，据《针灸大全》卷二、《针灸大成》卷七改。

②以盐指相交叉，尽处是穴：原作“指相叉指处是穴”，据《针灸大全》卷三改。

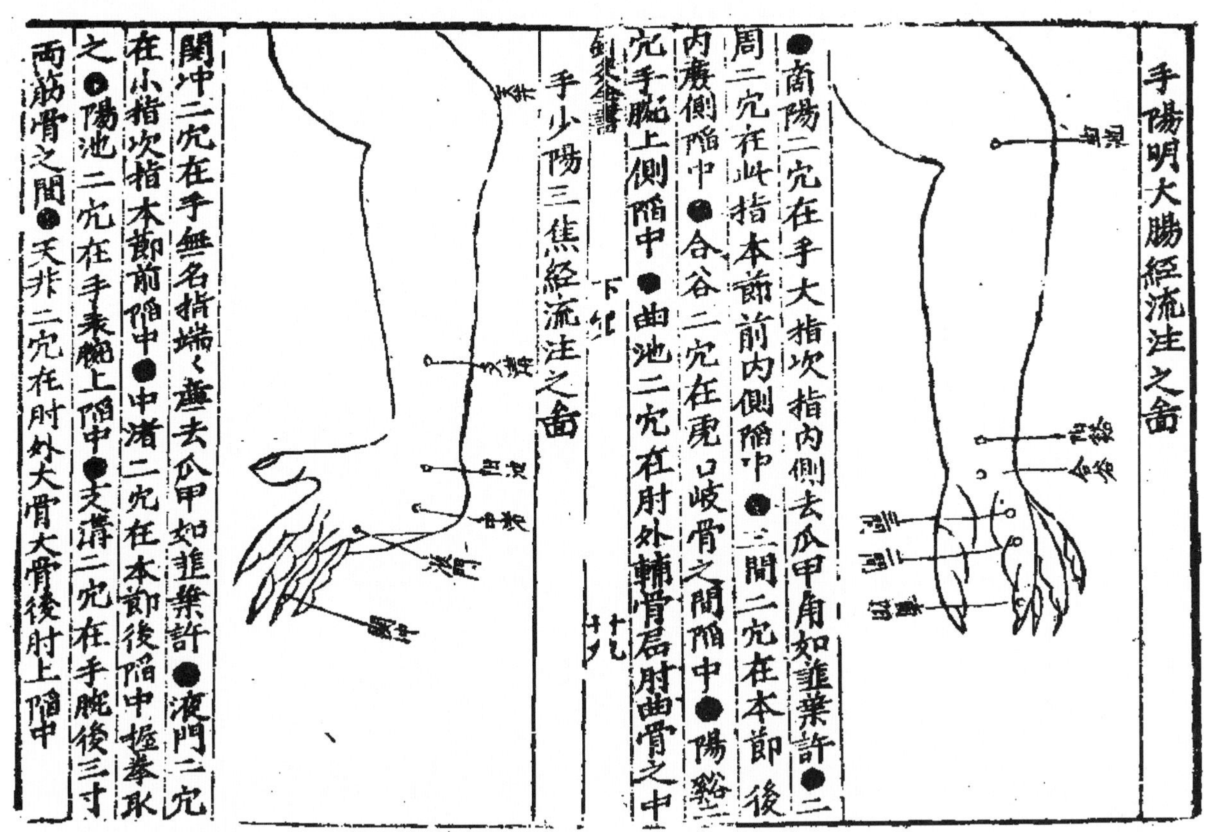
手陽明大腸経流注之圖
●商陽二穴在手大指次指内側去爪甲角如韭葉許●二間二穴在此指本節前内側陷中●三間二穴在本節後内廉側陷中●合谷二穴在虎口岐骨之間陷中●陽谿二穴手腕上側陷中●曲池二穴在肘外輔骨屈肘曲骨之中

手少陽三焦経流注之圖
關冲二穴在手無名指端〻廉去爪甲如韭葉許●液門二穴在小指次指本節前陷中●中渚二穴在本節後陷中握拳取之●陽池二穴在手表腕上陷中●支溝二穴在手腕後三寸兩筋骨之間●天井二穴在肘外大骨大骨後肘上陷中

手阳明大肠经流注之图（图见上）

○商阳二穴，在手大指次指内侧，去爪甲角如韭叶许。○二间二穴，在此指本节前内侧陷中。○三间二穴，在本节后内廉侧陷中。○合谷二穴，在虎口岐骨之间陷中。○阳溪二穴，手腕上侧陷中。○曲池二穴，在肘外辅骨，屈肘曲骨之中。

手少阳三焦经流注之图（图见上）

○关冲二穴，在手无名指端[①]，去爪甲如韭叶许。○液门二穴，在小指次指本节前陷中。○中渚二穴，在本节后陷中，握拳取之。○阳池二穴，在手表腕上陷中。○支沟二穴，在手腕后三寸，两筋骨之间。○天井二穴，在肘外大骨[②]后肘上陷中。

①端：此下原衍“端廉”二字，乃“内廉”之讹；“端”字乃承上重，据《圣济总录》卷一九一、《针灸资生经》卷一删。

②大骨：此下原重“大骨”二字，据《太平圣惠方》卷一〇〇引《明堂》《圣济总录》卷一九一删。

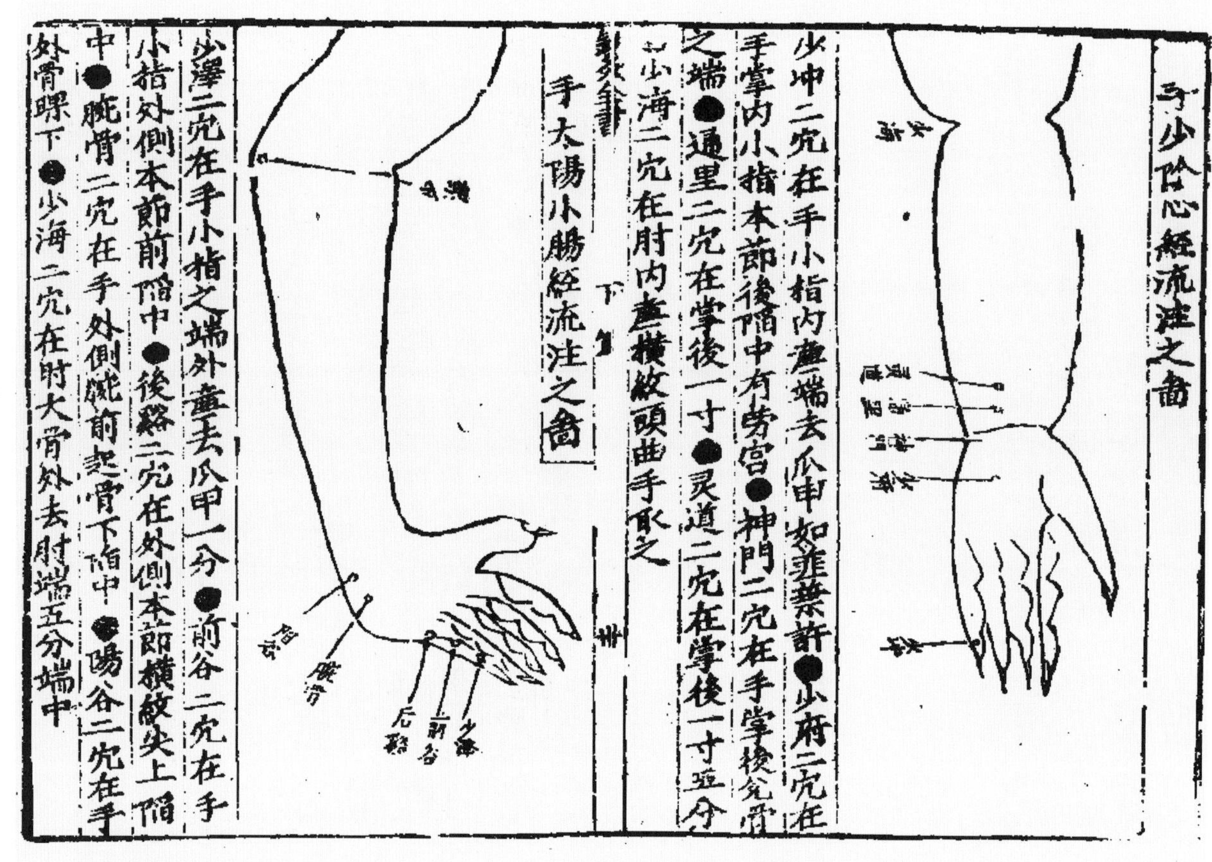

手少阴心经流注之图（图见上）

○少冲二穴，在手小指内廉端，去爪甲如韭叶许。○少府二穴，在手掌内小指本节后陷中，有[①]劳宫。○神门二穴，在手掌后兑骨之端。○通里二穴，在掌后一寸。○灵道二穴，在掌后一寸五分。○少海二穴，在肘内廉横纹头，曲手取之。

手太阳小肠经流注之图（图见上）

○少泽二穴，在手小指之端外廉去爪甲一分。○前谷二穴，在手小指外侧本节前陷中。○后溪二穴，在外侧本节后[②]横纹尖上陷中。○腕骨二穴，在手外侧腕前起骨下陷中。○阳谷二穴，在手外骨踝下。○小[③]海二穴，在肘内[④]大骨外，去肘端五分陷[⑤]中。

①有：《针灸大全》曹本作“直”。
②后：原无，据《针灸大全》卷三、《针灸大成》卷五补。
③小：原作“少”，据《针灸大全》曹本改。
④内：原阙，据《针灸大全》曹本补。
⑤陷：原作“端”，据《针灸大全》曹本改。

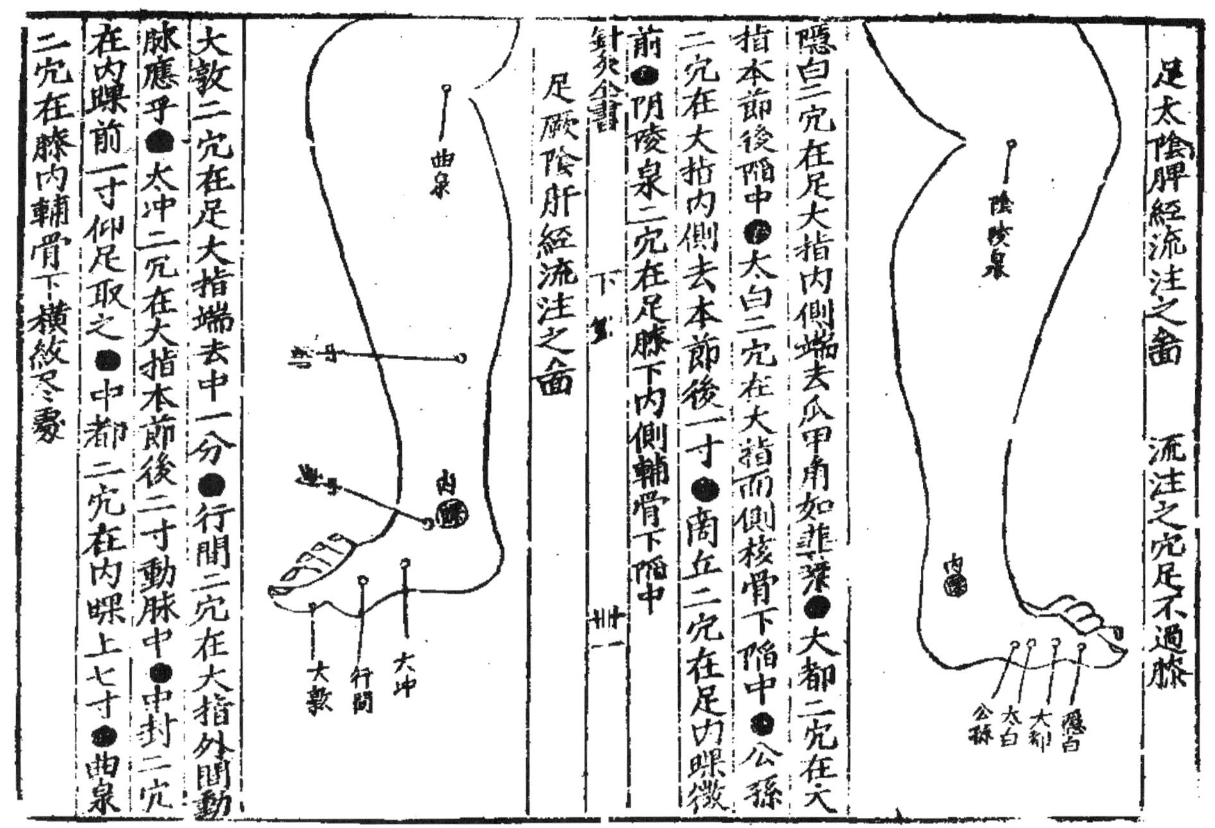

足太陰脾經流注之圖　流注之穴足不過膝

隱白二穴在足大指內側端去爪甲角如韭葉●大都二穴在大指本節後陷中●太白二穴在大指而側核骨下陷中●公孫二穴在大指內側去本節後一寸●商丘二穴在足內踝微前●陰陵泉二穴在足膝下內側輔骨下陷中

足厥陰肝經流注之圖

大敦二穴在足大指端去中一分●行間二穴在大指外間動脉應手●太冲二穴在大指本節後二寸動脉中●中封二穴在內踝前一寸仰足取之●中都二穴在內踝上七寸●曲泉二穴在膝內輔骨下橫紋尽處

足太阴脾经流注之图　流注之穴足不过膝（图见上）

○隐白二穴，在足大指内侧端，去爪甲角如韭叶。○大都二穴，在大指本节后陷中。○太白二穴，在大指内[1]侧核骨下陷中。○公孙二穴，在大指内侧，去本节后一寸。○商丘二穴，在足内踝微前。○阴陵泉二穴，在足膝下内侧，辅骨下陷中。

足厥阴肝经流注之图（图见上）

○大敦二穴，在足大指端，去爪甲[2]一分。○行间二穴，在大指外间，动脉应手。○太冲二穴，在大指本节后二寸动脉中。○中封二穴，在内踝前一寸，仰足取之。○中都二穴，在内踝上七寸。○曲泉二穴，在膝内辅骨下横纹尽处。

①内：原作“而”，据《圣济总录》卷一九一、《针灸资生经》卷一改。

②爪甲：原作一个“中”字，据《圣济总录》卷一九一、《针灸资生经》卷一改。

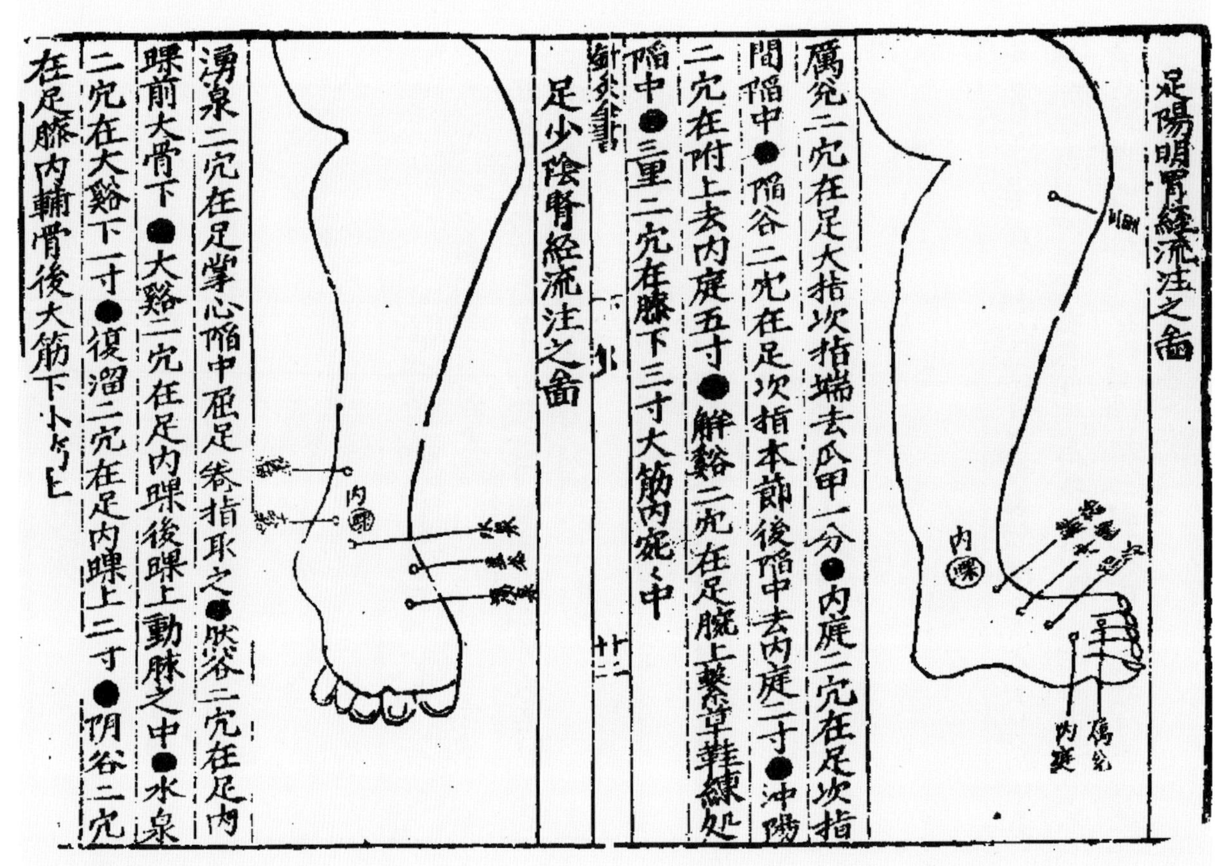

足阳明胃经流注之图（图见上）

〇厉兑二穴，在足大指次指端，去爪甲一分。〇内庭二穴，在足次指外[①]间陷中。〇陷谷二穴，在足次指本节后陷中，去内庭二寸。〇冲阳二穴，在足[②]跗上，去内庭五寸。〇解溪二穴，在足腕上系草鞋练处陷中。〇三里二穴，在膝下三寸，大筋内宛宛中。

足少阴肾经流注之图（图见上）

〇涌泉二穴，在足掌心陷中，屈足卷指取之。〇然谷二穴，在足内踝前大骨下。〇太溪二穴，在足内踝后踝骨[③]上动脉之中。〇水泉二穴，在太溪下一寸。〇复溜二穴，在足内踝上二寸。〇阴谷二穴，在足膝内辅骨后，大筋下小筋上。

①外：原阙，据《针灸大全》曹本补。
②足：原本无，据《针灸大全》曹本补。
③骨：原无，据《太平圣惠方》卷一〇〇引《明堂》《圣济总录》卷一九一、《针灸资生经》卷一补。

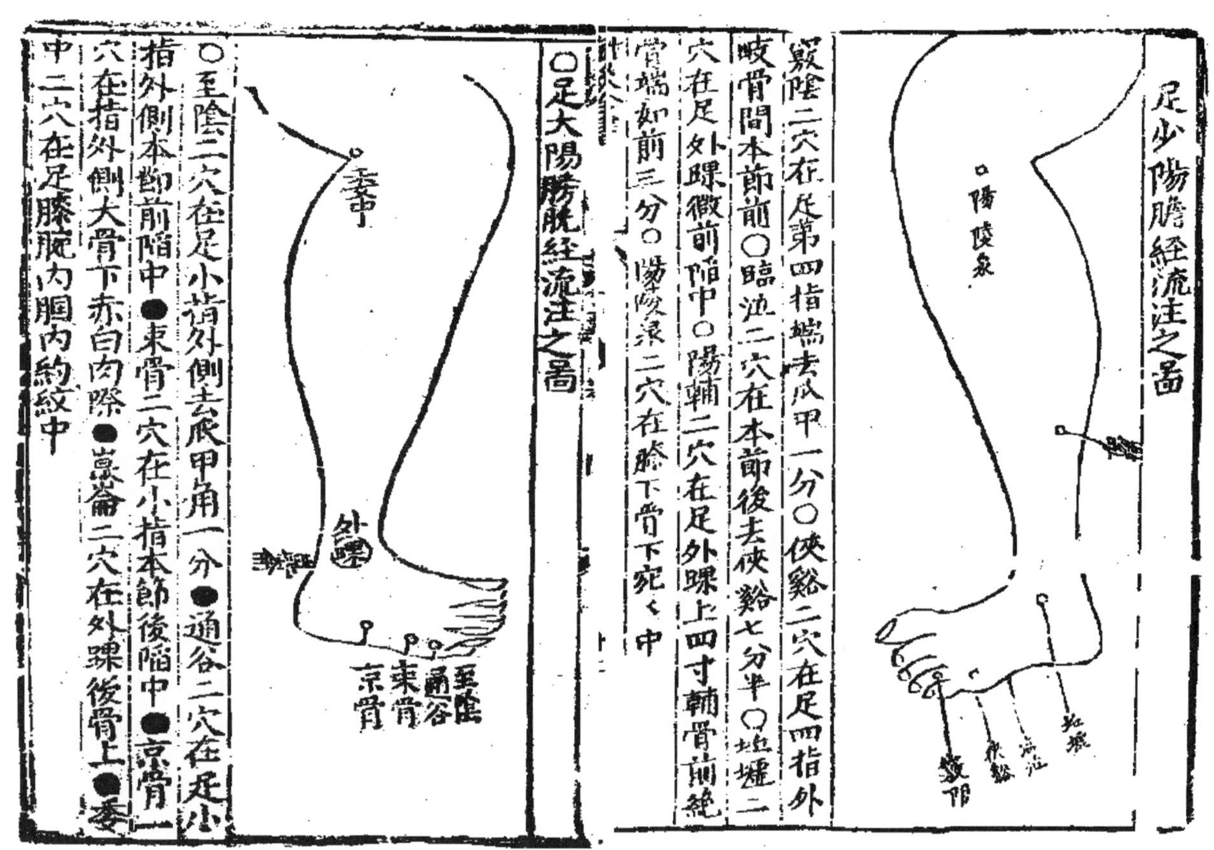
足少陽膽經流注之圖

竅陰二穴在足第四指端去爪甲一分○俠谿二穴在足四指外岐骨間本節前○臨泣二穴在本節後去俠谿七分半○丘墟二穴在足外踝微前陷中○陽輔二穴在足外踝上四寸輔骨前絶骨端如前三分○陽陵泉二穴在膝下骨下宛宛中

○足太陽膀胱經流注之圖

○至陰二穴在足小指外側去爪甲角一分●通谷二穴在足小指外側本節前陷中●束骨二穴在小指本節後陷中●京骨一穴在指外側大骨下赤白肉際●崑崙二穴在外踝後骨上●委中二穴在足膝腕内膕内約紋中

足少阳胆经流注之图（图见上）

○窍阴二穴，在足第四指端，去爪甲一分。○侠溪二穴，在足四指外岐骨间本节前。○临泣二穴，在本节后，去侠溪一寸五分[1]。○丘墟二穴，在足外踝微前陷中。○阳辅二穴，在足外踝上四寸，辅骨前绝骨端如前三分。○阳陵泉二穴，在膝下骨下宛宛中。

足太阳膀胱经流注之图（图见上）

○至阴二穴，在足小指外侧，去爪甲角一分。○通谷二穴，在足小指外侧本节前陷中。○束骨二穴，在小指本节后陷中。○京骨二穴，在指外侧大骨下赤白肉际。○昆仑二穴，在外踝后跟[2]骨上。○委中二穴，在足膝腕内腘内约纹中。

①一寸五分：原作“七分半”，据《针灸大全》曹本改。
②跟：原本无，据《针灸大全》曹本补。

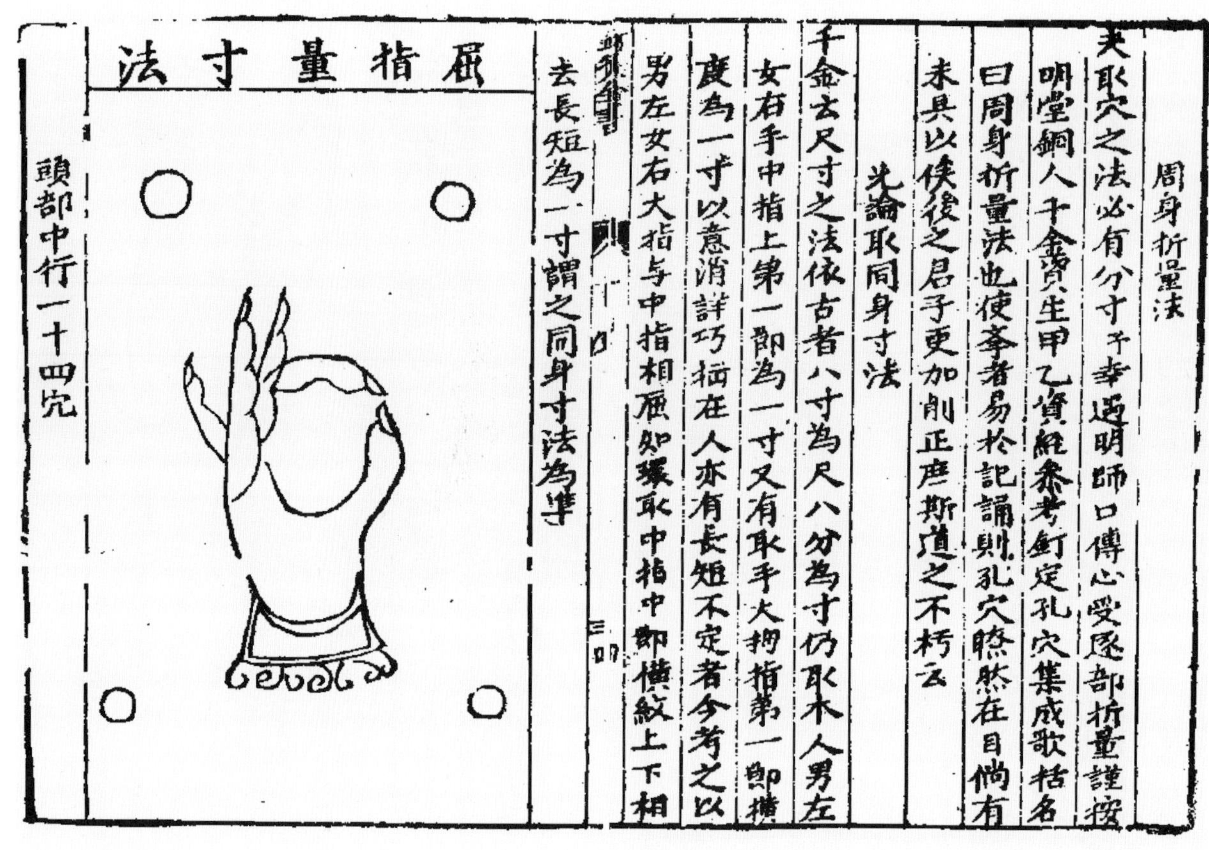

周身折量法

夫取穴之法必有分寸予幸遇明師口傳心受逐部折量謹按明堂銅人千金資生甲乙資經參考釘定孔穴集成歌括名曰周身折量法也使學者易於記誦則孔穴瞭然在目倘有未具以俟後之君子更加削正庶斯道之不朽云

先論取同身寸法

千金云尺寸之法依古者八寸為尺八分為寸仍取本人男左女右手中指上第一節為一寸又有取手大拇指第一節横度為一寸以意消詳巧拙在人亦有長短不定者今考之以男左女右大指與中指相屈如環取中指中節横紋上下相去長短為一寸謂之同身寸法為準

屈指量寸法

頭部中行一十四穴

周身折量法

夫取穴之法，必有分寸，予幸遇明师，口传心授，逐部折量。谨按《明堂》《铜人》《千金》《资生》《甲乙》诸[①]经，参考钉定孔穴，集成歌括，名曰《周身折量法》也。使学者易于记诵，则孔穴瞭然在目。倘有未具，以俟后之君子更加削正，庶斯道之不朽云。

先论取同身寸法

《千金》云：尺寸之法，依古者八寸为尺，八分为寸。仍取本人男左女右手中指上第一节为一寸。又有取手大拇指第一节横度为一寸。以意消详，巧拙在人。亦有长短不定者，今考之以男左女右大指与中指相屈如环，取中指中节横纹上下相去长短为一寸，谓之同身寸法为准。

屈指量寸法（图见上）

头部中行一十四穴

①诸：原作“资”，据《针灸大全》卷五改。

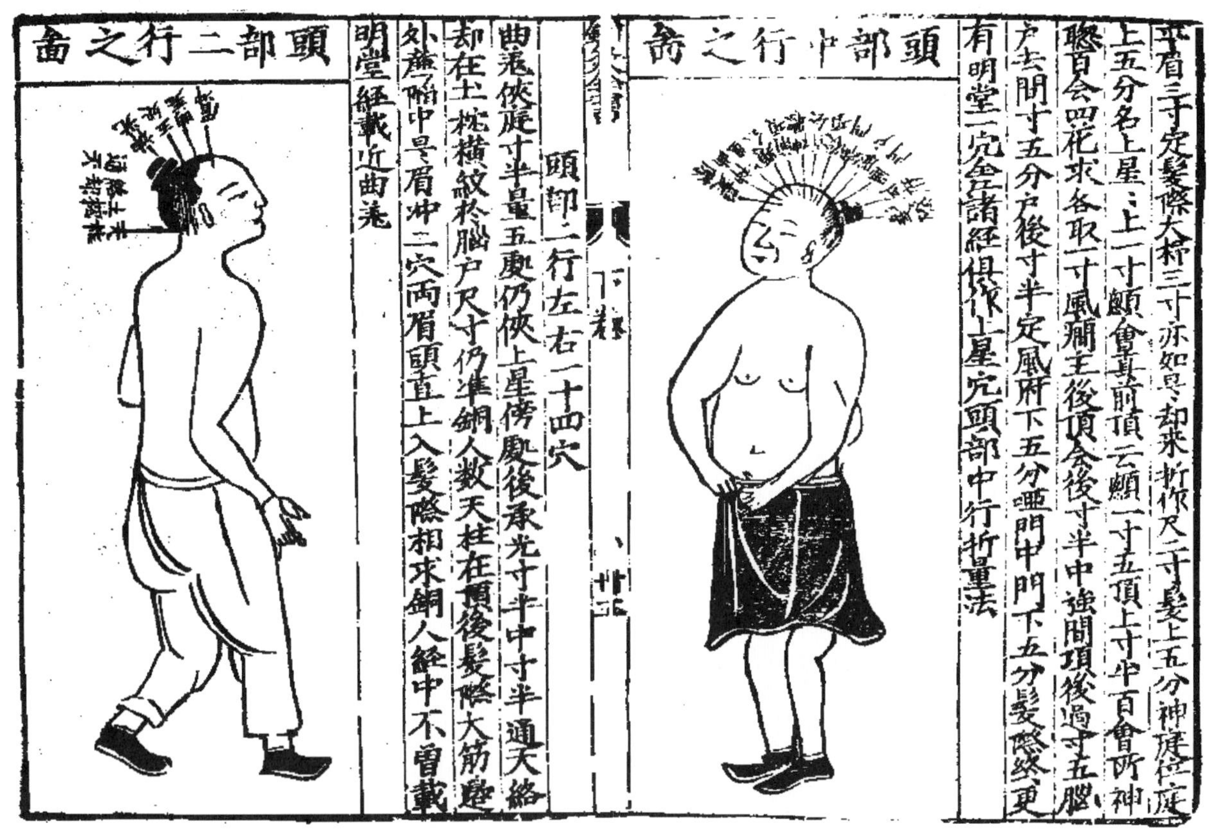

平眉三寸定发际，大杼三寸亦如是。却来折作尺二寸[1]，发上五分神庭位。

庭上五分名上星，星上一寸囟会真。前顶去囟一寸五，顶上寸半百会所。

神聪百会四花求，各取一寸风痫主。后顶会后寸半中，强间顶后过寸五。

脑户去间寸五分，户后寸半定风府。府[2]下五分哑门中，门下五分发际终。

更有明堂一穴差，直至入发一寸加[3]，诸经俱作上星穴，头部中行折量法。

头部中行之图（图见上）

头部二行左右一十四穴

曲差侠庭寸半量，五处仍侠上星旁。处后承光寸半中，寸半通天络却在。

玉枕横纹于脑户，尺寸仍准铜人数。天柱在顶后发际，大筋外廉陷中是。

眉冲二穴两眉头，直上入发际相求。《铜人》经中不曾载，《明堂》经载近曲差。

头部二行之图（图见上）

---

①二寸：《针灸大全》卷五作“三寸”。

②府：原脱，据《针灸大全》卷五补。

③直至入发一寸加：此句原脱，据《针灸大全》卷五补。

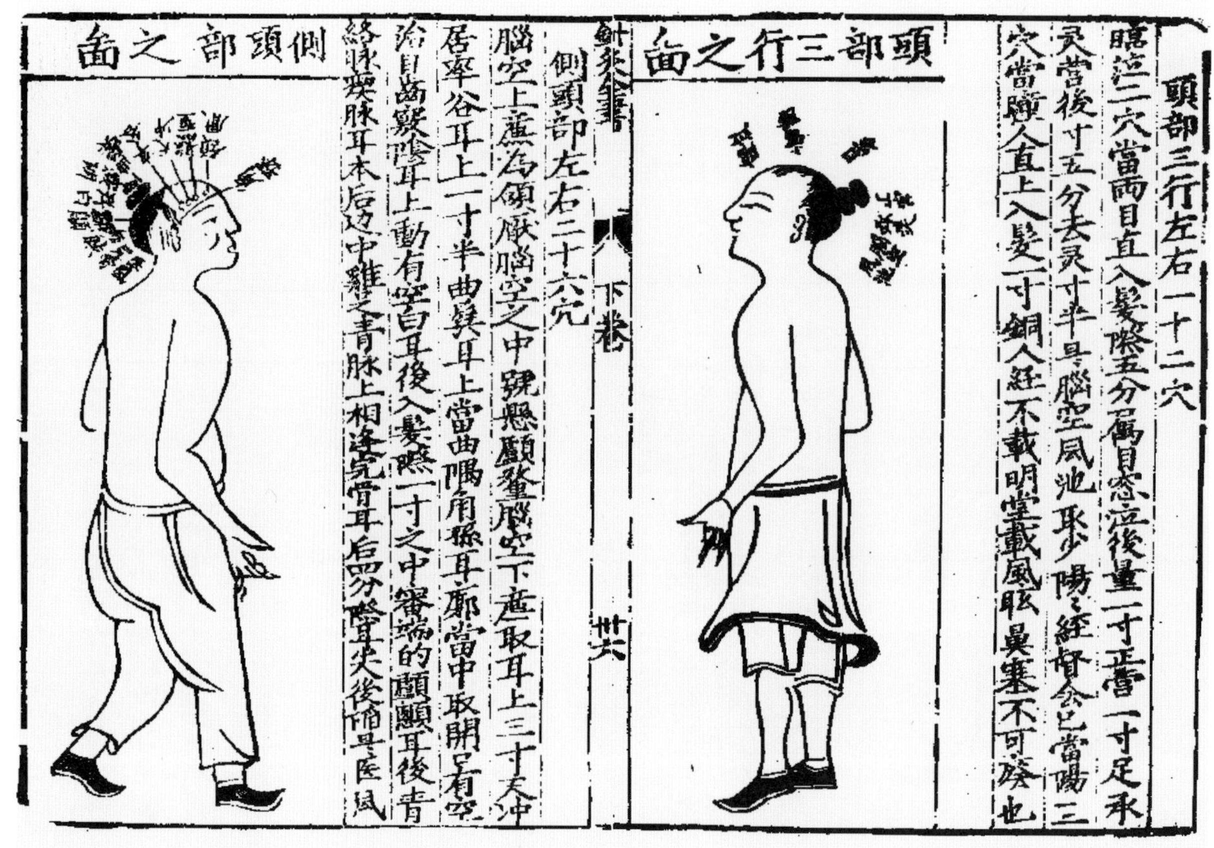

頭部三行左右一十二穴

臨泣二穴當兩目直入髮際五分屬目窓泣後量一寸正營一寸足承

灵營後寸五分去灵寸半是腦空風池耶少陽〻經督会已當陽三

穴當瞳人直上入髮一寸銅人經不載明堂載風眩鼻塞不可廢也

頭部三行之圖

針灸全書　下卷　廿六

側頭部左右二十六穴

腦空上廉爲頷厭腦空之中號懸顱懸釐腦空下廉取耳上三寸天沖

居率谷耳上一寸半曲鬢耳上當曲隅角孫耳廓當中取開口有空

治目齒竅陰耳上動有空白耳後入髮際一寸之中審端的顱顖耳後青

絡脉瘈脉耳本后边中雞足青脉上相逢完骨耳后四分際耳尖後陷是医風

側頭部之圖

头部三行左右一十二穴

临泣二穴当两目，直入发际五分属。目窗泣后量一寸，正营窗后[①]一寸足。

承灵营后寸五分，去灵寸半是脑空。风池脑后[②]取少阳，阳维[③]督会已当阳。

三穴当瞳人直上入发一寸[④]，《铜人》不载《明堂》载，风眩鼻塞不可废也。

头部三行之图（图见上）

侧头部左右二十六穴

脑空上廉为颔厌，脑空之中号悬颅。悬厘[⑤]脑空下廉取，耳上三寸天冲居。

率谷耳上一寸半，曲鬓耳上当曲髃。角孙耳郭当中取，开口有空治目齿。

窍阴耳上动有空，浮[⑥]白耳后人发际。一寸之中审端的，颅囟耳后青络脉，

瘛脉耳本后边中，鸡足青脉上相逢，完骨耳后四分际，耳尖后陷是翳风。

侧头部之图（图见上）

①窗后：原脱，据《针灸大全》卷五补。

②脑后：原无，据《针灸大全》曹本补。

③阳维：原作“阳经”，据《针灸大全》卷五改。

④三穴当瞳人直上入发一寸：《针灸大全》曹本作“三穴直上入发一寸”。本节内容均为七言韵语，此处有误。

⑤悬厘：“悬”字原脱，据《针灸大全》卷五补。

⑥浮：原脱，据《针灸大全》卷五补。

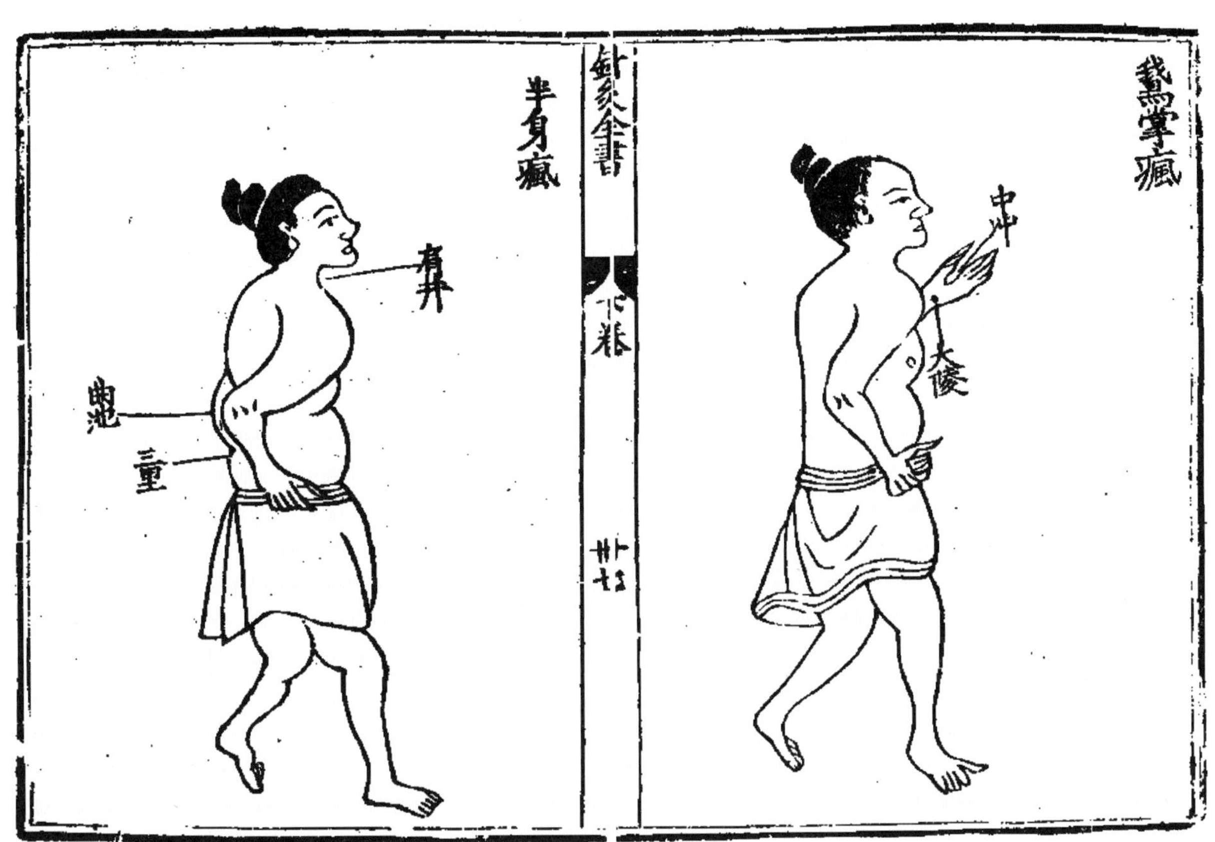

鹅掌风（图见上）

半身风（图见上）

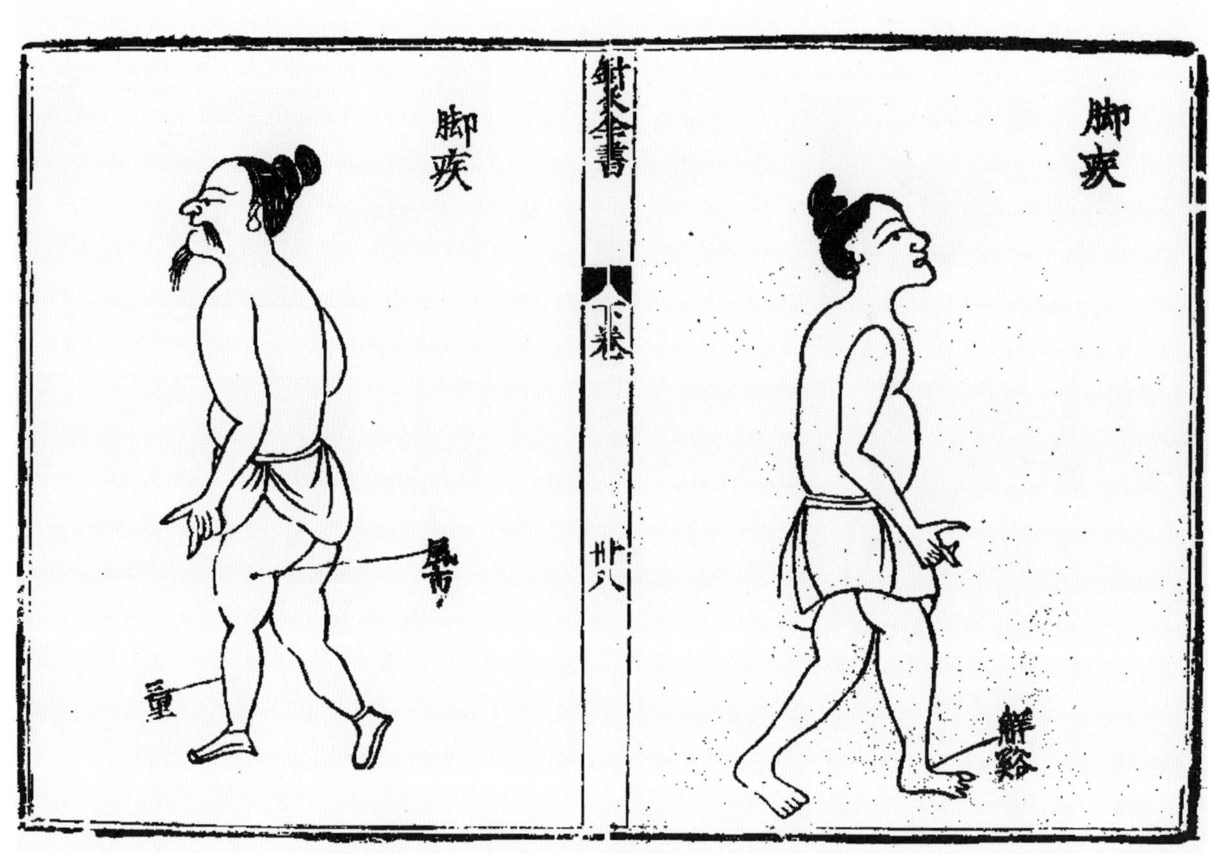

脚疾（图见上）

脚疾（图见上）

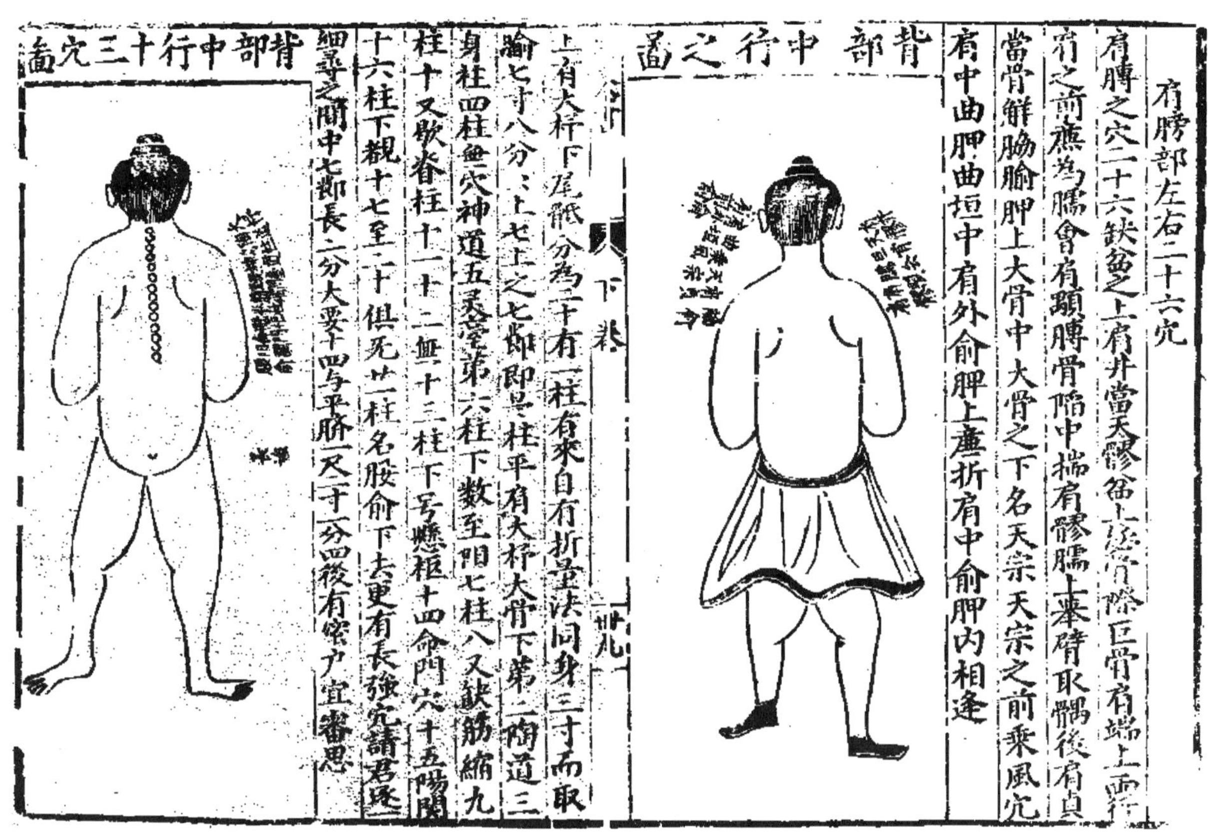

肩膀部左右二十六穴

肩膊之穴二十六，缺盆之上肩井当。天髎盆上毖骨际，巨骨肩端上两行。肩之前廉为臑会，肩髃膊骨陷中揣。肩髎臑上举臂取，髃后肩贞当骨解。胁腧胛上大骨中，大骨之下名天宗。天宗之前秉风穴，肩中曲胛曲垣中。肩外俞胛上廉折，肩中俞胛内相逢。

背部中行之图（图见上）

上有大杼下尾骶，分为二十有一柱。有来自有折量法，同身三寸而取腧。七寸八分分上七，上之七节即是柱。平肩大杼大骨下，第二陶道三身柱。四柱无穴神道五，灵堂第六柱下数。至阳七柱八又缺，筋缩九柱十又歇。脊柱十一十二无，十三柱下号悬枢。十四命门穴十五，阳关十六柱下睹。十七至二十俱无，二十一柱名腰俞。下去更有长强穴，请君逐一细寻之。间中七节长二分，大要十四与平脐。一尺二寸一分四，后有密户宜审思。

背部中行三十穴图（图见上）

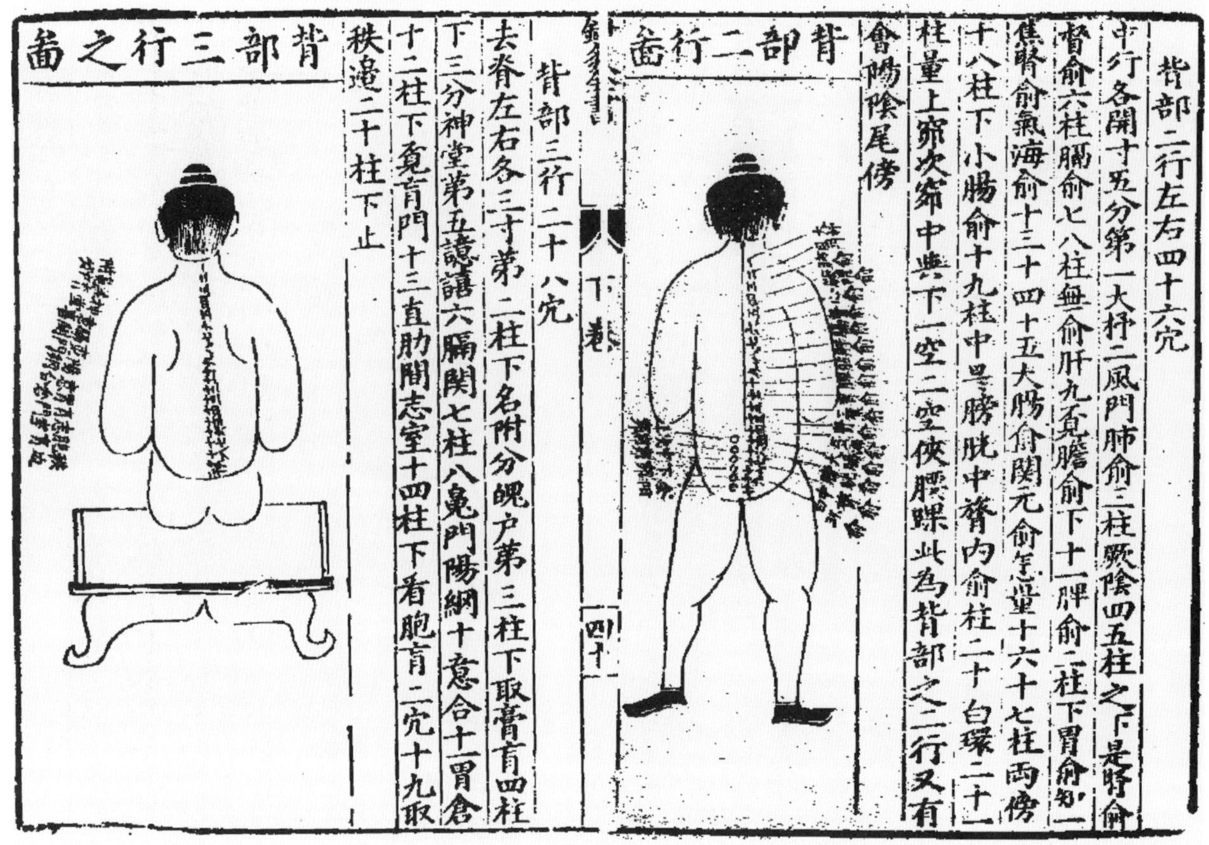

背部二行左右四十六穴

中行各开寸五分，第一大杼二风门。肺俞三柱厥阴四，五柱之下是心俞[①]。

督俞六柱膈俞七，八柱无俞肝九觅。胆俞下十一脾俞，十[②]二柱下胃俞知。

三焦肾俞气海俞，十三十四十五居[③]。大肠[④]关元俞怎量，十六十七柱两旁。

十八柱下小肠俞，十九柱中是膀胱。中膂内俞柱二十，白环二十一柱量。

上髎次髎中与下，一空二空侠腰踝。此为背部之二行，又有会阳阴尾旁。

背部二行图（图见上）

背部三行二十八穴

去脊左右各三寸，第二柱下名附分。魄户第三柱下取，膏肓四柱下三分。

神堂第五譩譆六，膈关七柱八魂门。阳纲十意合十一，胃仓十二柱下觅。

肓门十三直肋间，志室十四柱下看。胞肓二穴十九取，秩边二十柱下止。

背部三行之图（图见上）

①心俞：原作“肾俞”，据《太平圣惠方》卷九十九引《针经》《针灸资生经》卷一改。

②十：原脱，据《针灸大全》卷五补。

③居：原脱，据《针灸大全》卷五补。

④大肠：此下原有“俞”字，据《针灸大全》卷五删。

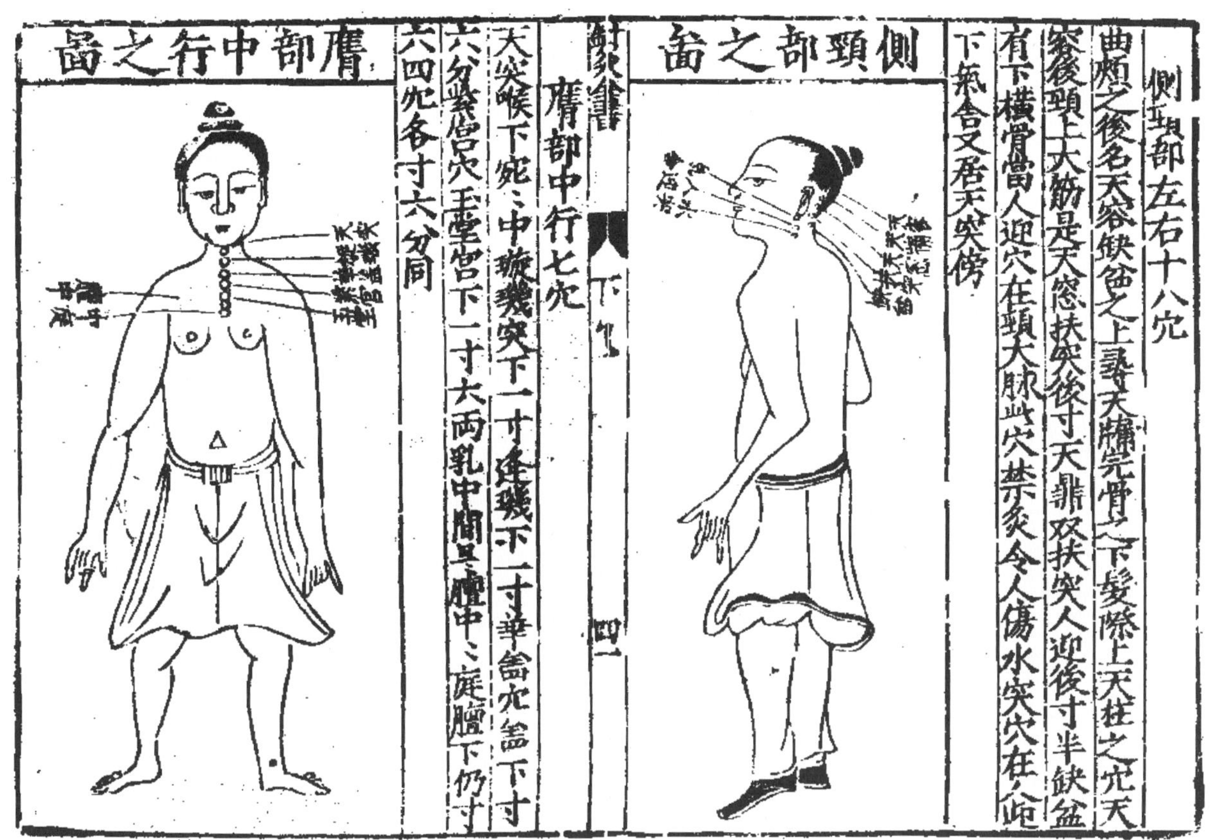

侧颈部左右十八穴

曲颊之后名天容，缺盆之上寻天牖。完骨之下发际上，天柱之穴天容后。

颈上大筋是天窗，扶突后寸天鼎双。扶突人迎后寸半，缺盆肩下横骨当。

人迎穴在颈大脉，此穴禁灸令人伤。水突穴在人迎下，气舍又居天突旁。

侧颈部之图（图见上）

膺部中行七穴

天突喉下宛宛中，璇玑突下一寸逢。玑下一寸华盖穴，盖下寸六分紫宫[1]。

玉堂宫下一寸六，两乳中间是膻中。中庭膻下仍寸六，四穴各寸六分同。

膺部中行之图（图见上）

①紫宫：此下原衍“穴”字，据《针灸大全》卷五删。

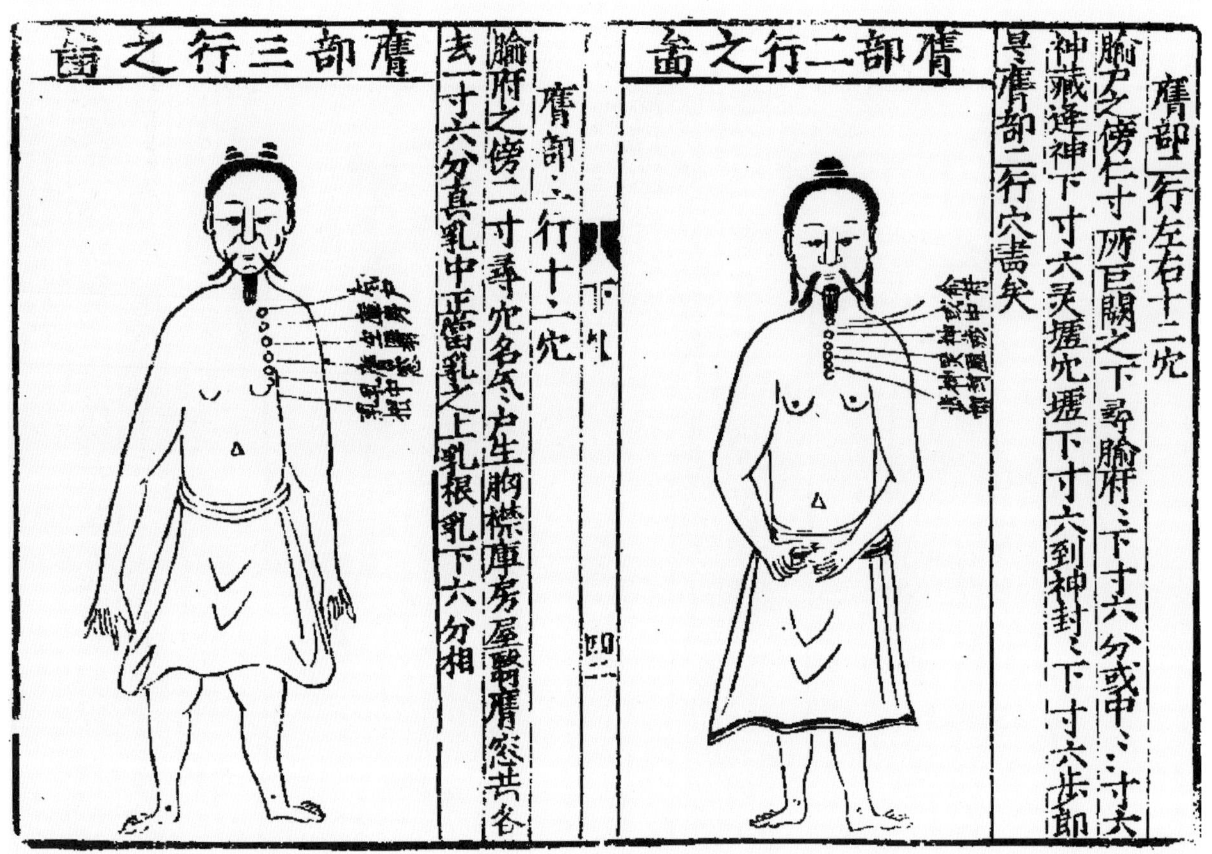

膺部二行左右十二穴

腧户之旁仁寸所，巨阙之下寻腧府。府下寸六分彧中，彧中寸六神藏逢。神下寸六灵墟穴，墟下寸六到神封。封下寸六步即是，膺部二行穴尽矣。

膺部二行之图（图见上）

膺部三行十二穴

腧府之旁二寸寻，穴名气户生胸襟。库房屋翳膺窗共，各去一寸六分真。乳中正当乳之上，乳根乳下六分相。

膺部三行之图（图见上）

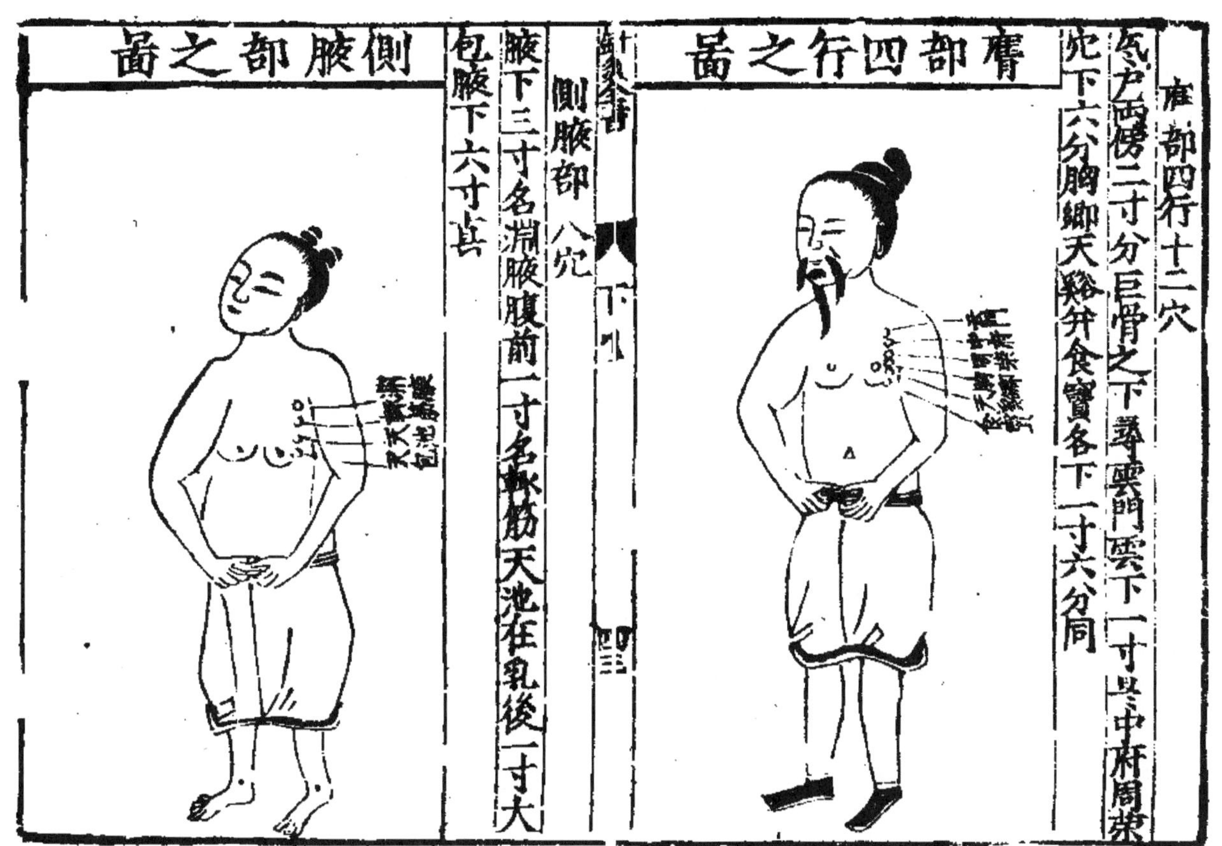

膺部四行十二穴

气户两旁二寸分，巨骨之下寻云门。云下一寸是中府，周荣穴下寸[①]六分。

胸乡天溪并食窦，各下一寸六分同。

膺部四行之图（图见上）

侧腋部八穴

腋下三寸名渊腋，腹前一寸名转筋，天池在乳后一寸，大包腋下六寸真。

侧腋部之图（图见上）

①寸：原无，据《针灸大全》卷五补。

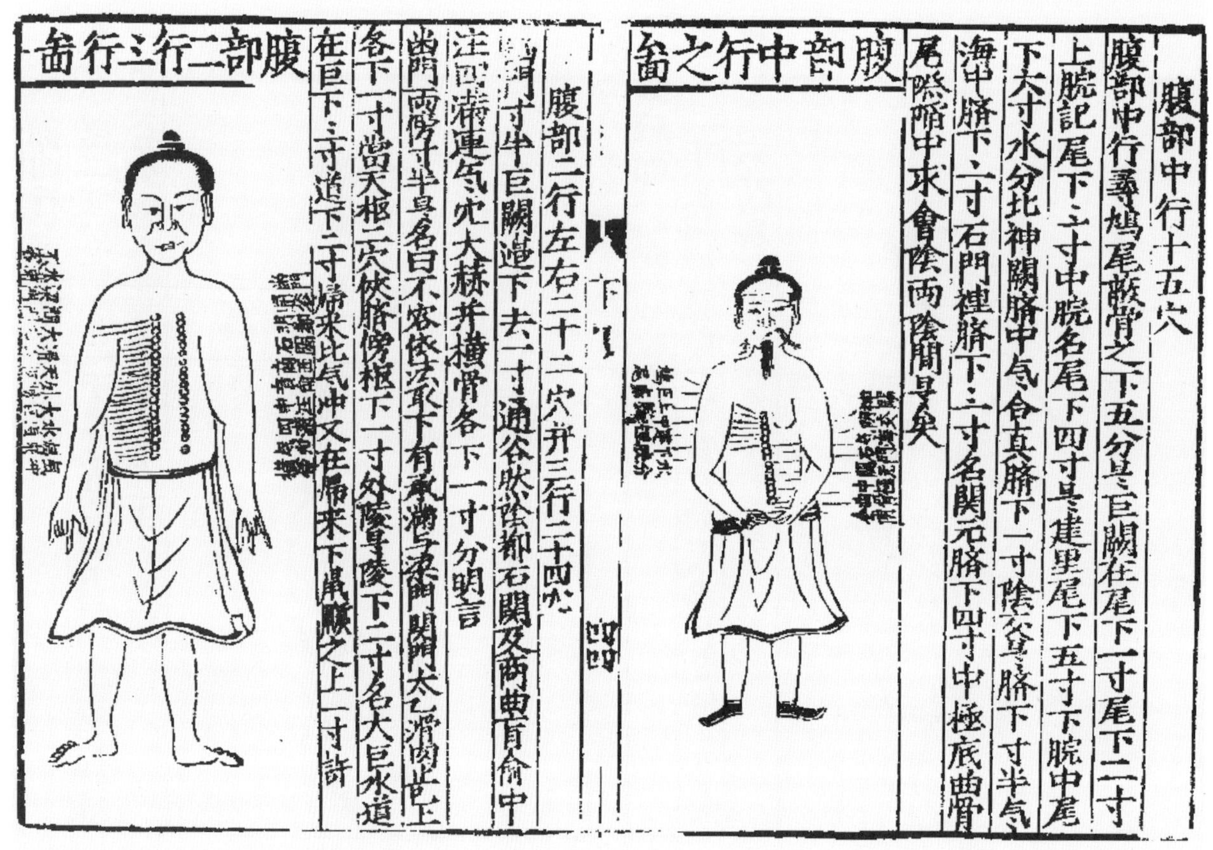
腹部中行十五穴
腹部中行尋鳩尾蔽骨之下五分是巨闕在尾下一寸尾下二寸
上脘記尾下三寸中脘名尾下四寸是建里尾下五寸下脘中尾
下六寸水分比神闕臍中氣合真臍下一寸陰交是臍下寸半氣
海中臍下二寸石門裡臍下三寸名關元臍下四寸中極底曲骨
尾際陷中求會陰兩陰間是矣

腹部中行之圖

腹部二行左右二十二穴并三行二十四穴
幽門寸半巨闕邊下去一寸通谷然陰都石關及商曲肓俞中
注四滿連氣穴大赫并横骨各下一寸分明言
幽門兩傍寸半是名曰不容依法取下有承滿與梁門關門太乙滑肉止上
各下一寸當天樞二穴侠臍傍樞下一寸外陵尋陵下二寸名大巨水道
在巨下三寸道下二寸歸來比氣沖又在歸來下鼠鼷之上一寸許

腹部二行三行圖

腹部中行十五穴

腹部中行寻鸠尾，蔽骨之下五分是。巨阙在尾下一寸，尾下二寸上脘记。尾下三寸中脘名，尾下四寸是建里。尾下五寸下脘中，尾下六寸水分比。神阙脐中气合真，脐下一寸阴交是。脐下寸半气海中，脐下二寸石门里。脐下三寸名关元，脐下四寸中极底。曲骨尾际陷中求，会阴两阴间是矣。

腹部中行之图（图见上）

腹部二行左右二十二穴并三行二十四穴

幽门寸半巨阙边，下去一寸通谷然。阴都石关及商曲，肓俞中注四满连。气穴大赫并横骨，各下一寸分明言。

幽门两旁寸半是，名曰不容依法取。下有承满与梁门，关门太乙滑肉止。已上各下一寸当，天枢二穴侠脐旁。枢下一寸外陵寻，陵下二寸名大巨。水道在巨下三寸，道下二寸归来比。气冲又在归来下，鼠鼷之上一寸许。

腹部二行三行图（图见上）

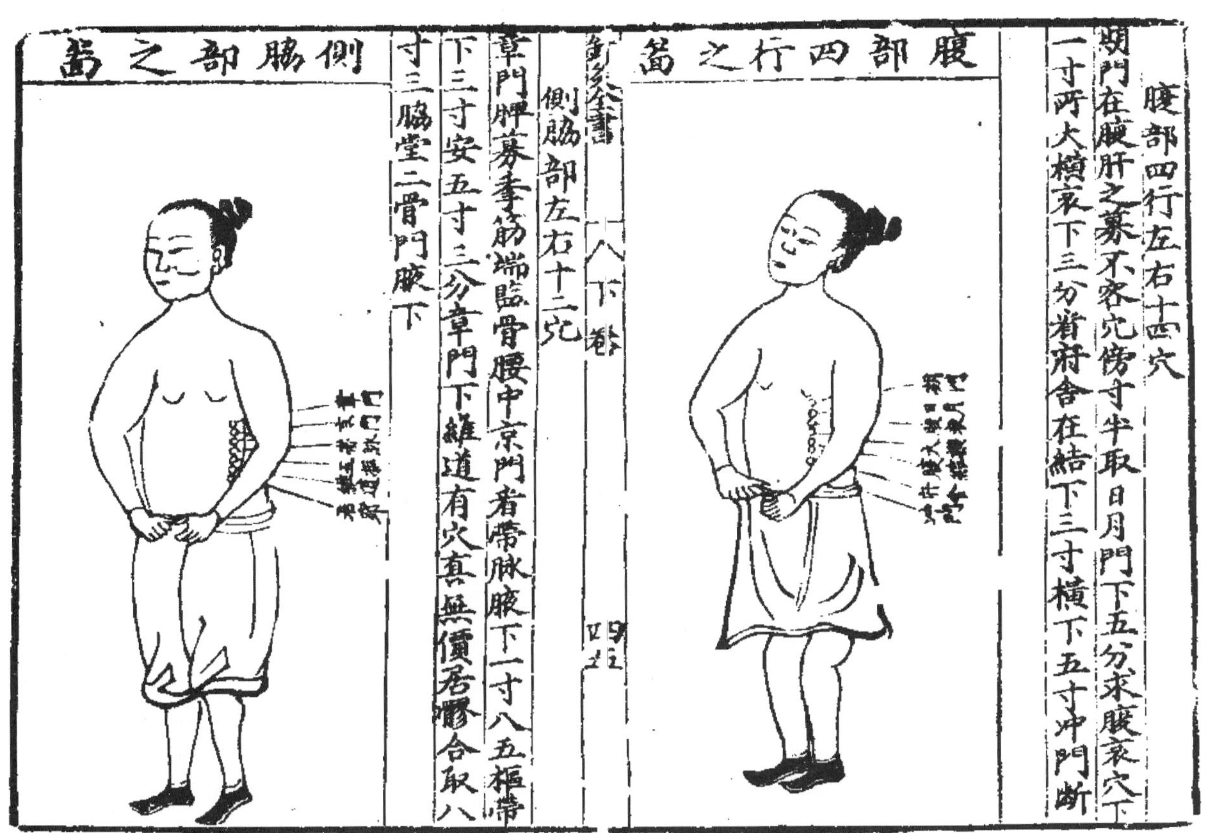

腹部四行左右十四穴

期门在腹肝之募，不容穴旁寸半取。日月门下五分求，腹哀穴下一寸所。

大横哀下三分看，府舍在结下三寸，横下五寸冲门断。

腹部四行之图（图见上）

侧胁部左右十二穴

章门脾募季筋端，临骨腰中京门看。带脉腋下一寸八，五枢带下三寸安。

五寸三分章门下，维道有穴真无价。居髎合取八寸三，胁堂二骨门腋下。

侧胁部之图（图见上）

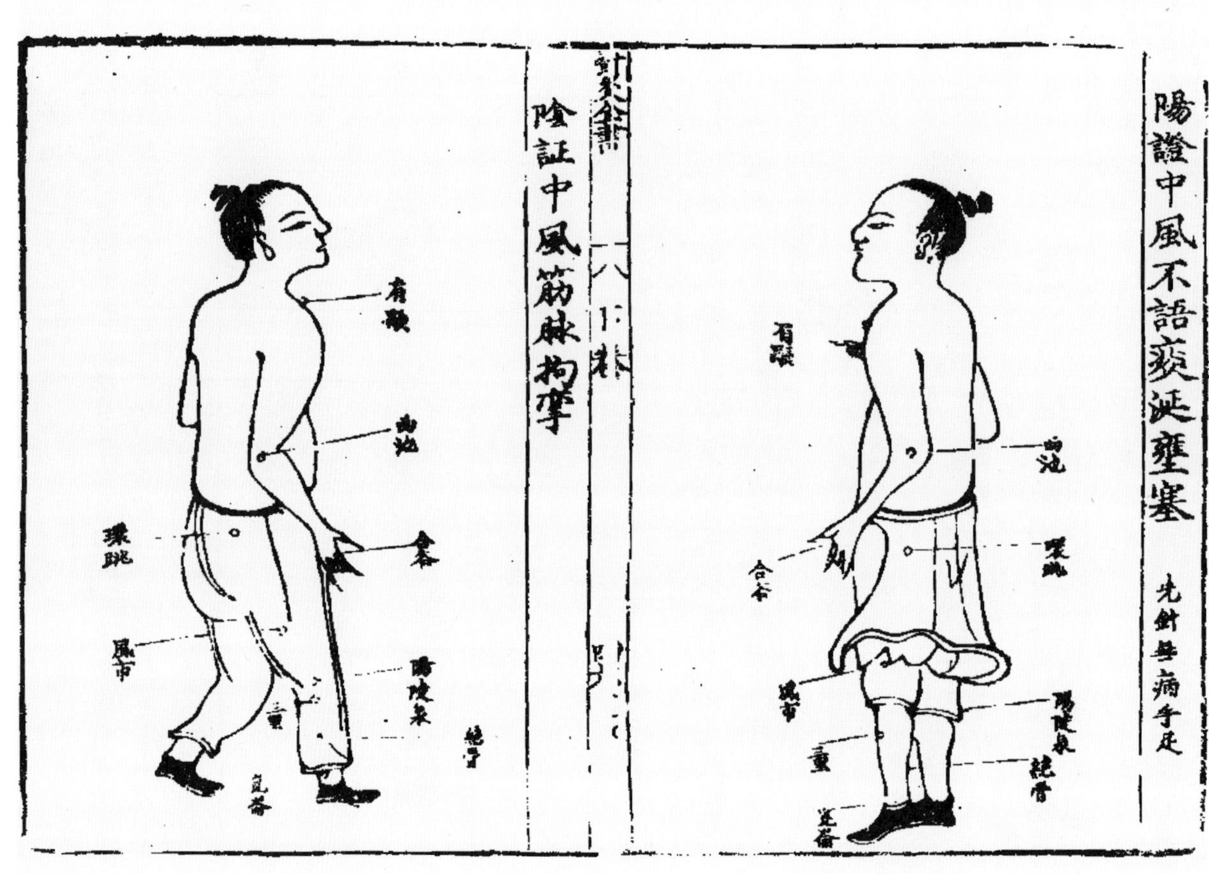

阳证中风不语痰涎壅塞　先针病手足。（图见上）

阴证中风筋脉拘挛（图见上）

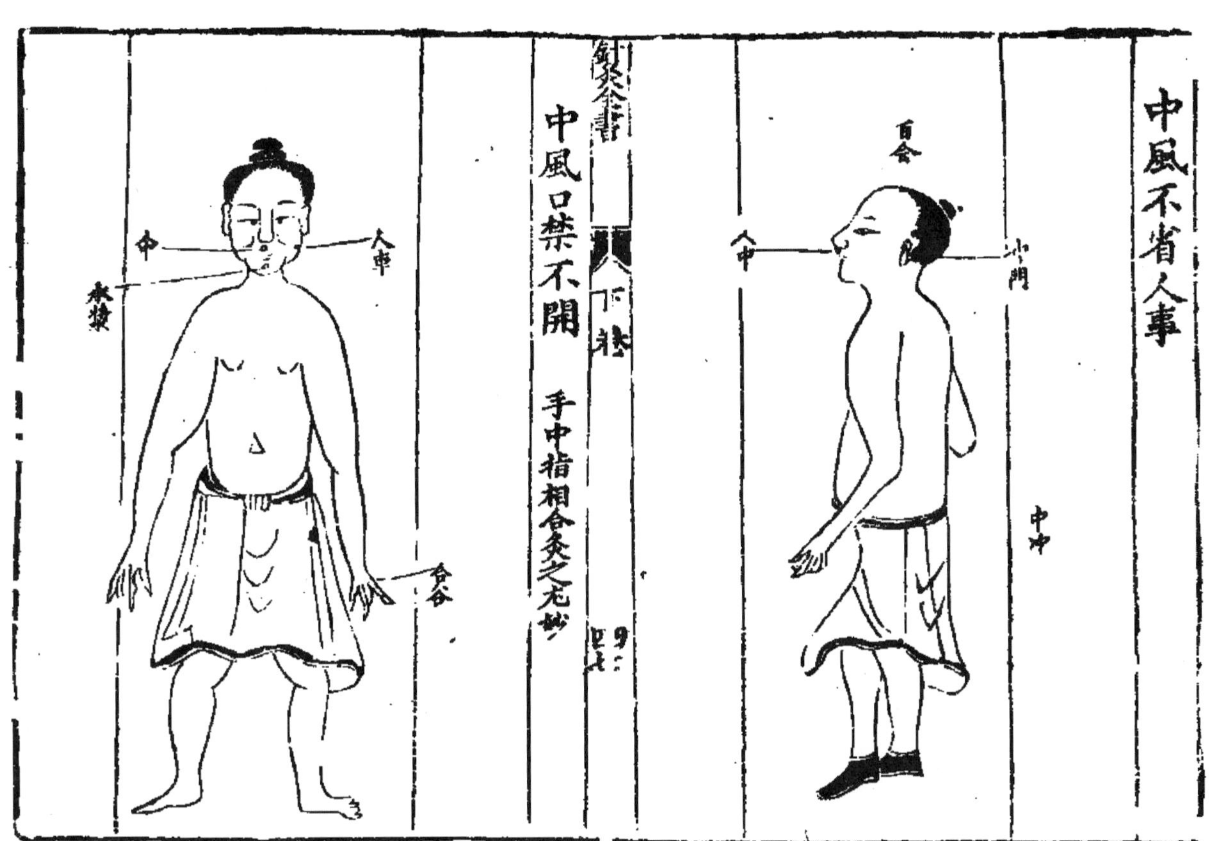

中风不省人事（图见上）

中风口禁不开　手中指相合灸之尤妙。（图见上）

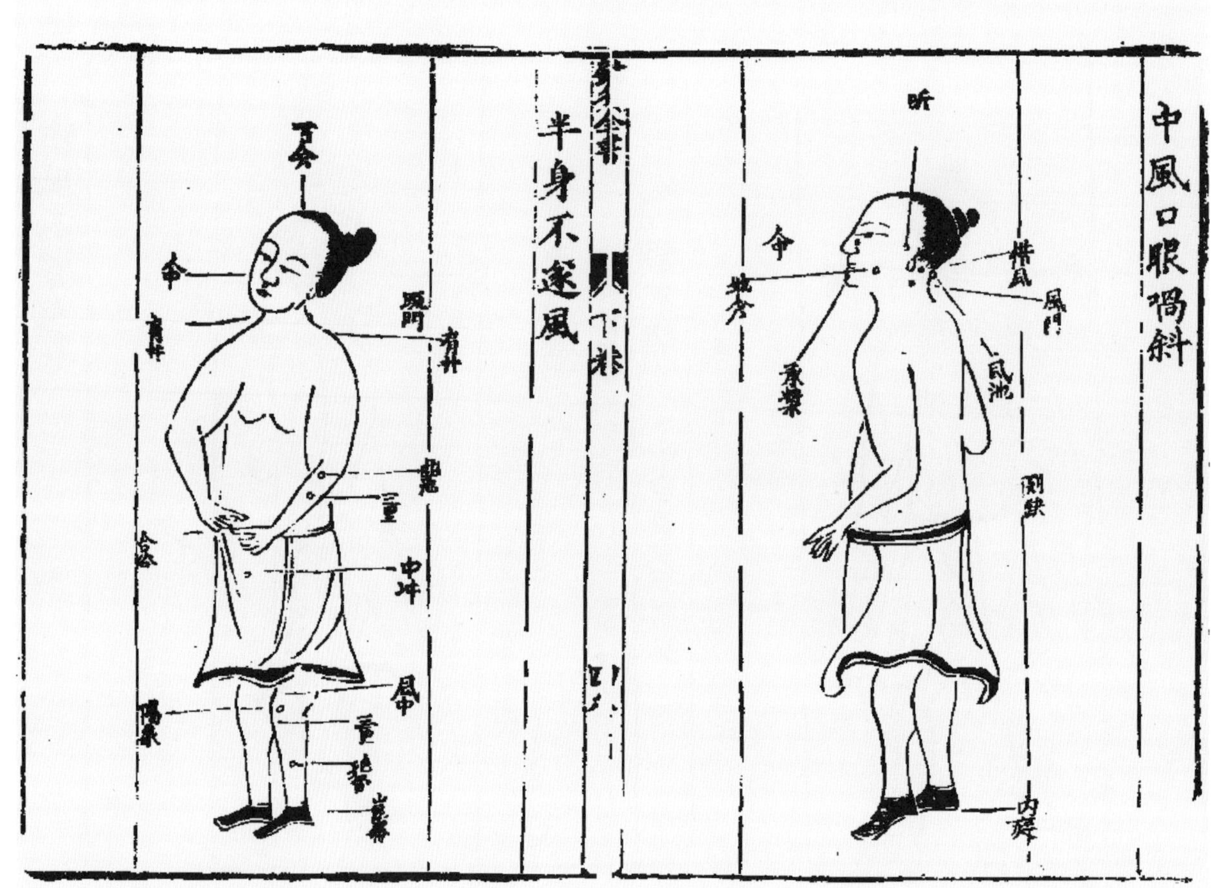

中风口眼㖞斜（图见上）

半身不遂风（图见上）

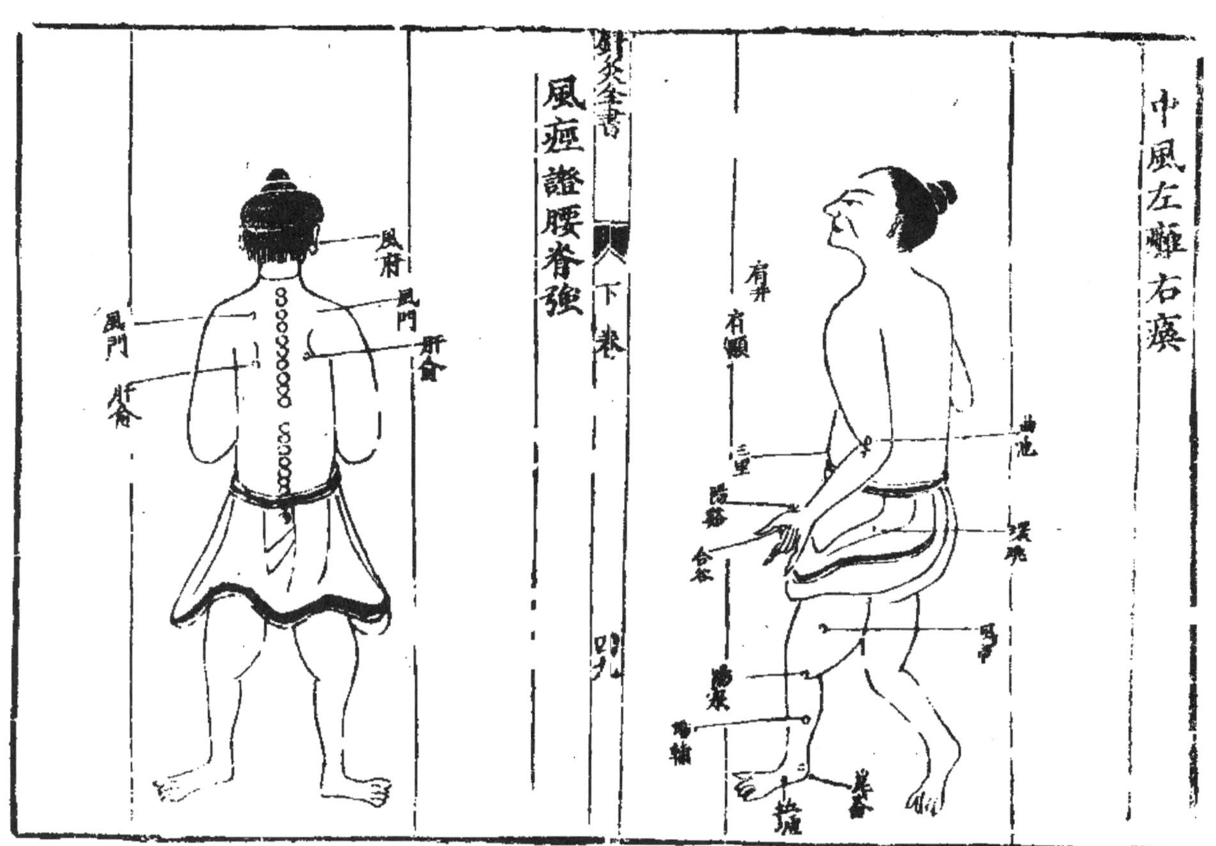

中风左瘫右痪（图见上）

风痓证腰脊强（图见上）

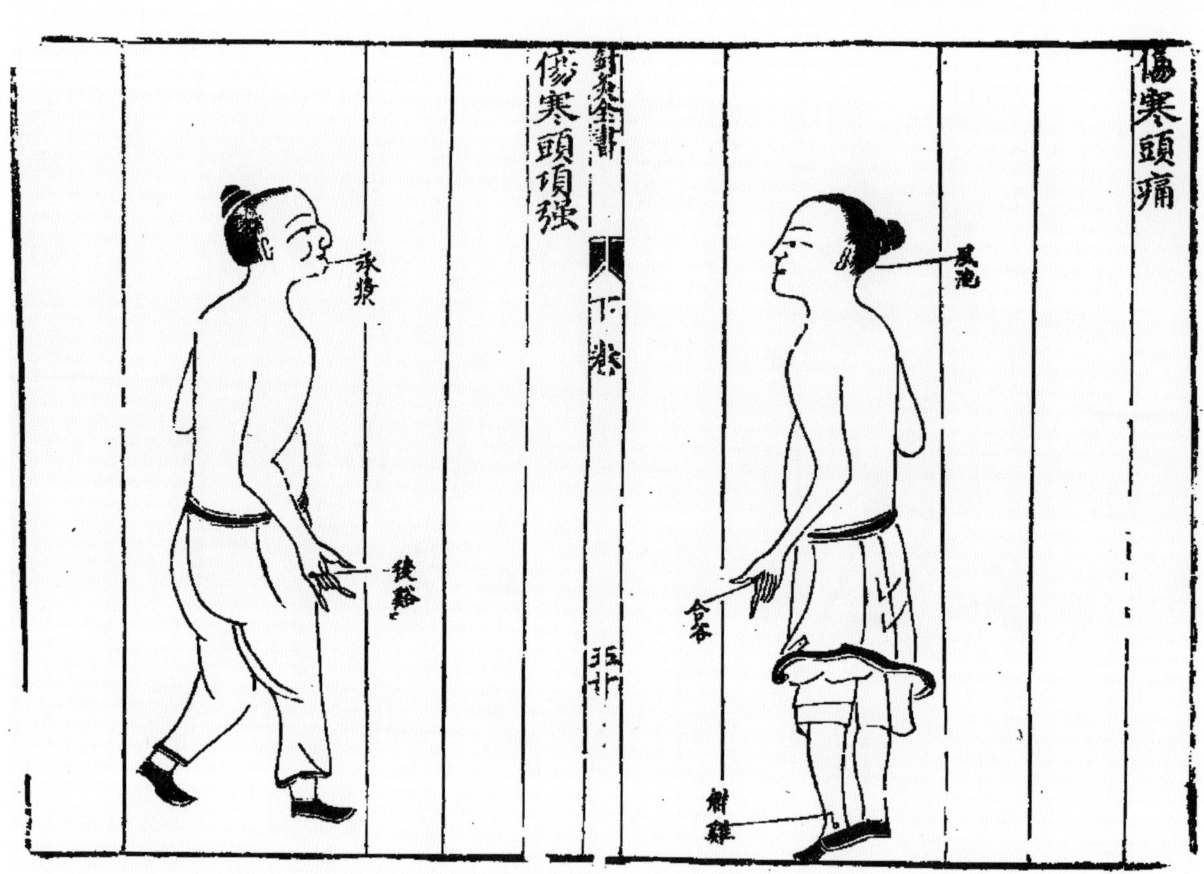

伤寒头痛（图见上）

伤寒头项强（图见上）

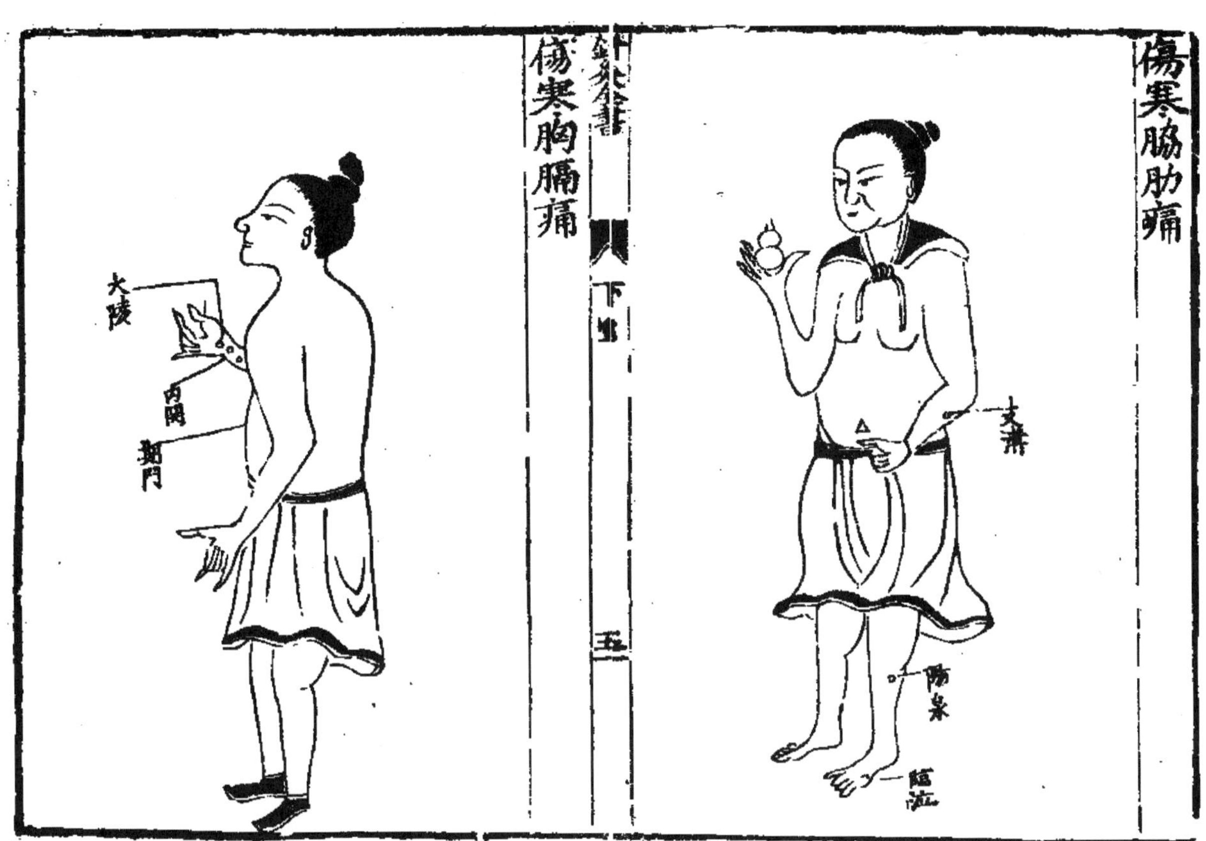

伤寒胁肋痛（图见上）

伤寒胸膈痛（图见上）

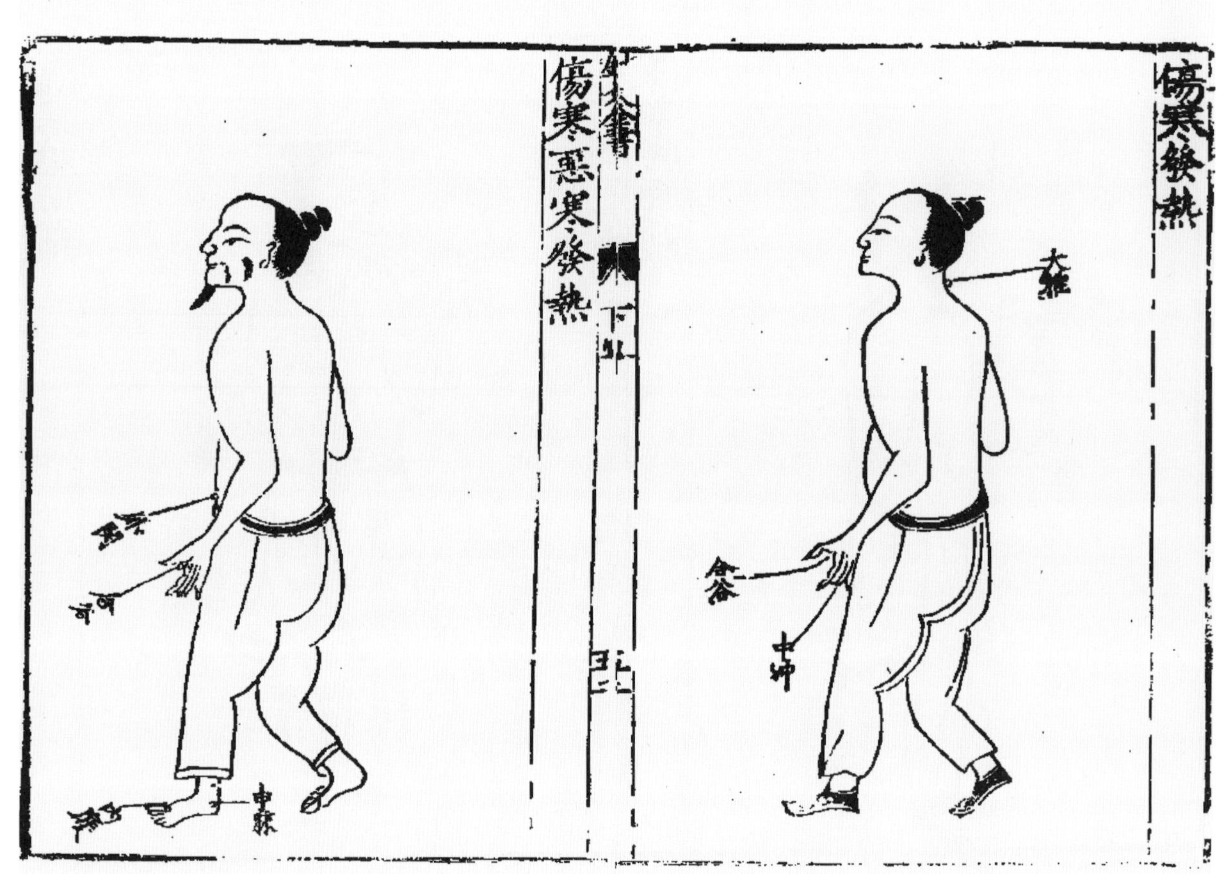

伤寒发热（图见上）

伤寒恶寒发热（图见上）

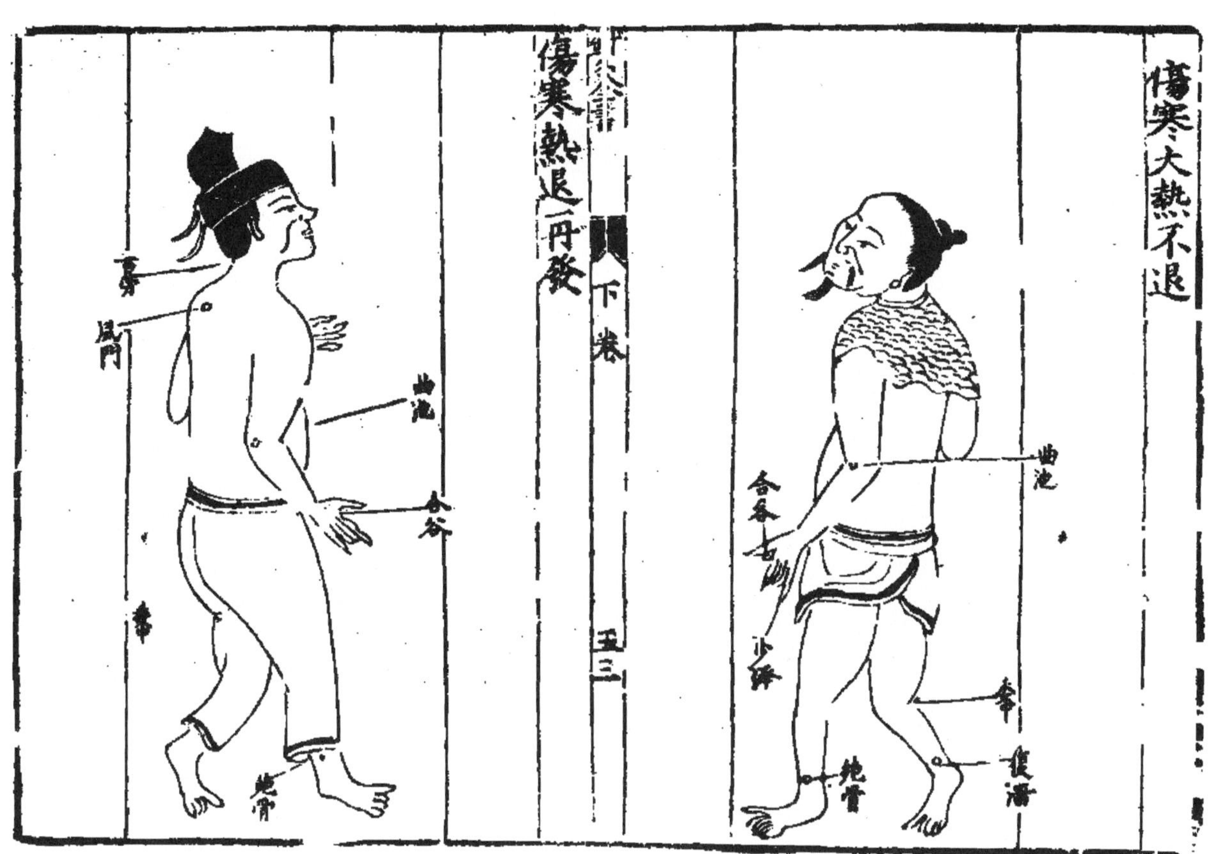

伤寒大热不退（图见上）

伤寒热退再发（图见上）

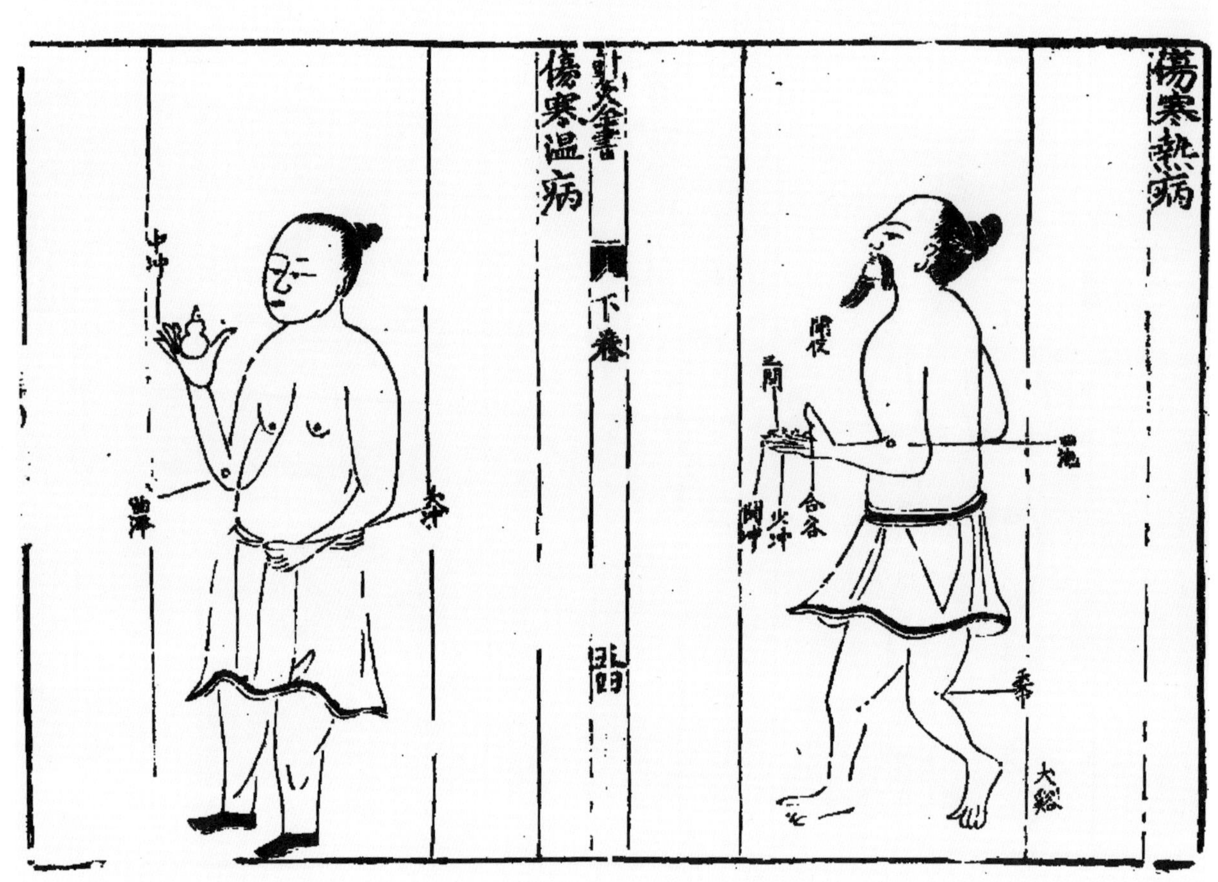

伤寒热病（图见上）

伤寒温病（图见上）

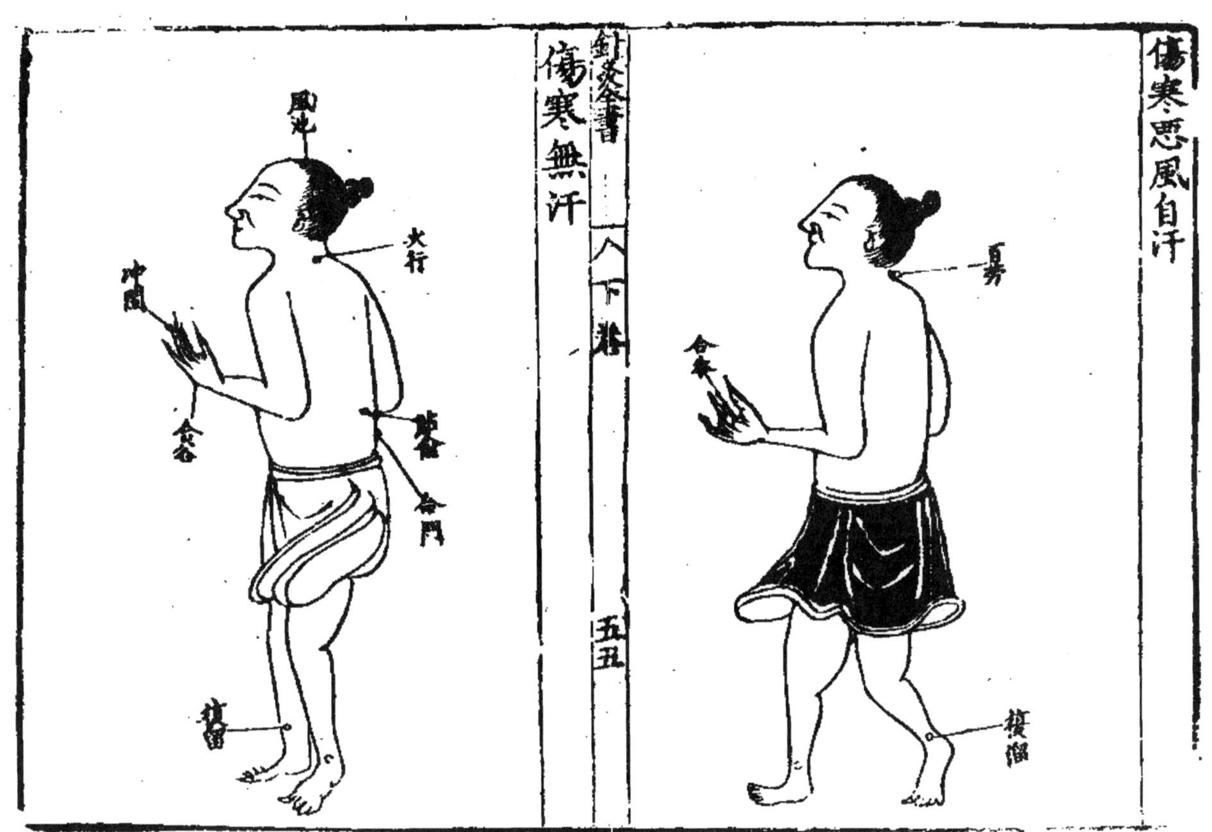

伤寒恶风自汗（图见上）

伤寒无汗（图见上）

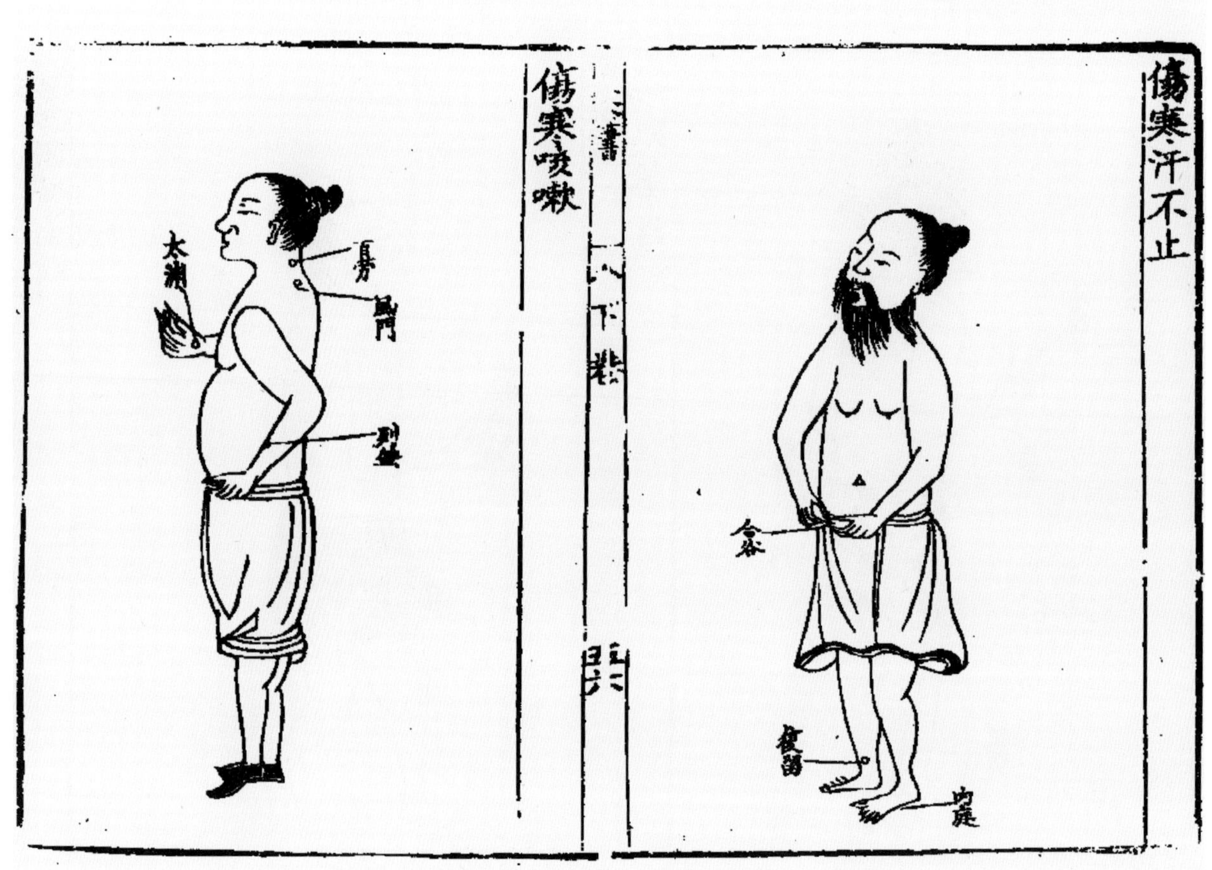

伤寒汗不止（图见上）

伤寒咳嗽（图见上）

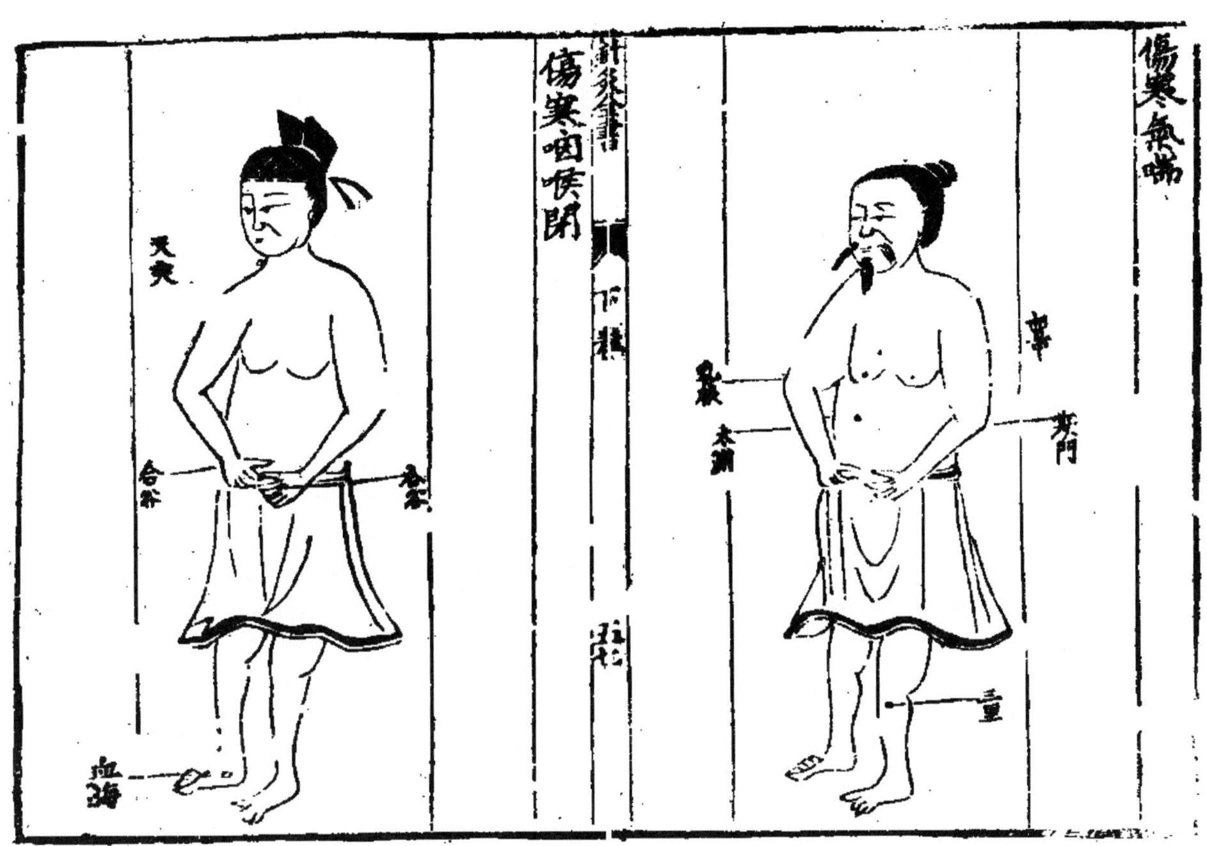

伤寒气喘（图见上）

伤寒咽喉闭（图见上）

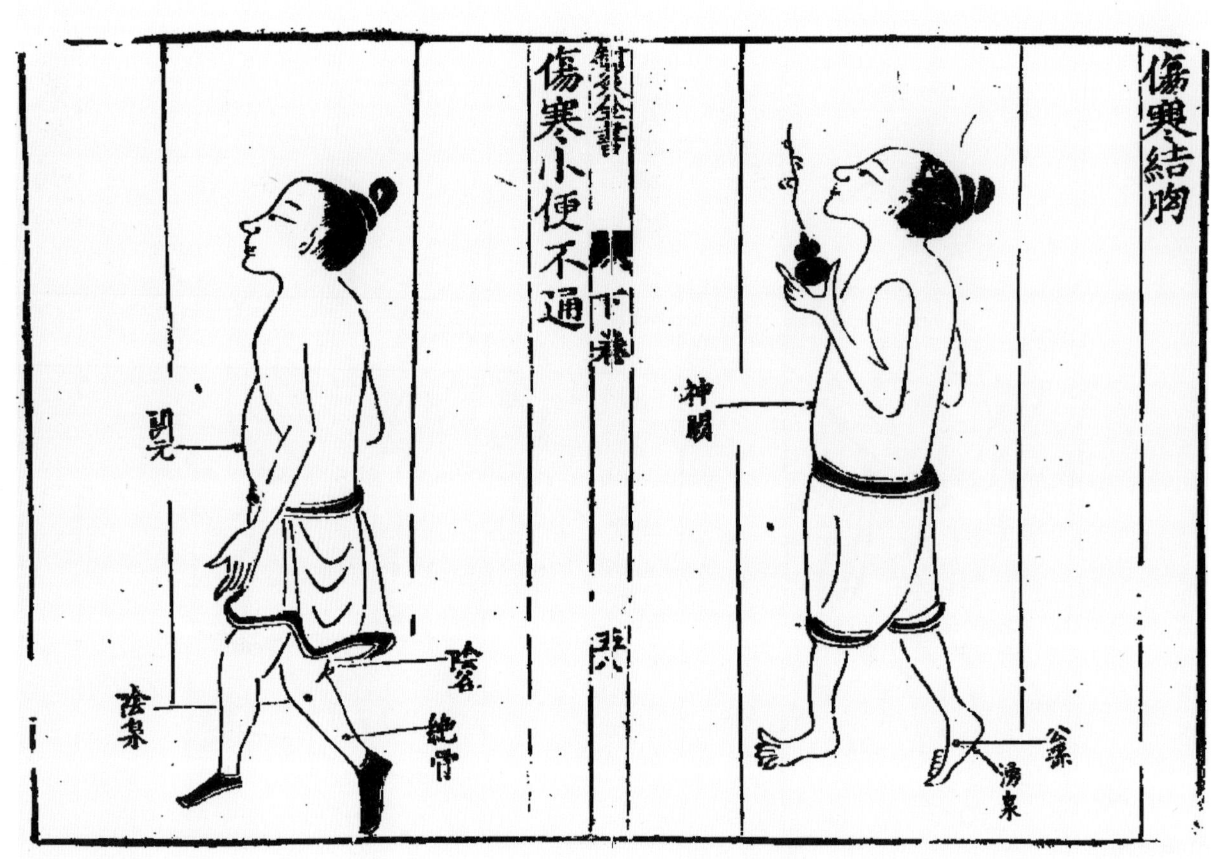

伤寒结胸（图见上）

伤寒小便不通（图见上）

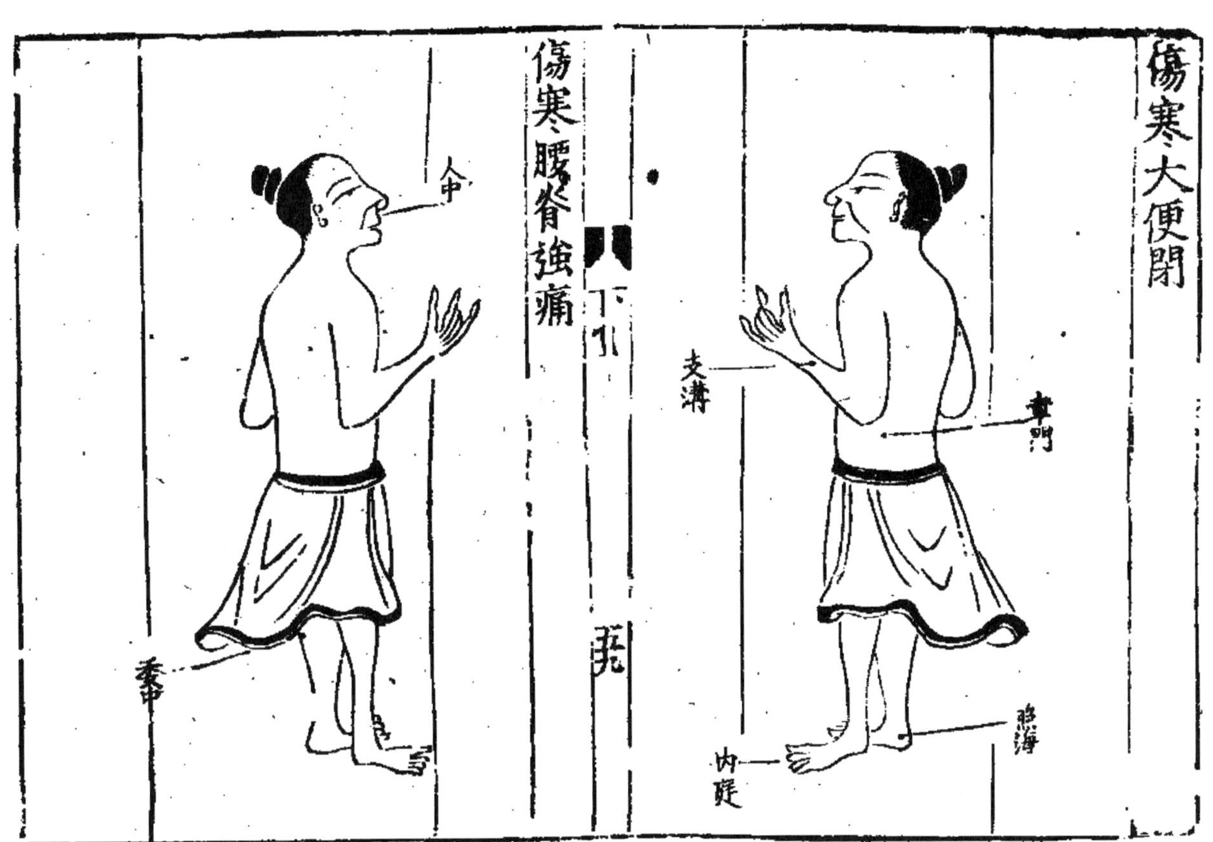

伤寒大便闭（图见上）

伤寒腰脊强痛（图见上）

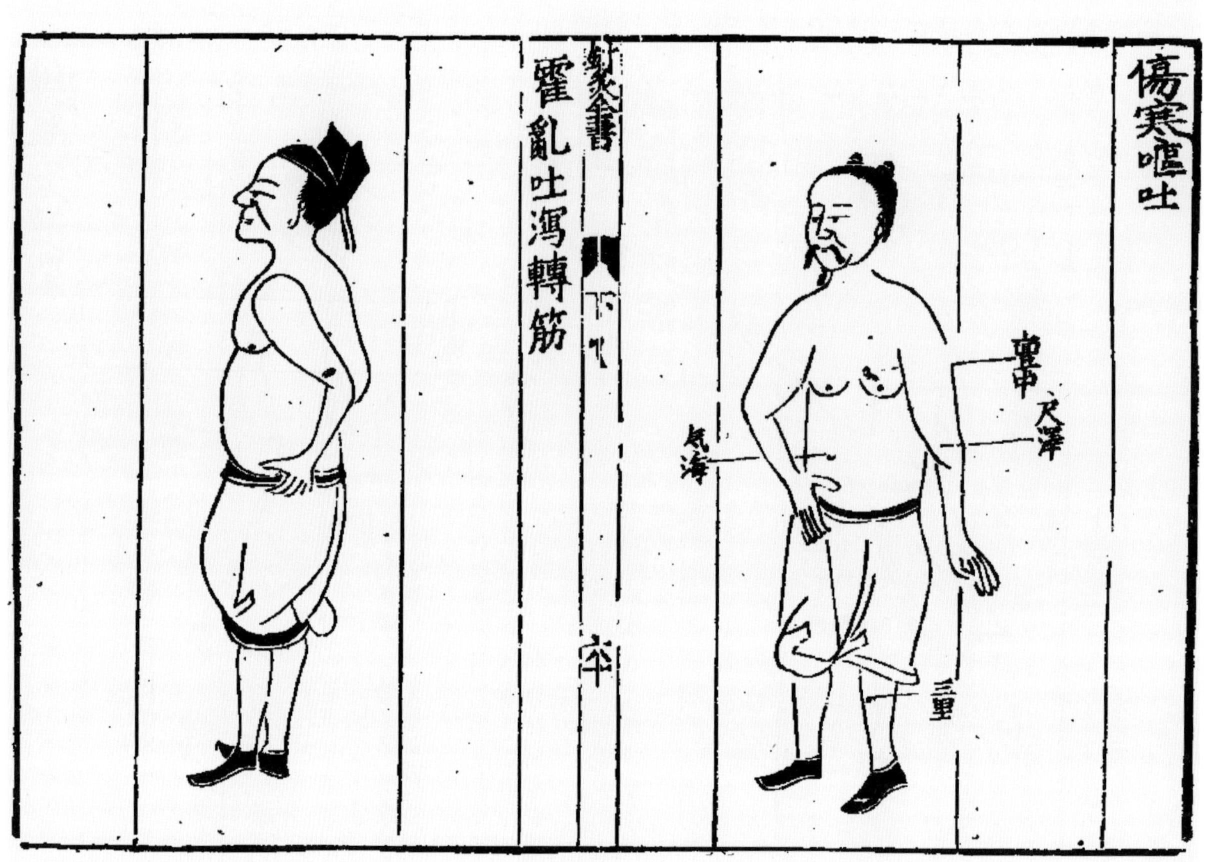

伤寒呕吐（图见上）

霍乱吐泻转筋（图见上）

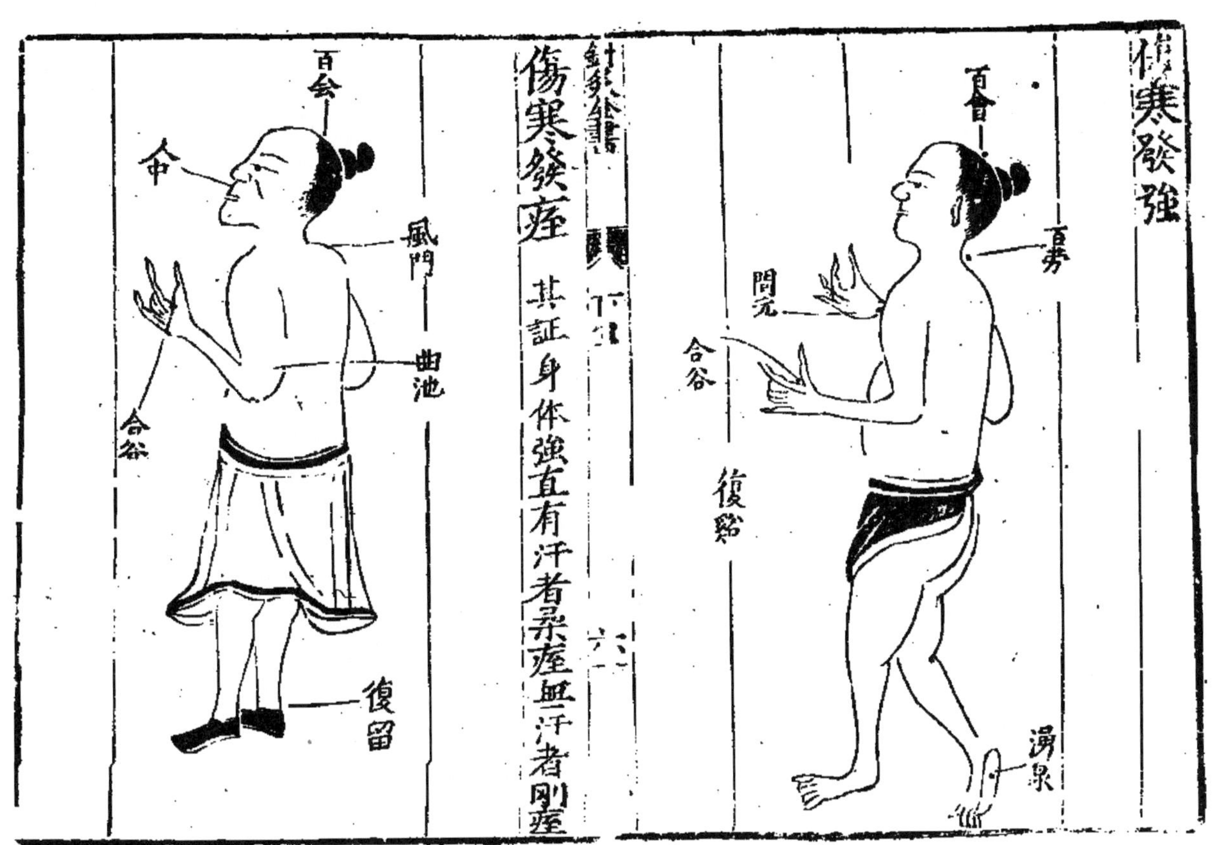

伤寒发强（图见上）

伤寒发痓　其证身体强直，有汗者柔痓，无汗者刚痓。（图见上）

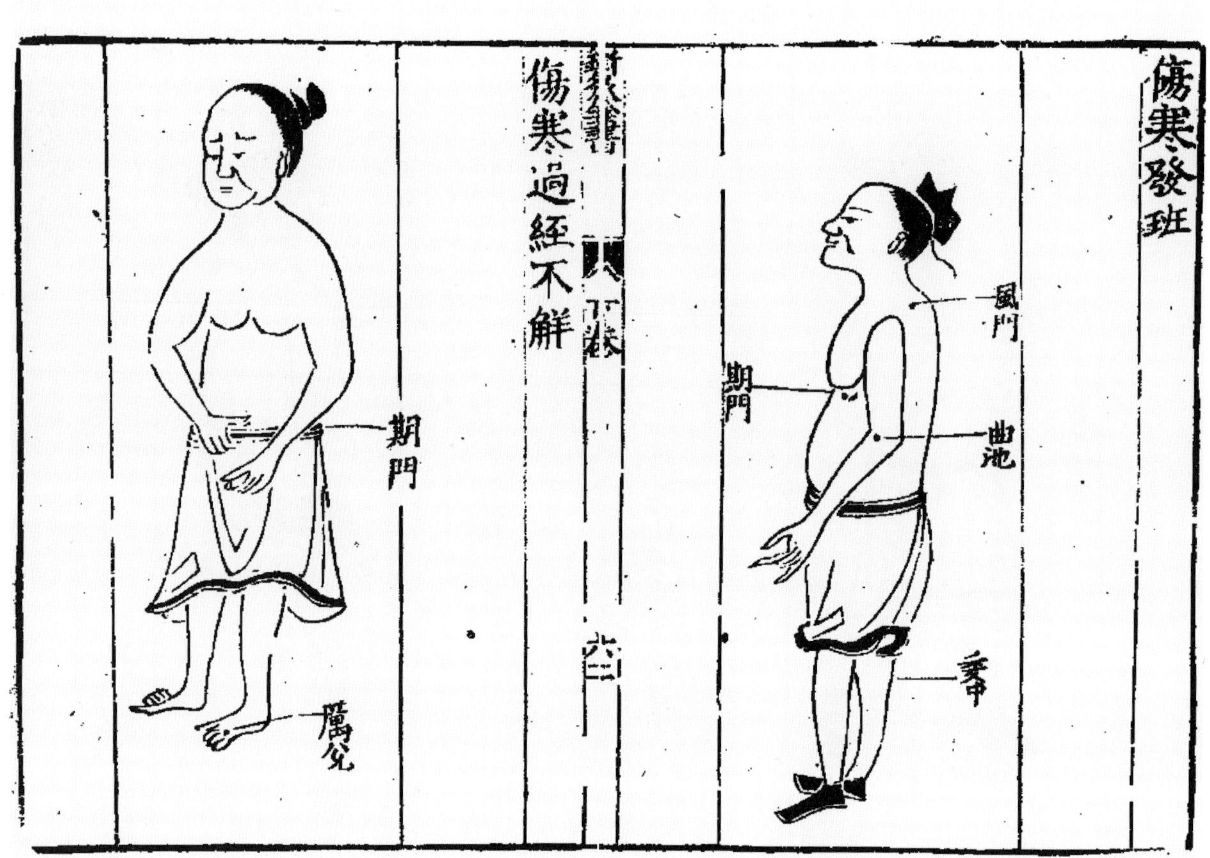

伤寒发斑（图见上）

伤寒过经不解（图见上）

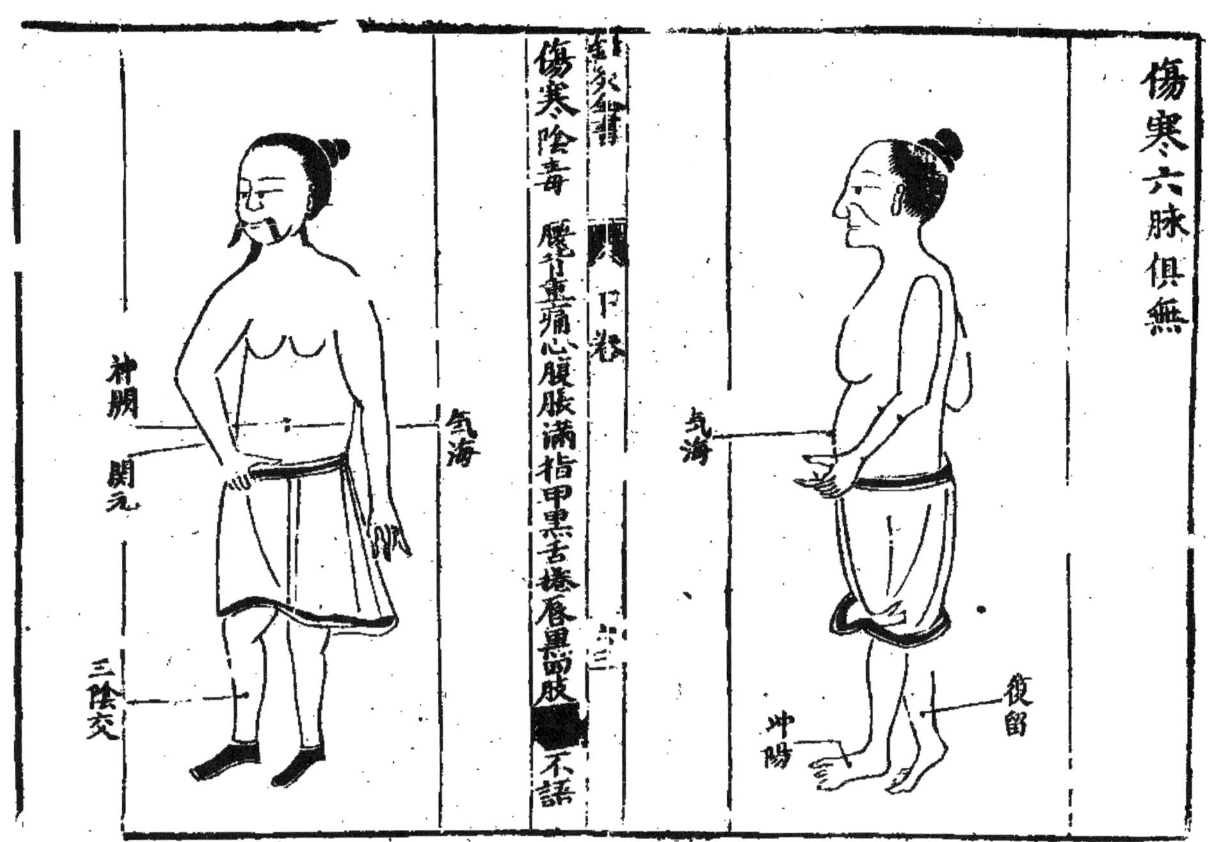

伤寒六脉俱无（图见上）

伤寒阴毒　腰背重痛、心腹胀满、指甲黑、舌卷唇黑、四肢冷[1]不语。（图见上）

---

①冷：版蚀缺字，据《针灸集书》补。

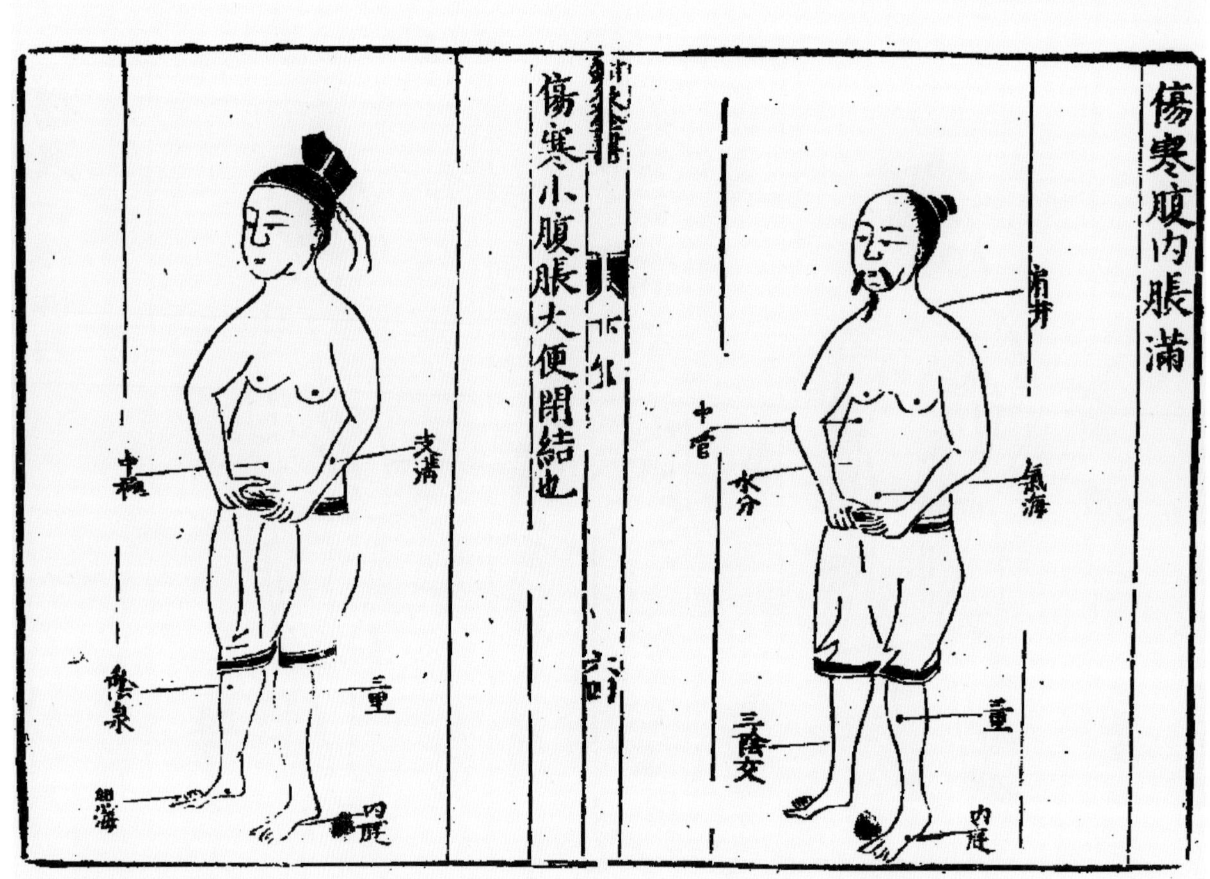

伤寒腹内胀满（图见上）

伤寒小腹胀，大便闭结也（图见上）

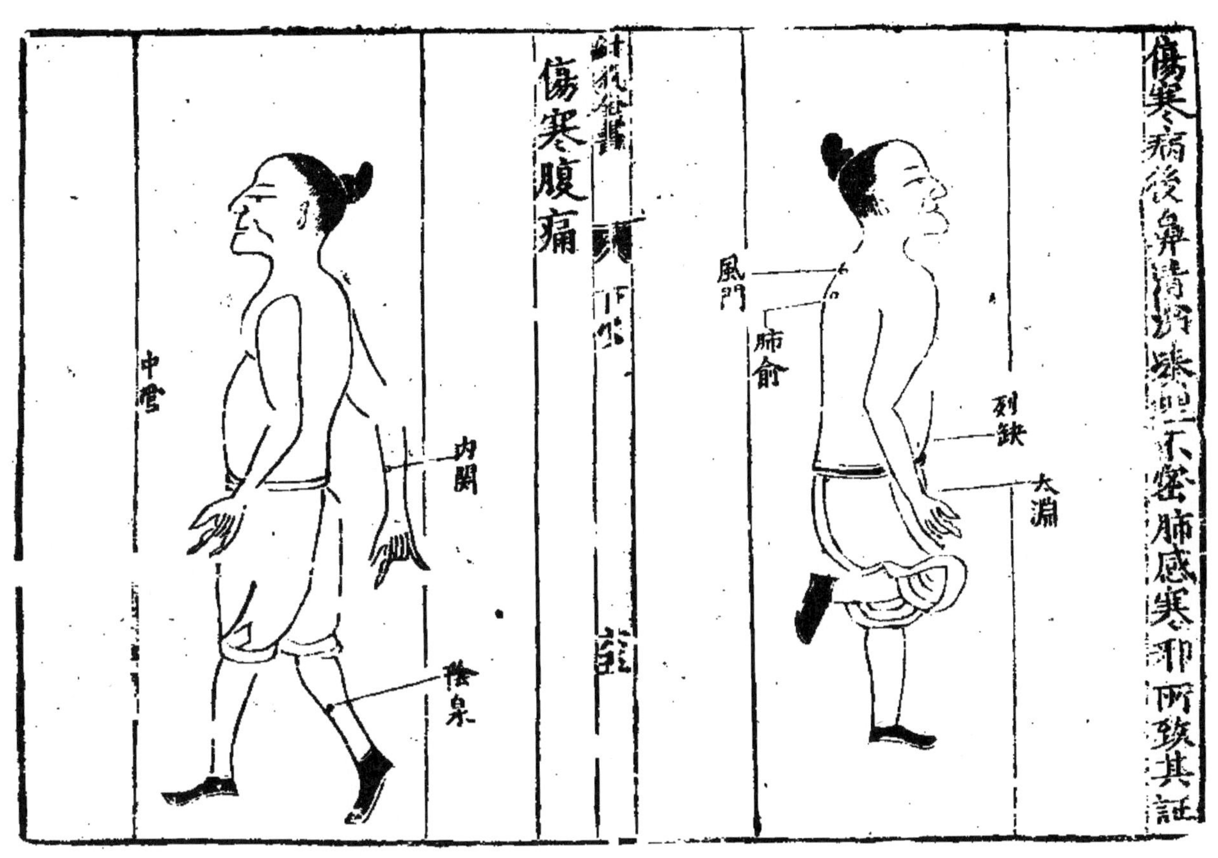

伤寒病后鼻清涕，腠理不密，肺感寒邪所致其证。（图见上）

伤寒腹痛（图见上）

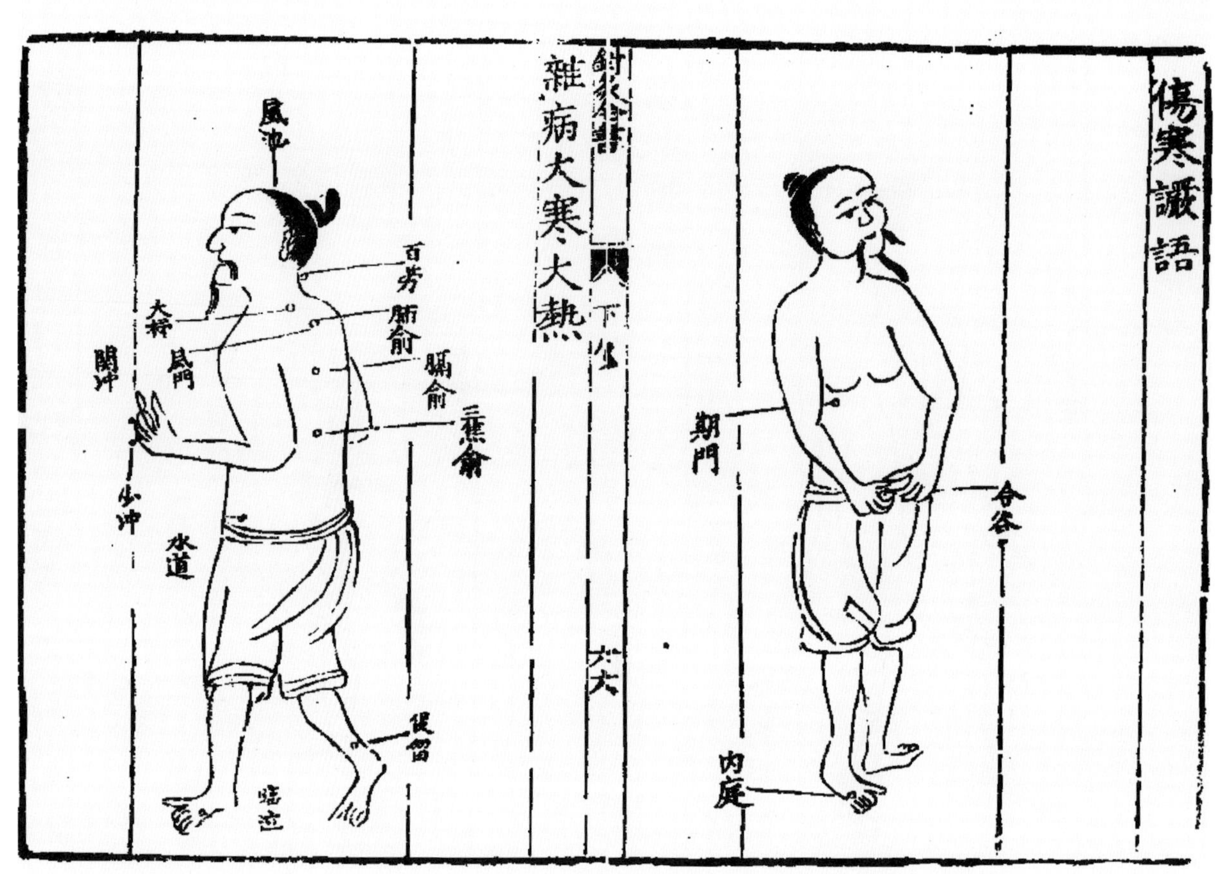

伤寒谵语（图见上）

杂病大寒大热（图见上）

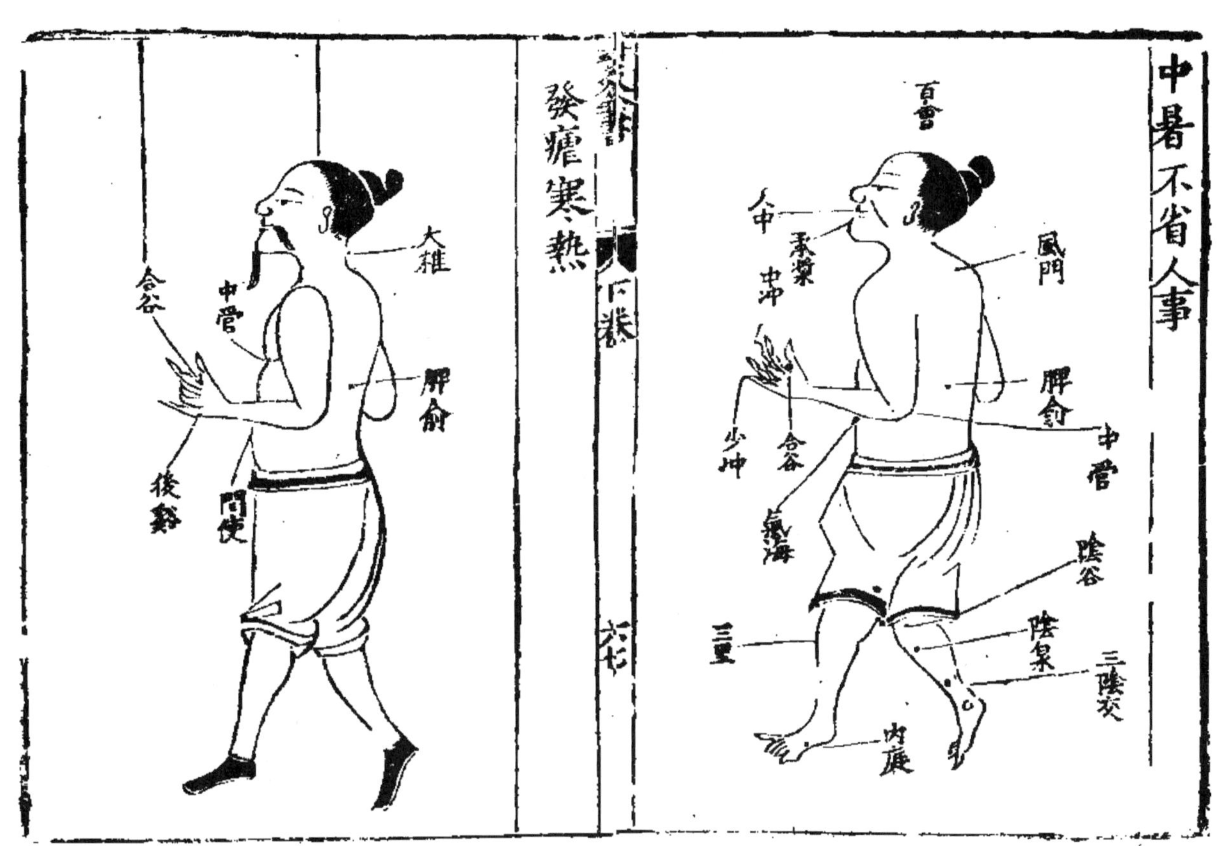

中暑不省人事（图见上）

发疟寒热（图见上）

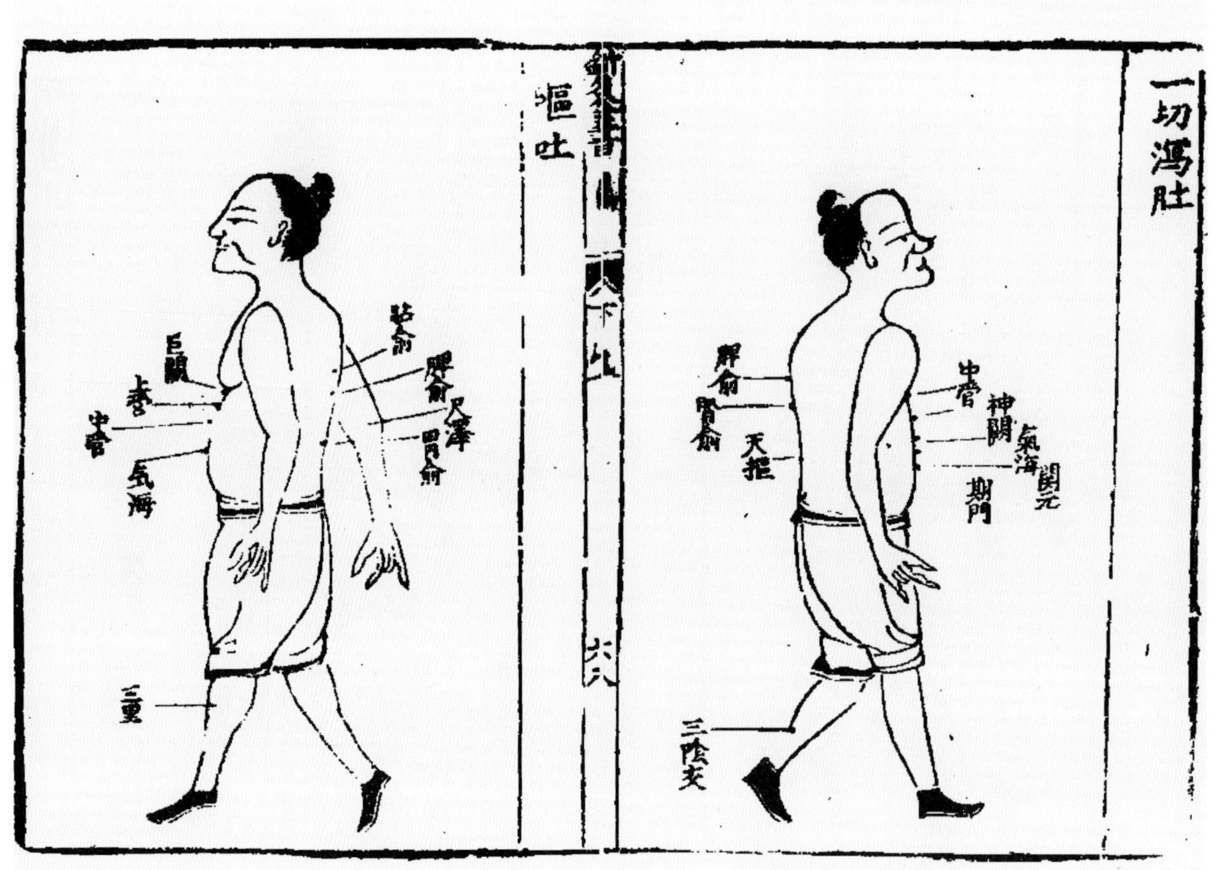

一切泻肚（图见上）

呕吐（图见上）

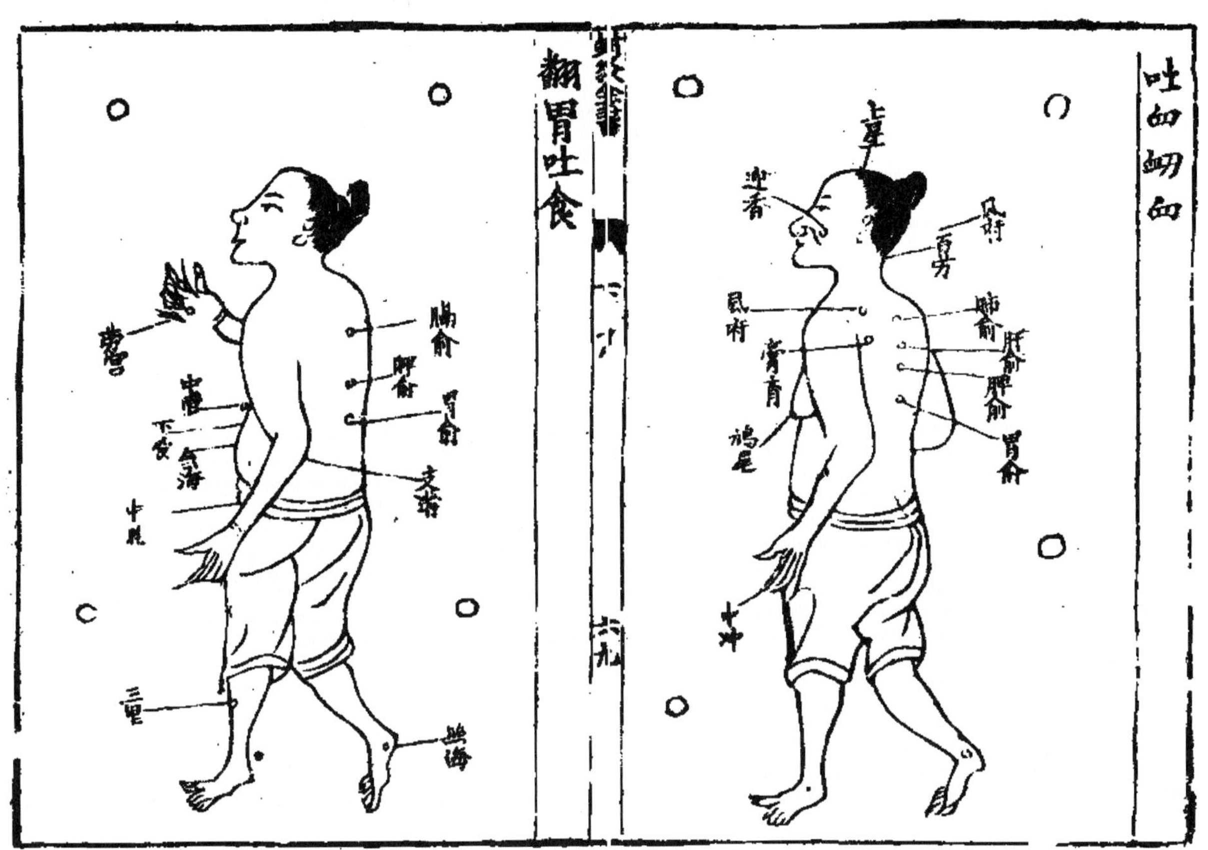

吐血衄血（图见上）

翻胃吐食（图见上）

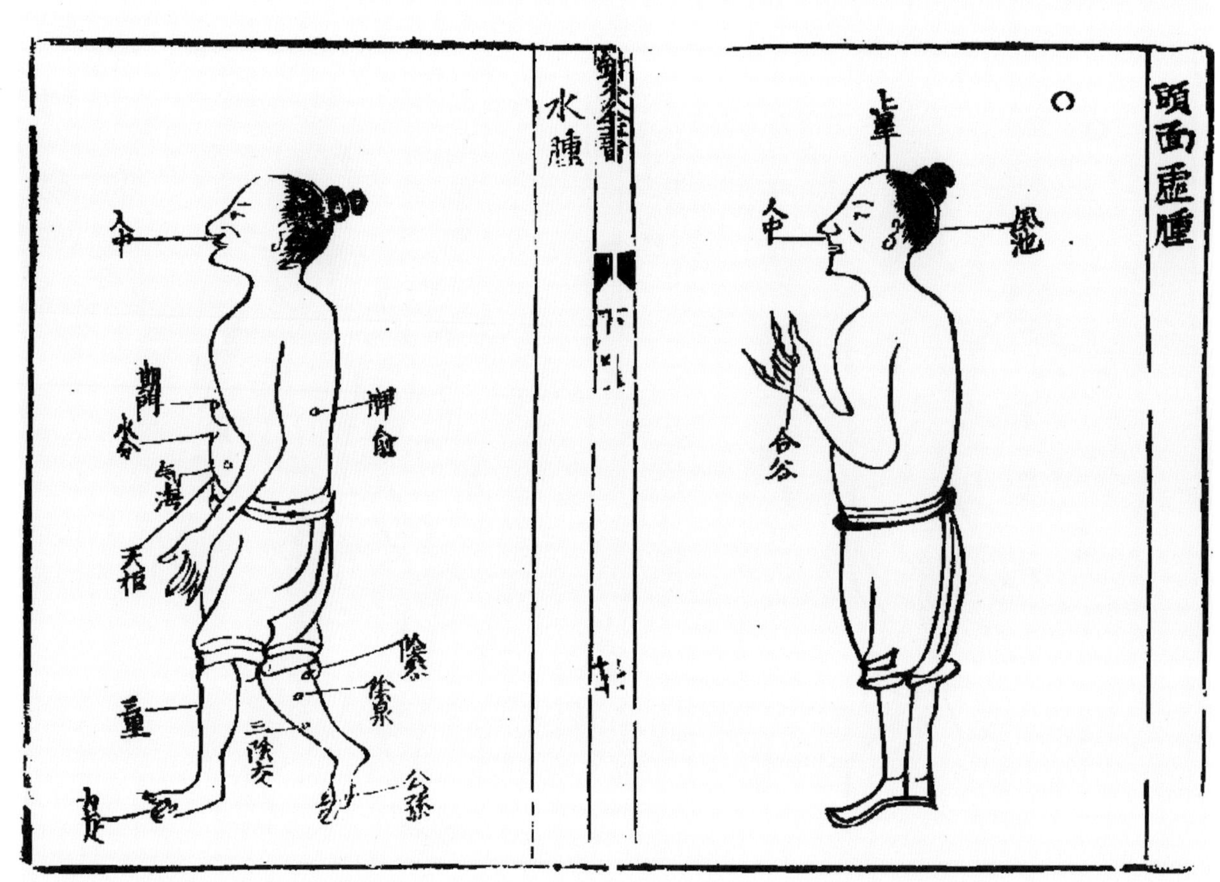

头面虚肿（图见上）

水肿（图见上）

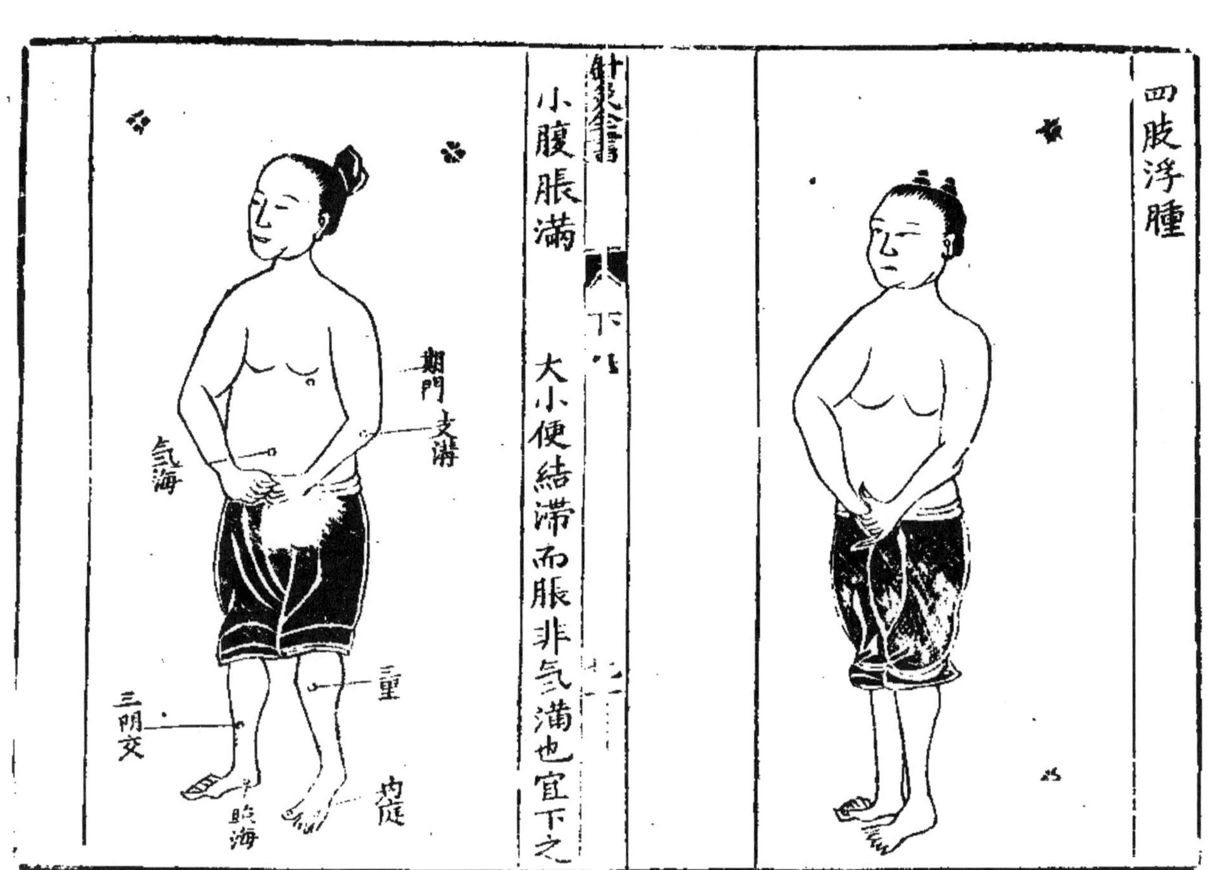

四肢浮肿（图见上）

小腹胀满　大小便结滞而胀，非气满也，宜下之。（图见上）

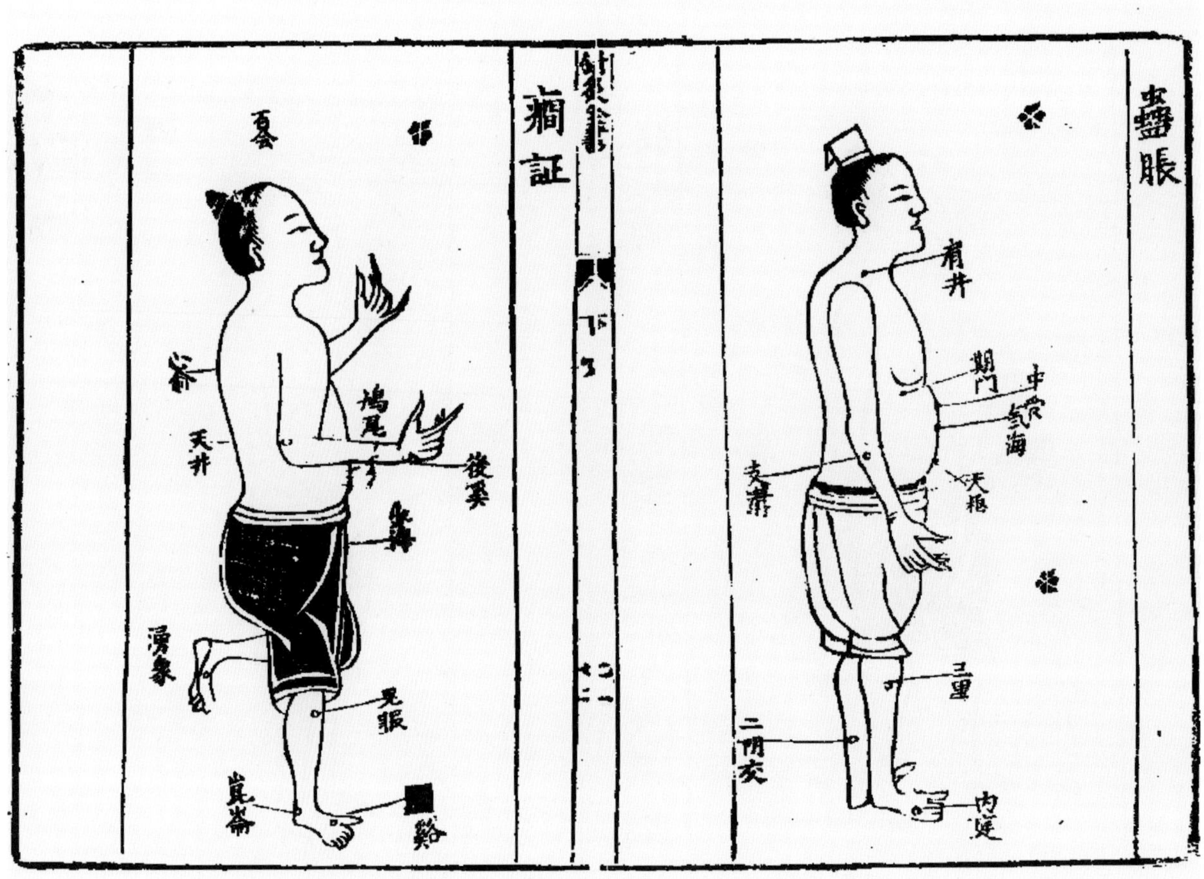

蛊胀（图见上）

痫证（图见上）

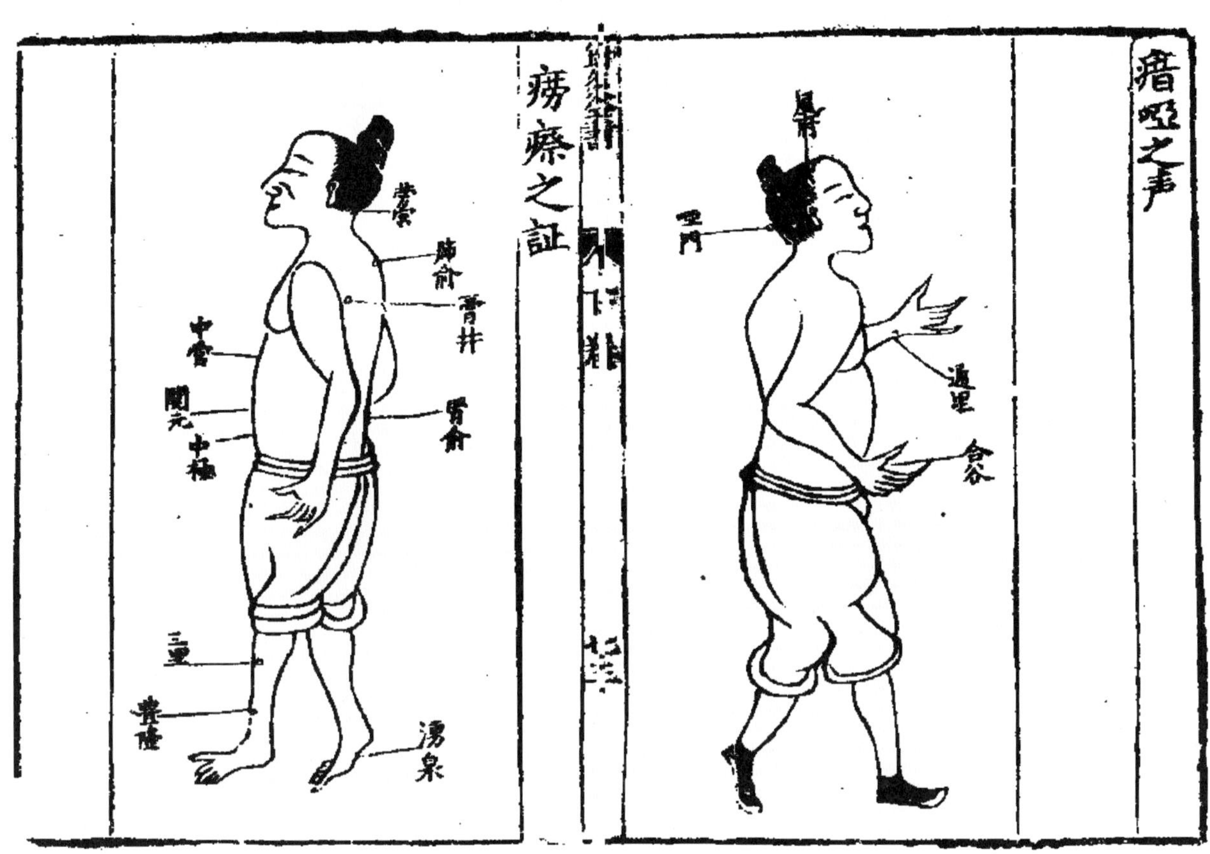

喑哑之声（图见上）

痨瘵之证（图见上）

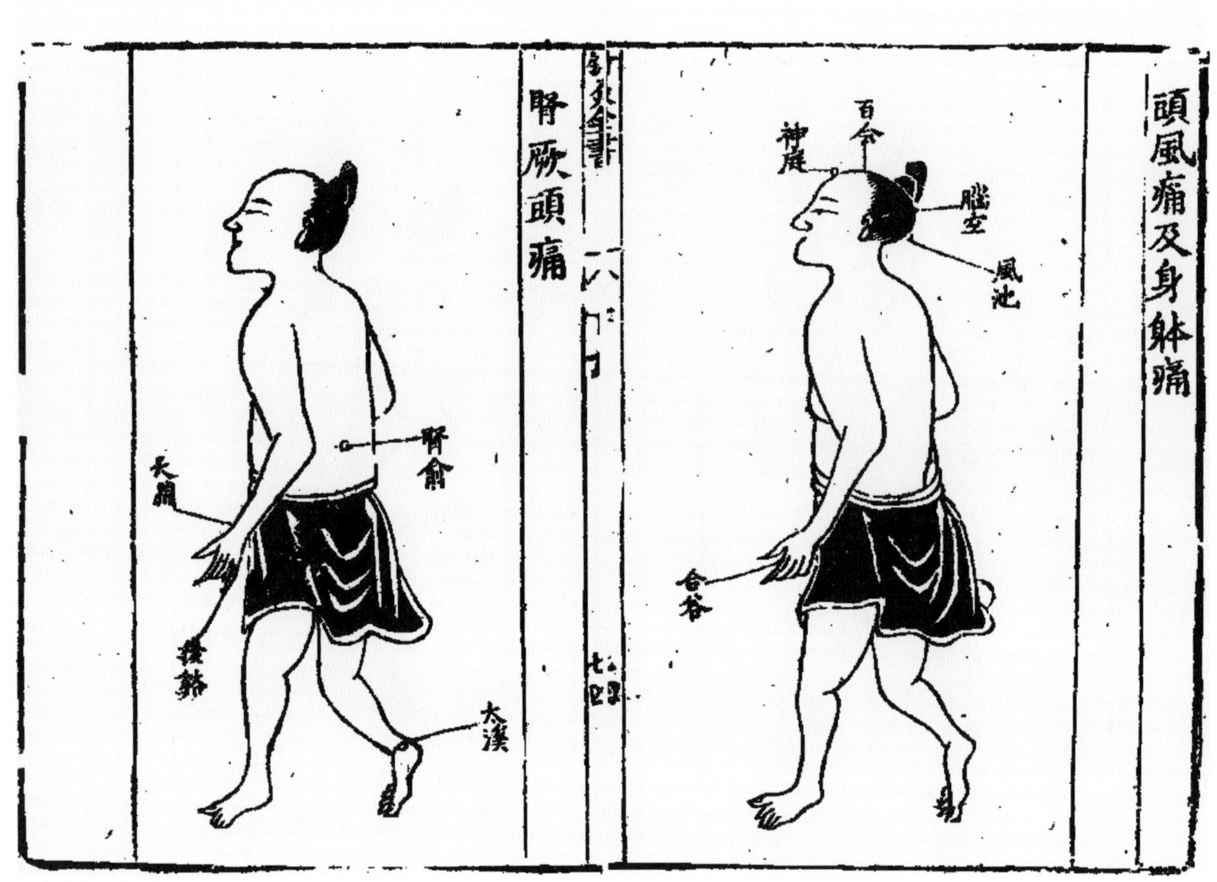

头风痛及身体痛（图见上）

肾厥头痛（图见上）

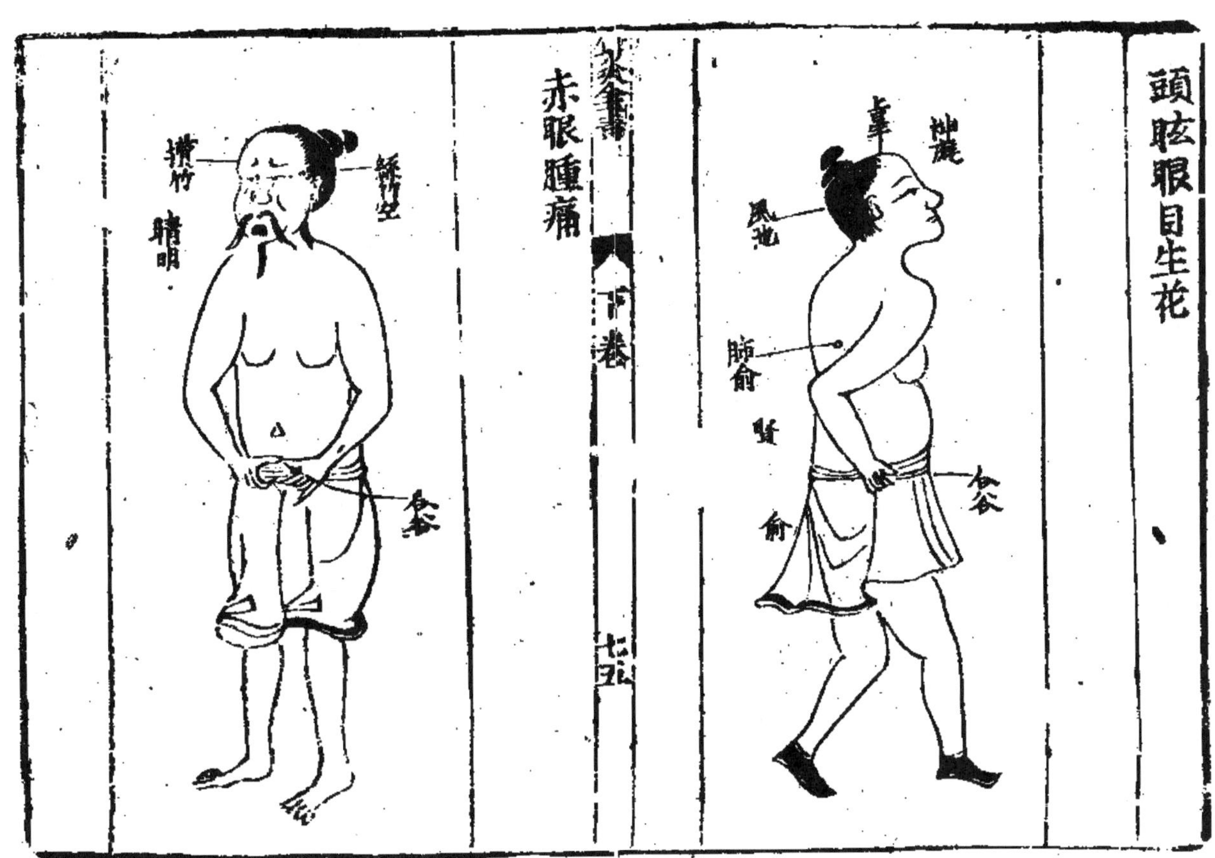

头眩眼目生花（图见上）

赤眼肿痛（图见上）

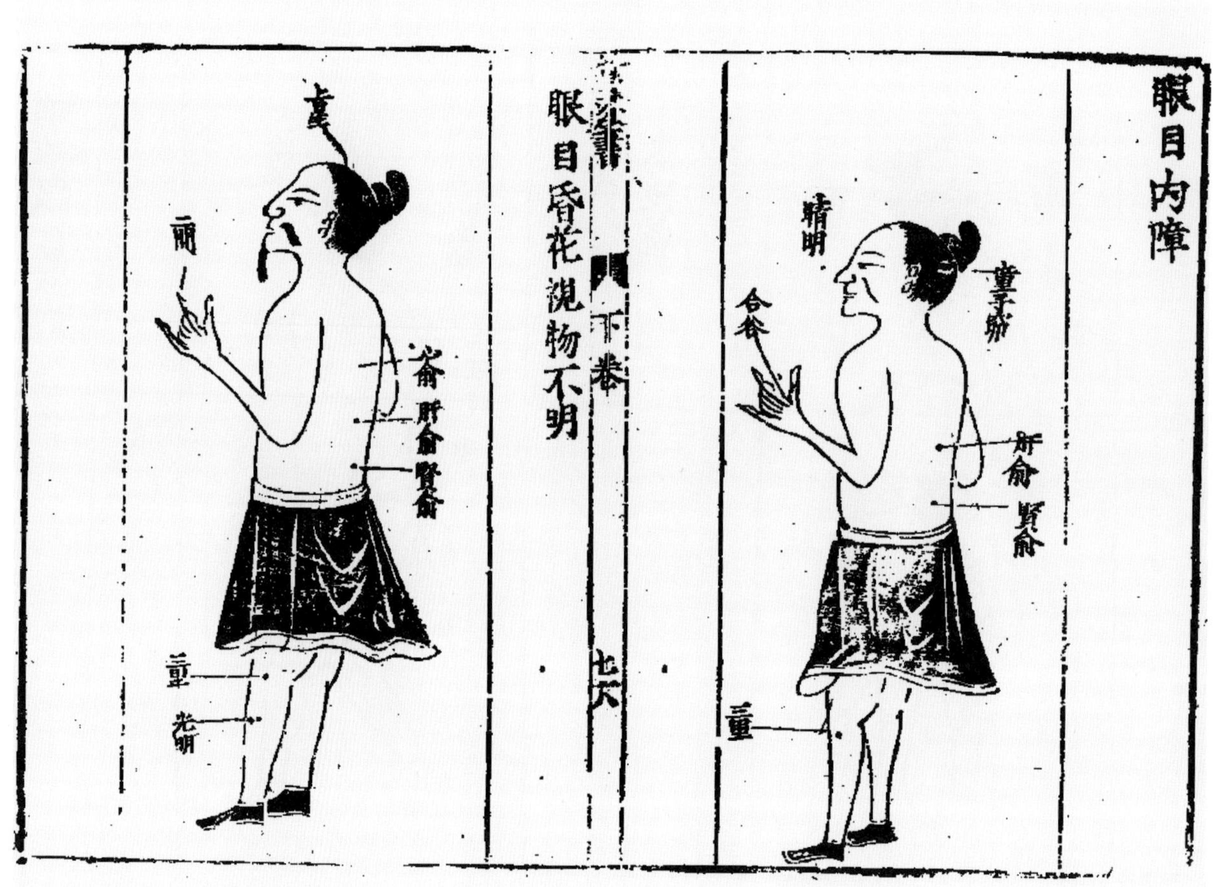

眼目内障（图见上）

眼目昏花视物不明（图见上）

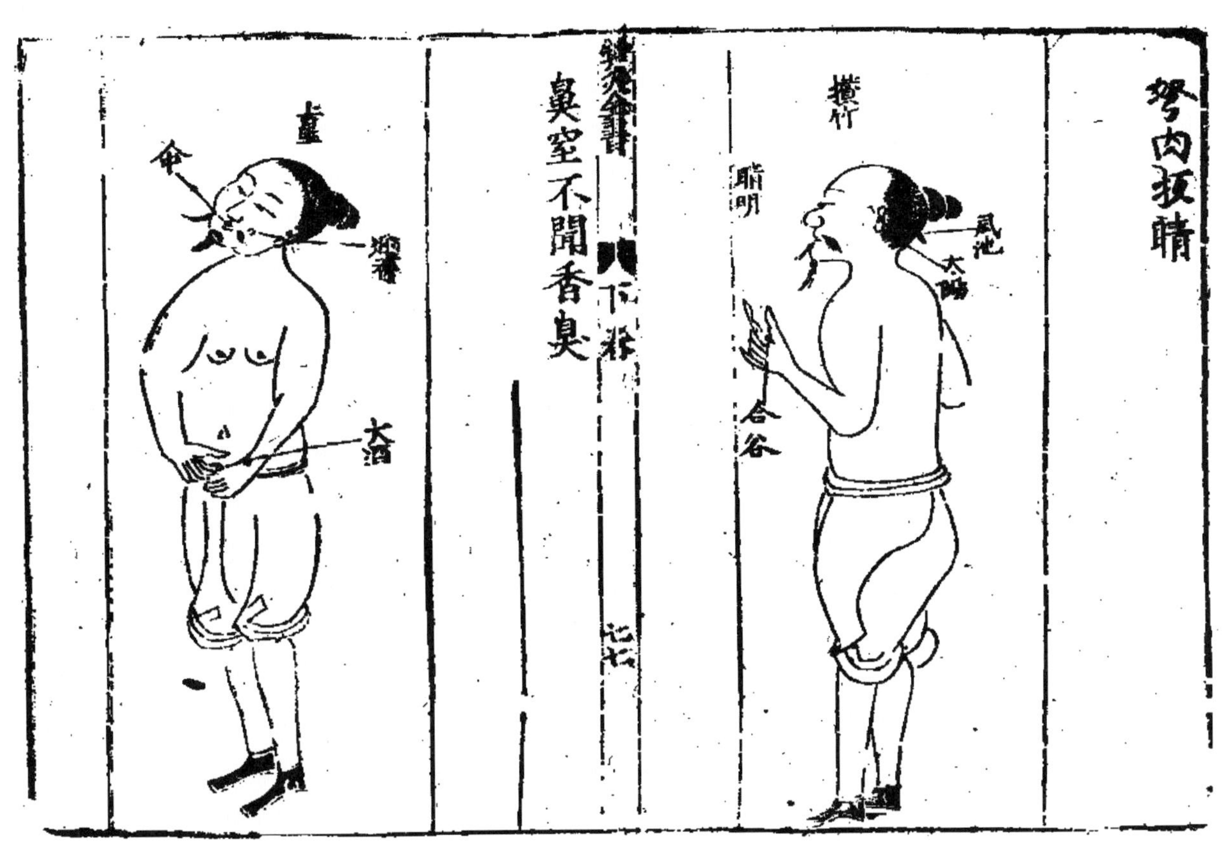

弩肉扳睛（图见上）

鼻窒不闻香臭（图见上）

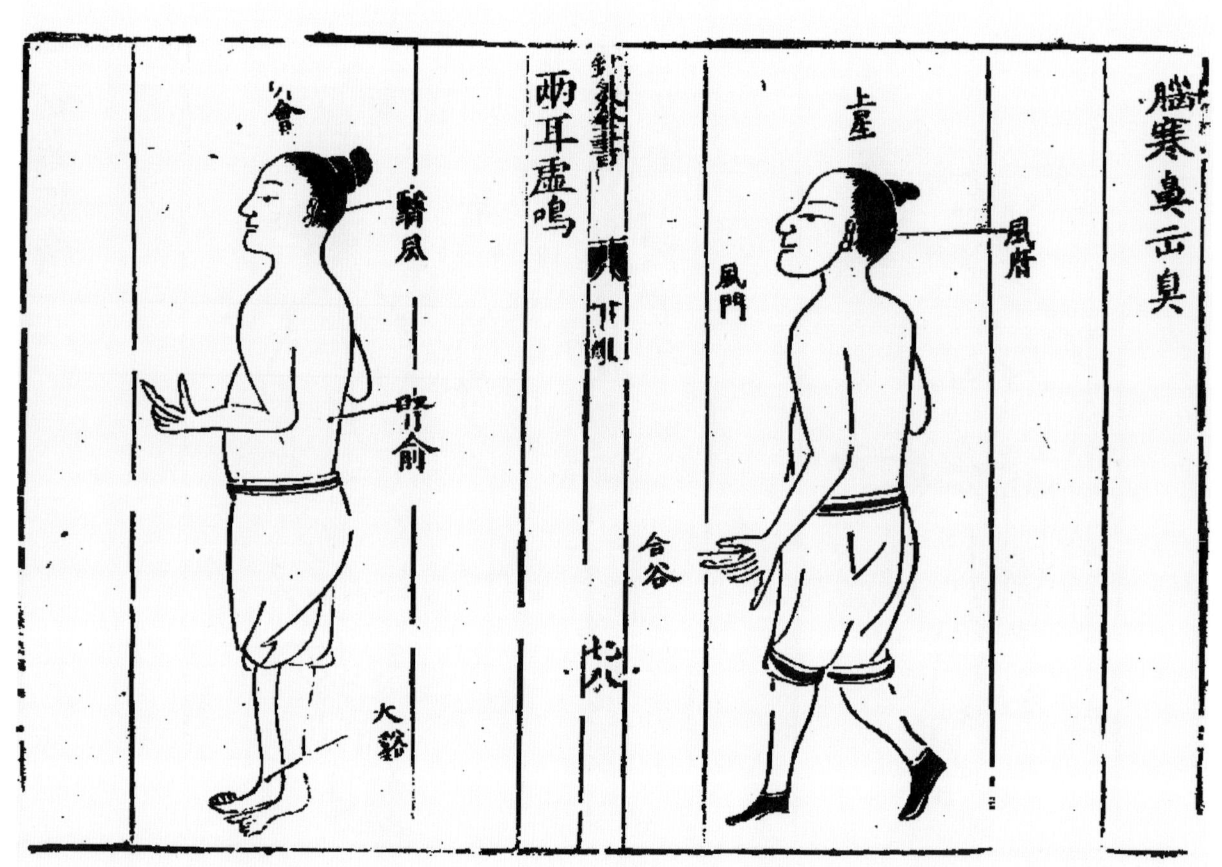

脑寒鼻出臭（图见上）

两耳虚鸣（图见上）

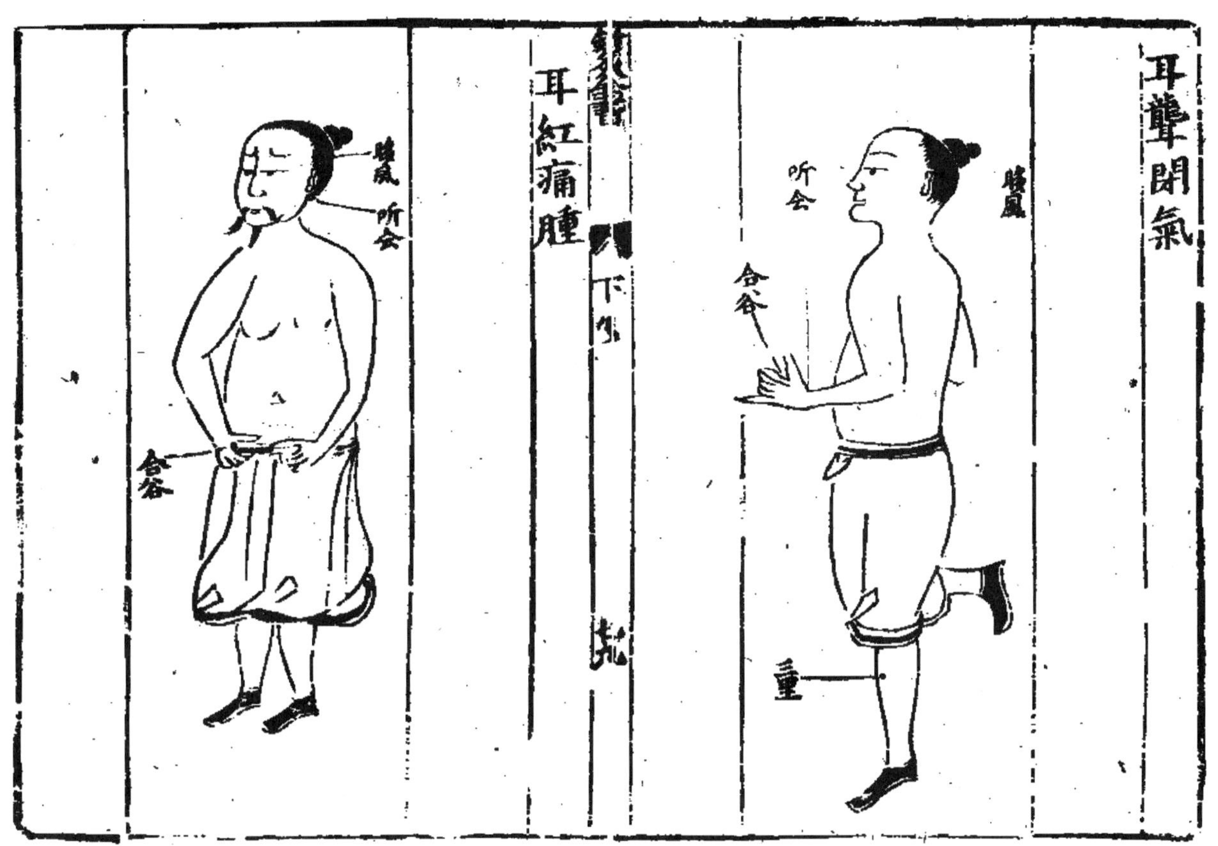

耳聋闭气（图见上）

耳红痛肿（图见上）

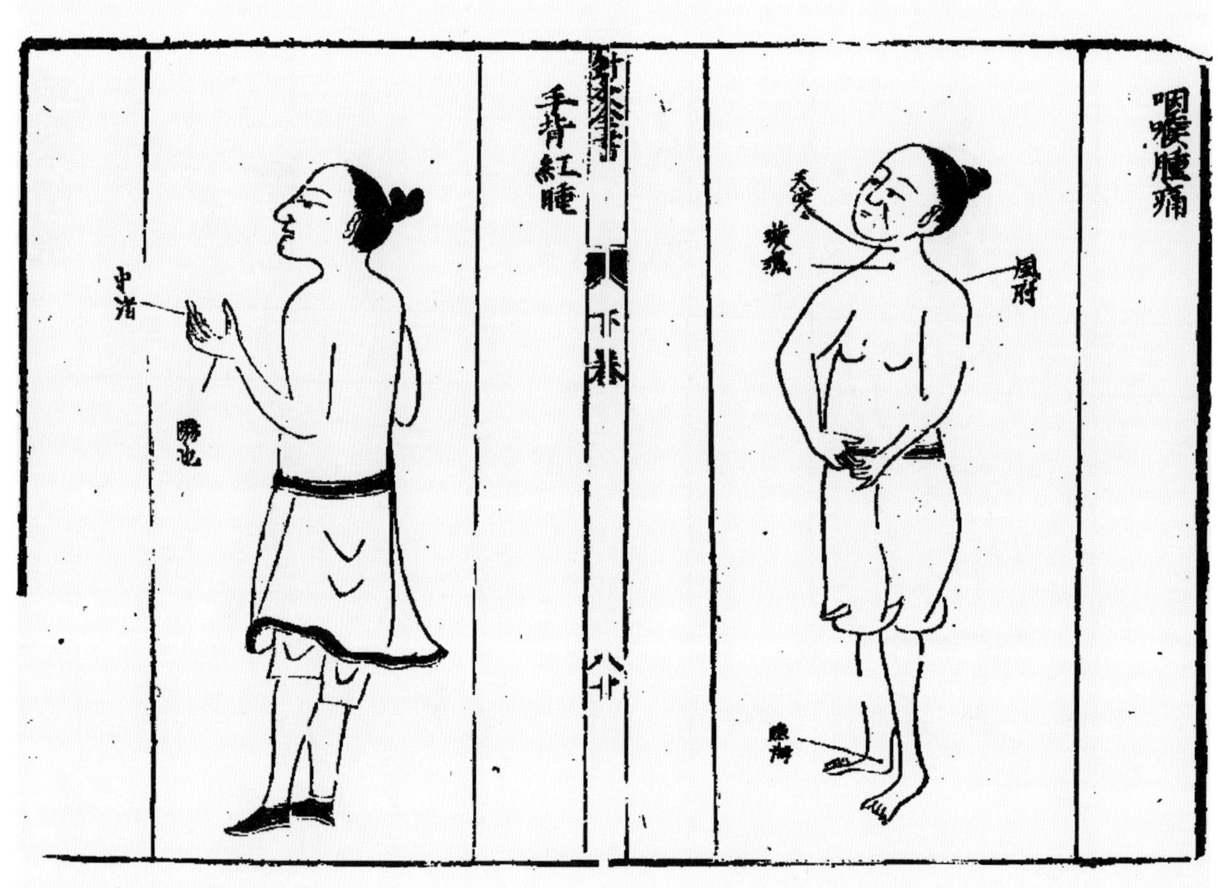

咽喉肿痛（图见上）

手背红肿（图见上）

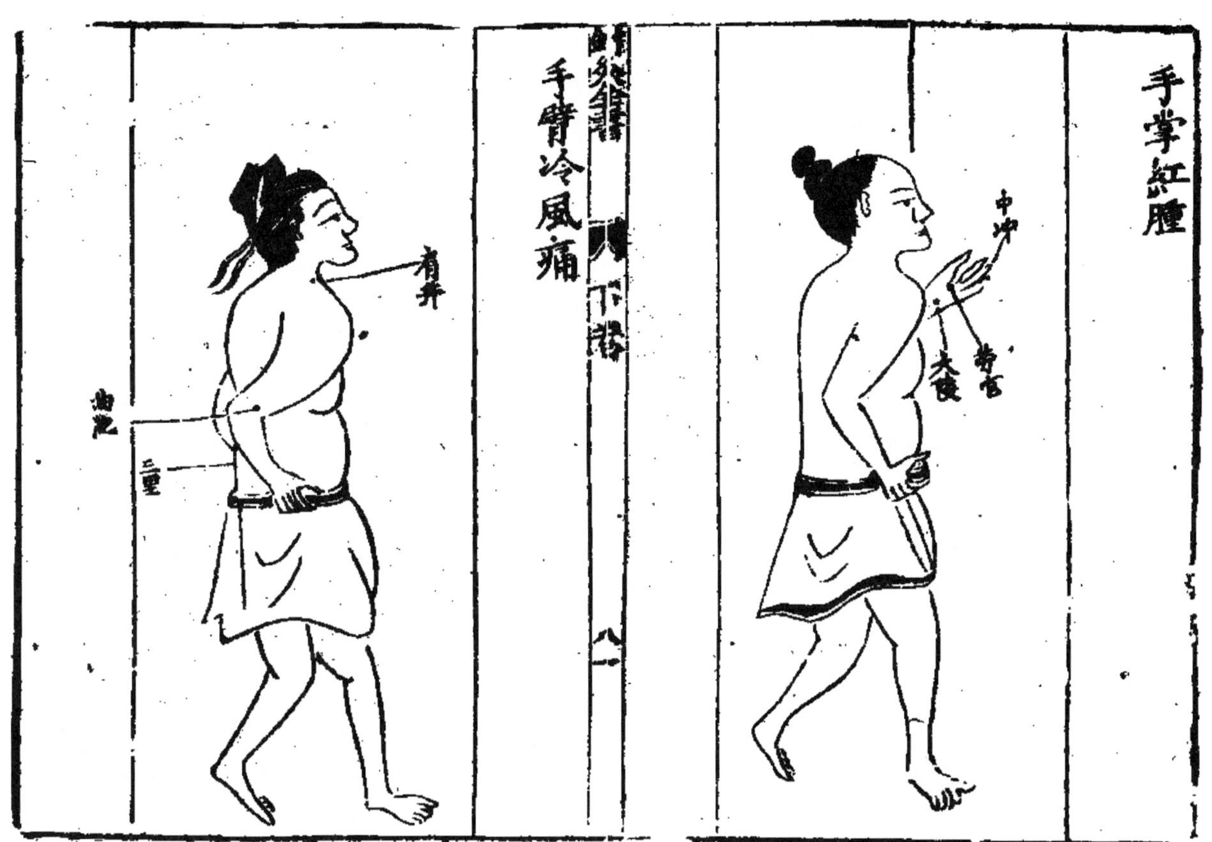

手掌红肿（图见上）

手臂冷风痛（图见上）

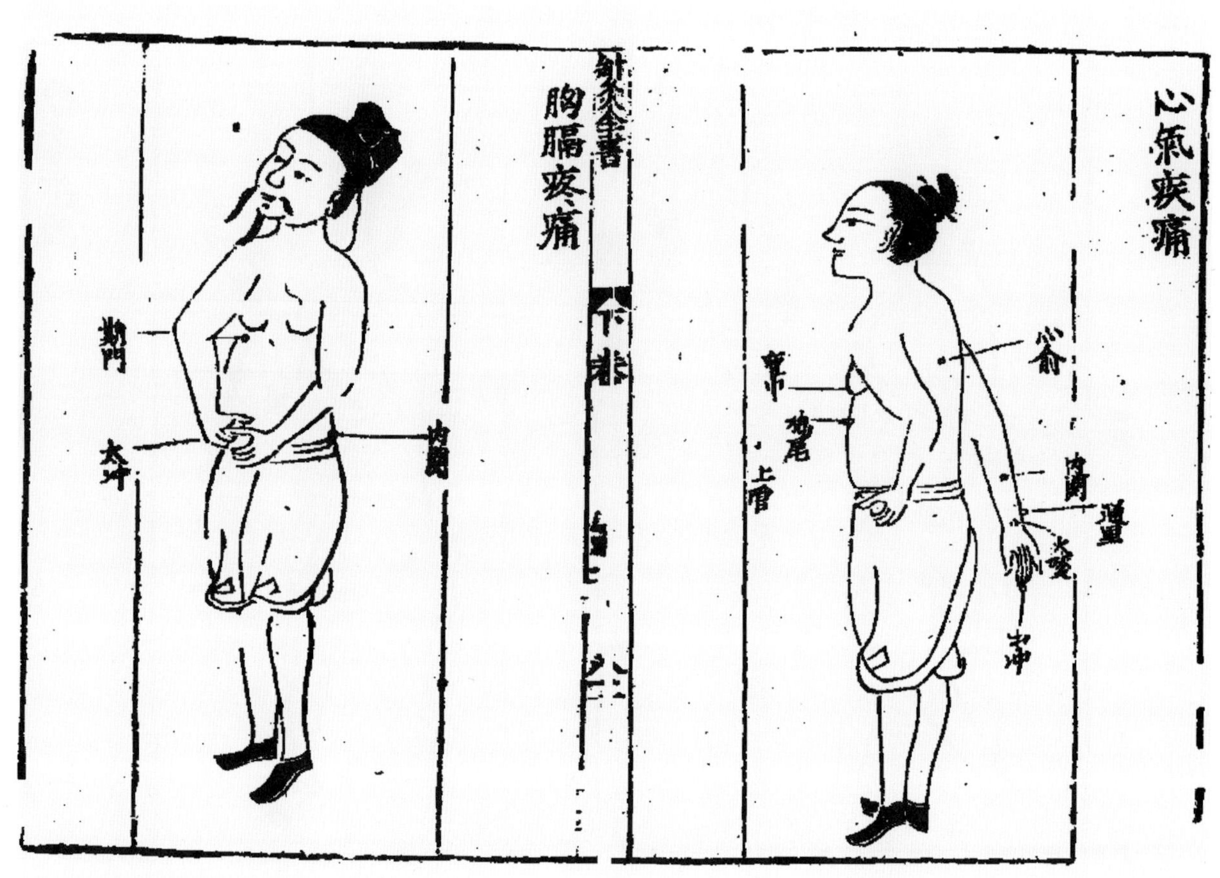

心气疾痛（图见上）

胸膈疼痛（图见上）

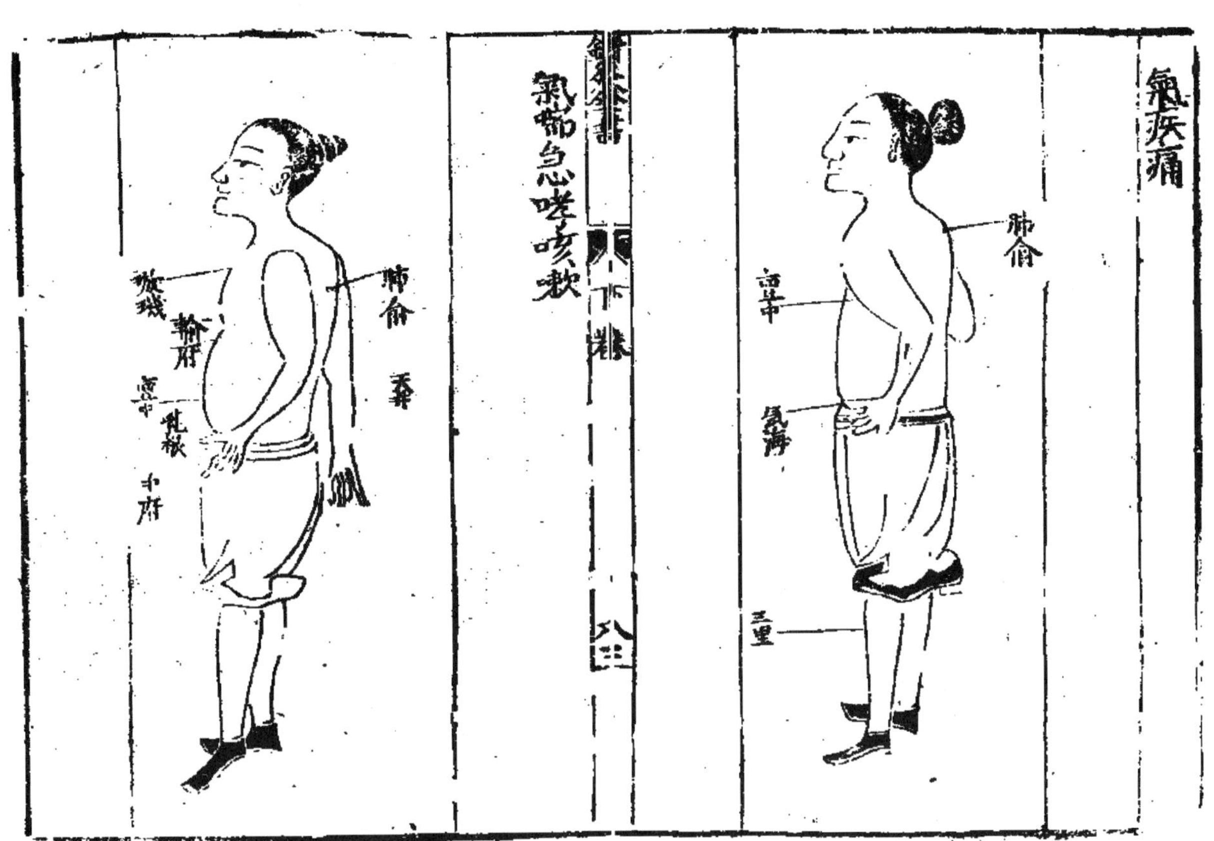

气疾痛（图见上）

气喘、急哮、咳嗽（图见上）

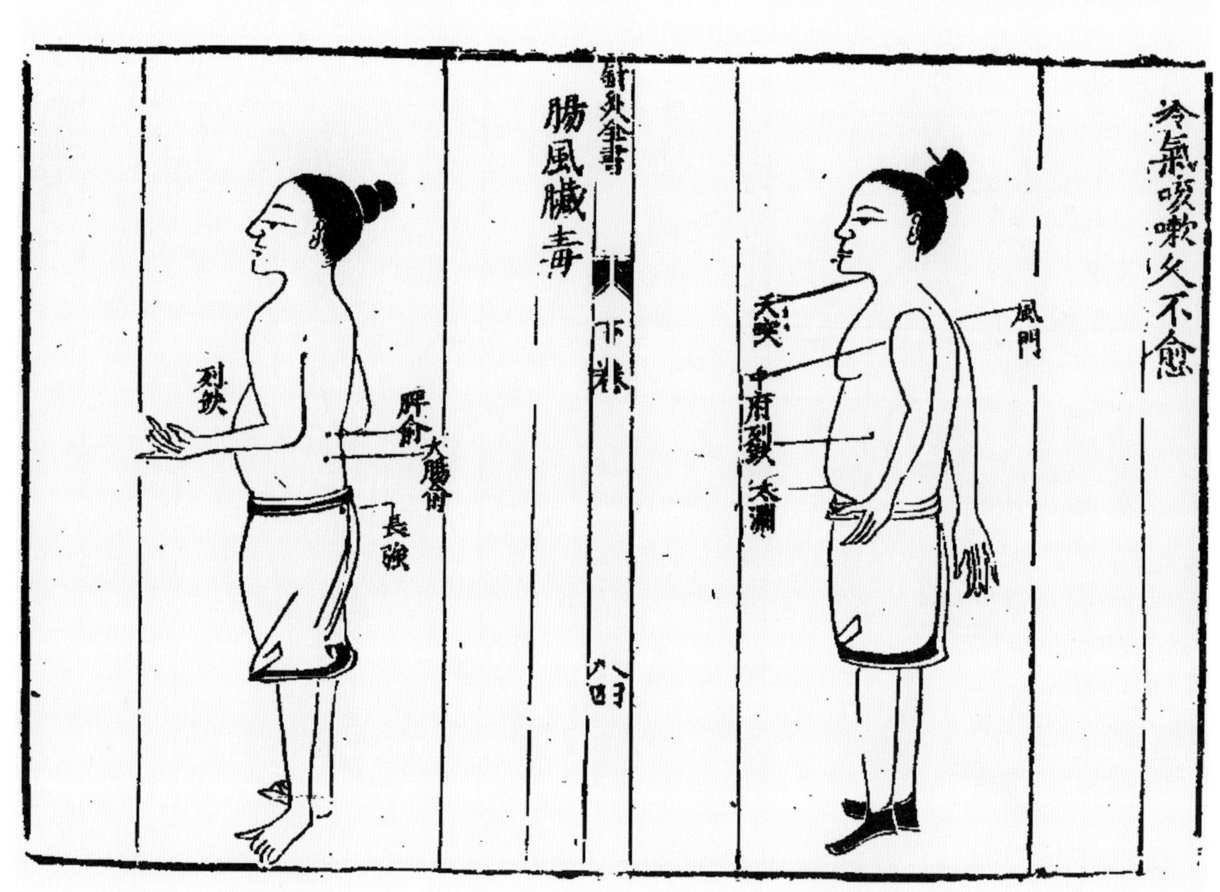

冷气咳嗽久不愈（图见上）

肠风脏毒（图见上）

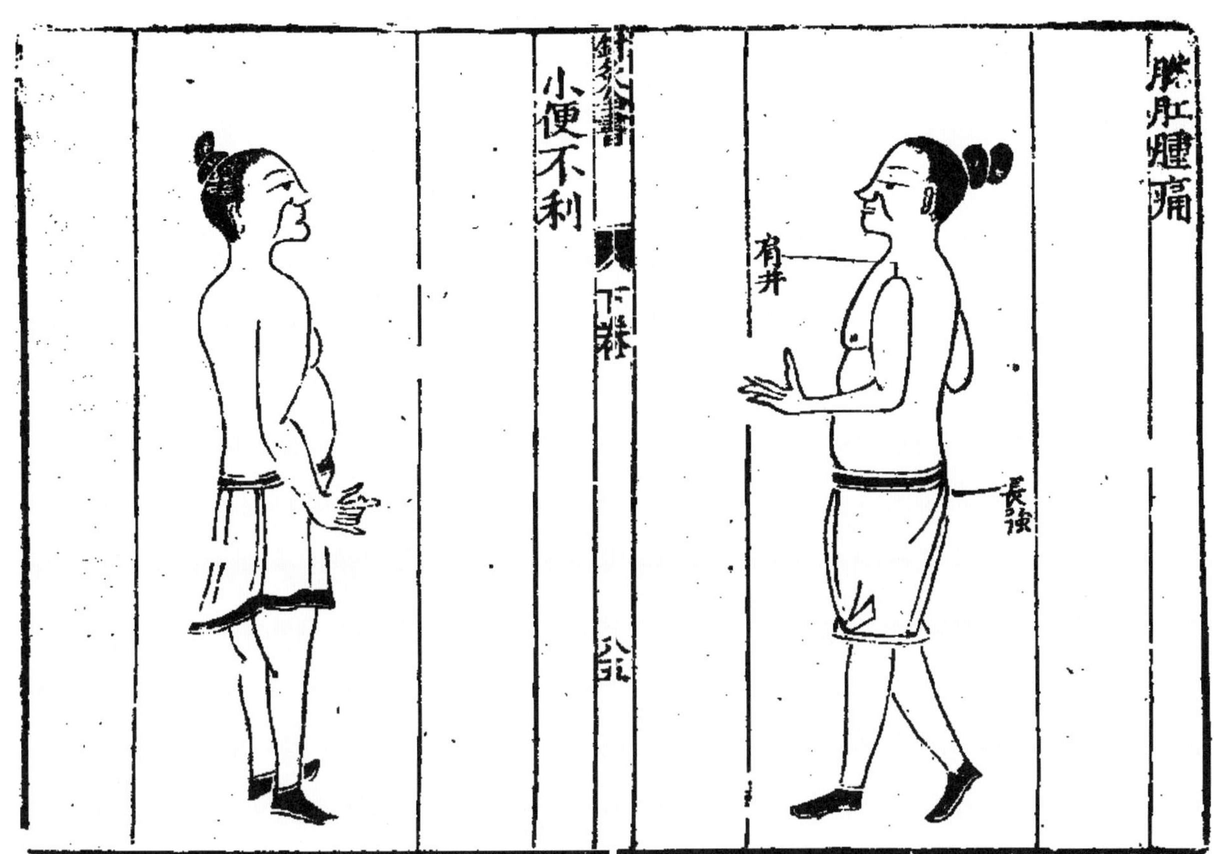

脱肛肿痛（图见上）

小便不利（图见上）

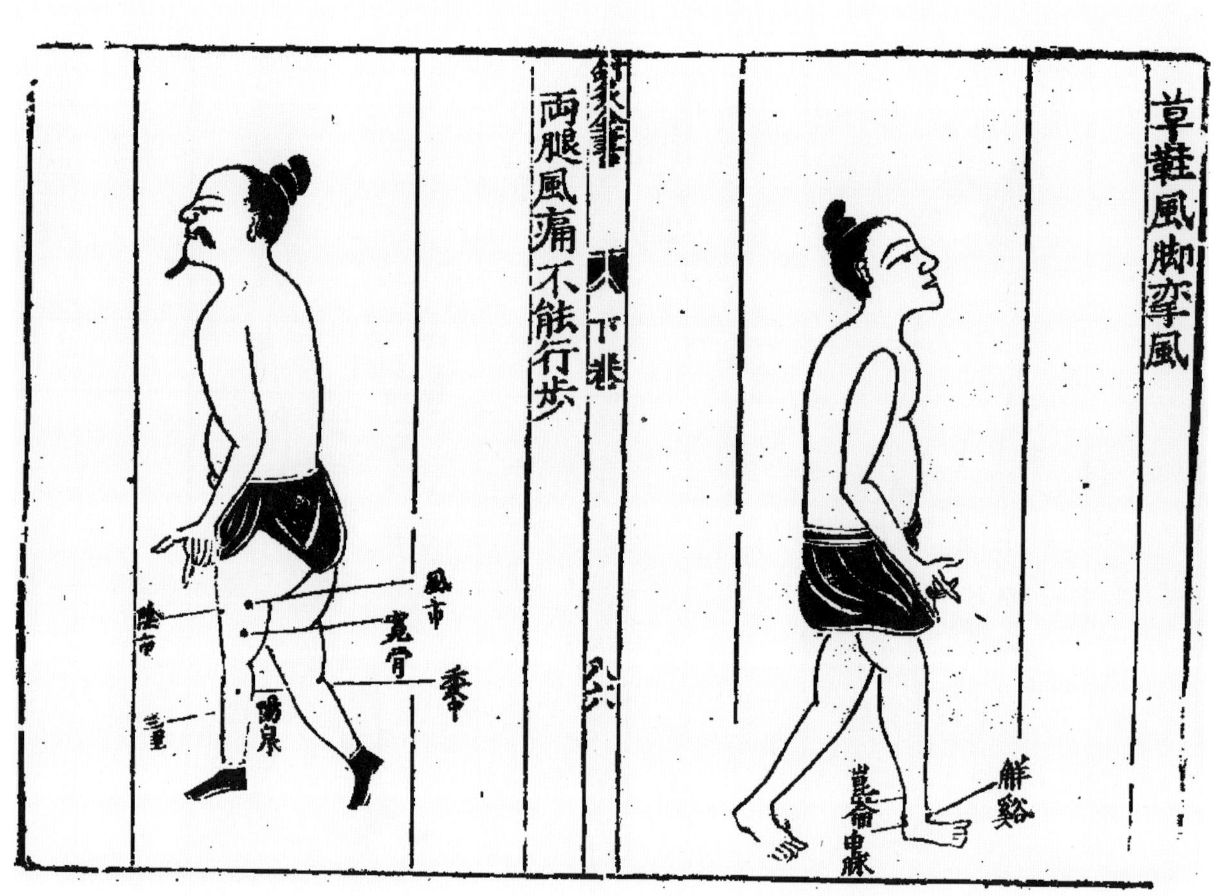

草鞋风、脚挛风（图见上）

两腿风，痛不能行步（图见上）

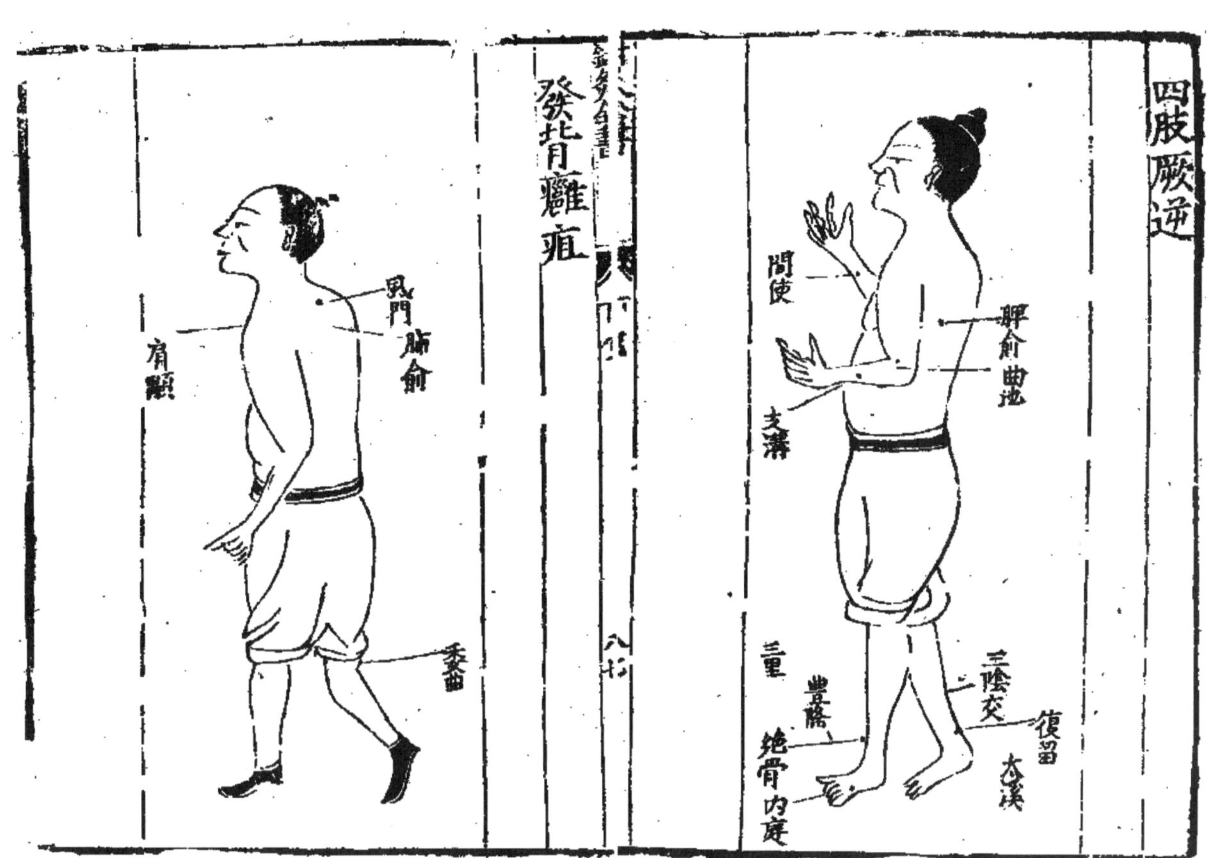

四肢厥逆（图见上）

发背痈疽（图见上）

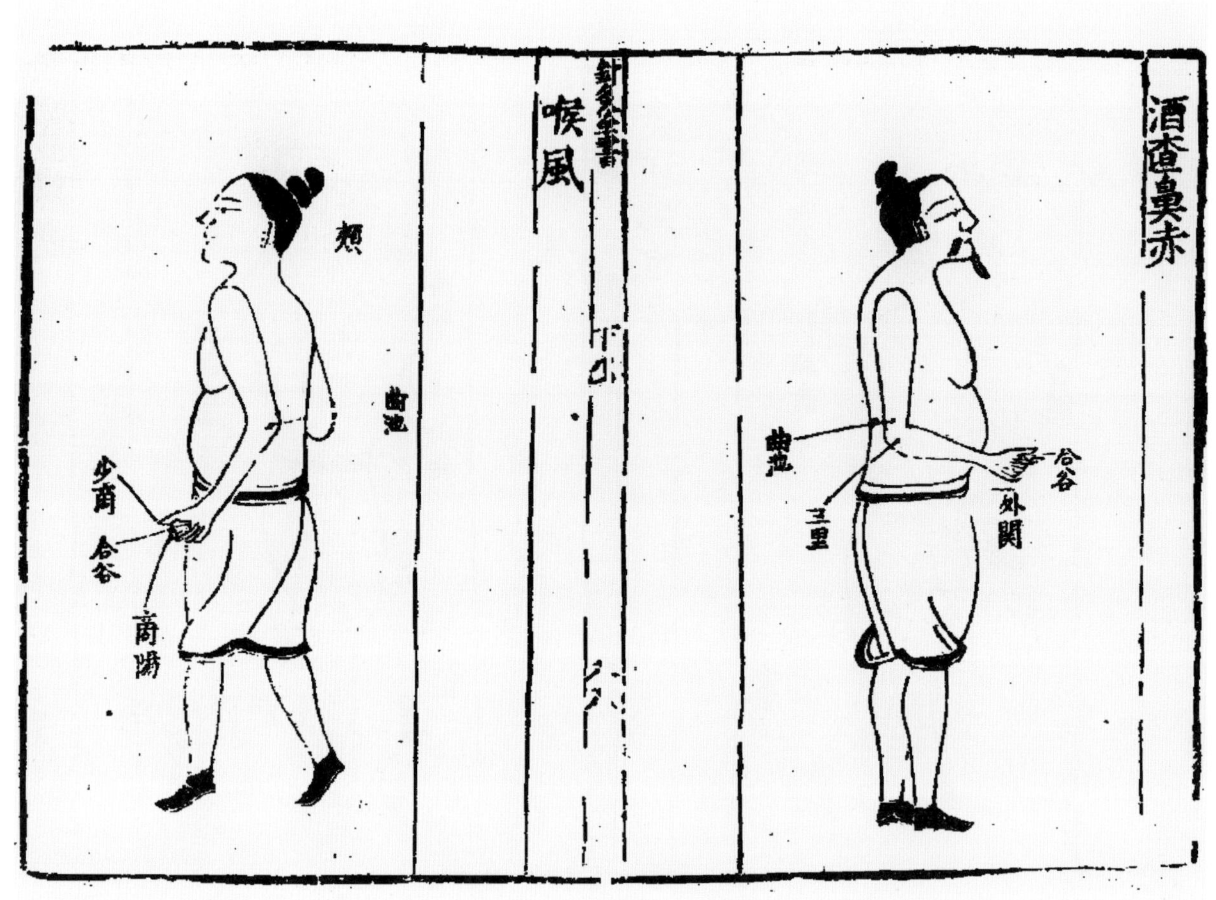

酒渣鼻赤（图见上）

喉风（图见上）

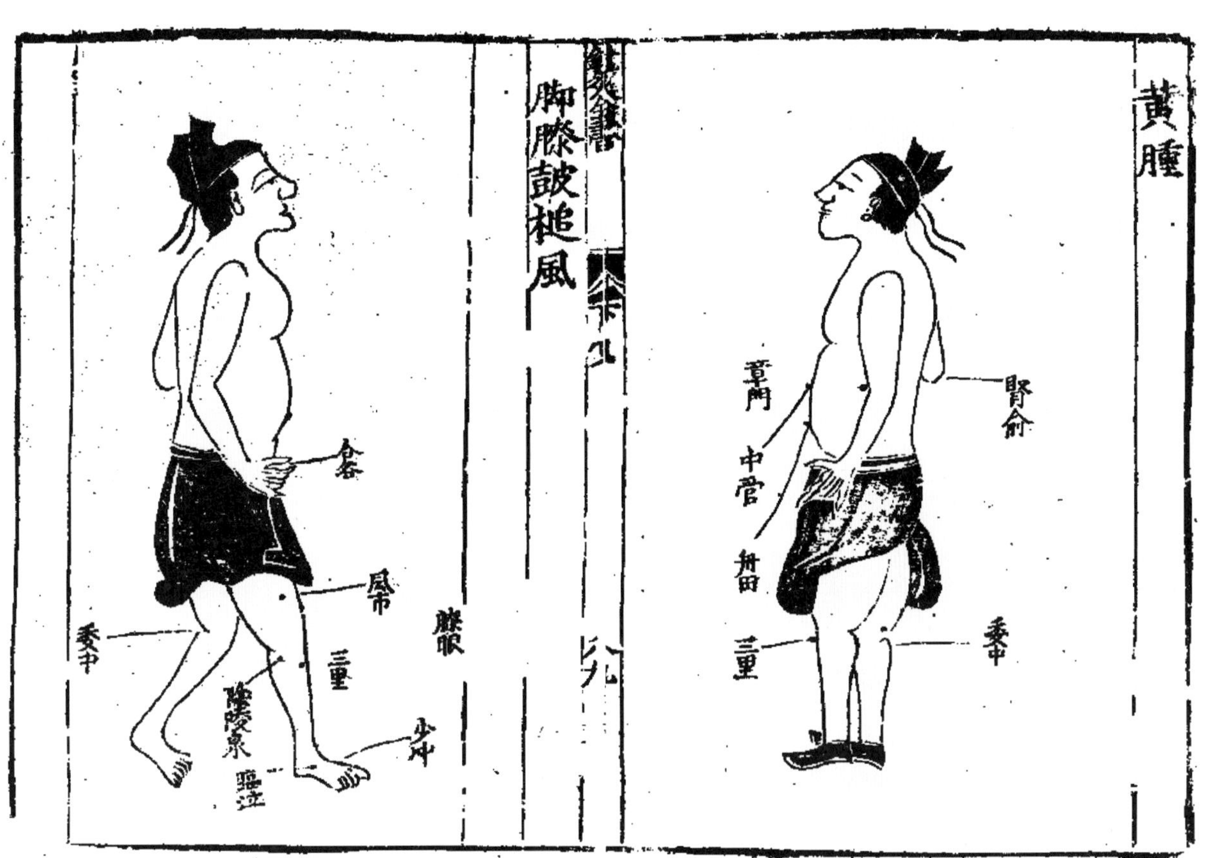

黄肿（图见上）

脚膝鼓槌风（图见上）

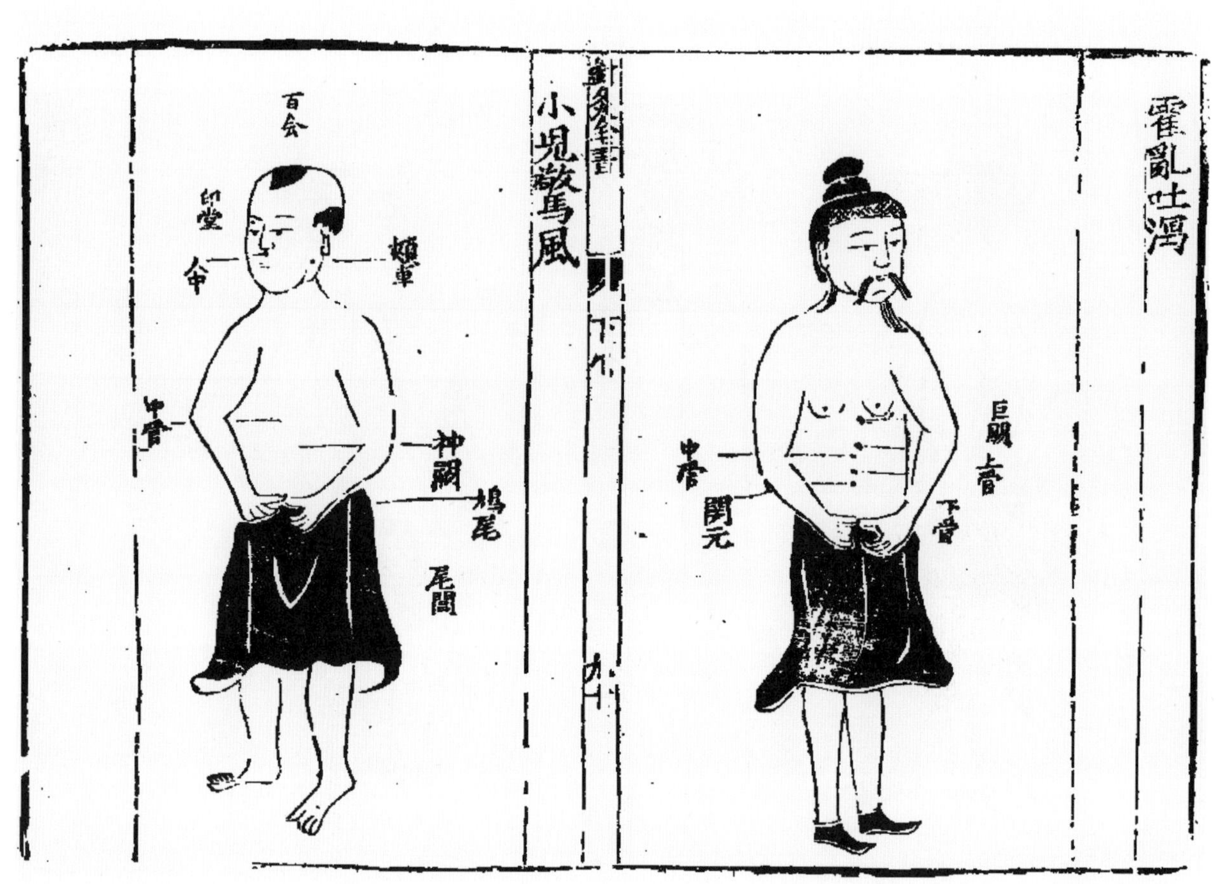

霍乱吐泻（图见上）

小儿惊风（图见上）

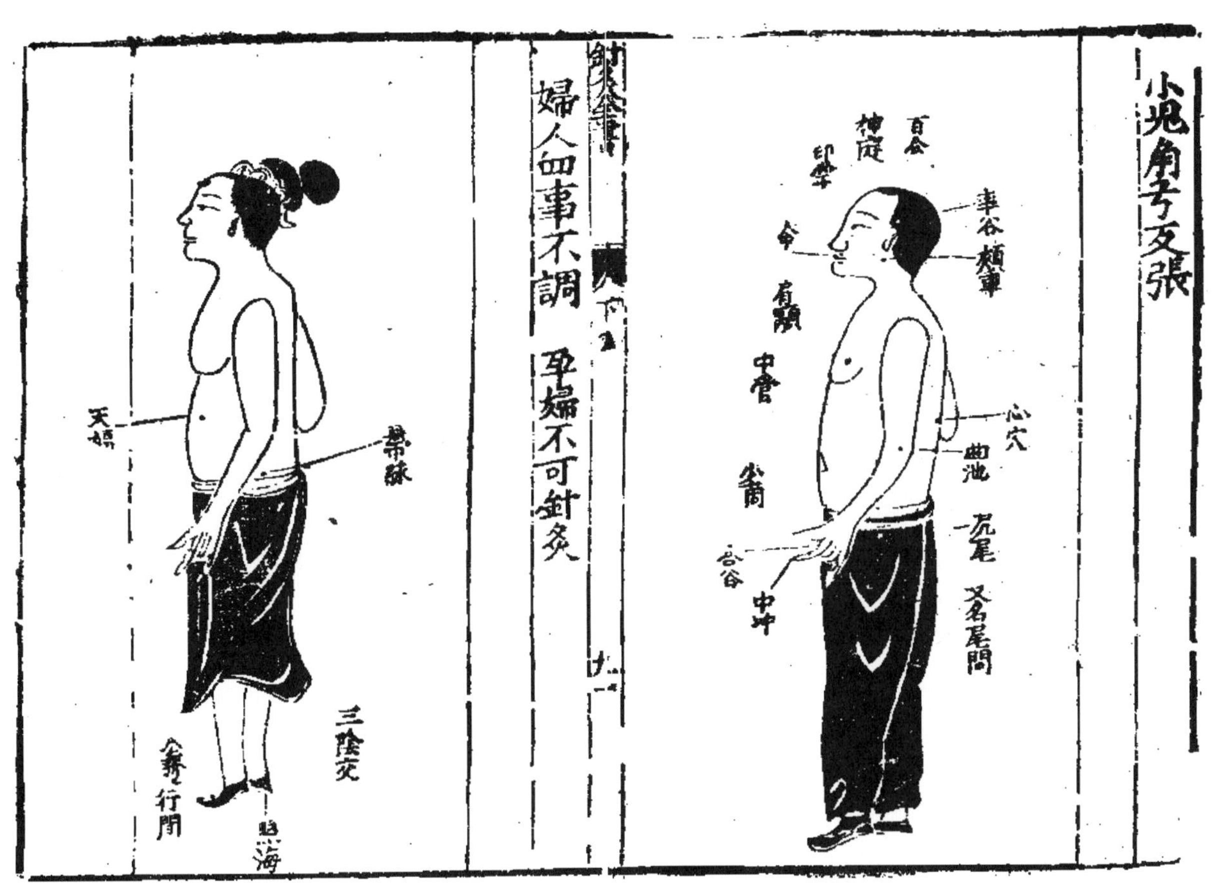

小儿角弓反张（图见上）

妇人血事不调 孕妇不可针灸。（图见上）

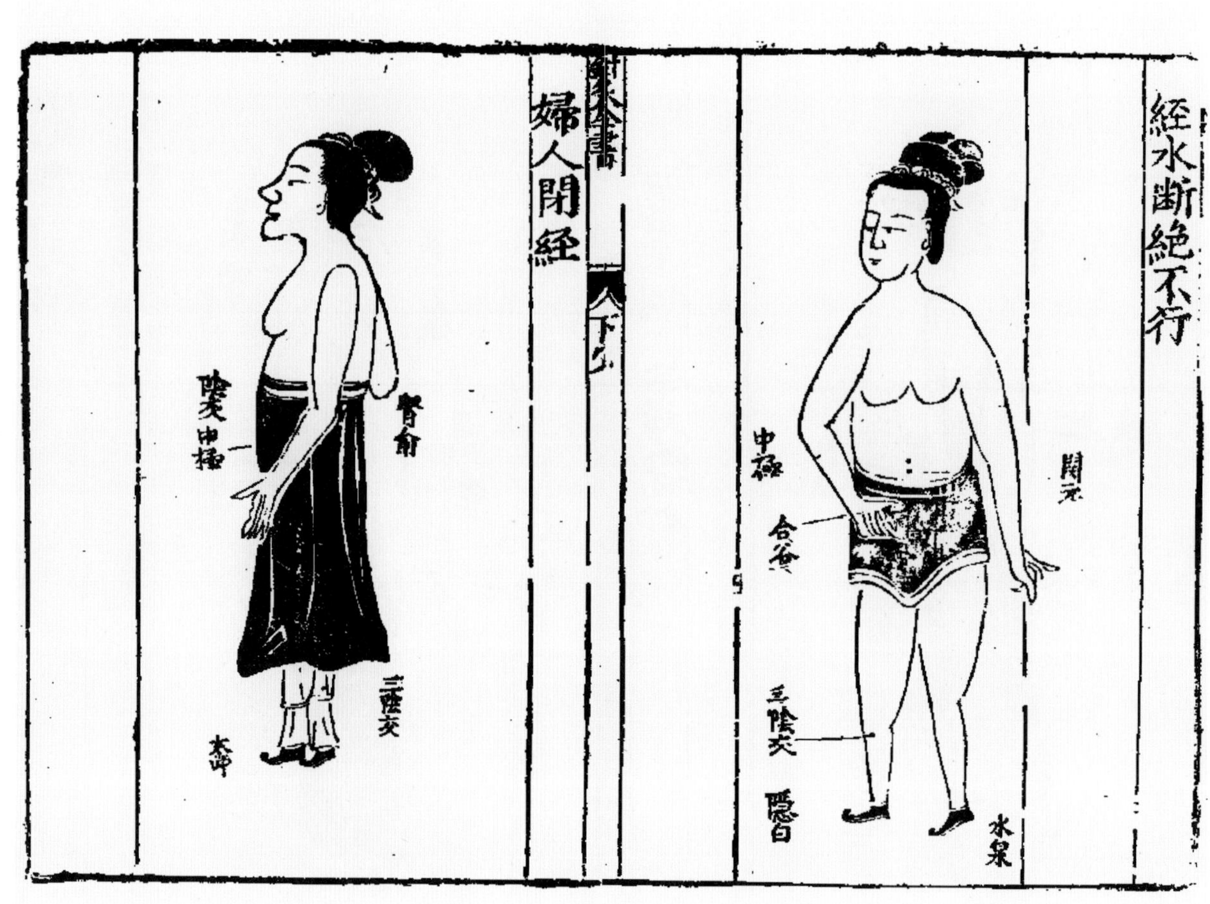

经水断绝不行（图见上）

妇人闭经（图见上）

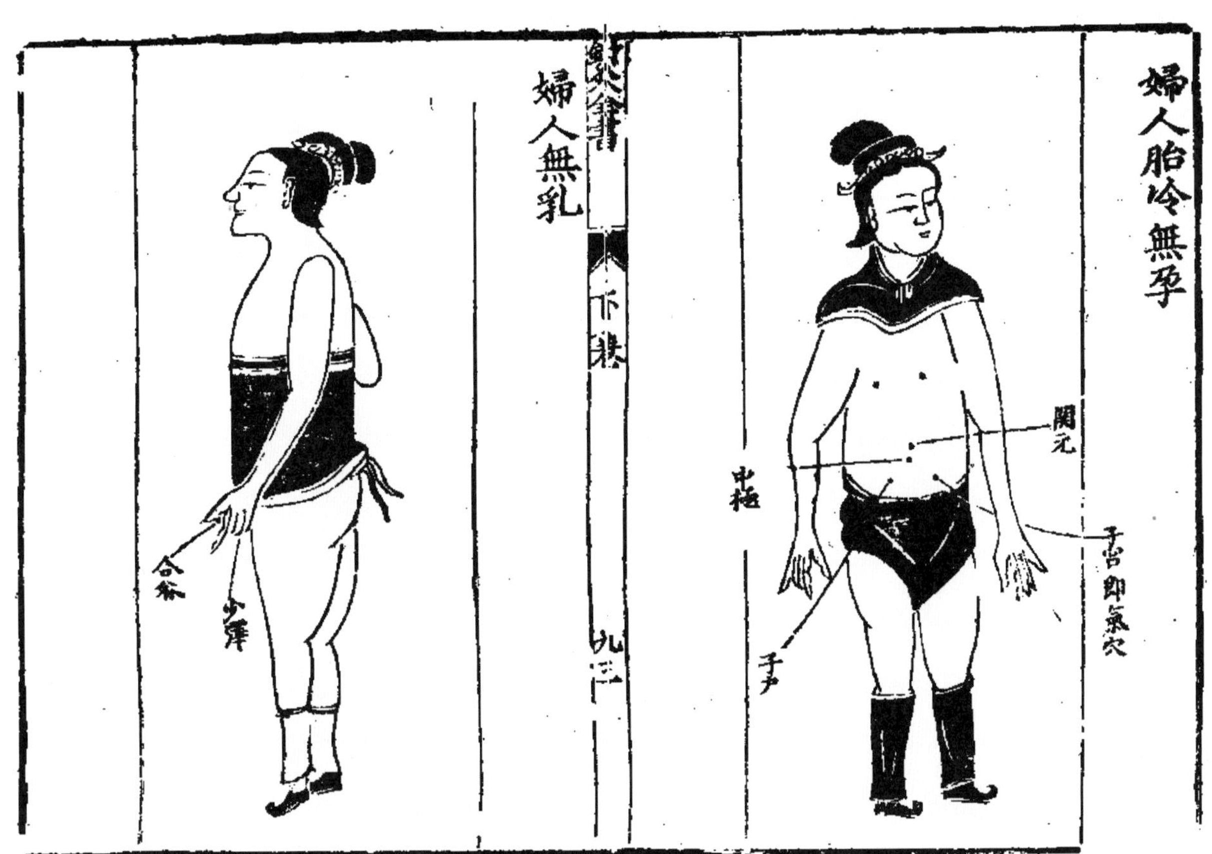

妇人胎冷无孕（图见上）

妇人无乳（图见上）

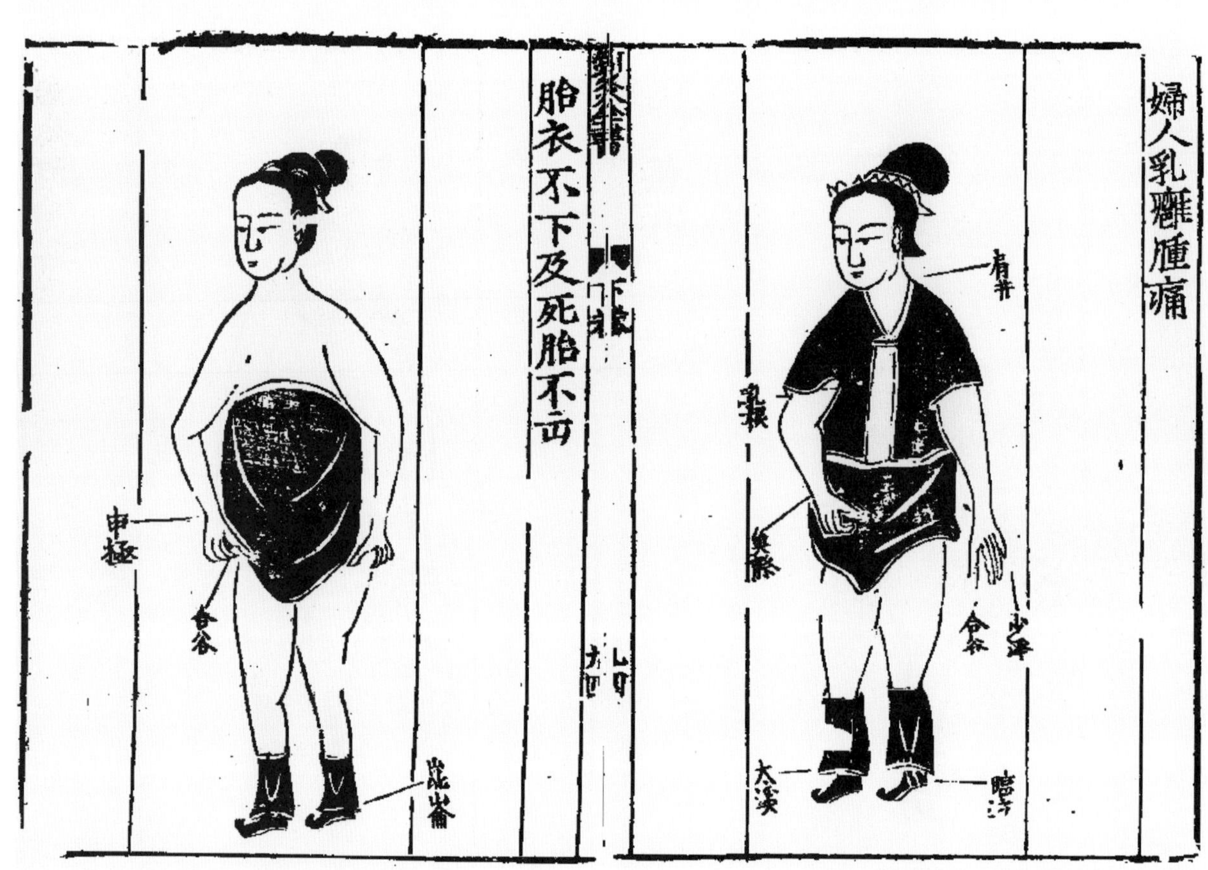

妇人乳痈肿痛（图见上）

胎衣不下及死胎不出（图见上）

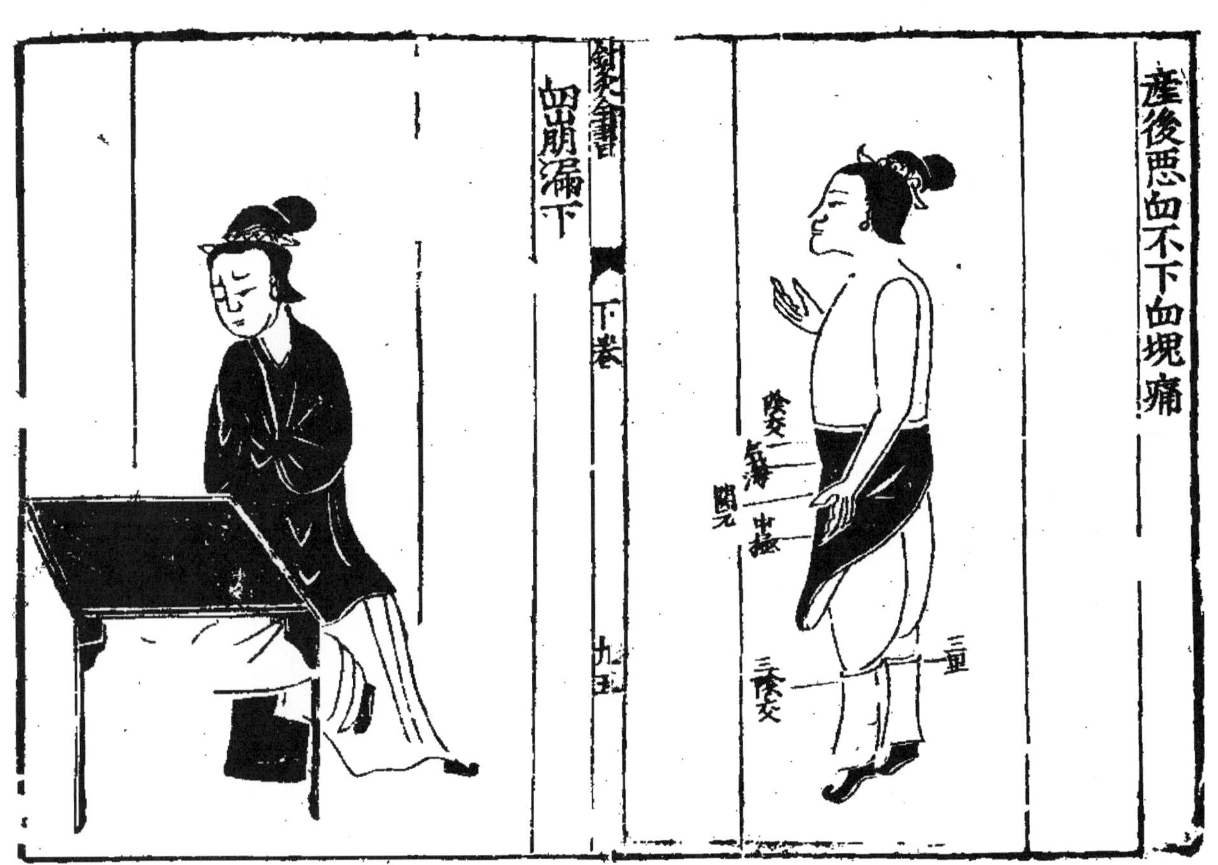

产后恶血不下，血块痛（图见上）

血崩漏下（图见上）

定取四花穴法

灸骨蒸痨瘵，若人初得此疾，即便如此法灸之，无不效者。但医者多不得真穴，以致有误也。今具真格，使后学者一见瞭然无误。岂非活人之心哉？

先用细绳一条，约三四尺，以蜡抽之，勿令展缩。令病人平身正立，以绳头男取左足、女取右足，从大拇指头比齐，从脚板底踏定引绳，至脚跟中心向后直上脚肚，贴肉至膝腕肉脉中大横纹截断，次令患人解发，分开两边，要见头缝，自囟门平分至脑后，乃平身正坐，将前截索子，一头从鼻端齐按之引绳向上，正循头缝至脑后，贴肉垂下，当脊骨引绳向下，至绳尽处，当脊骨以墨点记之此墨点不是灸穴。别以稻秆心，令病人合口，将秆心按于口上，两头至吻，却勾起秆心中心，至鼻端根下，如人此样，齐两吻截断，将此秆展直，于先在脊以墨记之，取中横量，勿令高下，于秆心两头以墨点记之，此是灸穴，名曰患门二穴，初灸七壮，累灸一百壮妙。初只灸此二穴，次①令患人平身正坐，稍缩臂膊，取一绳绕项向前，平结喉骨，后至大杼骨，俱以点记。向前两垂与鸠尾②齐，即截断。

翻绳向后，以绳原点结喉墨放大杼上，大杼墨放结喉上③，结喉放骨中，双绳头齐会处，以墨点记此不是灸穴。别取秆心，令其人合口，无得动笑，横量④齐两吻截断之，还于背上墨记处，摺

①次：原作“以”，据《神应经》改。

②鸠尾：此上原衍“尾”字，据《神应经》删。

③上：原无，据《针灸大全》卷六补。

④量：原作“墨”，据《针灸大全》卷六改。

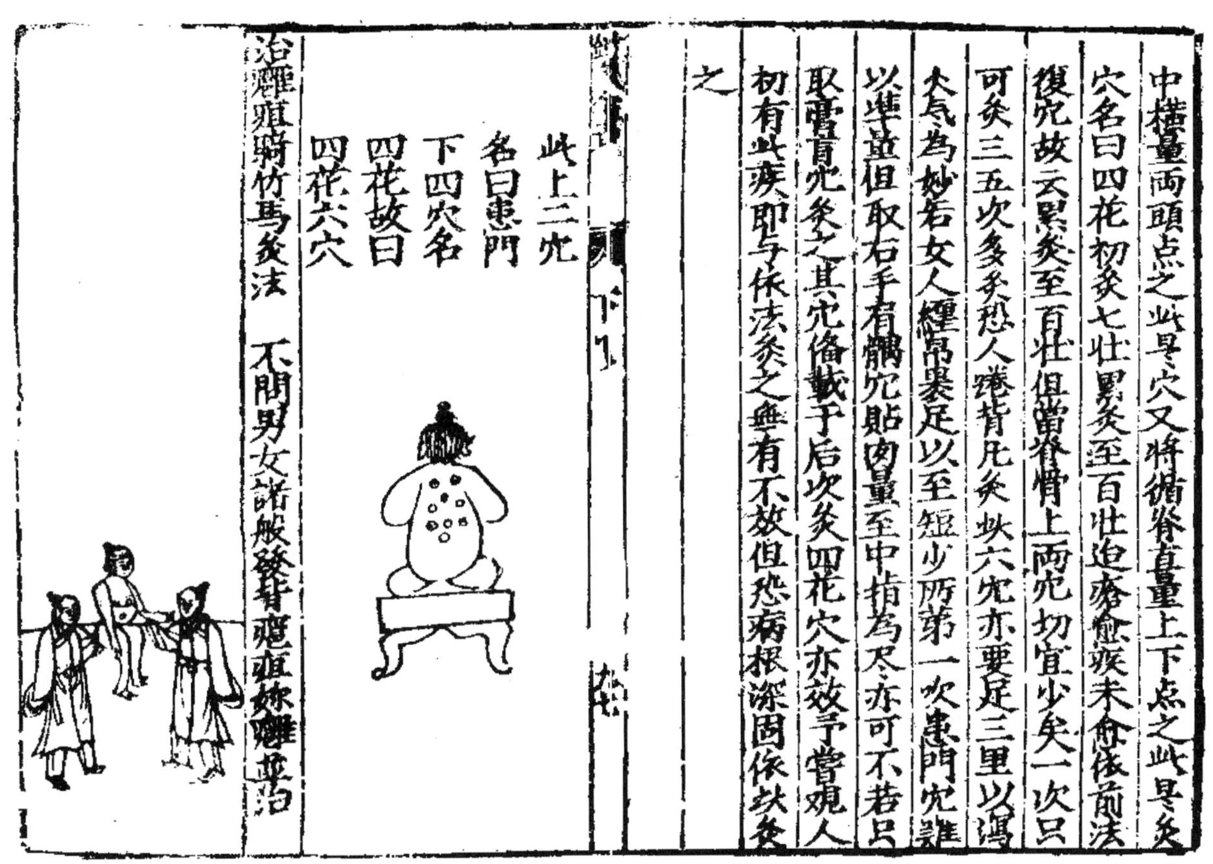

中横量两头点之，此是穴。又将循脊直量，上下点之，此是灸穴，名曰四花。初灸七壮，累灸至百壮，迨疮愈。疾未愈，依前法复灸[①]。故云：累灸至百壮。但当脊骨上两穴，切宜少灸，一次只可灸三五次，多灸恐人蜷背。凡灸此六穴，亦要灸[②]足三里，以泻火气为妙。若女人缠帛裹足以至短小，所取[③]第一次患门穴难以准量，但取右手肩髃穴，贴肉量至中指为尽亦可。不若只取膏肓穴灸之，其穴备载于后，次灸四花穴亦效。予尝观人初有此疾，即与依法灸之，无有不效。但恐病根深固，依此灸之。

此上二穴，名曰患门，下四穴名四花，故曰四花六穴。（图见上）

治痈疽骑竹马灸法

不问男女，诸般发背、痈疽、奶痈并治。（图见上）

①灸：原作“穴”，据《针灸大全》卷六改。

②灸：原无，据《针灸大全》卷六补。

③取：原无，据文理补。

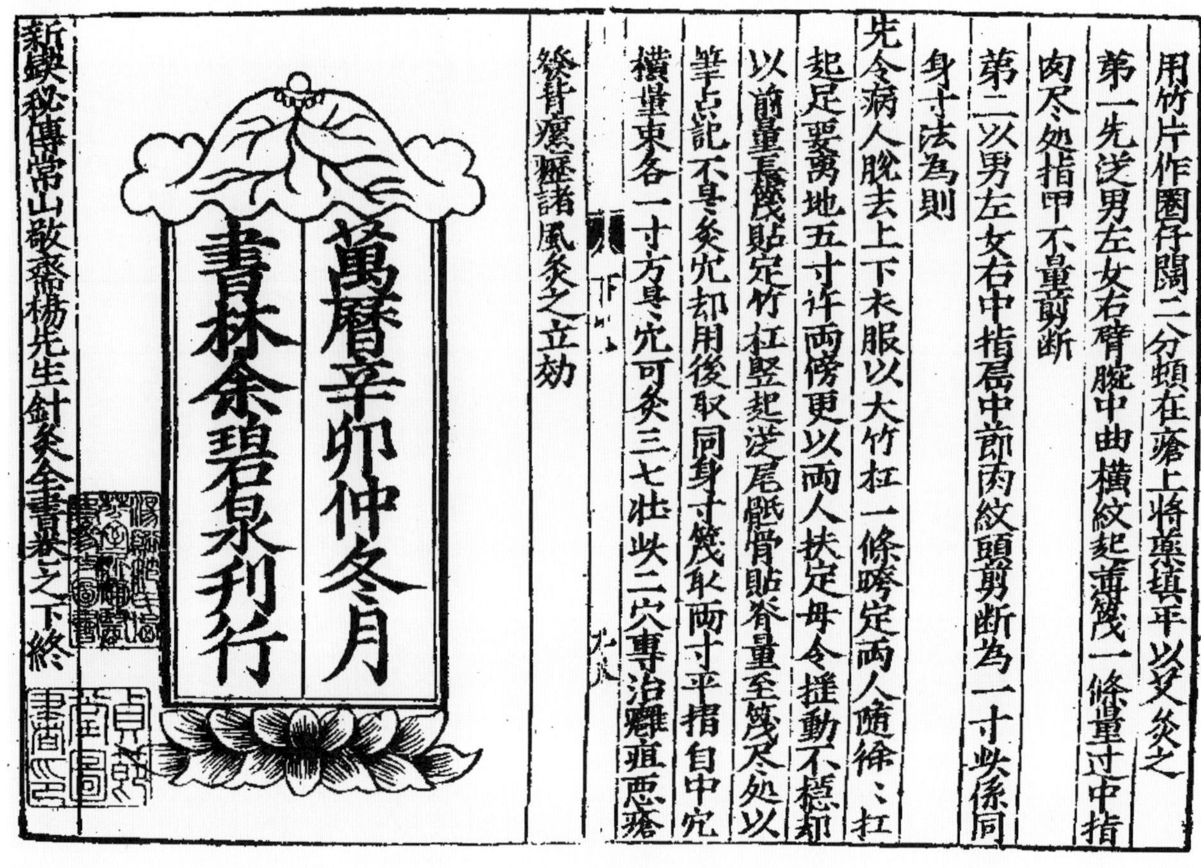

用竹片作圈仔闊二分頓在瘡上將藥填平以艾灸之

第一先從男左女右臂腕中曲横紋起薄篾一條量过中指肉尽处指甲不量剪断

第二以男左女右中指屈中節肉紋頭剪断為一寸此係同身寸法為則

先令病人脱去上下衣服以大竹扛一條跨定兩人随徐〻扛起足要离地五寸許两傍更以兩人扶定毋令搖動不穩却以前量長篾貼定竹扛竪起從尾骶骨貼脊量至篾尽處以筆点記不是灸穴却用後取同身寸篾取两寸平摺自中穴横量兩傍各一寸方是灸穴可灸三七壯此二穴專治癰疽惡瘡發背瘰癧諸風灸之立効

萬曆辛卯仲冬月
書林余碧泉刊行

新鍥秘傳常山敬齋楊先生針灸全書卷之下終

用竹片作圈子，阔二分，顿在疮上，将药填平，以艾灸之。

第一，先从男左女右，臂腕中曲横纹起，薄篾一条，量过中指肉尽处，指甲不量，剪断。

第二，以男左女右，中指屈中节肉纹头，剪断为一寸，此系同身寸法，为则。

先令病人脱去上下衣服，以大竹杠一条跨定，两人随徐徐扛起。足要离地五寸许，两傍更以两人扶定，毋令摇动不稳。却以前量长篾，贴定竹杠竖起，从尾骶骨，贴脊量至篾尽处，以笔点记，不是灸穴，却用后取同身寸篾，取两寸平摺，自中穴横量，两傍各一寸，方是灸穴。可灸三七壮。此二穴专治痈疽恶疮，发背，瘰疬诸风，灸之立效。

（牌记）万历辛卯冬月书林余碧泉刊行

新锲秘传常山敬斋杨先生针灸全书卷之下终

图书在版编目（CIP）数据

中国针灸大成. 综合卷. 琼瑶发明神书；徐氏针灸大全；杨敬斋针灸全书 / 石学敏总主编； 王旭东， 陈丽云， 尚力执行主编. — 长沙 ：湖南科学技术出版社，2022.12

ISBN 978-7-5710-1717-0

Ⅰ. ①中… Ⅱ. ①石… ②王… ③陈… ④尚… Ⅲ. ①《针灸大成》②针灸疗法—中国—古代 Ⅳ. ①R245

中国版本图书馆 CIP 数据核字(2022)第 151097 号

中国针灸大成 综合卷

QIONGYAO FAMING SHENSHU XUSHI ZHENJIU DAQUAN YANG JINGZHAI ZHENJIU QUANSHU

琼瑶发明神书 徐氏针灸大全 杨敬斋针灸全书

总 主 编：石学敏

执行主编：王旭东 陈丽云 尚 力

出 版 人：潘晓山

责任编辑：李 忠 姜 岚

出版发行：湖南科学技术出版社

社 址：长沙市芙蓉中路一段 416 号泊富国际金融中心

网 址：http://www.hnstp.com

湖南科学技术出版社天猫旗舰店网址：

http://hnkjcbs.tmall.com

邮购联系：0731-84375808

印 刷：长沙鸿发印务实业有限公司

（印装质量问题请直接与本厂联系）

厂 址：长沙县黄花镇工业园 3 号

邮 编：410137

版 次：2022 年 12 月第 1 版

印 次：2022 年 12 月第 1 次印刷

开 本：889mm×1194mm 1/16

印 张：36

字 数：600 千字

书 号：ISBN 978-7-5710-1717-0

定 价：720.00 元